华西医学大系

解读"华西现象"

讲述华西故事

展示华西成果

华西专家答疑读本

感染性疾病那些事儿

HUAXI ZHUANJIA DAYI DUBEN

GANRANXING JIBING NAXIE SHIR

主　编　吕晓菊　邓　蓉

副主编　李　欢　钟册俊　叶　慧　唐光敏

四川科学技术出版社

·成都·

图书在版编目（CIP）数据

华西专家答疑读本: 感染性疾病那些事儿 / 吕晓菊,
邓蓉主编. -- 成都: 四川科学技术出版社, 2023.9

ISBN 978-7-5727-1129-9

Ⅰ.①华… Ⅱ.①吕… ②邓… Ⅲ.①感染-疾病-
诊疗-普及读物 Ⅳ.①R4-49

中国国家版本馆CIP数据核字(2023)第204180号

华西专家答疑读本 感染性疾病那些事儿

主　　编　　吕晓菊　邓　蓉
副主编　　李　欢　钟册俊　叶　慧　唐光敏

出 品 人　　程佳月
责任编辑　　罗小燕　万亭君
封面设计　　象上设计
版式设计　　大　路
责任出版　　欧晓春
出版发行　　四川科学技术出版社
地　　址　　四川省成都市锦江区三色路238号新华之星A座
　　　　　　邮政编码：610023　传真：028-86361756
成品尺寸　　156mm×236mm
印　　张　　33.5　字　数 680 千
印　　刷　　四川嘉乐印务有限公司
版　　次　　2023年9月第1版
印　　次　　2024年1月第1次印刷
定　　价　　88.00元

ISBN 978-7-5727-1129-9

本书编委会

主　编

吕晓菊　邓　蓉

副 主 编

李　欢　钟册俊　叶　慧　唐光敏

编　者（排名顺序不分先后）

段　程　罗云婷　王树敏　曾秋月　贺晓娇

李蓉竞　孙光英　银　玲　郑　倩　胡敬梅

曾　静　王　珺　鲁梦舒　龚燕婷　胡思靓

杨　丽　胡淑华　李　佳　李　欢　梁　欢

彭　瑶　唐　琴　江　雪　王海艳　黎思浓

廖钰婵　黄秋如　李佳霖　黄丽蓉　冯佩璐

刘珊珊　尹晓丹　周　芸　彭　嘉　王　漪

陈　芳　邓　蓉　黄嘉琪　银秀君　刘　敏

钟册俊　叶　慧　唐光敏　吕晓菊

编书秘书

黄秋如

《华西医学大系》总序

由四川大学华西临床医学院/华西医院（简称"华西"）与新华文轩出版传媒股份有限公司（简称"新华文轩"）共同策划、精心打造的《华西医学大系》陆续与读者见面了，这是双方强强联合，共同助力健康中国战略、推动文化大繁荣的重要举措。

百年华西，历经120多年的历史与沉淀，华西人在每一个历史时期均辛勤耕耘，全力奉献。改革开放以来，华西励精图治、奋进创新，坚守"关怀、服务"的理念，遵循"厚德精业、求实创新"的院训，为践行中国特色卫生与健康发展道路，全心全意为人民健康服务做出了积极努力和应有贡献，华西也由此成为了全国一流、世界知名的医（学）院。如何继续传承百年华西文化，如何最大化发挥华西优质医疗资源辐射作用？这是处在新时代站位的华西需要积极思考和探索的问题。

新华文轩，作为我国首家"A+H"出版传媒企业、中国出版发行业排头兵，一直都以传承弘扬中华文明、引领产业发展为使命，以坚持导向、服务人民为己任。进入新时代后，新华文轩提出了坚持精准出版、精细出版、精品出版的"三精"出版发展思路，全心全意为推动我国文化发展与繁荣做出了积极努力和应有贡献。如何充分发挥新华文轩的出版和渠道优势，不断满足人民日益增长的美好生活需要？这是新华文轩一直以来积极思考和探索的问题。

基于上述思考，四川大学华西临床医学院/华西医院与新华文轩出版传媒股份有限公司于2018年4月18日共同签署了战略合作协议，启动了《华西医学大系》出版项目并将其作为双方战略合作的重要方面和旗舰项目，共同向承担《华西医学大系》出版工作的四川科学技术出版社授予了"华西医学出版中心"铭牌。

人民健康是民族昌盛和国家富强的重要标志，没有全民健康，就没有全面小康，医疗卫生服务直接关系人民身体健康。医学出版是医药卫生事业发展的重要组成部分，不断总结医学经验，向学界、社会推广医学成果，普及医学知识，对我国医疗水平的整体提高、对国民健康素养的整体提升均具有重要的推动作用。华西与新华文轩作为国内有影响力的大型医学健康机构与大型文化传媒企业，深入贯彻落实健康中国战略、文化强国战略，积极开展跨界合作，联合打造《华西医学大系》，展示了双方共同助力健康中国战略的开阔视野、务实精神和坚定信心。

华西之所以能够成就中国医学界的"华西现象"，既在于党政同心、齐抓共管，又在于华西始终注重临床、教学、科研、管理这四个方面协调发展、齐头并进。教学是基础，科研是动力，医疗是中心，管理是保障，四者有机结合，使华西人才辈出，临床医疗水平不断提高，科研水平不断提升，管理方法不断创新，核心竞争力不断增强。

《华西医学大系》将全面系统深入展示华西医院在学术研究、临床诊疗、人才建设、管理创新、科学普及、社会贡献等方面的发展成就；是华西医院长期积累的医学知识产权与保护的重大项目，是华西医院品牌建设、文化建设的重大项目，也是讲好"华西故事"、展示"华西人"风采、弘扬"华西精神"的重大项目。

《华西医学大系》主要包括以下子系列。

①《学术精品系列》：总结华西医（学）院取得的学术成果，学术影响力强。②《临床实用技术系列》：主要介绍临床各方面的适宜技术、新技术等，针对性、指导性强。③《医学科普系列》：聚焦百姓最关心的、最迫切需要的医学科普知识，以百姓喜闻乐见的方式呈现。④《医院管理创新系列》：展示华西医（学）院管理改革创新的系列成果，体现华西"厚德精业、求实创新"的院训，探索华西医院管理创新成果的产权保护，推广华西优秀的管理理念。⑤《精准医疗扶贫系列》：包括华西特色智力扶贫的相关内容，旨在提高贫困地区基层医院的临床诊疗水平。⑥《名医名家系列》：展示华西人的医学成就、贡献和风采，弘扬华西精神。⑦《百年华西系列》：聚焦百年华西历史，书写百年华西故事。

我们将以精益求精的精神和持之以恒的毅力精心打造《华西医学大系》，将华西的医学成果转化为出版成果，向西部、全国乃至海外传播，提升我国医疗资源均衡化水平，造福更多的患者，推动我国全民健康事业向更高的层次迈进。

《华西医学大系》编委会

2018年7月

序 言

　　人生不易，若遇感染性疾病袭击则更难。感染常常伴随着人们的人生旅程。感染性疾病与人类历史并存。2019年12月以来，新型冠状病毒感染（COVID-19）疫情让我们深刻体会防病比治病更为紧迫重要。不知您对感染性疾病的防治有几多了解？

　　感染性疾病既有传染性与致病性均极强、可在健康人群中传播、导致群体发病的传染病，例如COVID-19、流感、艾滋病、结核病、鼠疫、霍乱等；也有传染性相对较弱但具有致病性、可致健康个体或免疫力低下者发病的普通感染性疾病，比如肺炎链球菌引起的化脓性脑膜炎、金黄色葡萄球菌引起的皮肤脓肿、肺炎克雷伯菌或曲霉菌引起的肺炎、大肠埃希菌引起的肾盂肾炎，甚至多重耐药菌引起的血流感染等，数不胜数，不一而足。

　　人在母亲体内就可能遭遇宫内感染，出生后任何阶段都可能发生感染，轻者不知不觉，靠自身体质与免疫功能康复，重者需要抢救治疗，个别遗留残疾或者影响下一代，甚或失去生命。感染包括五个过程，不仅仅只是生病了才算感染。感染具体有哪些表现？如何远离感染？如何护卫身体健康？万一不慎发生感染病，自己应当怎样及时正确地处理？如何获得及时正确的专业诊治？这本书都会一一讲到。面对感染性疾病，我们须高度重视，避免小病重症化或慢性化，这些是每一个人都必须关注的人生课题，为了自己、家人、患者与社会，请耐心阅读本书，相信您会获益匪浅。

本书由长期奋战在抗击感染性疾病一线的医护人员共同编写，立足感染性疾病的防与治，涉及生活中经常发生或遇见的感染性疾病，治疗感染性疾病所涉及的诊断、治疗、护理与健康教育，平实全面。书中既有实际病例作引导、小贴士温馨提醒、如何合理用药的指引，也有细致入微的护理与心理疏导的慰藉。本书特别突出的是护理内容，是一本不可多得的健康指导读本。

我由衷地希望本书能为您所喜爱，并恳请您不吝赐教。

吕晓菊

中华医学会感染病学专业委员会　　　　委员
中华医学会细菌感染与耐药防控分会　　常委
中国药学会抗生素专委会　　　　　副主任委员
四川医学会感染病学专业委员会　　副主任委员
四川大学华西医院感染性疾病中心　学科主任

2023年6月 于成都

目　录

第三篇　预防感染性疾病

第一篇

感染性疾病总论

第一章

概　论

第一节　感染性疾病

一、什么是感染性疾病

由病原体感染引起的疾病称为感染性疾病（infectious diseases），包括传染性强的法定传染病及传染性弱的普通感染病，前者可在人群中传播，并在一定条件下造成流行，是感染性疾病的一部分。病原体通过各种途径进入人体即开启感染过程。病原体是被清除还是定居下来，进而引起组织损伤、炎症和各种病理改变，主要与病原体的致病力和机体的免疫状态有关，也与来自外界的干预，如药物、手术、放化疗等有关。

二、感染性疾病的分类

（一）根据感染的病原体分类

感染性疾病的特征之一是有其特殊的病原体，依病原体不同，常分为细菌、真菌、病毒及寄生虫感染等。

（二）根据感染的部位分类

按感染部位分为两类，即局部感染和全身感染。

（1）局部感染：感染局限于一定部位，如疖、痈、压疮等局部化脓性炎症。

（2）全身感染：感染发生后，病原体或其代谢产物向全身扩散，引起各种临床表现，如破伤风芽孢杆菌引起的破伤风、脑膜炎双球菌引起的脑膜炎，金黄色葡萄球菌和化脓性链球菌等引起的败血症等。

（三）按机体感染的系统与器官分类

按感染发生在机体的部位，可分为中枢神经系统，呼吸系统，心血管系统，消化系统，泌尿生殖系统，骨和关节，皮肤软组织，血液，眼、耳、鼻、喉、口腔感染等。

（四）按感染的过程与结局分类

按感染过程与结局分为五类，即病原体被清除、隐性感染、病原体携带状态、潜伏性感染和显性感染。

（1）病原体被清除：即病原体侵入人体后，由于毒力弱、数量少或机体不易感等原因，被自身特异性和非特异性免疫反应所清除。

（2）隐性感染：即人体受病原体感染后，不出现症状或只出现不明显的症状，最终病原体被清除且获得特异性免疫保护，如特异性抗体阳性、皮试阳性等，且不易再感染该种病原体。

（3）病原体携带状态：即病原体进入人体后，未能被机体免疫功能清除而成持续携带状态，病原体可排出体外，具有传染性。机体免疫功能下降可转化为显性感染。

（4）潜伏性感染：病原体感染机体后，在体内持续很长时间，短则几个月，长达数年、数十年甚至终生，但无临床表现，病原体不排出体外，不具传染性，一旦机体免疫功能低下，可活跃变为显性感染。

（5）显性感染：病原体侵入人体后，在病原体数量多、毒力强的情况下出现的一系列临床病理体征和症状；也有部分患者成为慢性感染状态，具有传染性。

三、法定传染病的分类管理

根据《中华人民共和国传染病防治法》（简称《传染病防治法》），目前法定传染病共有 41 种，分为甲、乙、丙三类（甲类 2 种、乙类 28 种和丙类 11 种）。

1. 甲类传染病

甲类传染病如鼠疫、霍乱。

2. 乙类传染病

新型冠状病毒感染肺炎、严重急性呼吸综合征（原称为传染性非典型肺炎，SARS）、艾滋病、病毒性肝炎、脊髓灰质炎、人感染高致病性禽流感、甲型 H1N1 流感、麻疹、流行性出血热、狂犬病、流行性乙型脑炎、登革热、炭疽、肺结核、伤寒和副伤寒、细菌性和阿米巴性痢疾、流行性脑脊髓膜炎、百日咳、白喉、新生儿破伤风、猩红热、布鲁菌病、淋病、梅毒、钩端螺旋体病、血吸虫病、疟疾、猴痘。其中，乙类传染病中 SARS 和炭疽中的肺炭疽，按照甲类传染病管理。

3. 丙类传染病

流行性感冒、流行性腮腺炎、风疹、急性出血性结膜炎、手足口病、麻风病、流行性和地方性斑疹伤寒、黑热病、包虫病、丝虫病，除霍乱、细菌性和阿米巴性痢疾、伤寒和副伤寒以外的感染性腹泻病。

随着医学科学的飞速发展，人们的健康意识也不断增强，许多传染病的发病率明显下降，曾对人类生命产生巨大威胁的天花已被消灭、麻疹已被消除，维持无脊髓灰质炎状态，白喉、鼠疫、炭疽已明显减少。然而，不断出现的新发传染病值得高度重视。伴随着各种侵入性诊疗操作、免疫抑制剂及放化疗的广泛应用，各种普通感染病，尤其耐药菌感染呈不断增多的趋势，对公共卫生安全构成新的威胁。

四、发生感染性疾病必备的条件

1. 人体

从在母亲子宫内开始，人体就成为感染的主体之一。

2. 病原体

各种病原微生物均能引起感染，常见的病原体为：病毒、细菌（含支原体、衣原体、立克次体及螺旋体）、真菌、寄生虫等。从感染者体内检出致病微生物是临床诊断感染性疾病的重要依据。

3. 感染途径

病原体可经皮肤黏膜、呼吸道、胃肠道、泌尿生殖系统等侵入人体，也可通过输入带有病原微生物的各种液体（如血液和血浆制品）等进入人体造成感染。

4. 感染部位

全身各个部位或系统组织均可能成为感染的部位，从头到脚、从内到外均可感染。

5. 感染的临床表现

根据年龄、机体免疫功能、感染部位、疾病严重程度等临床表现各异，临床上同一疾病可有不同的临床表现，不同的疾病可有相似的临床表现。一般来说，感染性疾病患者多有发热、感染部位的局部表现以及全身炎症反应综合征等表现。

五、如何判断自己是否患了感染性疾病

感染性疾病有共同特有的临床表现和每个疾病特有的临床表现。某些感染性疾病还具有特定的季节性、区域性，也可能和患者的职业、生活习惯等相关。

（1）发热及感染中毒症状：发热的原因很多，最常见的是感染性

发热。寒战与发热是感染常见的前驱征象，但免疫反应差的个体，可以不出现发热甚至低体温，如老年肺炎、新生儿败血症、器官移植受体的感染者。

（2）炎症体征：不同感染部位炎症体征各有差异，例如浅表炎症可见局部红、肿、热；器官感染可致器官肿大等。

（3）皮疹：皮疹是感染病的常见体征之一。各种病原体引起的感染病多有皮疹表现，常见的皮疹有斑丘疹、丘疹、疱疹和荨麻疹，但需与药疹等过敏性皮疹鉴别。

（4）独特表现：如呼吸系统感染，有咳嗽、咳痰、呼吸困难、气短、胸痛等症状；消化系统感染，有腹痛、腹泻、恶心、呕吐等症状；胆道系统感染，有发热、腹痛、黄疸等表现；中枢神经系统感染，有头痛、呕吐、颈项强直等表现。

（5）单核—巨噬细胞系统反应：部分感染可引起单核—巨噬细胞系统反应，临床上表现为肝、脾、淋巴结肿大等。

感染性疾病的诊断是一个复杂的过程，临床上医生需结合流行病学资料、症状与体征、合理的辅助检查、详尽的临床经过及缜密的临床思维等综合判断，才能做出正确的诊治选择。

六、辅助检查的特点

（1）白细胞计数（WBC）：白细胞计数是诊断感染性疾病最便宜、快速的检验方法。外周血白细胞总数及中性粒细胞比例增高，中性粒细胞核左移为细菌感染；外周血白细胞总数及淋巴细胞比例增高，多见于传染性单核细胞增多症及肾综合征出血热；外周血白细胞总数及嗜酸性粒细胞比例增高，多见于寄生虫感染；外周血白细胞总数正常或降低，淋巴细胞相对增加，嗜酸性粒细胞消失，多见于病毒感染。

（2）C反应蛋白（CRP）：是临床上常用的感染炎性反应指标之一。

（3）血清降钙素原（PCT）：当严重感染并有全身表现时，PCT明显升高，PCT浓度和炎症严重程度呈正相关，可作为判断病情与预后以及疗效观察的可靠指标。

（4）病原学检查：病原体检查的阳性结果具有诊断意义。包括各种标本的培养（如血、尿、便、痰、骨髓、分泌物和脓液、脑脊液及浆膜腔积液等）和涂片镜检等。

（5）免疫学检查：对细菌、病毒及其他病原体感染都能提供可靠的诊断依据。免疫学检查已成为许多感染性疾病的常规项目，特别对病毒性疾病，应用最为广泛。

（6）基因诊断技术：基因诊断是采用各种基因分析技术去寻找和发现病原体独特的基因片段、基因或基因组以证实病原体的存在。

七、感染性疾病的预防与护理

（1）注意营养均衡。切勿挑食，少吃油腻煎炸食物，多吃清淡易消化的食物，多饮无添加成分的水。注意饮食卫生，尽量不在外就餐和不吃外带未经加热消毒的食物。

（2）勿受凉，尽量远离烟酒，勿长期持续熬夜，保护机体免疫力，加强体育锻炼。

（3）尽量少去拥挤的公共场所，不带孩子去探病。保持居室适当的温度、湿度及空气流通。

（4）及时与正确做好手卫生，饭前便后及时正确洗手，尽量奉行分餐制。

（5）发现身体不适，及时就医。

（6）已确诊感染性疾病者，要做好个人防护和他人与环境防护，尤其是具有传染性的疾病。要严格遵守消毒与隔离制度。

（7）免疫预防是控制和消灭传染病的有效手段。有计划地预防接种，可提高个体与群体相应的免疫水平。

（段　程　罗云婷）

第二节　抗菌药物

老百姓习惯将抗菌药物俗称为消炎药。但严格意义上讲消炎药、抗菌药物是两类不同的药物，不能画等号。现在就让我们一起来了解下它们的不同吧！

一、什么是消炎药

我们日常生活中所说的消炎药，也叫抗炎药。抗炎药是用于治疗组织受到损伤后所发生的炎症反应的药物。抗炎药有两大类：一类是甾体类抗炎药，另一类是非甾体类抗炎药。

非甾体类消炎药包括阿司匹林、布洛芬、对乙酰氨基酚等。

甾体类消炎药主要是指糖皮质激素类药物，包括氢化可的松、强的松、地塞米松等。

二、什么是抗菌药物

抗菌药物是指针对细菌、支原体、衣原体、立克次体、螺旋体、真菌、个别寄生虫（如弓形虫、阿米巴）等病原微生物所致感染性疾病病原治疗的药物，广义还包括治疗结核病的药物及具有抗菌作用的中药，但不包括抗其他寄生虫病和各种病毒所致感染性疾病的药物。

按抗菌药物来源可分为微生物产生的抗菌药物和人工化学合成的抗菌药。其中完全来源于微生物的称为天然抗菌药物，在天然抗菌药物基础上改造而获得的为半合成抗菌药物。通过化学合成得到和抗菌药物具有类似抗菌作用的药品为人工化学合成抗菌药，包括磺胺类、喹诺酮类等。

三、常用的抗菌药物有哪些

1. β - 内酰胺类

（1）青霉素类：具有高效、低毒、价格便宜等特点，目前仍然是临床上广泛应用的抗菌药物之一。主要品种有青霉素、苯唑西林、阿莫西林、氨苄西林、苄星青霉素、哌拉西林等。

（2）头孢菌素类：根据抗菌谱和对铜绿假单胞菌、厌氧菌的活性、对酶的稳定性及肾毒性不同，头孢菌素分为五代。第一代主要品种有头孢唑林、头孢拉定；第二代主要品种有头孢呋辛、头孢克洛；第三代主要品种有头孢噻肟、头孢曲松、头孢他啶、头孢哌酮；第四代主要品种有头孢匹罗、头孢吡肟；第五代主要品种有头孢洛林、头孢吡普。

（3）头霉素类：头霉素类抗菌药物对厌氧菌具有很强的抗菌活性。主要品种有头孢西丁、头孢美唑、头孢米诺等。

（4）单环类：以氨曲南为代表，抗菌谱狭窄，仅对革兰氏阴性菌有较强抗菌作用。

（5）碳青霉烯类：这类抗菌药物是抗菌谱最广，抗菌活性最强的新型 β - 内酰胺类抗菌药物，已经成为治疗严重细菌感染最主要的抗菌药物之一。以亚胺培南西司他丁和美罗培南为代表。

（6）β - 内酰胺酶抑制剂：β - 内酰胺酶抑制剂本身没有或仅有微弱的抗菌活性，与 β - 内酰胺类抗菌药物合用，可增强其抗菌作用，扩大其抗菌谱。主要品种有克拉维酸、舒巴坦、他唑巴坦、阿维巴坦，可与青霉素类及头孢菌素类联合成为复合制剂。

2. 大环内酯类

大环内酯类抗菌药物为速效抑菌剂，对革兰氏阳性菌及支原体抑制活性较高。主要品种有红霉素、阿奇霉素、克拉霉素等。

3. 氨基糖苷类

此类抗菌药物的特点为抗菌谱广，属杀菌剂，但其治疗窗窄，具有耳、肾毒性及神经肌肉阻滞作用，使其应用受到一定限制。主要品种有链霉素、庆大霉素、阿米卡星等。

4. 林可酰胺类

以克林霉素为代表，为快速抑菌剂，对大多数革兰氏阳性菌及厌氧菌具有良好活性，但不是一线治疗药物。

5. 糖肽类

类抗菌药物对革兰氏阳性菌有强大的抗菌活性，属杀菌剂，临床用于耐药革兰氏阳性菌所致的严重感染。但毒性多较明显，肾损害尤为突出，适应证较严格。主要品种有万古霉素、去甲万古霉素、替考拉宁等。

6. 四环素类

四环素类抗菌药物为速效抑菌剂，抗菌谱广。但由于近年来细菌对四环素耐药现象严重，半合成四环素因其抗菌活性更高、耐药菌株较少、用药次数少、不良反应轻的优点，已取代四环素和土霉素。主要品种有多西环素、米诺环素、替加环素等。

7. 多肽类

以多黏菌素为代表，抗菌谱窄，只能抗革兰氏阴性菌，主要用于治疗多重耐药革兰氏阴性菌感染。国内上市产品包括多黏菌素 E、多黏菌素 B。

四、关于抗菌药物认识的九个误区

误区一：抗菌药物＝消炎药

抗菌药物不直接针对炎症发挥作用，而是针对引起炎症的微生物起到杀灭的作用。消炎药是针对炎症的。

多数人误以为抗菌药物可以治疗一切炎症。实际上抗菌药物仅适用于由细菌引起的炎症，而对由病毒引起的炎症无效。人体内存在大量正常有益的菌群，如果用抗菌药物治疗无菌性炎症，这些药物进入人体内后将会压抑和杀灭人体内有益的菌群，引起菌群失调，造成抵抗力下降。日常生活中经常发生的局部软组织的瘀血、红肿、疼痛、过敏反应引起的接触性皮炎、药物性皮炎以及病毒引起的炎症等，都不宜使用抗菌药物来进行治疗。

误区二：抗菌药物可预防所有感染

抗菌药物仅适用于由细菌和部分其他微生物引起的炎症，对病毒性感冒、麻疹、腮腺炎、流感等不合并细菌真菌感染的患者给予抗菌药物治疗有害无益。抗菌药物是针对引起炎症的微生物，起到杀灭微生物的作用。除特定情况需要用抗菌药物预防细菌或真菌感染外，不能把抗菌药物作为万金油用于预防所有感染。相反，长期或不合理使用抗菌药物会引起细菌耐药及菌群失调、二重感染。

误区三：广谱抗菌药物优于窄谱抗菌药物

抗菌药物使用的原则是能用窄谱就不用广谱；能用低级的就不用高级的；用一种能解决问题就不用两种；轻度或中度感染一般不联合使用抗菌药物。若没有明确病原微生物的严重感染时可使用广谱抗菌药物，一旦明确了致病的微生物最好根据病原菌种类及药敏结果，合理使用窄谱抗菌药物。否则容易增强细菌对抗菌药物的耐药性。

误区四：新的抗菌药物比老的好，贵的抗菌药物比便宜的好

一方面，其实每种抗菌药物都有自身的特性，优势劣势各不相同。一般要因病、因人选择，坚持个体化给药。例如，红霉素是老牌抗菌药物，价格很便宜，它对于军团菌和支原体感染的肺炎具有相当好的疗效，而价格非常高的碳青霉烯类的抗菌药物和三代头孢菌素对付这些病反而无效，不如红霉素。而且，有的老药药效比较稳定，价格便宜，不良反应也较明确。

另一方面，新的抗菌药物的诞生往往是因为病原体对老的抗菌药物出现了耐药性，如果老的抗菌药物有疗效，应尽量使用老的抗菌药物。

误区五：使用抗菌药物的种类越多，越能有效地控制感染

现在一般来说不提倡联合使用抗菌药物。因为联合用药可能增加一些不合理的用药因素，这样不仅不能增加疗效，反而会降低疗效，而且容易产生一些毒副作用，或者增加细菌对药物的耐药性。所以合并用药的种类越多，由此引起的毒副作用、不良反应发生率就越高。一般来说，为避免耐药和毒副作用的产生，能用一种抗菌药物解决的问题绝不使用两种。

误区六：感冒就用抗菌药物

病毒和细菌都可以引起感冒。病毒引起的感冒属于病毒性感冒，细菌引起的感冒属于细菌性感冒，抗菌药物只对细菌性感冒有用。

其实，很多感冒都属于病毒性感冒。严格意义上讲，对病毒性感冒并没有什么有效的药物，只需对症治疗，而不需要使用抗菌药物。大家可能都有过这种经历，感冒后习惯性在药店买一些感冒药，同时加一点抗菌药物来使用。实际上抗菌药物在这个时候是没有用处的，既是浪费，也存在不良反应风险。

误区七：发烧就用抗菌药物

抗菌药物仅适用于由细菌、真菌和部分其他微生物（弓形虫、阿米巴原虫、利杜体等）引起的感染病，对病毒性感冒、麻疹、腮腺炎、流感、COVID–19 等不合并细菌、真菌感染的患者给予抗菌药物治疗有害无益。咽喉炎、上呼吸道感染多为病毒引起，抗菌药物无效。

此外，就算是细菌感染引起的发热也有多种不同的类型，不能盲目地就使用头孢菌素等抗菌药物。比如结核引起的发热，如果盲目使用一般抗菌药物而耽误了正规抗痨治疗会贻误病情。建议最好是在医生的指导下用药。

误区八：频繁更换抗菌药物

抗菌药物的疗效有一个周期问题，如果使用某种抗菌药物的疗

效暂时不好，首先应当考虑用药时间不足。此外，给药途径不当、给药方法错误、诊断有误以及全身的免疫功能状态等因素均可影响抗菌药物的疗效。如果与这些因素有关，只要加以调整，疗效就会提高。

频繁更换药物，让抗菌药物来不及发挥作用，会导致用药混乱，贻误病情，从而伤害身体。况且，频繁换药很容易使细菌产生对多种药物的耐药性。

误区九：一旦有效就停药

如前所述，抗菌药物发挥作用需要一个时间周期。用药时间不足的话，有可能根本见不到效果；即便见了效，也应该在医生的指导下用够必需的疗程，如果有了一点效果就停药的话，不但治不好病，即便已经好转的病情也可能因为残余细菌增生繁殖而发生反弹。

所以，抗菌药物应遵循的原则是合适的药用于合适的患者，在合适的时机，经过合适的给药途径，应用合适的剂量与疗程，合理用药人人有责。

（段　　程　　罗云婷）

第二章

感染性疾病常见症状

第一节 发 热

一、什么是发热

发热（fever）是指病理性体温升高，是致热原作用于人体使体温调节中枢的调定点上移而引起，是临床上最常见的症状，是疾病进展过程中的重要临床表现。发热可见于多种感染性疾病和非感染性疾病，可分为四类：低热，体温为 37.3~38℃；中度发热，体温为 38.1~39℃；高热，体温为 39.1~41℃；超高热，体温为 41℃以上。

二、发热的病因及常见疾病

1. 感染性发热

感染性发热包括各种病原体如病毒、细菌、真菌及寄生虫等侵入人体后引起的发热，以细菌引起的感染最常见，其次是病毒。常见疾病有上呼吸道感染、肺炎、支气管炎等。

2. 非感染性发热

（1）无菌性坏死组织吸收：如大面积烧伤、内出血、大手术后的组织损伤、恶性肿瘤、白血病、急性溶血反应等。

（2）变态反应：如成人斯蒂尔病（Still disease）、风湿热、药物热、血清病等。

（3）结缔组织病：如红斑狼疮、皮肌炎、混合性结缔组织病等。

（4）内分泌与代谢疾病或病理状态：如甲状腺功能亢进、严重脱水、痛风等。

（5）肿瘤性疾病：例如淋巴瘤、白血病、实体器官肿瘤等。

（6）散热减少：有些疾病致皮肤散热减少，从而使体温升高。如广泛性皮炎、鱼鳞病等皮肤病。

（7）体温调节中枢功能失常：如中暑、重度安眠药中毒、脑震荡、颅骨骨折、脑出血及颅内压升高等。

（8）自主神经功能紊乱：例如高度紧张、过分焦虑等。

（9）伪热：为了达到某种目的而人为使体温"升高"。

三、感染患者发热的三个阶段

（1）体温上升期：患者在病程中体温上升的时期。如若体温逐渐上升，患者可出现畏寒的情况，如伤寒、布鲁菌病、细菌性痢疾等；如若体温骤升至 39℃甚至以上，患者可出现寒战的情况，如疟疾、急性肾盂性肾炎等。

（2）高热持续期：体温上升至一定的高度，会持续一段时间，如典型伤寒的极期。

（3）体温下降期：患者体温缓慢或者骤然下降的时期，如甲型 H1N1 流感等，患者体温缓慢下降，通常需要在几天后才降至正常；如伤寒、疟疾、败血症、化脓性炎症等，体温可在 1 天内降至正常，常伴有大量出汗。

四、发热该做的常规检查

发热时常做的实验室检查有：血常规、尿常规、大便常规、C 反应性蛋白、血沉、降钙素原（PCT）、细菌及真菌涂片及培养、抗原抗体检测、核酸检测。

影像学检查包括 X 线、超声检查、计算机断层扫描（CT）、核磁共振（MRI）等，这些检查有助于发现感染病灶。

病理检查在发热患者的诊断上也广泛应用。对皮肤、淋巴结、骨髓、占位肿物及其他病变组织等取材进行组织病理检查，明确其病理改变，对发热性疾病的病因诊断具有重要意义。

五、发热的治疗原则

（一）病因处理

针对发热的病因进行积极的处理是解决发热的根本办法。如感染性发热，根据感染源不同选择有效的抗感染药物进行治疗。

（二）降温处理

对于感染性发热而言，发热本身是机体免疫系统清除感染源的表现之一，除高热或患者明显不适外，通常可不急于使用解热药等对症药物，但一定要告知患者，取得患者的理解，并密切观察患者的体温变化及生命体征、精神状态等情况。而对于高热患者应进行降温处理，处理方法有以下几种。

1. 物理降温

（1）使用冰袋，将冰袋置于头部（有效降低头部温度，适用于中枢神经系统感染性疾病）、腋窝及腹股沟部，冰袋要用干毛巾包裹后使用。

（2）酒精擦浴（适用于高热、烦躁的患者）：用浸有 25%~50% 乙醇液毛巾擦浴四肢及背部，需要注意的是，擦拭的同时需配合轻柔的按摩，当擦至大血管附近（腋下、肘部、腹股沟区）时，应稍做停留，以提高疗效。酒精擦浴过程中可能体温下降迅速，因此需要密切观察患者的情况，如有寒战、面色苍白或脉搏、呼吸不正常等，应立即停止操作。

（3）温水擦浴（适用于高热伴寒战、四肢肢端厥冷的患者）：擦拭方法与酒精擦浴相同。

（4）温（冷）盐水灌肠：可适用于中毒性痢疾患者。

（5）冰毯、降温仪进行降温：尤其适用于中枢性高热者。

2. 药物降温

（1）非甾体类药物：对乙酰氨基酚、酚麻美敏、布洛芬、吲哚美辛等非甾体类药物能有效退热，非甾体类药物可能导致急性胃黏膜病变、肾功能衰竭等不良反应，使用过程中需遵医嘱用药并密切监测。

（2）中成药：柴胡等中成药具有退热作用，可遵医嘱使用。

（3）糖皮质激素：糖皮质激素可减轻炎性反应，缓解高热，必要时可以遵医嘱使用，但应注意预防急性胃黏膜出血、继发感染等不良反应。

六、发热的护理

（1）密切观察病情变化：密切监测患者的生命体征，重点观察患者体温的变化。评估降温的效果，观察患者在降温过程中有无大汗、心慌、血压下降等情况发生。

（2）采取有效降温措施：通常会首选物理降温，降温时应注意：①冰敷时，避免持续长时间冰敷在同一部位，以防局部冻伤。②注意周围循环情况，如脉搏细速、面色苍白、四肢厥冷的患者，禁止使用冰敷和酒精物理降温。③全身发疹或有出血倾向的患者忌使用酒精擦浴。④应用药物降温时，注意不可在短时间内将体温降得过低，以免大汗导致虚脱。⑤应用冬眠疗法降温前应先补充血容量，用药过程中避免搬动患者，应观察患者的生命体征，特别是血压的变化，并保持呼吸道通畅。

（3）补充营养与水分：应保证足够的热量和液体的摄入，可给予高热量、高蛋白、高维生素、易消化的流质或半流质食物，避免辛辣食物的摄入，必要时遵医嘱静脉输液，以补充水分。

（4）口腔、皮肤护理：发热患者易并发口腔细菌或真菌感染，应指导并协助患者在餐前、餐后、睡前漱口。

（5）生活护理：保持室内温度（22~26℃）及湿度（50%~60%），定期开窗通风，保持室内空气的流通。发热患者应注意休息，协助患者保持舒适体位；高热患者应绝对卧床休息，以减少耗氧量。

（6）用药护理：遵医嘱用药后密切观察患者用药的疗效及不良反应，如发生不良反应（如过敏、皮疹、血压下降）等，应及时给予处理。

（7）心理护理：发热会导致患者出现心理上的恐慌与焦虑，心理干预至关重要。

（龚燕婷　胡思靓）

第二节　头　　痛

一、什么是头痛

头痛（headache）是临床常见的症状，各种原因刺激颅内外的疼痛敏感结构，都可引起头痛。头痛病因繁多，神经痛、颅内感染、颅内占位病变、脑血管疾病、颅外头面部疾病以及全身疾病如急性感染、中毒等均可导致头痛。

二、头痛的分类

根据头痛发生病因，国际头痛协会于 2013 年制定的第三版"头痛疾患的国际分类"将头痛分为四大类：①原发性头痛（the primary headaches），包括偏头痛、紧张型头痛等；②继发性头痛（the secondary headaches），包括头颈部外伤、颅颈部血管性因素、感染、药物戒断、精神性因素、心理疾患等多种原因所致的头痛；③颅神经痛；④其他颜面部结构病变所致头痛及其他类型头痛。

三、头痛的发病原因

（1）感染：颅脑感染或身体其他系统急性感染引发的发热性疾病。常引发头痛的颅脑感染有脑膜炎、脑膜脑炎、脑炎、脑脓肿、颅内寄生虫感染（如囊虫、包虫）等。急性感染如流行性感冒、肺炎等疾病均可导致头痛。

（2）血管病变：蛛网膜下隙出血、脑出血、脑血栓形成、脑栓塞、高血压脑病、脑供血不足、脑血管畸形等。

（3）占位性病变：颅脑肿瘤、颅内转移瘤、炎性脱髓鞘假瘤等引起颅内压增高引发的头痛。

（4）其他：如颈椎病引发的头颈部疼痛、全身系统性疾病引起的头痛、颅脑外伤及中毒引起的头痛、偏头痛等。

四、头痛该做哪些常规检查

（一）体格检查

（1）全身检查。
（2）神经系统检查。

（二）实验室检查

（1）血常规、肝肾功、电解质等。
（2）病原学相关检查：主要包括血和脑脊液的病原体涂片染色、

培养分离、核酸、抗原抗体检测。

（三）影像学检查

常用的影像学检查包括 CT、MRI 及脑电图检查。

（四）特殊诊疗操作

腰椎穿刺术：有助于了解患者的颅内压力高低，是寻找头痛原因非常重要的诊断手段。

五、头痛的诊断

头痛的诊断重点在于病因诊断。应首先区分是原发性头痛还是继发性头痛，是感染性头痛还是非感染性头痛。原发性头痛多为良性病程，继发性头痛则可能为器质性病变所致，尤其注意有无颅内感染。任何原发性头痛的诊断都应建立在排除继发性头痛的基础之上。

六、头痛的护理

（1）去除诱因：告知患者可能诱发或加重头痛的因素，如情绪紧张、进食某些食物、饮酒、月经来潮、用力性动作等。

（2）指导减轻头痛的方法：如指导患者缓慢深呼吸，听轻音乐，练习气功，引导式想象，冷、热敷，理疗，按摩以及指压止痛法等。

（3）饮食：头痛患者应减少巧克力、乳酪、酒、咖啡、茶叶等易诱发疼痛的食物。同时饮食口味应清淡，忌辛辣刺激、生冷的食物，头痛发作期应禁食火腿、干奶酪、保存过久的野味等食物。

（4）用药护理：了解止痛药物的作用与不良反应，药物依赖性或成瘾性的特点，如大量使用止痛剂，滥用麦角胺咖啡因可致药物依赖，须遵医嘱正确服药。

（龚燕婷　胡思靓）

第三节　咳　嗽

一、什么是咳嗽

咳嗽（cough）是一种呼吸道常见症状，咳嗽具有清除呼吸道异物和分泌物的保护性作用。咳嗽分为干性咳嗽和湿性咳嗽两类，前者为无痰或痰量甚少的咳嗽，见于咽炎及急性支气管炎、早期肺癌等疾病；后者伴有咳痰，常见于肺部感染、慢性支气管炎及支气管扩张症等。

二、咳嗽的病因

（1）呼吸道异物：小孩在啼哭、欢笑、惊吓时突然吸气，稍有不慎即可将异物吸入呼吸道。老年人及某些疾病的患者（如脑血管病等）的生理调节功能减退，在进食及喝水时容易误吸入呼吸道异物。异物进入下呼吸道可引起患者剧烈咳嗽。患者可能出现突发呛咳、呼吸困难、发绀、痛苦面容等。根据异物存在的部位可分为喉异物、气管异物、支气管异物。

（2）感染：呼吸道感染是引起咳嗽的最常见原因之一。上呼吸道感染主要由病毒引起，细菌感染常继发于病毒感染之后。常于机体抵抗力降低时，如受寒、劳累、淋雨等情况，原已存在或由外界侵入的病毒或细菌，迅速生长繁殖，导致感染。下呼吸道感染主要发生在免疫力低下和（或）局部防御障碍时，可由病原体、物理因素、化学因素（过冷空气、粉尘、刺激性气体或烟雾等）引起。

（3）其他。

三、咳嗽做哪些常规检查

咳嗽可做的常规检查主要包括血常规、肝肾功、血沉、痰液涂片与培养，对支气管肺泡灌洗液、血液等进行的相关病原学检查，以及结核菌素试验、胸片、CT、超声检查、肺功能检查（5 岁以上儿童可做）、过敏源检查、肿瘤标志物检查。

四、咳嗽的治疗原则

感染性咳嗽：积极抗感染治疗，可根据医嘱配合祛痰止咳药物，例如甘草合剂、必嗽平、切诺、富露施等。

非感染性咳嗽：查找病因，积极予以对症治疗，必要时遵医嘱使用镇咳药物。

五、咳嗽的护理

（一）病情的观察

观察咳嗽、咳痰的情况，着重观察咳嗽的时间、伴随症状，痰液的颜色、性状、量。

（二）环境与休息

提供安静、舒适的病室环境，保持室内空气清新、洁净，注意通风。维持合适的室温（18~20℃）和湿度（50%~60%），以充分发挥呼吸道的自然防御功能。使患者保持舒适体位，采取坐位或半坐位有助于改善呼吸和咳嗽排痰。

（三）饮食

慢性咳嗽使能量消耗增加，应给予足够热量的饮食，适量增加蛋白质和维生素的摄入，避免食用油腻、辛辣刺激的食物。如患者无心、肾功能的障碍，应给予充足的水分，每天的饮水量至少达到 1.5 L，有利于呼吸道黏膜的湿润，从而利于排痰。

（四）促进有效排痰

常用排痰方法有有效咳嗽、气道湿化、胸部叩击等。具体如下：

（1）有效咳嗽：患者尽可能采取坐位，先进行深而慢的腹式呼吸6次，然后深吸气（胸廓下部、腹部应下陷），屏气3~5秒，缩唇，缓慢呼气，再深吸一口气，屏气3~5秒，身体前倾，进行2~3次有力的咳嗽，咳嗽时收缩腹肌或用手按压上腹部，帮助痰液排出。也可以让患者取俯卧屈膝位，借助膈肌、腹肌的收缩，增加腹压，咳出痰液。经常变换体位有助于痰液的咳出。对于胸痛不敢咳嗽的患者，应防止因咳嗽而加重疼痛，如果胸部有伤口，可用双手或枕头轻压伤口两侧，使伤口两侧的皮肤及软组织向伤口处皱起，可避免咳嗽时胸廓扩展牵拉伤口而引起疼痛；对于疼痛剧烈的患者，必要时可遵医嘱使用止痛药，30分钟后再进行有效的咳嗽。

（2）气道湿化：适用于痰液黏稠且不易咳出的患者。气道湿化时要注意以下几点。①防止窒息：治疗后要帮助患者翻身、拍背以及时排出痰液，尤其是体弱、无力咳嗽者。②避免湿化过度：过度湿化可引起黏膜水肿和气道狭窄，湿化时间不宜过长，一般以10~20分钟为宜。③控制湿化温度：一般将湿化温度控制在35~37℃，在加热湿化过程中既要避免温度过高灼伤呼吸道和损害气道黏膜纤毛运动，也要避免温度过低诱发哮喘及寒战反应。④防止感染：加强口腔护理，雾化前及雾化后均需用清水漱口，避免呼吸道交叉感染及口腔溃疡。

（3）胸部叩击：其是一种借助叩击所产生的振动和重力作用，使滞留在气道内的分泌物松动，并移行到中心气道，最后通过咳嗽排出体外的胸部物理治疗方法，该方法适用于久病体弱、长期卧床、排痰无力者。禁用于有未经引流的气胸、肋骨骨折、有病理性骨折史咯血、低血压及肺水肿等的患者。该方法请在专业医护人员指导下进行。

（龚燕婷　胡思靓）

第四节　咯　　血

一、什么是咯血

咯血（hemoptysis）是指喉部以下的呼吸器官（即气管、支气管或肺组织）出血，并经咳嗽动作从口腔排出的过程。

二、出现咯血该做哪些常规的检查

（一）实验室检查

（1）痰液检查：有助于发现结核杆菌、真菌、细菌、癌细胞、寄生虫卵等。

（2）凝血常规、血小板计数等检查：有助于出血性疾病诊断。

（3）红细胞计数与血红蛋白测定：有助于推断出血程度。

（二）影像学检查

（1）X线胸片检查。

（2）胸部 CT 检查：有助于发现细小的出血病灶。

（3）支气管镜检查：原因不明的咯血或支气管阻塞肺不张的患者应考虑支气管镜检查。

（4）支气管动脉造影：可了解出血部位及范围。

（5）超声心动图：可观察心脏瓣膜情况、评价心脏功能、估测肺动脉压力，可辅助诊断风湿性心脏病尖瓣狭窄、肺动脉高压、心力衰竭等与咯血诊断的关系。

三、咯血的诊断

咯血者常有胸闷、咽痒、咳嗽等先兆症状，咯出的血色多为鲜红，混有泡沫或痰，呈碱性。咯血应注意与呕血相鉴别。根据咯血量，临床将咯血分为痰中带血、少量咯血（每天＜100 ml）、中等量咯血（每天100~500 ml）和大量咯血（每天＞500 ml，或 1 次＞300 ml）。

四、发生咯血时患者应当如何配合治疗

医学中用于咳血的术语是"咯血"。有时，一个人可能会咳出并非来自气道或肺部的血液。来自鼻子、嘴巴或胃部的血液会滴入喉咙并被咳出。人们常常能感觉到血液从哪里来，但并非总是如此，如果一个人咳出大量血液，医学称之为"大咯血"。

当一个人咯血时，通常意味着血液来自他们的气道或肺部。当血液与痰液混合时，可能咯出的痰看起来是红色或粉红色，或者咯出带有血丝的痰液。

咯血的原因有很多，但最常见的原因有：支气管炎、肺部感染、支气管扩张症、影响支气管或气道的癌症、有物体或食物卡在呼吸道等。

患者和家属应当如何配合？

（1）安静休息，保持呼吸道通畅。如患者感胸闷、气短、喘憋，要帮助患者清除口鼻分泌物，保持室内空气流通，有条件时给予吸氧。

（2）如在医院，立即通知医生、护士；如在家里发生少量咯血，要立即赶往医院；若咯血量较多，应立即拨打 120。

（3）如果患者要抽烟，能做的最有帮助的事情就是让患者戒烟。

（4）如果患者正服用抗凝药物，如华法林等，请告知医生或护士，他们可能会调整患者的剂量。

（5）避免使用非甾体类抗炎药物，例如布洛芬和萘普生等。

（6）对于黏液中有细小血丝的青少年和成人，医生可能会建议尝试使用非处方止咳药来控制咳嗽。但不要擅自给幼儿服用咳嗽或感冒药，可能会对幼儿产生副作用。

（7）如咯血较多，首先协助患者取卧位，头偏向一侧，鼓励患者轻轻将血液咯出，以避免血液滞留于呼吸道内。如有不明出血部位时，

则取平卧位，头偏向一侧，防止窒息。

（8）保持患者镇静，避免精神紧张，给予精神安慰。勿用力排便，防止加重咯血。

五、咯血的护理

（1）休息与卧位：小量咯血者以静卧休息为主，大量咯血患者应绝对卧床休息，尽量避免搬动患者。

（2）饮食护理：大量咯血者应禁食；小量咯血者宜进少量温或凉的流质饮食，因过冷或过热食物均易诱发或加重咯血。多饮水，多食富含纤维食物，以保持排便通畅，避免用力排便时腹压增加而再次引起咯血。

（3）对症护理：保持口腔清洁，咯血后为患者漱口，擦净血迹，防止因口咽部异物刺激引起剧烈咳嗽而诱发咯血。

（4）保持呼吸道通畅：嘱患者将气管内痰液和积血轻轻咳出，保持气道通畅。咯血时轻轻拍击健侧背部，嘱患者不要屏气，以免诱发喉头痉挛，使血液引流不畅形成血块，导致窒息。

（5）窒息的抢救：对大咯血及意识不清的患者，一旦患者出现窒息征象，应立即取头低脚高45°俯卧位，面向一侧，轻拍背部，迅速排出在气道和口咽部的血块，或直接刺激咽部以咳出血块。立即就近原则就医，给予高浓度吸氧。

（龚燕婷　胡思靓）

第五节　心　　累

一、什么是心累

心累（tired heart）是一种主观感觉，患者常常主诉"呼吸费力"或"气不够用"。可伴有气紧，也可伴随胸痛、心前区压迫感、心悸、喘息、胸骨后灼热感、反酸、冷汗、恶心、呕吐等。心累通常由器质性病变所致，也可能是组织器官的功能性受损表现。

二、心累的分类

1. 功能性心累

功能性心累即无器质性病变的心累，患者经过短时间的休息、开窗通风或到室外呼吸新鲜空气、思想放松、调节情绪，很快就能恢复正常。像这一类的心累可以说是功能性的心累，不必紧张，也不必进行特殊治疗。

2. 病理性心累

病理性心累即有器质性病变的心累，常见的有以下几类。

（1）呼吸道受阻：气管支气管内肿瘤、气管狭窄，气管受外压（甲状腺肿大、纵隔内长肿瘤）。

（2）肺部疾病：肺气肿、支气管炎、哮喘、肺不张、肺梗死、气胸。

（3）心脏疾病：某些先天性心脏病、风湿性心脏瓣膜病、冠心病、心脏肿瘤，以及各种原因引起的心功能衰竭。

（4）膈肌病变：膈肌上抬、膈肌麻痹症等。

三、心累做哪些常规检查

1. 实验室检查

（1）心肌标志物检测。

（2）动脉血气分析检查。

2. 影像学检查

（1）胸部 X 线片：适用于排查呼吸系统源性心累患者，可发现的疾病包括肺炎、肺气肿、气胸、胸椎与肋骨骨折等。

（2）胸部 CT：对大部分胸腔疾病可提供直观的诊断依据，可发现冠心病、心脏肿瘤等疾病。

四、心累的护理

（1）休息与体位：患者有明显心累伴呼吸困难时应卧床休息，以减轻心脏负荷；劳力性心累气紧者，应减少活动量，以不引起症状为度。对夜间阵发性心累气紧者应给予高枕卧位或半卧位；对端坐呼吸者，可使用床上小桌，让患者扶桌休息，必要时双腿下垂。患者应衣着宽松，盖被轻软，以减轻憋闷感。保持排便通畅，避免排便时过度用力。

（2）氧疗：对于有低氧血症者，纠正缺氧对缓解心累气紧、保护心脏功能、减少缺氧性器官功能损害有重要的意义。家庭氧疗方法包括鼻导管吸氧（氧流量一般为 2~4 L/min）、面罩吸氧等。

（3）行为生活护理：包括评估活动耐力、制订活动目标和计划、监测活动过程中反应、协助指导患者生活自理。

（龚燕婷　胡思靓）

第六节　腹　　痛

一、什么是腹痛

腹痛（abdominal pain）是临床常见的症状，按起病缓急、病程长短分为急性腹痛与慢性腹痛。腹痛多由腹内组织或器官受到某种强烈刺激或损伤所致，也可由胸部疾病及全身性疾病所致。

二、腹痛应该做哪些检查

腹痛常用的检查有血常规、淀粉酶检测、肝肾功能检查、腹部或下腹部 B 超检查（包括泌尿系统及盆腔）、腹部平片、胸片，必要时行 CT 或 MRI 检查；老年患者还应做心电图、心肌标志物等检查，以便及时明确诊断。

三、腹痛的诊断

（1）突发剧痛：多见于胃穿孔、肠穿孔、胆道蛔虫病、泌尿系结石等。

（2）腹痛伴发热：多为痢疾、胆囊炎、胆石症伴感染、急性阑尾炎、急性胰腺炎等。

（3）腹痛而见面色苍白、冷汗、血压下降等症者，多为脏器穿孔、内脏出血、异位妊娠破裂等危重病变。

（4）突起腹痛且呕泻明显者，见于霍乱、类霍乱、急性肠炎等病。

（5）腹痛伴血尿，多为泌尿系疾病，如急性膀胱炎、泌尿系结石、肾癌等。

（6）腹痛伴便血者，应考虑肠癌、肠结核、克罗恩病等疾病。

（7）痛经、异位妊娠之腹痛与月经的关系密切。

（8）肠梗阻在腹痛同时，可见腹部有肠型或肠蠕动波，或触及包块。

（9）腹壁按之如板状者，可为腹膜炎、胃穿孔等病。

（10）腹痛伴盗汗、潮热等症时，可见肠系膜、腹膜结核等病。

（11）妇女月经期间小腹疼痛明显者，多为痛经。

四、腹痛的治疗

（1）急性腹痛者，在未明确诊断前，不能给予强效镇痛药，更不能给予吗啡或哌替啶（杜冷丁）等麻醉性镇痛药，以免掩盖病情或贻误诊断。只有当诊断初步确立后，才能视情况应用镇痛药或解痉药，缓解患者的痛苦。

（2）已明确腹痛是因胃肠穿孔所致者，应禁食，补充能量及电解质，并应及时应用广谱抗菌药物，为及时手术治疗奠定良好的基础。

（3）如急性腹痛是因肝或脾破裂所致时（如肝癌结节破裂或腹外伤致肝脾破裂等），腹腔内常可抽出大量血性液体，患者常伴有失血性休克，此时，除应用镇痛药外，还应积极补充血容量等抗休克治疗，为手术治疗创造良好条件。

（4）腹痛是因急性肠梗阻、肠缺血或肠坏死或急性胰腺炎所致者，应禁食并上鼻胃管行胃肠减压术，然后再采用相应的治疗措施。

（5）已明确腹痛是因胆石症或泌尿系结石所致者，可给予解痉药治疗。胆总管结石者可加用哌替啶（杜冷丁）治疗。

（6）生育期妇女发生急性腹痛者，尤其是中、下腹部剧痛时，应询问停经史，并及时做盆腔 B 型超声波检查，以明确有无异位妊娠、卵巢囊肿蒂扭转等疾病。

（7）急性腹痛患者经多方检查不能明确诊断时，如生命体征尚平稳，在积极支持治疗的同时，仍可严密观察病情变化。观察过程中如症状加重，怀疑患者有内脏出血、肠坏死、空腔脏器穿孔或弥漫性腹膜炎时则应及时剖腹探查，以挽救患者生命。

（胡思靓　龚燕婷）

第七节　腹　泻

一、什么是腹泻

腹泻（diarrhea）指消化功能紊乱，排便次数明显超过平日习惯，粪质稀薄，水分增加，和（或）含有未消化的食物及黏液和（或）脓血等大便性状的改变。正常人的排便习惯多为每天 1 次，有的人每天 2~3 次或每 2~3 天 1 次，只要粪便的性状正常，均属正常范围。

二、腹泻的原因有哪些

（1）细菌性痢疾：进食痢疾杆菌感染的水及食物后，患者表现为急性水样便及呕吐。

（2）霍乱：多因患者饮用了被霍乱弧菌污染的水，表现为突然出现的腹泻，随之会伴有恶心、呕吐，腹泻呈喷射状，多为洗米水样大便，多不伴腹痛。

（3）炭疽：这种疾病起因于进食感染炭疽杆菌的肉类，后期表现为严重的血便、腹痛。

（4）艰难梭菌感染：患者可能无症状或发现粪便不成形，或水样便伴恶臭，严重者可进展为中毒性巨结肠、肠穿孔及腹膜炎。

（5）大肠埃希菌感染：患者进食生肉或其他含有这种菌的食物可导致水样便及血便。

（6）李斯特菌感染：这种感染通常由于进食被李斯特菌污染的食物，主要影响孕妇、新生儿及免疫缺陷人群。典型表现包括腹泻、发热、腹痛、恶心、呕吐、肌痛。

（7）其他感染性腹泻：如其他细菌、病毒、寄生虫等病原体也可引起水样便及腹痛。

三、发生腹泻应该做哪些检查

1. 实验室检查

（1）粪便检查。

（2）胰腺外分泌功能试验。

（3）小肠吸收功能试验。

（4）呼气试验。

2. 影像学检查

（1）X 线检查：钡餐或钡剂灌肠检查可了解胃肠道的功能状态、蠕动情况等。

（2）B 超、CT 或 MRI 检查：可观察肝脏、胆道及胰腺等脏器有无与腹泻有关的病变，对肠道肿瘤性病变也可提供依据。

（3）结肠镜检查：结肠镜检查对回肠末端病变、其他溃疡性病变以及大肠病变等均有重要诊断价值。

（4）逆行胰胆管造影检查：对胆道及胰腺的病变有重要诊断

价值。

（5）小肠镜检查：虽然小肠镜检查未能普遍开展，但其对小肠吸收不良及惠普尔病（Whipple disease）等有较重要诊断意义。

四、腹泻患者的护理

（1）注意隔离防护：如果是传染病所致腹泻，需要注意隔离与防护，并按照相关要求报告疫情。

（2）病情观察：每日的排便次数、量、颜色及性状，伴随症状和体征，了解失水程度。识别可能导致或诱发腹泻的因素，如药物、细菌或鼻饲饮食等。

（3）饮食护理：①发病初期，一般宜选择清淡、少渣、易消化食物，如米汤、薄面汤、蛋白水、番茄汁、菜汤、果汁等，避免生冷、多纤维、味道浓烈的刺激性食物。②急性水泻期根据病情和医嘱给予禁食、流质、半流质或软食，脱水过多者需要输液治疗。③恢复期腹泻完全停止时，食物应以细、软、烂、少渣、易消化为宜。如食欲旺盛，就少食多餐。可以多吃大米粥、藕粉、烂面条、面片、番茄汁、菜汤、果汁等食物；腹泻基本停止后可以吃面条、粥、馒头、烂米饭、瘦肉泥、浓番茄汁、浓菜汤、浓果汁等。

（4）活动与休息：急性起病、全身症状明显的患者应卧床休息，注意腹部保暖。可用热水袋热敷腹部以减弱肠道运动，减少排便次数，并有利于腹痛等症状的减轻。

（5）肛周皮肤护理：排便频繁时，因粪便的刺激，可使肛周皮肤损伤，引起糜烂及感染。排便后应用温水清洗肛周，保持清洁干燥，涂凡士林或抗菌药物软膏以保护肛周皮肤，促进损伤处愈合。

（6）心理护理。

（胡思靓　龚燕婷）

第八节　尿频、尿急、尿痛

一、什么是尿频、尿急、尿痛

尿频是一种症状，并非疾病。正常人白天排尿 4~6 次，夜间排尿 2 次以内，如果每天排尿的次数大于 7 次，则称为尿频。

尿急是指患者一有尿意即迫不及待地需要排尿，难以控制。

尿痛是指排尿时尿道伴耻骨上区、会阴部疼痛。其疼痛程度有轻有重，常为烧灼感，重者痛如刀割。

尿频、尿急、尿痛同时出现称为尿路刺激征（尿道综合征），膀胱刺激征是一组症状，并不是指某一种疾病。

二、发生尿频、尿急、尿痛的病因有哪些

（1）炎症刺激：如肾盂肾炎、肾结石合并感染、肾结核、膀胱炎、前列腺炎、尿道炎等，在急性炎症和泌尿系活动性结核时尿痛最明显。膀胱内有炎症时，神经感受阈值降低，尿意中枢处于兴奋状态，产生尿频，并且尿量减少。因此，尿频是膀胱炎的一个重要症状，尤其是急性膀胱炎。结核性膀胱炎初期尿频症状也很明显。

（2）非炎症刺激：如尿路结石、异物、肿瘤、膀胱瘘和妊娠压迫，通常以尿频或尿痛为主要表现。

（3）膀胱容量减少：如膀胱占位性病变，妊娠期增大的子宫压迫，结核性膀胱挛缩，膀胱壁炎症浸润、硬化、挛缩所致膀胱容量减少，或较大的膀胱结石等。

（4）精神神经性尿频：尿频仅见于白昼，或夜间入睡前，常属精神紧张或见于癔病患者。此时亦可伴有尿急、尿痛。

（5）膀胱神经功能调节失常见于精神紧张，可伴有尿急，但无

尿痛。

（6）其他女性尿痛最常见原因是尿路感染，包括肾盂肾炎、膀胱炎和尿道炎；男性尿痛可有前列腺炎、尿路感染、性病等。

三、诊断尿频、尿急、尿痛的病因需要做哪些检查

1. 尿液检查

（1）尿液一般性状检查：包括尿量、颜色、性状、气味、酸碱度、尿比重等。

（2）尿液化学检查：包括蛋白质、葡萄糖等。

（3）尿显微镜检查：包括细胞、管型及晶体。

（4）尿沉渣定量检查和尿细菌学检查等。

2. 肾功能检查

（1）肾小球滤过功能：内生肌酐清除率是检查肾小球滤过功能最常用的指标。测定前，要求患者连续 3 天低蛋白饮食（蛋白质 < 40 g/d，禁饮咖啡、茶等具有兴奋作用的饮料，避免剧烈运动。第 4 天晨 8 点将尿排尽后，收集 24 小时尿液，并在同一天采血2~3 ml 进行测定。

（2）肾小管功能测定：包括近端和远端肾小管功能测定。

3. 肾活组织检查

肾穿刺活体组织检查有助于确定肾脏病的病理类型，对协助肾实质疾病的诊断、指导治疗及判断预后有重要意义。

4. 影像学检查

可了解泌尿系统器官的形态、位置、功能及有无占位性病变，以协助诊断。

四、尿频、尿急、尿痛的护理

（1）休息：急性期或发作期要卧床休息，宜取屈曲位，尽量勿站立或坐立。

（2）饮食：进食清淡且富有营养的食物，补充多种维生素，在无禁忌证的情形下，应尽量多饮水、勤排尿，以达到不断冲洗尿路、减少细菌在尿路停留的目的。尿路感染者每天饮水量不低于 2 000 ml，保证每天尿量在 1 500 ml 以上，增加尿量，减少尿路炎症。

（3）疼痛护理：指导患者进行膀胱区热敷或按摩，以缓解局部肌肉痉挛，减轻疼痛。

（4）药物护理：尿路感染者，按医嘱给予抗菌药物。

（5）健康指导：向患者解释尿路刺激征多见于尿路感染，其诱因多为过度劳累、会阴部不清洁及性生活等；嘱患者每天清洁会阴部，不要过度劳累，合理安排工作生活，性生活后冲洗会阴部并排尿，多饮水，不憋尿，可预防尿路感染复发。

（胡思靓　龚燕婷）

第九节　皮肤红、肿、热、痛

一、什么是皮肤红、肿、热、痛

皮肤出现局部疼痛和触痛，并伴有发红、肿胀、皮肤温度升高，还可能出现肿块或硬结，部分形成皮下脓肿，触之有波动感，是皮肤及软组织感染的典型表现，常见于疖、痈、急性蜂窝织炎等疾病，也可见于皮肤结核、皮肤真菌病等慢性感染性疾病。

二、皮肤出现红、肿、热、痛的常见疾病

（一）疖

疖，俗称疖疮，是单个毛囊及其所属皮脂腺的急性化脓性感染。好发于毛囊与皮脂腺丰富的部位，如头、面、颈项及背部等。金黄色葡萄球菌是最常见的致病菌。易感因素包括长期携带金黄色葡萄球菌、糖尿病、肥胖、局部擦伤或摩擦、环境温度较高、不良的卫生习惯以及免疫缺陷状态。

1. 临床表现

疖初起时，局部皮肤出现红、肿、痛的小硬结，逐渐增大呈锥形隆起。面部，尤其是鼻、上唇及其周围（危险三角区）的疖受到挤压时，病菌可经内眦静脉、眼静脉进入颅内海绵状静脉窦，引起颅内化脓性海绵窦血栓性静脉炎，颜面部出现进行性肿胀、疼痛；患者可伴有寒战、高热、头痛、呕吐甚至昏迷，病情严重，病死率极高。

2. 处理原则

尽早促使炎症消退，局部化脓时尽早到医院进行排脓，若合并全身感染，需加强全身治疗，消除全身炎症反应。同时，治疗相关疾病，如糖尿病。

（1）促使炎症消退：早期，局部红肿部位可以采用热敷或超短波、红外线等理疗措施，外涂抗菌药物（如金霉素软膏、莫匹罗星软膏等）。

（2）排脓：疖顶见脓头时，可在其顶部点涂苯酚（石炭酸），或用针头、刀尖将脓栓剔除，以加速脓栓脱落、脓液流出，促进局部病灶愈合，但禁挤压。脓肿有波动感时，及时切开引流。

（3）全身治疗：对于合并全身炎性反应的严重疖病患者，嘱患者注意休息，适当选用抗菌药物进行抗感染治疗。

3. 护理

（1）防止感染扩散：①保持疖周围皮肤清洁、干燥、完整，以防感染扩散。②促进局部血液循环：疖初期，按医嘱给药物外敷、热敷或理疗，促进炎症消退。③促进创口愈合：作排脓或脓肿切开引流者，及时清洁创面并换药，保持敷料干燥，促进创口愈合。④合理应用抗菌药物：对于疖病者，按医嘱及时、合理应用抗菌药物，并观察药物的疗效及不良反应。⑤休息和营养：注意休息，加强营养，鼓励摄入含丰富蛋白质、能量及维生素的饮食，提高机体免疫力。

（2）预防颅内化脓性海绵窦血栓性静脉炎：①避免挤压未成熟的疖，尤其是"危险三角区"的疖，以避免感染扩散引起颅内化脓性海绵窦血栓性静脉炎。②注意观察病情变化，注意患者有无寒战、发热、头痛、呕吐及意识障碍等颅内化脓性感染征象，若发现异常，及时报告医师处理。

（二）痈

痈是指邻近的多个毛囊及其组织出现急性化脓性感染，也可由多个疖融合而成。多见于免疫力差的老年人和糖尿病患者。好发于皮肤较厚的颈部和背部。

1. 病因

痈的发生与皮肤不洁、局部擦伤和机体抵抗力下降有关。主要致病菌为金黄色葡萄球菌。

2. 处理原则

（1）局部处理：当局部已出现多个脓点，皮肤表面呈紫褐色或已破溃流脓时，应及时行手术切开引流脓液。

（2）全身治疗：①应用抗菌药物，及时、足量使用有效的广谱抗菌药物以控制脓毒症；②控制糖尿病等基础疾病，保证休息，均衡营养等。

3. 护理

（1）控制感染，维持正常体温。

（2）预防脓毒症：观察病情变化，注意患者有无突发寒战、高热、头痛头晕、意识障碍、心率及脉搏加快和呼吸急促。

（3）健康指导：①注意个人日常卫生，保持皮肤清洁，做到勤洗澡、勤换内衣、洗头、理发、剪指甲，注意消毒剃刀等。②对免疫力差的老年人及糖尿病患者应加强防护。

（三）急性蜂窝织炎

急性蜂窝织炎指发生在皮下、筋膜下、肌间隙或深部疏松结缔组织的急性感染。

1. 病因

常因皮肤、黏膜损伤或皮下疏松结缔组织受细菌感染而引起，致病菌多为链球菌属、金黄色葡萄球菌及大肠埃希菌等。感染扩展迅速，不易局限，与周围正常组织无明显界限，可致明显脓毒血症。

2. 处理原则

（1）局部。①局部制动：一般性皮下蜂窝织炎，局部应制动，以避免病灶扩散。②脓肿引流：合并脓肿形成的患者，应尽早至医院实施多处切开减压、引流并清除坏死组织。

（2）全身。①及时给予有效的抗菌药物抗感染治疗。②加强营养支持：保证营养素的摄入，增强机体抵抗力，注意休息。

3. 护理

（1）控制感染，维持正常体温。

（2）疼痛管理：抬高感染的肢体并制动，以免加重疼痛。

（3）防止窒息：对颈、面部感染的患者，注意观察其有无呼吸费力、呼吸困难、发绀甚至窒息等情况。

（胡思靓　龚燕婷）

第十节　关节肿痛

一、什么是关节肿痛

关节肿痛（joint swelling and pain）指关节及其周围肿胀、皮肤发红、皮温增高、疼痛，可合并关节运动受限，是多种疾病均可出现的临床表现。关节肿痛时应根据不同的病因，采取不同的治疗方法及护理措施。

二、哪些常见疾病可引起关节肿痛

（1）化脓性关节炎：有全身其他部位感染的病史或局部外伤的病史，疼痛的关节可有肿胀。

（2）韧带损伤：关节韧带如果突然受到外力导致外翻或内翻，则有可能引起内侧或外侧副韧带损伤。患者有明确的外伤史，关节疼痛、肿胀、瘀斑、活动受限。

（3）软骨损伤：主要是膝关节的半月板损伤，当膝关节微屈时，如果突然过度内旋伸膝或外旋伸膝，就有可能引起半月板撕裂。随即出现关节疼痛、活动受限、走路跛行、关节活动时有弹响。

（4）关节滑膜炎：由于外伤或过度劳损等因素损伤关节滑膜后会产生大量积液，使关节内压力增高，导致关节疼痛、肿胀、压痛，并有摩擦发涩的声响。比如膝关节主动极度伸直时，特别是有一定阻力地做伸膝运动时，髌骨下部疼痛会加剧。在被动极度屈曲时，疼痛也会明显加重。

（5）自身免疫系统疾病：免疫系统疾病如类风湿性关节炎，患者可出现关节肿痛、关节变形、活动受限等。风湿性关节炎以关节和肌肉游走性酸楚、红肿、疼痛为特征，寒冷、潮湿等因素可诱发，下肢大关节如膝关节、踝关节最常受累。其他的自身免疫系统疾病，如系统性红斑狼疮、成人斯蒂尔病等，也可能会同时合并关节肿痛。

（6）儿童生长痛：此类疼痛主要见于处于生长期的儿童，男孩多见。疼痛部位常见于膝关节、髋关节等。这种情况是儿童生长发育过程中出现的一种正常的生理现象。

（7）骨质疏松症：老年妇女全身多个关节疼痛，感到特别无力，不能负重行走，若排除其他疾病，需注意检查是否有骨质疏松症的可能。

（8）痛风性关节炎：痛风性关节炎最常累及第一跖趾关节，但发病的关节不限于此，还常见于手部的关节、膝盖、肘部等。表现为关节红肿、疼痛、活动受限，影响日常生活。主要由于体内嘌呤代谢障碍而食用海鲜和饮酒等诱发。

（9）关节劳损：关节超负荷活动可引起关节周围的肌肉、韧带等出现慢性、机械性损伤，进而引起关节疼痛、肿胀、活动障碍。因为职业或日常生活的需要而长期重复某一特定的动作是造成超负荷使用的常见原因。

三、实验室检查

（1）血常规检查。

（2）体液免疫及细胞免疫检查。

（3）红细胞沉降率：红细胞沉降率是测定各种风湿病和炎症性疾病的最简便而又重要的检测手段。

（4）抗链球菌溶血素"O"试验：如抗链球菌溶血素"O"效价高至 500 U 以上，表明患者在近期曾感染溶血性链球菌，常用以协助诊断风湿热。

（5）C 反应蛋白：血中的 C 反应蛋白升高常被用于了解急性风湿热和类风湿性关节炎的活动情况。

（6）尿酸：测定血尿酸、尿尿酸的含量，有助于协助诊断痛风性关节炎。

（7）关节液检查：对于合并关节积液的患者，抽取关节液进行常规、生化及细菌涂片、培养检查，有助于诊断关节肿痛的病因。

（8）影像学检查：关节 X 线、关节 CT、关节 MRI 也是关节疾患常规的检查方法。

四、关节肿痛患者的护理

1. 疼痛的护理

（1）休息与体位：急性期关节肿胀伴体温升高时，应卧床休息。帮助患者采取舒适的体位，尽可能保持关节的功能位置，必要时给予石膏托、小夹板固定。避免疼痛部位受压，可用支架支起床上的盖被。

（2）协助患者减轻疼痛。

2. 躯体活动障碍的护理

（1）功能锻炼：鼓励缓解期的患者多活动，进行有规律的功能锻炼，若活动后疼痛持续数小时，说明活动过量，应适当调整活动量。

（2）生活护理：根据患者活动受限的程度，协助生活护理。

（3）休息与锻炼：向患者讲解活动对维持关节功能的作用，鼓励缓解期的患者多活动，进行有规律的功能锻炼；夜间睡眠时注意对病变关节保暖，预防晨僵；关节肿痛时，限制活动。急性期后，鼓励患者坚持每天定时进行被动和主动的全关节活动锻炼，并逐步从主动的全关节活动锻炼过渡到功能性活动，以恢复关节功能，加强肌肉力量与耐力；必要时给予帮助或提供适当的辅助工具，如拐杖、助行器、轮椅等，并教给患者个人安全的注意事项，指导患者正确使用辅助性器材，使患者既能避免长时间不活动而致关节僵硬，又能在活动时掌握安全措施，避免摔伤。

3. 用药的护理

（1）非甾体类抗炎药：为常用的抗风湿药物，包括布洛芬、萘普生、阿司匹林等。本类药物具有抗炎、解热、镇痛作用，能迅速减轻炎症引起的症状。

（2）糖皮质激素：有较强的抗炎、抗过敏和免疫抑制作用，能迅速缓解症状，但可能引起继发感染、无菌性骨坏死等；此外，糖皮质激素可致向心性肥胖、血压升高、血糖升高、电解质紊乱，加重或引起消化性溃疡、骨质疏松，也可诱发精神失常。在服药期间，应给予低盐、高蛋白、高钾、高钙饮食，补充钙剂和维生素D；定期测量血压，监测血糖、尿糖的变化。做好皮肤和口腔黏膜的护理。强调按医嘱服药的必要性，不能自行停药或减量过快，以免引起"反跳"。

（3）免疫抑制剂：此类药物通过不同途径产生免疫抑制作用，主要的不良反应有白细胞减少，也可引起胃肠道反应、黏膜溃疡、皮疹、肝肾功能损害、脱发、出血性膀胱炎、畸胎等。应鼓励患者多饮水，观察尿液颜色，及早发现出血性膀胱炎。育龄女性服药期间应避孕。有脱发者，建议患者戴假发，以增强自尊。

4. 心理支持

辅助进行适当的心理支持。

（胡思靓　龚燕婷）

参考文献

[1] 汪栋林. 443 例呼吸科发热患者临床诊断分析 [D]. 安徽：安徽医科大学，2016.

[2] 郝晓丹，岳玉光，张霞. 人性化护理对门诊发热患者焦虑的影响分析 [J]. 中外女性健康研究，2019，15（4）：139-140.

[3] 尹梓名，董钊，孔祥勇. 基于国际头痛诊断标准的原发性头痛辅助决策系统 [J]. 计算机应用研究，2019，36（2）：462-465.

[4] 张一楠，谭戈，周泽芳. 颈源性头痛ＩＣＨＤ诊断标准的研究进展 [J]. 中国实用神经疾病杂志，2019，22（23）：2665-2668.

[5] 中华医学会呼吸病学分会哮喘学组. 咳嗽的诊断与治疗指南（2021）[J]. 中华结核和呼吸杂志，2022，45（1）：34.

[6] 孟庆义. 咯血病因诊断的五步思维 [J]. 临床误诊误治，2017，30（7）：1-5.

[7] 莫燕明.大咯血患者护理的研究进展 [J].实用临床护理学志,2018,3(9):194-195.

[8] 贾广枝,张炜,张涛.胸闷变异性哮喘的临床诊治进展 [J].中国中医药现代远程教育,2018,16(24):154-156.

[9] 徐贝贝,纪建红,王丽丽.成人急性感染腹泻患者的临床护理要点分析 [J].中国实用医药,2017,12(25):182-183.

[10] 钱学贞,雷平光,甘艳军,等.我院感染性腹泻的流行现状及护理对策研究 [J].海南医学,2017,28(2):334-336.

[11] 卫中庆,陈正森,张丽娟,等.超声影像尿动力在尿频尿急为主要症状的女性下尿路症状患者中的诊断价值 [J].临床泌尿外科杂志,2018,33(1):7-10.

[12] 程星.皮肤软组织感染病原学特征及创面难愈合原因分析 [D].天津:天津医科大学,2016.

[13] 毕小东,宋明爱,翟磊.皮肤软组织感染患者病原菌分布与耐药性分析 [J].中华医院感染学杂志,2015,25(14):3186-3188.

第二篇

感染性疾病种类

第一章
细菌病——法定传染病

第一节　结核病

李女士今年38岁，平常工作繁忙，经常加班熬夜，休息差，近期经常感觉疲乏、咳嗽、咳痰、午后发热，前往医院就诊，根据医生要求做了胸部X线拍片和痰涂片的检查。据检查结果，李女士被初步诊断为肺结核。李女士一听说肺结核是一种传染病，就非常紧张，害怕传染给家人及朋友。

她该怎么办呢？作为医务人员，我们又能为她提供什么样的帮助呢？

让我们带着这些疑问，一起来认识结核病吧！

一、认识结核病

结核病，以前又被称为痨病或者"白色瘟疫"，是一种主要经呼吸道传播的慢性传染病，因感染结核分枝杆菌（简称为结核菌）后，在人体抵抗力降低的情况下而发病，最常见为肺结核，但也可以发为全身性疾病，全身各个器官组织都可被侵犯，例如皮肤、胸腹盆腔、肝脾、骨骼、大脑等。

二、结核病疫情形势与传播特点

（1）全球疫情：据世界卫生组织（WHO）估算，目前全球有近1/3 的人（约 20 亿）曾感染结核菌，活动性肺结核患者约 2 000 万，每年新发结核病患者 800 万 ~ 1000 万，每年有 200 万 ~ 300 万患者死于结核病。WHO 在 2020 年发布的数据显示，2020 年全球估计有 990 万人罹患结核病，其中 8.0%（约 79.2 万）的患者合并有人类免疫缺陷病毒（HIV）感染，同时该年有约 21.4 万例 HIV 阳性的结核病患者死亡。结核病的流行状况与经济水平大致相关，结核病的高流行与国内生产总值（GDP）的低水平相对应。

（2）我国疫情：我国是全球 22 个结核病高发国家之一，位居全球第二位。我国有近 5.5 亿人感染过结核菌，活动性肺结核患者约 500 万，每年因肺结核死亡的人数约 13 万。同时，我国也是全球 27 个耐药结核高发国家之一，耐药结核患者数高居全球第一位。据估算，我国现有耐药的痰菌阳性肺结核患者高达 42 万，初始耐药率为 18.6%，获得性耐药率为 46.5%。我国结核病疫情严重，各地区差异大，西部地区肺结核患病率明显高于全国平均水平。

（3）结核病在人群中的传播：飞沫传播是肺结核最重要的传播途径，经消化道和皮肤等其他途径传播已罕见。结核病在人群中的传染源主要是结核病患者，即痰涂片阳性者，主要通过咳嗽、打喷嚏、大笑、大声谈话等方式把含有结核分枝杆菌的微滴排到空气中而传播。传染性的大小除了取决于患者排出的结核分枝杆菌量的多少外，空间含结核分枝杆菌微滴的密度及通风情况、接触的密切程度和时间长短以及个体免疫力的状况有关。通风换气，减少空间微滴的密度是减少肺结核传播的有效方法。婴幼儿细胞免疫系统不完善，老年人、HIV 感染者、免疫抑制剂使用者、慢性疾病患者等免疫力低下者，都是结核病的易感人群。

三、结核病会引起人体哪些不适

1. 全身症状

结核病常常会引起发热，多为长期午后潮热，即体温在下午或傍晚开始升高，第二日清晨降至正常。部分患者有乏力、食欲不振、消瘦、盗汗等症状。当病灶急剧进展播散时，可有不规则高热，育龄女性患者则可能出现月经失调或闭经甚至不孕。

2. 系统症状

（1）肺结核：咳嗽、咳痰是肺结核最常见的早期症状。一般咳嗽较轻，多为干咳或有少量白色黏液痰。有空洞形成时，痰量增多，继发细菌感染时，痰液可呈脓性，若合并支气管结核，则表现为刺激性咳嗽。

（2）各浆膜腔结核病：胸腔结核可出现胸腔积液、气紧；腹盆腔结核可出现腹胀、腹水；脑膜结核可出现头痛呕吐甚至抽搐或昏迷；关节结核可引起关节肿胀、疼痛、积水。

（3）其他系统结核病：结核病可波及全身所有组织，包括皮肤、骨骼、肝脾、肾脏、睾丸、卵巢及子宫等。

四、结核病需要做哪些常规检查

（1）痰结核菌检查。

①痰培养找到结核菌是肺结核的确诊依据，既能了解结核菌菌种，又能提供药物敏感试验结果。

②痰涂片抗酸染色查见抗酸杆菌，提示可能为结核病，也可能为麻风病，或者非结核分枝杆菌（NTM），或者奴卡菌。如果痰涂片阳性尤其痰培养也阳性，表明肺部为开放病灶，具有传染性。

③核酸检测：可送标本进行多聚酶链式反应技术（polymerase chain reaction，PCR）扩增，或者二代测序，查见结核菌核酸片段，也有助于

诊断。

（2）影像学检查：结核病常使用的影像学检查为胸部 X 线检查及胸部 CT 检查。

（3）结核菌素试验（TB-PPD）。

（4）结核感染 T 细胞检测（TB-IGRA）。

（5）其他检查：活动性肺结核的血沉可增快。纤维支气管镜检对支气管结核的诊断有重要价值。其他系统的结核病也可采用上述方法进行检查。

五、如何诊断肺结核

结合流行病学资料、临床表现与实验室、影像学辅助检查综合分析、诊断，主要的诊断依据为胸部 X 线、胸部 CT 及痰菌检查。痰涂片显微镜检查或结核菌培养阳性可确诊肺结核。有以下情况的患者应警惕结核病的可能：咳嗽、咳痰超过 2 周或伴咯血，是发现和诊断肺结核的重要线索。长期发热，且常常为午后低热，可伴有盗汗、乏力、体重减轻、女性月经失调。有结节性红斑、关节疼痛、滤泡性结膜炎等表现，而无免疫性疾病的依据。有渗出性胸膜炎、肛瘘或长期淋巴结肿大等病史。密切接触开放性肺结核的婴儿或儿童等。

根据症状，肺部 X 线及痰菌检查结果综合判断结核病变活动性。下列情况之一为进展期：新发现活动性病变；病变较前恶化、增多；新出现空洞或空洞增大；痰菌阳性。符合下列三项之一为好转：病变较前吸收好转；空洞缩小或闭合；痰菌转阴。稳定期依据有：病变无活动性，空洞闭合，痰菌连续 6 次阴性（每月查 1 次），若空洞存在则需连续阴性 1 年以上。

六、如何治疗肺结核

结核病的治疗主要包括抗结核化学药物治疗（简称化疗）、对症治疗和手术治疗，其中规范化疗是治疗和控制疾病、防止传播的重要手段。我国常用的抗结核病药物：异烟肼（H）、利福平（R）、毗嗪酰胺（Z）、乙胺丁醇（E）和链霉素（S），在强化期几乎全部被采用，而在巩固期则选择其中的 2~3 种药物。常用抗结核药物成人剂量和主要不良反应见表 2-1-1。

表 2-1-1　常用抗结核药物成人剂量和主要不良反应

药名	缩写	每日剂量 /g	间歇疗法一日量 /g	主要不良反应
异烟肼	H，INH	0.3	0.3~0.6	周围神经炎，偶有肝功能损害
利福平	R，RFP	0.45~0.6	0.6~0.9	肝功能损害、过敏反应
毗嗪酰胺	Z，PZA	1.5~2.0	2~3	胃肠不适、过敏反应、肝功能损害
乙胺丁醇	E，EMB	0.75~1.0	1.5~2.0	视神经炎
链霉素	S，SM	0.75~1.0	0.75~1.0	听力障碍、眩晕、肾功能损害

七、如何护理结核病患者

（一）一般护理

疾病活动期或咯血的患者应以卧床休息为主，恢复期的患者可适当参加户外活动和体育锻炼。

（二）消毒隔离

（1）痰菌阳性的肺结核病患者严禁随地吐痰，需进行空气和飞沫隔离预防，患者需要佩戴口罩。症状消失后连续 3 次痰培养结核菌阴性方可解除隔离。

（2）不能面对他人咳嗽、打喷嚏、大声说笑等，咳嗽时需用纸巾等物品遮挡口鼻。

（3）病房每日用空气消毒机进行空气消毒 60 分钟。

（4）患者的餐具应单独使用且隔离放置。

（5）定期做细菌培养，防止交叉感染。

（三）症状护理

1. 咳嗽咳痰的护理

遵医嘱给予止咳祛痰的药物，指导多饮水，排痰困难时可给予雾化吸入治疗，有大量痰液时可采取体位引流。

2. 发热、盗汗的护理

监测体温，发热时给予物理降温，必要时可给予药物降温，平常多饮水。

3. 咯血的护理

咯血者需要安静卧床休息，鼓励其将血咯出，如咯血时应取头低脚高位、头偏向一侧，避免血块堵塞气道引起窒息，必要时给予吸出口腔内血块处理，保持呼吸道通畅。

4. 胸痛的护理

协助患者取舒适的卧位，以患侧卧位为佳，以减少患侧肺的活动，指导患者分散注意力。

5. 用药护理

（1）强调规律治疗的重要性，督促患者按时服药，积极配合治疗。

（2）向患者及家属讲解药物的不良反应。

（3）如出现不良反应，应及时与医生联系，千万不要自行停药。轻度不良反应的患者鼓励其完成治疗，可采取一些措施来帮助患者减轻痛苦，如改变给药时间、饮食和（或）给患者少量的止吐、抗酸或抗组胺药物；若患者出现严重的不良反应，需要终止治疗，待不良反应造成的影响经治疗得以恢复后，1次仅使用1种药物以确定使患者产生不良反应最大的药物，一旦确定，可以采用其他药物替代不良反应最大的药物，以保证完整治疗期。

（4）强调药物的治疗效果，鼓励患者坚持全程化疗，防止治疗失败及复发。

6. 饮食护理

指导患者加强营养，进食高蛋白、高热量、高维生素、低脂肪的饮食，忌辛辣食物，多饮水，戒烟酒。应以优质蛋白为主，如鱼肉、蛋类、奶等动物性食物，或大豆类食物，且每天需要摄入一定量的新鲜蔬菜和水果，以补充维生素。

7. 健康教育

（1）宣传结核病的知识，切断传播途径，控制传染源，严禁随地吐痰，做好家庭的消毒隔离。

（2）指导患者合理地安排生活，保证充足的睡眠和休息，适当参加体育锻炼，增强机体抵抗力，避免去人多的公共场所，养成良好的生活卫生习惯，减少结核病的传播。

（3）定期复查，以便于调整治疗方案，向患者说明药物治疗的重要性，坚持全程、规律地完成化疗，同时应注意有无药物不良反应的发生，一旦出现应及时就诊，切勿擅自停药减药。

（4）密切接触者，尤其是有咳嗽、发热等症状时，应及时就诊，结核病的易感人群应定期接受 X 线检查。

八、结核病的日常预防

1. 控制传染源

早发现患者并登记管理，及时合理化疗和良好的护理，是预防结核病疫情的关键。

2. 切断传播途径

（1）痰涂片阳性肺结核患者住院治疗时需进行呼吸道隔离，室内保持良好的通风。

（2）注意个人卫生，严禁随地吐痰，不可面对他人打喷嚏或咳嗽，应用双层纸巾遮住口鼻，纸巾焚烧处理。留置于容器中的痰液须经灭菌处理再弃去。接触痰液后用流动水清洗双手。

（3）餐具煮沸消毒或用消毒液浸泡消毒，同桌共餐时使用公筷。

（4）被褥、内衣、床单在烈日下暴晒6小时以上。

（5）患者外出时戴口罩。

3. 保护易感人群

（1）卡介苗接种：普遍认为卡介苗接种对预防成人肺结核的效果较差，但对预防常发生于儿童的结核性脑膜炎和粟粒性结核有较好作用。新生儿一般在出生24小时内，最迟在1岁内接种。该接种使机体产生对结核分枝杆菌的获得性免疫力，提高对结核病的抗病能力。新生儿进行卡介苗接种后，仍需要采取与肺结核患者隔离的措施。卡介苗接种后一般3周左右在接种部位会出现红肿硬结，中间有小脓疱形成，结痂脱落后会留下小瘢痕，有时会伴有腋窝淋巴结轻微肿胀，此为正常反应，家长无须过度紧张，整个过程大约持续2个月。

（2）密切接触者应定期到医院进行有关检查。

4. 提高自身抵抗力

平时应保持良好健康的生活方式，合理的饮食，适当的锻炼，健康的心态，以通过增强人体免疫力来减少患结核病的风险。远离烟、酒、长期熬夜、受凉与挑食。

5. 化学预防

化学预防主要应用于受结核分枝杆菌感染易发病的高危人群，包括HIV感染者、痰涂片阳性肺结核患者的密切接触者、有未经治疗的肺部硬结纤维病灶者（无活动性）、硅沉着病（旧称矽肺）患者、糖尿病患者、长期使用糖皮质激素或免疫抑制剂者、吸毒者、营养不良者、儿童青少年结核菌素实验硬结直径≥15 mm者等。

6. 耐药结核病的预防和控制

全程、规律地治疗初始结核病是预防继发耐药结核病出现的主要措施。早发现、选择有效药物、遵医嘱规范、全程治疗是成功治疗耐药结核病的基础。

（梁　欢　胡思靓）

第二节 伤寒和副伤寒

你听说过伤寒玛丽的故事吗？伤寒玛丽（Typhoid Mary），本名叫玛丽·梅伦，生于爱尔兰，15 岁移民美国。起初，她给人们当女佣，后来，她发现自己很有烹调才能，于是转行当厨师，每月能挣比做女佣高很多的薪水。1906 年 7 月，玛丽成为纽约银行家华伦的厨师，8 月底，华伦的一个女儿最先感染伤寒，接着，华伦夫人、女佣等 6 人相继感染。当时一位对伤寒疫情有着丰富处理经验的专家索柏（Sopre）对所有感染者进行了诊治，并对此次疫情暴发进行详细调查，发现玛丽此前 7 年中更换了 7 个工作地点，而每一个工作地点都曾暴发过伤寒，累计 22 例，最终，玛丽被确诊为伤寒杆菌带菌者，被隔离在纽约附近的北兄弟岛上的传染病房。但玛丽始终不相信医院的结论，并指控他们侵犯人权。1910 年 2 月，当地卫生部门与玛丽达成和解，解除对她的隔离，条件是不再从事厨师工作。1915 年，纽约一家妇产医院暴发伤寒，25 人被感染，死亡 2 人。当地的卫生部门在医院的厨房找到玛丽，这时她已更名为"布朗夫人"。

据说，医生对隔离中的玛丽使用了当时可以治疗伤寒的所有药物，但伤寒杆菌却一直顽强地存在于她体内。最终玛丽于 1938 年 11 月 11 日死于脑卒中。但玛丽·梅伦却一直以"伤寒玛丽"的代号流传于美国乃至世界医学史。

一、认识伤寒

伤寒（typhoid fever）是由伤寒沙门菌引起的急性消化道传染病。我国《传染病防治法》将其定为乙类传染病。伤寒患者及带菌者为主要传染源，通过粪—口途径传播，人群对伤寒普遍易感，病后可获得持久的免疫力。此病全年可见，但以夏秋季常见。

伤寒会引起人体哪些不适呢？

临床以持续发热、腹部不适、玫瑰疹、相对缓脉、表情淡漠、肝脾肿大和外周血白细胞计数减少为主要特征，常见的并发症为肠出血、肠穿孔、中毒性心肌炎、中毒性肝炎等，其中最严重的并发症为肠穿孔。潜伏期长短与伤寒杆菌的感染量和机体的免疫力有关，通常为7~14天，典型伤寒的临床过程分为以下四期。

（1）初期（发病第1周）：缓慢起病，出现发热，体温呈阶梯式上升，常伴有全身不适、四肢酸痛、食欲下降等，可有明显的消化道症状。

（2）极期（发病第2~3周）：此期易出现肠出血（腹泻的患者较为多见）、肠穿孔等并发症。发病后6~12天，部分患者可在胸腹部及背部出现玫瑰疹，分批出现，呈淡红色，稍隆起，压之退色，2~3天消失。

（3）缓解期（发病第3~4周）：体温波动大，呈逐渐下降趋势，此期仍可出现肠穿孔、肠出血。

（4）恢复期（发病第5周）：体温、食欲逐渐恢复正常，临床症状消失。约1个月完全康复。

二、伤寒的诊治和护理

（一）实验室检查

（1）血常规：白细胞计数及中性粒细胞减少。

（2）伤寒杆菌培养——病原学检测：包括血培养、骨髓培养、大便培养、小便培养。

（3）肥达反应：对伤寒和副伤寒有辅助诊断意义。

（二）如何诊断

（1）流行病学资料：夏秋季节，尤其是有伤寒接触史或来自伤寒流行区域，进食不洁饮食等。

（2）特征性临床表现：持续高热、相对缓脉、玫瑰疹、中毒面容、肝脾肿大、腹泻或便秘等。

（3）检出伤寒杆菌可确诊，早期以血培养为主，后期以骨髓培养、大小便培养为主。

（三）如何护理

1. 一般护理

（1）隔离：采取消化道隔离，患者的碗筷及便器等物品需专人专用，排泄物及呕吐物等需严格消毒处理。并加强手卫生。

（2）患者应卧床休息，保持病室舒适的温湿度，给予相应的生活协助。

2. 症状护理

（1）发热的护理：发热期间应绝对卧床休息，视情况给予相应的物理或药物降温，并做好口腔护理，恢复期无并发症者可逐渐增加活动量。

（2）皮疹的护理：指导保持皮肤清洁干燥，穿纯棉宽松衣裤，勿抓挠皮疹。

（3）便秘的护理：应保证至少隔日1次大便，可用开塞露或低压盐水灌肠，禁止使用泻药或高压灌肠，指导患者勿过度用力排便，防止并发症的发生。

（4）腹胀及腹泻的护理：腹胀时应减少糖类食物的摄入，避免进食产气类食物，如奶制品、大豆类等，腹泻时应给予少渣低脂饮食，避免灌肠等。

（5）饮食护理：发热期患者应给予营养丰富、易消化、流质或无渣半流质饮食，如牛奶、米汤、蒸蛋、稀粥、果汁等食物，可少食多餐。禁止摄入生、冷、硬的食物，呕吐或腹泻严重的患者，应遵医嘱静脉补充高营养。恢复期的患者可视情况逐渐变为少渣的软食，如粥或稀软的米饭、果泥、菜泥等。

（四）健康教育

（1）给患者及家属讲解疾病的发生、发展、传播途径、消毒隔离的相关知识。

（2）伤寒患者即使在恢复期，仍有可能出现肠出血、肠穿孔的并发症，因此需要告知患者及家属，在恢复期仍要禁止食用生、冷、硬的食物。疾病痊愈后仍需要定期复查大便培养，若持续阳性，需进行药物敏感试验，并给予药物治疗，不可从事餐饮服务类工作。

三、副伤寒

1. 什么是副伤寒

副伤寒是由副伤寒甲、乙、丙型沙门菌引起的一种急性消化传染病。患者及带菌者为传染源，传播方式与伤寒大致相同，以食物传播为主。

2. 临床特点

（1）潜伏期：与伤寒相比较短，一般为 8~10 天，短则可为3~6 天。

（2）副伤寒甲、乙型：多为肠炎型感染，一般起病较缓，发热常于 3~4 天达到体温高峰，波动较大。与伤寒比，热程较短，中毒症状较轻，但肠道症状较明显，皮疹出现较早，且数量多，直径大，肠出血及肠穿孔较少出现。

（3）副伤寒丙型：临床表现复杂，可表现为轻型伤寒、脓毒血症或急性胃肠炎，其中以脓毒血症多见，起病急，体温上升快，寒战、高热，热程 1~3 周不等。常常伴有皮疹、肝脾肿大等表现，一半以上的患者可出现脓胸、关节及骨等局限性脓肿、脑膜炎等全身化脓性迁徙性病灶的并发症，此类并发症治疗时间长且顽固。

3. 诊断、治疗、护理、预防

副伤寒甲、乙、丙型的诊断、治疗、护理、预防等都与伤寒大致相同。主要需注意并发化脓性病灶的患者，需密切观察，一旦脓肿形成，可行外科手术治疗，并加强抗菌药物的使用。

（梁　欢　胡思靓）

第三节　细菌性痢疾

一位 31 岁的王阿姨，前两天进食不洁食物后开始出现恶心、呕吐不适，呕吐物为胃内容物，伴腹痛、腹泻，下腹不适，想解大便又无法一泄为快（称为"里急后重"），大便混有黏液，乏力，全腹绞痛明显，随后去往当地门诊给予静脉药物治疗，但无好转，后到当地条件好点的综合医院检查，医生诊断为细菌性痢疾。

那么，什么是细菌性痢疾呢？它给人类带来怎样的危害呢？下面跟随我一起了解一下。

一、　认识细菌性痢疾

细菌性痢疾简称菌痢，是由志贺杆菌引起的肠道传染病。有发热、畏寒等全身中毒症状、腹痛、腹泻、里急后重、排脓血便等临床表现。通常起病急骤、发展迅速，患者突发高热，甚至出现反复惊厥、嗜睡、昏迷、迅速发生循环衰竭和呼吸衰竭等，病情凶险。本病应给予有效的抗菌药治疗，早期治疗治愈率高。

二、细菌性痢疾的流行病学

（1）传染源：急性、慢性细菌性痢疾患者及带菌者。带菌者指粪便中可以检测出志贺杆菌，但不表现出细菌性痢疾症状的人群。

（2）传播途径：主要通过消化道传播，即带有志贺杆菌的粪便排出人体后，可污染手、苍蝇、食物和水，最终经口腔进入人体。志贺菌的感染剂量低（10~200个细菌就可使人致病），菌痢可以通过生活接触传播，即健康人因为接触患者或带菌者及其生活用具而被感染。

（3）易感人群：人群普遍易感，其中学龄前儿童和青壮年人群尤为易感。

（4）流行特征：细菌性痢疾在落后地区、水污染地区及洪涝灾害地区流行范围广，传播快，发病率高，对人们的健康危害甚大。菌痢潜伏期最短数小时，最长可达1周，平均1~3天。志贺杆菌喜欢在20~40℃的温度下生活，37℃时生长繁殖最快，在阴暗潮湿及冰冻的情况下仍能生存数周。水源、土壤、蔬菜、瓜果、其他各种食品及生活用品上都有它的踪迹。

三、细菌性痢疾的诱发因素有哪些

除接触传染源外，受凉、过度劳累、精神紧张、进食生冷食物、暴饮暴食、长期患有其他慢性疾病等原因可致人体抵抗力降低，增加细菌性痢疾的患病概率。此外，细菌性痢疾的发病率与气候有很大的相关性。气温升高、降雨量增加会使细菌性痢疾的发病率上升。

四、得了细菌性痢疾身体会有哪些不适

患者的主要症状有发热、腹痛、腹泻、排黏液脓血便、里急后重等。潜伏期的时长和症状的轻重与患者的年龄、抵抗力、感染细菌的数量、毒力及菌型，以及是否采取及时有效的治疗措施相关。

五、辅助检查

（1）血常规：急性菌痢患者通常有白细胞总数升高，以中性粒细胞为主；慢性菌痢患者可有红细胞、血红蛋减少等贫血表现。

（2）粪便常规：粪便多为黏液脓血便。

（3）细菌培养：粪便培养出志贺杆菌可以确诊本病。

（4）特异性核酸检测：可直接检测粪便中的痢疾杆菌核酸。

（5）免疫学检查：通过检测血清中有无志贺杆菌的特异性抗原做出诊断。

（6）其他检查：包括乙状结肠镜、X线钡剂等。

六、细菌性痢疾的诊断标准

依据卫生行业标准《细菌性和阿米巴性痢疾诊断标准》（WS 287—2008），根据患者的流行病学资料、临床表现及实验室检查，综合分析后做出疑似诊断、临床诊断和确定诊断。

（1）疑似诊断：腹泻，有脓血便或黏液便或水样便或稀便，伴有里急后重症状，尚未确定其他原因引起的腹泻者。

（2）临床诊断：同时具备流行病学史、临床表现和便常规镜检白细胞或脓细胞 ≥ 15/HPF（400倍），可见红细胞、吞噬细胞，并排除其他原因引起的腹泻。

（3）确定诊断：临床诊断病例并具备粪便培养志贺杆菌阳性结果。

七、得了细菌性痢疾该如何护理

（1）一般护理：为患者提供安静、清洁、利于休息的生活环境，保持个人卫生的清洁，做好漱口、皮肤清洁等。对菌痢患者实施隔离至临床症状消失，大便培养3次阴性后方能解除。急性期患者要卧床休息，多饮水。

（2）每次便后进行肛周皮肤护理：便后用温水洗抹，必要时予以紫草油保护皮肤，并嘱患者便纸要清洁、柔软。

（3）饮食护理：遵照医嘱为患者提供合适的饮食。原则是由少量逐渐至多量，由稀到稠；对能进食者，应吃少渣、低纤维、高蛋白、高热量、易消化的流质或半流质饮食。

（4）饮食护理。

①急性期：腹痛、呕吐明显，应采用清淡流质饮食，可给浓米汤，5%~10% 的炒面粉糊及藕粉、淡果汁、菜汁、淡茶水等。禁食牛奶、豆浆、浓甜饮料这一类的产气食物。

②好转期：呕吐减轻，便次减少，可进食富于营养的流食或低脂无渣半流质饮食，如牛奶、豆浆、蛋羹、蛋汤、去油脂的肝泥汤或肉泥汤等，1 日进餐 4~5 次。饮用酸奶，于病更益。

③恢复期：排便已基本正常。宜进食容易消化的半流质饮食或软饭，烹饪仍以碎、细、软、烂、易消化为宜。可吃生苹果泥，仍应限制其他生硬的水果。避免过早地进食生冷、坚硬、油腻、油炸食品及辛辣刺激性食物。禁食含粗纤维素多的和容易产生肠胀气的食物，如芹菜、韭菜、黄豆芽、粗粮、番薯、马铃薯、萝卜等。

④隔离消毒护理：隔离患者应使用单独的餐具和生活用具，要有个人便盆；餐具、用具要严格消毒；患者及家属饭前必须在水龙头下用肥皂洗手，患者自己或家属处理完患者的大便后，必须用消毒药水浸泡数分钟，然后在水龙头下将双手冲洗干净。需注意，患者粪便要用专用消毒药物进行消毒。

（5）心理护理。

八、细菌性痢疾的日常管理和预防

1. 管理好传染源

早期发现患者和带菌者，早期隔离，直至粪便培养隔日 1 次，连续2~3 次阴性方可解除隔离。早治疗，彻底治疗。

2. 切断传播途径

切断传播途径是最重要的环节。认真贯彻执行"三管一灭"（即管好水源、食物和粪便，消灭苍蝇），注意个人卫生，养成饭前便后洗手的良好卫生习惯。注意休息，适当运动，增强免疫力；严格贯彻、执行各种卫生制度。

3. 保护易感人群

痢疾菌苗疗效一般不够肯定；近年来主要采用口服活菌苗。日常中我们更应该注意以下几点：

（1）常晒被子、衣服、生活用品，因为痢疾杆菌在日光直接照射30分钟，50~60℃ 10分钟即可杀灭，对高温和化学消毒剂很敏感。

（2）家属与患者的餐具要分开，每天对餐具进行消毒；接触的衣物进行煮沸杀菌，居室用香醋每日进行熏蒸。

（3）家中若有痢疾患者一定要送医院治疗。除了对患者用过的餐具、马桶进行消毒外，患者的内衣内裤、被单、床褥等最好也要进行消毒。

（4）加强锻炼，增强体质：预防菌痢有十二字真经：吃熟食、喝开水、勤洗涤、强体质。

（杨　丽　胡思靓）

第四节　霍　　乱

我们先一起了解一下霍乱的历史背景：1883年霍乱第五次世界大流行，德国Robert Koch在埃及首次发现霍乱弧菌——古典；1905年在埃西奈半岛分离出类似霍乱弧菌菌株，所致疾病称为副霍乱——埃尔托；1962年5月第十五届世界卫生大会决定将两者所致的疾病统称为霍乱。

那么，什么是霍乱呢？它会给人类带来怎样的危害呢？下面，让我们一起了解一下。

一、什么是霍乱

霍乱是由霍乱弧菌所致的急性肠道传染病，由不洁的海鲜食品引起，发病高峰期在夏季，能在数小时内造成腹泻脱水甚至死亡；具有发病急、传播快、波及面广的特点，是我国《传染病防治法》规定的两种甲类传病之一，也是《国际卫生检疫条例》规定国际检疫的三种传染病之一。要求在发现确诊或疑似病例后 2 小时内上报。

二、霍乱的流行病学

每年约有290万新发霍乱感染患者和9.5万死亡患者，几乎所有死亡都发生在发展中国家，其中60%的新发病例和68%的死亡病例发生在非洲。

在我国，霍乱流行季节为夏秋季，一般在 3—11 月流行，7—10 月是流行高峰期。流行地区主要是沿海一带，如上海、广东、浙江、江苏等省市。人群普遍易感，胃酸缺乏者尤其易感。霍乱发生无家庭聚集性，以成人发病为主，男性多于女性。

三、引发霍乱的基本病因有哪些

（1）被污染的水：霍乱弧菌可长期在水中存活，受污染的公共水是大规模霍乱暴发的常见原因。生活在拥挤的环境中而没有足够卫生条件的人，尤其面临霍乱风险。

（2）被污染的海鲜：食用来自某些地方的未加工或未煮熟的海鲜，特别是贝类，可能会感染霍乱弧菌。在美国发生的霍乱病例甚至可追溯到墨西哥湾的海鲜。

（3）被污染的生的水果和蔬菜：在霍乱流行的地区，生的未剥皮的水果和蔬菜是霍乱感染的常见原因。

（4）被污染的谷物：在霍乱广泛存在的地区，煮熟后被污染并在室温下保持数小时的谷物，会成为霍乱弧菌生长的媒介。

四、得了霍乱身体会有哪些变化

霍乱潜伏期为数小时或 5~6 天，通常 1~3 天。隐性感染者比例较大。在显性感染者中，多数患者起病急骤，无明显前驱症状。主要表现为腹泻、排"米泔样"便、呕吐。典型病程可分为腹泻期、脱水期、恢复期。

五、相关辅助检查

（1）肝功及肾功：霍乱患者可因短期大量失水引起肝肾功能损伤，需根据肝肾功能判断是否需要药物进行治疗。

（2）粪便常规：霍乱患者粪便常规通常可见黏液及少许红细胞及白细胞。

（3）粪便霍乱弧菌培养：这是确诊霍乱感染的金标准。

（4）霍乱弧菌核酸检测：对患者的粪便、呕吐物或肛拭子标本进行霍乱肠毒素基因的 PCR 检测，该方法的敏感性及特异性均较高。

（5）霍乱弧菌快速检测。

六、确诊标准

（1）凡有腹泻、呕吐等症状，大便培养霍乱弧菌阳性者。

（2）霍乱流行期在疫区有典型霍乱症状而大便培养阴性无其他原因可查者。如有条件可做双份血清凝集素试验，滴度 4 倍或 4 倍以上可诊断。

（3）疫源检索中发现粪便培养阳性前 5 天内有腹泻症状者，可诊断为轻型霍乱。

七、感染霍乱后应如何护理

霍乱传染性很强，一旦感染霍乱，无论是轻型还是带菌者均应隔离治疗；要按甲类传染病隔离治疗直到霍乱症状消失，停服抗菌药物后，连续 3 天粪便培养未检出霍乱弧菌者才可以解除隔离。感染霍乱后，不接受隔离治疗，属于违反《中华人民共和国传染防治法》的行为。另外，患者和带菌者要配合疾病预防控制中心工作人员做好流行病学调查、密切接触者的采样、家里疫区的消毒等工作。

（1）按消化道传染病严密隔离：隔离至症状消失 6 天后，连续 3 天粪便培养未检出霍乱弧菌，方可解除隔离，患者用物及排泄物需严格消毒。

（2）休息：重型患者绝对卧床休息至症状好转。

（3）饮食：剧烈吐泻者暂停饮食，待呕吐停止、腹泻缓解可予流质饮食，在患者可耐受的情况下缓慢增加饮食。

（4）补液：轻中度脱水患者可进行口服补液，增加饮水量或口服补液盐。重度脱水患者需进行静脉补液，辅助以口服补液。

八、霍乱的日常管理和预防

明确诊断为霍乱的患者应进行隔离，对患者及带菌者进行彻底消毒。同时增加饮水消毒及食品管理，采取良好的卫生措施，高危易感人群可口服疫苗进行预防。

（1）家庭护理：对患者及带菌者进行彻底消毒，让他们单独使用餐具。做饭时生熟分开，食物加工全熟后再食用。患者恢复期间特别注意饮食结构调整，先给流食，再给半流食，以后逐渐增加，先给予碳水化合物，再过渡到蛋白饮食。

（2）日常生活管理：预防霍乱的方法比较简单，主要是"管好一张嘴"，预防病从口入，做到"五要五不要"。五要：饭前便后要洗手，买回海产要煮熟，隔餐食物要热透，生熟食品要分开，出现症状要就诊。五不要：生水未煮不要喝，无牌餐饮不光顾，腐烂食品不要吃，未消毒的食品不可食用。

九、霍乱疫区如何消毒

对疫区的消毒是有效切断传播途径、控制疫情的措施之一。可能被患者排泄物污染的厕所、餐具、地面、拖把、门拉手、衣物等都要进行消毒。霍乱弧菌对一般的消毒剂均较敏感。漂白粉、漂白精、过氧乙酸、戊二醛等均能有效消毒。

（杨　丽　胡思靓）

第五节　鼠　疫

　　追溯历史，541—542 年地中海世界暴发第一次大规模鼠疫；1347—1353 年，第二次鼠疫大流行在欧洲首先集中暴发，仅仅数年的时间就造成全欧洲 2 500 万以上的人口死亡，约占到当时全欧洲总人口的三分之一，鼠疫也正是在这次暴发中得名"黑死病"；1910 年 11 月 9 日，鼠疫由中东铁路经满洲里传入哈尔滨，随后一场大瘟疫席卷整个东北，这场大瘟疫持续了 6 个多月，席卷半个中国，造成了 6 万多人死亡。那么，这种谈之色变的鼠疫到底对人类有着怎样的危害呢？下面让我们一起了解一下。

一、什么是鼠疫

　　鼠疫（plague）是鼠疫耶尔森菌借鼠蚤传播为主的烈性传染病，系广泛流行于野生啮齿类动物间的一种自然疫源性疾病，临床主要表现为高热、淋巴结肿痛、出血倾向、肺部炎症等。鼠疫传染性强，如果不治疗，病死率较高，为 30%~60%。鼠疫属国际检疫传染病和我国法定的甲类管理传染病。我国将其列为法定甲类传染病之首。

二、鼠疫的流行病学

1. 传染源
　　鼠疫为典型的自然疫源性疾病，自然感染鼠疫的动物都可作为鼠疫的传染源，主要是鼠类和其他啮齿动物。黄鼠属和旱獭属为主要储存宿主。褐家鼠、黄胸鼠是次要储存宿主，但却是人间鼠疫的主要传染源。其他如猫、羊、兔、骆驼、狼、狐等也可能成为传染源。各型患者均为传染源，以肺型鼠疫最为主要。败血症型鼠疫早期的血液有传染性。腺鼠疫仅在脓肿破溃后或被蚤叮咬时才作为传染源。

2. 传播途径

（1）动物和人间鼠疫的传播：主要以鼠蚤为媒介，构成"啮齿动物—鼠蚤—人"的传播方式。鼠蚤叮咬是主要传播途径。

（2）经皮肤传播：少数可因直接接触患者的痰液、脓液或病兽的皮、肉、血经破损皮肤或黏膜受染。

（3）呼吸道飞沫传播：肺鼠疫患者痰中的鼠疫耶尔森菌可借飞沫构成人—人之间的传播，造成人间（人群）的大流行。

3. 人群易感性

人群对鼠疫普遍易感，无性别年龄差别，存在一定数量的隐性感染。病后可获持久免疫力。预防接种可获一定免疫力，可降低易感性。

4. 流行特征

（1）流行情况：人间鼠疫耶尔森菌感染以非洲、亚洲、美洲发病最多。亚洲主要在越南、尼泊尔、缅甸、印度等有流行或病例发生。我国目前存在着 12 种类型的鼠疫自然疫源地，主要在西藏和青海，其他地区也有散发。

（2）流行性：本病多由疫区感染源通过交通工具向外传播，形成外源性鼠疫，引起流行。

（3）人间鼠疫与鼠间鼠疫的关系：人间鼠疫流行，均发生于动物间鼠疫之后。人间鼠疫多由野鼠传至家鼠，由家鼠传染于人引起。

（4）季节性：与鼠类活动和鼠蚤繁殖情况有关。人间鼠疫多在6—9 月流行。肺鼠疫多在 10 月以后流行。

三、得了鼠疫身体会有哪些变化

根据病变累及的主要部位，主要的鼠疫类型有腺鼠疫、肺鼠疫、败血症型鼠疫，还有一些少见类型，如肠鼠疫、脑膜炎型鼠疫、眼鼠疫、皮肤鼠疫等。

鼠疫的潜伏期较短，一般在 1~6 天，多为 2~3 天，个别病例可为 8~9 天。其中，腺型和皮肤型鼠疫的潜伏期较长，为 2~8 天；原发性肺鼠疫和败血症型鼠疫的潜伏期较短，为 1~3 天。鼠疫主要表现为发病急剧，寒战，高热，体温骤升为 39~41℃，呈稽留热，头痛剧烈，有时出现中枢性呕吐、呼吸急促、心动过速、血压下降。重症患者早期即可出现血压下降、意识不清、谵妄等。

四、实验室检查

1. 常规检查

常规检查包括血常规、尿常规、大便常规、凝血功能、脑脊液检查等。

2. 细菌学检查

（1）涂片检查：用血、尿、粪及脑脊液作涂片或印片，革兰染色，可找到 G⁻ 两端浓染的短杆菌。

（2）细菌培养：动物的脾、肝等脏器或患者的淋巴结穿刺液、脓液、痰液、血液、脑脊液等，接种于普通琼脂或肉汤培养基可分离出鼠疫耶尔森菌。

（3）血清学检查：包括间接血凝法（IHA）、酶联免疫吸附试验（LISA）、荧光抗体法（FA）。

（4）分子生物学检测：分子生物学检测主要有 DNA 探针和 PCR。

五、治疗原则和预后

（一）治疗

凡具有鼠疫临床表现，发热、淋巴结肿痛、肺炎、出血倾向等确诊或疑似鼠疫患者，均应迅速组织严密的隔离，就地治疗，不宜转送。

鼠疫是细菌引起的烈性甲类传染病，应严格隔离患者和疑似患者。

对患者采取抗菌治疗和对症支持治疗。鼠疫的治疗仍以链霉素（SM）为首选，注意早期、足量、总量控制的用药策略。

1. 一般治疗及护理

（1）严格地隔离消毒患者：病区内必须做到无鼠无蚤。入院时对患者做好卫生处理（更衣、灭蚤及消毒）。病区、室内定期进行消毒，患者排泄物和分泌物应用含氯石灰或甲酚皂液彻底消毒。

（2）饮食与补液：急性期应卧床休息，给予患者流质饮食，或葡萄糖和生理盐水静脉滴注，维持水、电解质平衡。密切观察病情变化和生命体征，对出现呼吸道症状者，每天定时或持续监测脉搏血氧饱和度，定期复查血常规、尿常规、血电解质、肝肾功能、心肌酶谱、痰培养、血培养（第一次标本应当在抗菌药物使用前留取）和 X 线胸片，有条件者行动脉血气分析、肺部 CT 检查等。

2. 病原治疗

治疗原则是早期、联合、足量应用敏感的抗菌药物。

3. 对症治疗

高热者给予冰敷、酒精擦浴等物理降温措施。发热＞ 38.5℃，或全身酸痛明显者，可使用解热镇痛药。儿童禁用水杨酸类解热镇痛药。烦躁不安或疼痛者用镇静止痛剂，注意保护重要脏器功能，有心衰或休克者，及时强心和抗休克治疗。有弥散性血管内凝血（DIC）者在给予血小板、新鲜冰冻血浆和纤维蛋白原等进行替代治疗的同时给予肝素抗凝治疗。中毒症状严重者可适当使用肾上腺皮质激素。

（二）预后

以往鼠疫的病死率极高，近年来，由于抗菌药物的及时应用，病死率降为 10% 左右。

（三）解除隔离

严格隔离患者和疑似患者，腺鼠疫隔离至淋巴结肿大完全消散后再观察 7 天。肺鼠疫隔离至痰培养 6 次阴性。做好患者卫生处理，患者的分泌物与排泄物彻底消毒或焚烧。

六、鼠疫的日常生活管理及预防

（一）日常生活管理

患者所在区域内必须做到无鼠无蚤。一定要对患者做好卫生处理，如更衣、灭蚤、消毒等。室内定期进行消毒，患者排泄物和分泌物应用含氯石灰或甲酚的皂液彻底消毒。

（二）预防

1. 严格控制传染源

（1）管理患者：发现疑似或确诊患者，应立即拨打紧急电话和通过网络报告疫情，城市不得超过 2 小时，农村不得超过 6 小时。同时将患者严密隔离，禁止探视及患者互相往来。患者排泄物应彻底消毒，患者死亡应火葬或深埋。

（2）消灭动物传染源：对自然疫源地鼠间进行疫情监测，控制鼠间鼠疫，广泛开展灭鼠卫生运动。

2. 切断传播途径

（1）消灭跳蚤：患者的身上及衣物都要喷洒安全有效的杀虫剂杀灭跳蚤，灭蚤必须彻底，对猫、狗等家畜也要喷药。

（2）加强交通及国境检疫，对来自疫源地的外国船只、车辆、飞机等均应进行严格的国境卫生检疫，实施灭鼠、灭蚤消毒，对乘客进行隔离留检。

3. 保护易感者

（1）保护接触者：在鼠疫流行时应避免接触鼠蚤，与疑似或确诊的肺鼠疫患者接触后，要用多西环素预防。

（2）预防接种：自鼠间开始流行时，对疫区及周围的居民、进入疫区的工作人员，应进行预防接种。

（3）医务人员的个人防护：进入疫区的医务人员必须接种菌苗，

两周后方能进入疫区。工作时必须着防护服，戴口罩、帽子、手套、防护眼镜，穿胶鞋。

（4）有疫情时，不要到疫区旅游，尽量减少疫区活动，避免接触啮齿类动物。去过疫区的人，如果在 14 天内突然出现发热、寒战、咯血、淋巴结肿痛等表现应及时就医，并如实告知去疫区旅行史。

4. 防鼠疫"三要"和"三不要"

（1）"三要"：发现病（死）旱獭和其他病（死）动物要报告；发现鼠疫患者或疑似鼠疫患者应立即报告；发现原因不明的急死患者应立即报告。

（2）"三不要"：不接触、不剥皮、不煮食病（死）旱獭和其他病（死）动物；不在旱獭洞周围坐卧休息，以防跳蚤叮咬；不到鼠疫患者或疑似鼠疫患者家中探视、护理，或到因患鼠疫而死者家中吊唁。

（银　玲　鲁梦舒）

第六节　流行性脑脊髓膜炎

小李从 10 月底开始发烧、咳嗽，本以为只是小感冒，扛一扛也就过去了，但没想到过了 1 周情况越来越严重。一天，他高烧不退、呼吸困难、意识模糊，身上出现了多处瘀斑，全身瘫软无力，只有左手能够摆动，还有大小便失禁的情况，家属立即拨打 120 将其送往了医院，医生根据患者病史和体征，怀疑可能是流行性脑脊髓膜炎，并可能引起了脑炎，出于安全考虑，医生将其安排进了隔离病房。家属一脸惊愕的表情，难以接受，悲伤不已。那么，什么是流行性脑脊髓膜炎呢？它对人类有怎样的危害呢？下面，让我们一起来了解一下这个疾病。

一、什么是流行性脑脊髓膜炎

流行性脑脊髓膜炎简称为流脑，是由脑膜炎奈瑟菌引起的急性化脓性脑膜炎。其主要临床表现是突发高热，剧烈头痛，频繁呕吐，皮肤黏膜瘀点、瘀斑及脑膜刺激征，严重者可有败血症休克和脑实质损害，可危及生命。部分患者暴发起病，可迅速致死。

1. 传染源

流脑患者和带菌者是本病的传染源。本病隐性感染率高，流行期间人群带菌率高达 50%，感染后细菌寄生于正常人鼻咽部，无症状，不易被发现，而患者经治疗后细菌很快消失，因此，带菌者作为传染源的意义更重要。

2. 传播途径

病原菌主要经咳嗽、打喷嚏借飞沫由呼吸道直接传播。因本菌在外界生存力极弱，故间接传播的机会较少，但密切接触如同睡、拥抱、接吻等对 2 岁以下婴幼儿的发病有较大影响。

3. 人群易感性

人群普遍易感，本病隐性感染率高。人群感染后仅约 1% 出现典型临床表现。新生儿自母体获得杀菌抗体而很少发病，杀菌抗体在 6 个月到 2 岁时抗体降到最低水平，以后因隐性感染而逐渐获得免疫力。因此，以 5 岁以下儿童尤其是 6 个月到 2 岁的婴幼儿的发病率最高。人感染后产生持久免疫力；各群间有交叉免疫，但不持久。

4. 流行特征

本病遍布全球，在温带地区可出现地方性流行，全年经常有散发病例出现，但在冬、春季节会出现发病高峰，好发于 11 月至次年 5 月，3—4 月为高峰期，常发病于老人和孩子。我国曾先后发生多次全国性大流行，流行菌株以 A 群为主，自 1985 年开展 A 群疫苗接种之后，发病率持续下降，未再出现全国性大流行。近几年有上升趋势，尤其是 B 群和 C 群有增多的趋势，在个别省份先后发生了 C 群引起的局部流行。

二、得了流行性脑脊髓膜炎身体会有哪些变化

典型流脑的早期临床表现类似于感冒，如发热、咽痛、咳嗽和

流涕等，也可突起寒战、高热、头痛、呕吐、全身酸痛、神志淡漠或烦躁不安，最具特征性的是皮肤黏膜出现瘀点、瘀斑，随后可能出现剧烈的头痛、频繁呕吐、极度烦躁、颈强直等脑膜炎的症状体征。

三、流行性脑脊髓膜炎需要做哪些检查

（1）血常规：白细胞总数明显增加，中性粒细胞比例升高。

（2）脑脊液检查：脑脊液检查是诊断流脑的重要方法。

（3）细菌学检查：细菌学检查是确诊的重要手段，包括细菌涂片与细菌培养。

（4）血清免疫学检查。

四、流行性脑脊髓膜炎的预后如何

本病普通型及时诊断，合理治疗则预后良好，多能治愈，并发症和后遗症少见。暴发型病死率较高，其中脑膜脑炎型及混合型预后更差。小于 1 岁的婴儿及老年人预后差。如能早期诊断，及时予以综合治疗，病死率可显著下降。

五、患了流行性脑脊髓膜炎我们该如何护理

（1）休息与隔离：病原菌存在于带菌者或患者的鼻咽部，从潜伏期末至发病后 10 天内均有传染性，主要飞沫经空气传播，隔离患者至症状消失后 3 天，密切接触者观察 7 天。卧床休息，病室应保持空气新鲜、安静、温暖和舒适。

（2）饮食护理：给予富含营养、易消化的流食或半流食。鼓励患者少量多次饮水。不能进食者，静脉补充水分和营养。

（3）用药护理：注意药物不良反应，肝素治疗应注意观察变态反

应及有无自发性出血，如发现组织出血立即报告医师紧急处理。

（4）心理护理：加强心理护理，消除紧张、焦虑、恐惧等心理反应，树立战胜疾病的信心，配合医疗救护，促进疾病康复。

（5）病情观察与护理：密切观察生命体征，加强败血症期、脑膜炎期等的护理，注意有无呼吸衰竭、休克的发生，做好抢救准备。

（6）去除和避免诱发因素护理：冬春流行季节，应用脑膜炎球菌A群、C群荚膜多糖菌苗，保护率高达90%。对密切接触者尽快给予预防性治疗，有效降低患病率。

六、流行性脑脊髓膜炎的预防

1. 养成良好的个人卫生习惯

（1）打喷嚏或咳嗽时应用手绢或纸巾掩盖口鼻。不要随地吐痰，不要随意丢弃吐痰或擦鼻涕使用过的手纸。

（2）勤洗手，使用肥皂或洗手液并用流动水洗手，不用污浊的毛巾擦手。双手接触呼吸道分泌物后（如打喷嚏后）应立即洗手。

（3）学校、办公室或居民家中应经常开窗通风。如周围有流脑患者时，应增加通风换气的次数，同时注意保暖。

（4）个人应勤晒衣服，儿童玩具消毒，多晒太阳。

2. 加强体育锻炼，增强抵抗力

（1）加强户外活动和耐寒锻炼。注意平衡饮食，保证充足休息。

（2）注意环境卫生。在传染病流行季节尽量少带儿童到人员密集的公共场所。

3. 做好防护

（1）早期及时发现流脑患者，并对其进行隔离和治疗，隔离至症状消失后3天，一般不少于病后7天。

（2）切断传播途径，如彻底清理环境和室内卫生，保持室内空气流通，减少探亲访友，外出时可戴口罩，儿童避免到人口密集的公共场所，并注意防寒保暖；流脑流行期间应避免大型集会或集体活动。

（3）保护接触者：出现病例后，对家庭成员、医护人员及其他密切接触者密切观察，一旦出现发病迹象，即应进行治疗，以免延误。密切接触者要在医生指导下预防性服药。

（4）接种流脑疫苗：这是最简单、最经济、最有效的预防措施。提高人群的抵抗力，疫苗预防以 15 岁以下儿童为主要对象，新兵入伍及免疫缺陷者均应注射。我国目前有两种疫苗，分别针对 A 群和 A+C 群，疫苗安全有效，保护效果也较好。6~18 月龄婴幼儿应接种流脑 A 群多糖疫苗，基础免疫 2 剂，两剂间隔 3 个月。2 岁以上儿童建议接种 A+C 群流脑多糖疫苗，3 岁时加强接种 1 剂，6 岁时加强接种 1 剂。对 2 岁以上者已接种过 1 针 A 群流脑多糖疫苗，接种 A+C 群流脑多糖疫苗与接种 A 群流脑多糖疫苗的间隔应不少于 3 个月；2 岁以下者已接种 2 次或 2 次以上 A 群流脑多糖疫苗，接种 A+C 群流脑多糖疫苗与接种 A 群流脑多糖疫苗最后一针的间隔应不少于 1 年。

（银　玲　鲁梦舒）

第七节　布鲁菌病

2010 年 12 月 19 日，东北农业大学 28 名师生因一次羊活体解剖实验被布鲁菌感染；2011 年，贵州遵义一对老两口在给羊接生后不久感染上布鲁菌；2015 年，山东省 7 月报告显示 454 例布鲁菌病；2019 年 12 月 2 日，兰州某医院上报 4 例疑似布鲁菌病病例，均为兽医研究所人员；患者王某，男，养殖户，以养殖羊群为主，病史中有明确的病畜（羊）接触及进食病畜肉的经历，在 1 个月的时间里反复高热，虽服用退热药仍无法完全缓解，热型呈波形热，午后高峰。发热时伴寒战、大汗及骨关节酸痛。血液学检查示三系略低、肝功正常。血培养及骨髓培养均找到布鲁菌可明确诊断。以上这些人最后的结局是有些被治愈，有些因此丢了性命。

那么，到底什么是布鲁菌病呢？它能带给人怎样的危害呢？我们又如何去应对这种疾病呢？下面我们就来一起认识布鲁菌病。

一、什么是布鲁菌病

布鲁菌病（brucellosis）又称布病、布鲁氏菌病、步氏菌病、布鲁氏杆菌病、波状热、地中海弛张热、马耳他热等，是由布鲁菌属（Brucella）的细菌侵入机体，引起传染—变态反应性的人畜共患的传染病。在国内，羊为布鲁菌病主要传染源，牧民或兽医接触羊羔为主要传播途径。人群对布鲁菌普遍易感，皮毛加工、肉类加工、挤奶等行为可导致细菌经皮肤黏膜感染，进食病畜肉、奶及奶制品可导致细菌经消化道传染。此病不产生持久免疫，病后再感染者不少见。

二、布鲁菌病流行病学及最新研究进展

该病为全球性疾病，感染者以兽医、畜牧工作者、屠宰工人为多；年龄以青壮年为多，性别以男性为多，季节以春末夏初为多，高危人群中平均感染率为1‰。来自100多个国家每年上报WHO的布鲁菌病例超过50万例。我国曾于20世纪60年代进行大规模的动物布鲁菌病感染防治，使其发生率显著降低，年发病为6 000人次左右。但近年来有增高趋势，主要流行于西北、东北、青藏高原及内蒙古等牧区。我国主要为牛种菌和羊种菌的病原体，人与人直接接触、性接触及母婴间的传播虽然罕见，但是仍存在传染的可能性。未经抗菌药物治疗的布鲁菌病患者病死率为2%~3%，经抗菌药物治疗者预后良好。

三、布鲁菌病的易感因素

（1）地区：居住于该病流行地区（如牧区）或于该病流行地区旅行者，更易发生此病。

（2）职业：某些职业布鲁氏菌暴露率较高，包括屠宰场工人、肉类

加工工人、兽医、实验室工作人员等，均属于布鲁氏菌病的高发人群。

（3）人体免疫功能：若人体免疫功能正常，通过体液免疫和细胞免疫清除致病菌，可只出现亚临床感染，不出现临床症状。若人体免疫功能不健全，或感染的菌量大、毒力强，致病菌反复入血，宿主可发生慢性感染。

（4）其他因素：进食生肉或未经巴氏消毒的奶制品；帮助动物分娩，如牛、羊等。

四、患了布鲁菌病身体会有哪些变化

1. 亚急性及急性感染

急骤起病者占 10%~30%，少数患者有数日的前驱症状，如无力、失眠、低热、多汗、乏力、关节炎、睾丸炎等。热型以波状热最为多见，多汗是本病的突出症状。关节疼痛常使患者辗转呻吟和痛楚难忍，可累及一个或数个关节，主要为骶髂、髋、膝、肩、腕、肘等大关节，急性期疼痛可呈游走性。痛呈锥刺状，一般镇痛药无效。睾丸炎也是本病的特征性症状之一。

2. 慢性感染

布鲁菌病潜伏期通常不会超过 8 个月。在最初发病时，布鲁氏菌引起的症状类似于流感，例如发热、乏力、食欲不振等。如果服用了相应的抗菌药物及退热药，身体状况会在几周内得到改善，但是之后类似症状将会再次出现。当疾病进展到急性期（败血症）时，患者会出现典型的三联征：高热伴骨骼、关节的疼痛及大量出汗。本病的典型热型为波状热，即体温在数天内升高到 39℃以上，后又在数天内逐渐降至正常水平，如此反复。

五、布鲁菌病需要做哪些检查

（1）免疫学检查：包括平板凝集试验、试管凝集试验（SAT）、补体结合试验（CFT）、抗人球蛋白试验（Coombs test）。

（2）特殊检查：并发骨关节损害者可行 X 线检查。有心脏损害者可做心电图。有肝损伤做肝功能检查。对于肿大的淋巴结必要时可做淋巴结活检。有脑膜或脑实质病变者可做脑脊液及脑电图检查。

六、如何诊断布鲁菌病

（1）有布鲁菌病流行地区旅居史，曾与病畜或其排泄物接触或饮用过未消毒奶类等。

（2）临床表现为数日乃至数周的发热、多汗、肌肉和关节酸痛、乏力，有肝、脾、淋巴结和睾丸肿大等可疑症状及体征。

（3）实验室检查布鲁菌病玻片或虎红平板凝集反应阳性或可疑阳性，或皮肤过敏试验后 24~48 小时皮肤红肿浸润范围有 1 次在 2.0 cm×2.0 cm 及以上。

（4）从患者血液、骨髓、其他体液及排泄物中分离到布鲁菌。

（5）血清学检查标准试管凝集试验（SAT）滴度为 1∶100 及以上；对半年内有布鲁菌接触史者，SAT 滴度虽达 1∶100，过 2~4 周后应再做检查，滴度升高 4 倍及以上，或用补体结合试验（CFT）检查，CFT 滴度 1∶10 及以上；抗人球蛋白试验滴度 1∶400 及以上。

诊断疑似病例：具备（1）、（2）、（3）者。

诊断确诊病例：疑似病例加（4）或（5）中任何一项者。

七、我们该如何护理

（1）按传染科一般护理常规护理，隔离至临床症状消失，血、尿培养均为阴性为止。

（2）急性期患者应卧床休息，除如厕外，一般不宜下床活动；间歇期可在室内活动，也不宜过多。

（3）观察体温的变化，疼痛的部位、性质、程度等。

（4）对症护理。

①发热的护理：

高热者行物理降温，持续不退者可用退热剂，出汗时及时擦干，避免吹风，每日温水擦浴并更换衣裤，出汗较多者更换床单。

②疼痛的护理：

a. 急性期应采用支架，防止肢体受压。

b. 关节疼痛严重者给予 5%~10% 硫酸镁局部湿敷 2~3 次／天。

c. 必要时遵医嘱给予止痛剂、镇静剂，并观察用药效果。

d. 经常给患者翻身、按摩及肢体被动运动。

（5）饮食的护理。饮食宜选择清淡而易于消化的流质或半流质食物，以补充人体消耗的水分，如汤汁、饮料、稀粥类；宜吃具有清热、生津、养阴作用的食品，宜吃富含维生素及纤维素的蔬菜瓜果，如：梨子、橘子、李子、柑、香蕉、椰子浆、甘蔗、西瓜、番茄、黄瓜、萝卜、冬瓜、金银花等等。布鲁菌病忌吃的有黏糯滋腻、难以消化的食品，高脂肪及油煎熏烤炒炸的食物，如糯米、牛肉、狗肉、羊肉、羊髓、鳗鱼、胡椒、肉桂、炒米等。

（6）心理支持。

（7）加强健康教育，做好个人防护，在工作时要戴好口罩、手套，必要时穿隔离衣。

八、预后

本病一般预后良好，经规范治疗大部分是可治愈的，死亡率小于 2%，在死亡病例中，主要的致死原因是心内膜炎、严重的神经系统并发症等。少数病例可遗留骨和关节的器质性损害，使肢体活动受限。有的病例出现中枢神经系统后遗症。因诊治不及时甚至未经任何治疗，本病可局限化或转为慢性。局限化的病灶通常位于骨骼、关节，其中腰椎间盘炎伴骶髂关节炎为本病的特征表现。

九、布鲁菌病的预防

本病目前尚无特效疗法，主要采用淘汰病畜来控制本病的传播与扩散。宜从疫病的传染源、传播媒介、易感动物、生态环境等多个环节着手，采取综合性防治措施来控制本病的发生。

（鲁梦舒　胡思靓）

第八节　炭　　疽

2014 年据越南有关媒体报道，越南河江省苗鼎县粘从乡发生了 9 例人感染炭疽病例，均为皮肤炭疽，感染原因为村民食用病死的家畜；2015 年 8 月辽宁省疾控中心发布公告，铁岭市西丰县 10 人确诊感染皮肤炭疽病；同年，陕西省卫健委通报，甘泉县确诊皮肤炭疽病例 19 例，该县袁庄村出现许多骡子不明原因死亡情况；2019 年博茨瓦纳政府表示在博境内有超过 100 头大象死亡，而引发大象死亡的主要原因便是炭疽病毒。

那么什么是炭疽呢？它会带来怎样的危害呢？下面让我们一起认识炭疽病。

一、什么是炭疽病

炭疽病（anthracnose）是由一种名为炭疽芽孢杆菌（Bacillus anthracis）的革兰氏阳性杆菌所引起的动物源性传染病，是《中华人民共和国传染病防治法》中规定的乙类传染病。人因接触病畜及其产品或食用病畜的肉类而发生感染。

炭疽病临床上主要表现为皮肤坏死、溃疡、焦痂和周围组织广泛水肿及毒血症症状，皮下及浆膜下结缔组织出血性浸润；血液凝固不良，呈煤焦油样，偶可引致肺、肠和脑膜的急性感染，并可伴发败血症。自然条件下，食草动物最易感，尤其是牛、羊和马。人类中等敏感，主要通过接触病畜及其产品或者食用病畜的肉类而感染。皮肤炭疽最为常见，主要表现为局部皮肤坏死、特征性焦痂等症状，而肺炭疽和肠炭疽常危及生命。

二、流行病学知识

炭疽病散布于世界各地，在南美洲、亚洲及非洲的牧区仍呈地方性流行，为一种自然疫源性疾病，每年炭疽发病数波动在 40~1 000 人。近年来由于世界各国的皮毛加工等集中于城镇，炭疽也暴发于城市，成为重要职业病之一。该病全年均有发病，7—9 月为高峰期，吸入型多见于冬、春季。患者多见于牧区，呈地方性散发流行。

1. 传染源

人类炭疽的主要传染源是患病的牛、马、羊、骆驼等食草动物，猪可因吞食染菌青饲料感染；狗、狼等食肉动物可因吞食病畜肉类而感染致病，它们的皮毛、肉、骨粉等均可携带细菌造成传播，成为次要传染源。炭疽患者的痰、粪便及病灶分泌物可检出细菌，具有传染性，但人与人之间的传播极少见。

2. 传播途径

接触感染是本病流行的主要途径，皮肤直接接触病畜及其皮毛最易受染；吸入带大量炭疽芽孢的尘埃、气溶胶或进食染菌肉类，可分别发生肺炭疽或肠炭疽。如使用未消毒的毛刷，吸血昆虫、牛虻等叮咬病畜后再叮咬人类，亦可能传播炭疽，但较少见。

3. 易感人群

人群普遍易感，主要取决于接触病原体的程度、频率及机体的免疫状态。青壮年因职业（农民、牧民、兽医、屠宰场和皮毛加工厂工人等）关系与病畜及其皮毛和排泄物、带芽孢的尘埃等的接触机会较多，其发病率也较高。炭疽病多为散发，病后可获得持久的免疫力。

三、感染炭疽病的发病机制是什么

炭疽杆菌通过皮肤、黏膜侵入人体，被吞噬细胞吞噬后在局部繁殖，播散至局部淋巴结，并经淋巴管或血管扩散，引起局部出血、坏死、水肿性淋巴结炎、毒血症或败血症。

炭疽杆菌在繁殖的过程中产生外毒素和抗吞噬作用的荚膜。外毒素是炭疽杆菌致病的主要物质，可引起明显的组织细胞水肿和组织坏死，形成原发性炭疽，严重时可导致多器官衰竭死亡。

四、疾病类型及临床症状

根据炭疽杆菌进入人体的方式，分为皮肤炭疽、吸入性炭疽（肺炭疽）、消化道炭疽（肠炭疽）、炭疽杆菌脑膜炎（中枢神经系统炭疽）以及炭疽杆菌败血症。

炭疽病的症状与其感染的类型有关。感染前期可不出现明显症状，症状可在感染后几小时至几天时间内出现，潜伏期因侵入途径不同而异，如果不及时给予治疗，症状均可蔓延至全身。

（一）皮肤炭疽

皮肤炭疽是临床上最多见的类型，分为炭疽痈和恶性水肿。皮肤炭疽在患者接触炭疽杆菌之后 1~7 天就会引发感染，及时给予治疗，存活率可达 100%，若不予治疗，则有 20% 的患者可能死亡。

1. 炭疽痈

炭疽孢子通过伤口或刮伤处进入皮肤，人们就可能会患上皮肤炭疽。病变最常见于头面部、颈部、肩部、前臂、双手和脚等裸露部位皮肤。初为丘疹或斑疹，第 2 日皮疹顶部出现水疱，内含淡黄色液体，周围组织硬而肿，第 3~4 日中心区呈现出血性坏死，稍下陷，周围有成群小水疱，水肿区继续扩大。第 5~7 日水疱坏死破裂成浅小溃疡，血样分泌物结成黑色似炭块的干痂，痂下有肉芽组织形成为炭疽痈。周围组织有非凹陷性水肿。黑痂坏死区的直径大小不等，自 1~2 cm 发展为 5~6 cm，水肿区直径可为 5~20 cm，坚实、疼痛显著、溃疡不化脓等为其特点。接着水肿渐退，黑痂在 1~2 周内脱落，再过 1~2 周愈合成瘢痕。发病 1~2 日后患者出现发热、头痛、局部淋巴结肿大及脾肿大等。

2. 恶性水肿

少数病例局部无黑痂形成而呈现大块状水肿，累及部位大多为组织疏松的眼睑、颈、大腿等，患处肿胀透明而坚韧，扩展迅速，可致大片坏死。全身毒血症明显，病情危重，若治疗贻误，可因循环衰竭而死亡。如病原菌进入血液，可产生败血症，并继发肺炎及脑膜炎。

（二）吸入性炭疽（肺炭疽）

吸入性炭疽是最易致命的类型。大多数为原发性，继吸入炭疽杆菌后发病，也可继发于皮肤炭疽。起病多急骤，但一般先有 2~4 日的感冒样症状，且在缓解后再突然起病，呈双相型。临床表现为寒战、高热、气急、呼吸困难、喘鸣、发绀、血样痰、胸痛等，有时在颈、胸部出现皮下水肿。肺部仅闻及散在的细湿啰音，或有脑膜炎体征，体征与病情严重程度常不成比例。患者病情大多危重，常并发败血症和感染性休克，偶也可继发脑膜炎。若不及时诊断与抢救，则常在急性症状出现后 24~48 小时因呼吸、循环衰竭而死亡。

（三）消化道炭疽（肠炭疽）

食用生的或未煮熟病畜的肉或相应制品的时候，则可能引发消化道炭疽。患者可表现为急性胃肠炎型或急腹症型。前者潜伏期 12~18 小时，同食者可同时或相继出现严重呕吐、腹痛、水样腹泻，多于数日内迅速康复。后者起病急骤，有严重毒血症症状、持续性呕吐、腹泻、血水样便、腹胀、腹痛等，腹部有压痛或呈腹膜炎征象，若不及时治疗，常并发败血症和感染性休克而于起病后 3~4 日死亡。肠炭疽一般在接触炭疽杆菌之后 1~7 天引发感染，如果给予及时合理的治疗，60%

的患者可以存活；如果治疗不及时，则可导致超过半数患者死亡。

（四）炭疽杆菌性脑膜炎

炭疽杆菌性脑膜炎多数继发于伴有败血症的各型炭疽病，原发性偶见。临床表现有发热、肌痛、剧烈头痛、呕吐、抽搐，有明显脑膜刺激征。病情凶险，发展特别迅速，患者可于起病后 2~4 日死亡。脑脊液大多呈血性。

（五）败血症型炭疽

败血症型炭疽多继发于肺炭疽或肠炭疽，由皮肤炭疽引起者较少。可伴高热、头痛、出血、呕吐、毒血症、感染性休克、DIC（弥散性血管内凝血）等全身毒血症症状。

五、感染炭疽病需做哪些检查

（1）血常规：白细胞总数大多增高，分类以中性粒细胞增高为主。

（2）涂片检查：取水疱内容物、病灶渗出物、分泌物、痰液、呕吐物、粪便、血液及脑脊液等做涂片检查，可发现病原菌。

（3）细菌培养：皮损组织、鼻咽拭子、血液、痰液均可进行细菌培养，培养阳性率高。

（4）动物接种：取患者的分泌物、组织液或所获得的纯培养物接种于小白鼠或豚鼠等动物的皮下组织，如感染则注射局部处于 24 小时出现典型水肿，动物大多于 36~48 小时内死亡，在动物内脏和血液中有大量具有荚膜的炭疽杆菌存在。

（5）X 线检查：吸入性炭疽可见纵隔影增宽、胸腔积液和支气管肺炎的表现。

六、诊断标准

依据中华人民共和国卫生行业标准《炭疽诊断标准》（WS 283—2008）。

疑似病例：具有炭疽流行病学史，并有炭疽临床表现者。

临床诊断病例：具有炭疽临床表现，并且各种临床标本中显微镜检查发现大量两端平齐呈串珠状排列的革兰氏阳性大杆菌。

确定诊断：临床诊断病例基础上，细菌分离培养获炭疽芽孢杆菌，或者血清抗炭疽特异性抗体滴度出现 4 倍或 4 倍以上升高。

目前炭疽杆菌核酸检测已广泛应用，但此项检测尚未进入诊断标准。

七、诊断

患者如为与牛、马、羊等有频繁接触的农牧民，与带芽孢尘埃环境中的皮毛接触者，皮革加工厂的工人等，对本病诊断有重要参考价值。皮肤炭疽具一定特征性，一般不难做出诊断。确诊有赖于各种分泌物、排泄物、血液、脑脊液等的涂片检查和培养。涂片检查最简便，如找到典型而具荚膜的大杆菌，则诊断即可基本成立。

八、炭疽病该如何治疗

炭疽病的治疗原则是严密隔离、对症支持、积极抗菌。本病治疗措施主要包括一般治疗、对症治疗、抗菌治疗及抗炭疽血清治疗。常需要根据不同类型及不同的发展阶段进行综合治疗。

1. 一般治疗

患者应严密隔离，卧床休息，尤其是肺炭疽患者。严防其通过空气导致感染扩散，对其分泌物和排泄物按芽孢的消毒方式进行彻底消毒。注意切勿摸弄挤压，以免细菌入血；也不能切开引流，以防败血症。保持创面清洁，局部用 1∶2 000 高锰酸钾清洗，并用 2% 硼酸软膏局部敷。管理传染源患者应隔离至创口愈合、痂皮脱落或症状消失、分泌物或排泄物培养 2 次阴性（相隔 5 日）为止。严格隔离病畜，不用其乳类。死畜严禁剥皮或煮食，应焚毁或加大量生石灰深埋在地面 2 m

以下。排泄物等采取煮沸、漂白粉、环氧乙烷、过氧乙酸、高压蒸汽等消毒灭菌措施。对染菌及可疑染菌者应予严格消毒。畜产品加工厂须改善劳动条件，加强防护设施，工作时要穿工作服、戴口罩和手套。患者应多饮水及给予流食或半流食，给予足量维生素 B、维生素 C。

2. 对症治疗

（1）呕吐、腹泻或进食困难者：适当地静脉补液，以维持水电解质及热量平衡。

（2）出血、休克或神经症状：予止血、抗休克、镇静、降低颅内压等治疗。

（3）皮肤恶性水肿：可短期应用肾上腺皮质激素治疗，以控制局部水肿的发展及减轻毒血症。一般可用氢化可的松，短期静滴，但必须在青霉素的保护下采用。有 DIC 者，应及时应用肝素、双嘧达莫（潘生丁）等。

（4）抗菌治疗：抗菌治疗是关键。目前青霉素 G 尚未发现耐药菌株，仍是治疗炭疽的首选药物。氨基糖苷类、四环素与氯霉素亦有较好的疗效。皮肤炭疽可以口服给药，对肺炭疽、肠炭疽、脑膜炎型及败血症型炭疽应予静脉滴注，并同时合用氨基糖苷类，疗程需延长到 3 周甚至更长，病情控制后可口服给药。皮肤型炭疽用青霉素分次肌注，疗程 7~10 日。恶性水肿型用青霉素静滴。对青霉素过敏者可采用环丙沙星、四环素、链霉素、红霉素及氯霉素等抗菌药物。

（5）抗炭疽血清治疗：该方法具有中和炭疽杆菌的作用，可用于炭疽杆菌的治疗和预防。预防采用皮下或肌内注射，治疗根据病情肌内注射或静脉滴注。用于预防，1 次 20 ml；治疗原则应早期给予大剂量，第 1 天注射 20~30 ml，待体温恢复正常，水肿消退后，可根据病情给予维持量。使用血清前须特别注意防止过敏反应。注射前必须先做过敏试验并详细询问既往过敏史。凡本人及其直系亲属曾有支气管哮喘、枯草热、湿疹或血管神经性水肿等病史，或对某种物质过敏，或本人过去曾注射马血清制剂者，均须特别提防过敏反应的发生。门诊患者注射血清后，须观察 30 分钟方可离开。

九、预后

炭疽患者的预后与受累的部位、病情的轻重以及是否进行及时有效的诊治有直接关系。炭疽患者多病情危重,可并发败血症和感染性休克,也可继发脑膜炎,若不及时诊断和抢救,则常在急性症状出现后,因呼吸、循环衰竭而死亡。如及时进行积极合理的治疗,存活率可明显提高;吸入性炭疽患者超过半数可以存活;消化道炭疽患者有60%的存活率。

十、炭疽患者该如何护理

(1)密切观察病情变化:观察生命体征、皮疹、呼吸、神志等变化情况,防止感染性休克的发生,是治疗炭疽病的关键。

(2)隔离:炭疽病患者应该严格隔离至痊愈,其分泌物、排泄物及其污染的物品与场所,均应按杀灭芽孢的消毒方法进行彻底消毒,不可随意丢弃。应做好伤口的处理,避免其分泌物的污染。局部可用1:2 000高锰酸钾液湿敷并用无菌纱布覆盖,或涂1%龙胆紫液。更换患者所有的用品包括衣、裤及伤口敷料,将更换下来的用品焚毁,以避免细菌扩散。患病或病死动物应焚烧或深埋,严禁食用。

(3)一般护理:在我国,患者大部分来自边远牧区,而这些地区主要是少数民族,语言不通,卫生条件差。需向患者及家属讲解此病的危害性,传播途径及隔离、预防措施,以及排泄物、分泌物的处理,避免因缺乏卫生知识造成其他部位的感染。

十一、炭疽病该如何预防

1. 严格管理传染源

患者需要严密隔离直到痊愈,其分泌物、排泄物等需彻底消毒;若转运患者,要随身携带盛放吐泻物的容器,对途中污染的物品、地面和运送工具随时进行消毒。病畜应及时焚毁并深埋,对怀疑受炭疽芽孢感染的皮毛等物品应给予有效的消毒或焚烧。

2. 切断传播途径

必要时封锁疫区。对患者的衣服采取煮沸方式，患者的用具采取有效氯 500 mg/L 的含氯消毒剂擦拭，废敷料采取高温焚烧方式，分泌物及排泄物采取漂白粉、含氯消毒液、75% 酒精喷洒或浸泡等消毒灭菌措施。对染菌及可疑染菌者应予严格消毒，最好用 0.8 kg/m³ 甲醛消毒，密闭 24 小时，可杀死病菌和芽孢。畜产品加工厂需改善劳动条件，加强防护设施，工作时要穿工作服，戴口罩和手套。

3. 保护易感者

（1）加强卫生宣教，养成良好的卫生习惯，防止皮肤受伤，如有皮肤破损，立即涂擦 3%~5% 碘酒，以免感染。

（2）对从事畜牧业、畜产品收购、加工、屠宰业等工作人员和疫区人群，每年接种炭疽杆菌减毒活菌苗 1 次。

4. 预防家畜炭疽

本病是人与畜共患的疾病，家畜以猪、牛、马、羊、骆驼为主。对于病畜，不得剥皮或解剖，要予以焚烧。对于畜舍，应采用火烧，或用 20% 漂白粉溶液喷洒。健畜和病畜宜分开放牧，对接触病畜的畜群进行减毒活疫苗接种。

5. 防止工业炭疽

对可疑的畜毛可用 30℃的 2.5% 盐酸和 15% 食盐溶液浸泡 40 小时，然后用 2% 苏打水浸泡 2 小时，畜毛用 110℃蒸汽或福尔马林蒸汽消毒。运输工具用 20% 漂白粉喷洗。

6. 药物预防

暴露后人群需要进行预防用药，目前提倡用环丙沙星，每次 0.5 g，1 日 3 次，连续用 1 周；也可用多西环素，首次用 200 mg，以后用 100 mg，每日 2 次，连续用 1 周。

（鲁梦舒　龚燕婷）

第九节　淋　病

　　小张是一名年轻气盛的小伙儿，他整日忙于工作，不知疲倦，喜欢和朋友出去聚会。一次醉酒后发生了不洁性行为，5 天后突觉尿道口红肿、刺痒、灼痛，尿道口出现稀薄溢液，并且症状迅速加重，出现尿道口溢脓、尿痛加剧、尿频、尿急及排尿困难，并伴有发热、寒战及全身乏力不适。去医院就诊，医院诊断为淋病。那么什么是淋病呢？它对人类有怎样的危害呢？下面让我们一起认识一下淋病。

一、什么是淋病

　　淋病（gonorrhea）是由淋病奈瑟菌（淋球菌）感染所引起的以泌尿系统化脓性感染为主要表现的性传播疾病。淋球菌为革兰氏阴性双球菌，离开人体不易生存，一般消毒剂容易将其杀灭。淋病多发生于性活跃的中、青年男女。男性常表现为急性尿道炎，而女性则为宫颈炎。此外，咽部、直肠和眼结膜也可出现感染，本病传染性强，可导致多种并发症和后遗症。淋病是我国常见的性传播病，是《中华人民共和国传染病防治法》中规定的需重点防治的乙类传染病。由于淋病的潜伏期短，传染性强，可在短期内迅速蔓延；如果不及时治疗，淋球菌可侵犯泌尿生殖器官，造成女性不孕、男性不育、尿道狭窄等，因此淋病是我国重点防治的性传播病之一。

二、流行病学知识

　　淋病可发生在任何年龄阶段，多发生于性活跃的中、青年男女，其发病率居我国性传播疾病第二位。淋病是一种在世界上广泛流行的性病。淋病的发病有明显的季节性。每年在 7—10 月发病率最高，12 月至次年 3 月发病率最低。目前高收入阶层的人群发病率有所下降，而普通收入阶层发病率增加；大城市人口感染逐渐下降，中小城市人口感染增加，农村患者增多。

淋病在世界的流行情况以欧美和非洲一些国家最高。在美国，淋病发病率在男性中最高，而在妇女中带菌率最高。性活跃者、青少年、贫民、黑人、受教育程度低者、未婚者中发病率最高，这些人对淋病起着传播作用。我国淋病发病率较高的地区主要为上海、浙江、宁夏、江苏、北京、广西。不同地区发病率差异较大，高发地区主要为长江三角洲（浙江、上海、江苏）、珠江三角洲（广东、广西、海南），其次为西北地区（新疆、宁夏、内蒙古）。发病报告病例以农民居多。

三、传播途径

人是淋球菌的唯一天然宿主，淋病患者是传播淋病的主要传染源。淋病主要通过性接触传染，男性与患淋病的女性一次性接触后可有 25% 的感染机会，性接触次数增多则感染概率增加。也可以通过非性接触途径传播，非性接触传播主要通过污染的衣裤、床上用品、毛巾、浴盆、马桶等间接接触感染。新生儿淋菌性眼炎多通过淋病母体产道感染引起。妊娠妇女患淋病，可引起羊膜腔内感染及胎儿感染，此外，还可通过医务人员的手和器具引起医源性感染，轻症或无症状的淋病患者是重要的传染源。

四、基本病因

淋球菌的适宜生长条件为 35~36℃、含 2.5%~5% CO_2 的环境。淋菌离开人体后不易生长，对理化因子的抵抗力较弱。在 42℃ 环境下，淋球菌可存活 15 分钟，50℃ 下可存活 5 分钟，100℃ 下立即死亡，在完全干燥的情况下 1~2 小时即可死亡。各种消毒剂都能杀死淋球菌。淋球菌主要侵犯黏膜，可侵入男性尿道、女性尿道及宫颈等处。它可在上皮细胞内繁殖，使细胞溶解破裂、坏死，甚至释放毒素引起局部急性炎症，引起充血、水肿、化脓和疼痛等。如果治疗不及时，淋球菌可进入尿道腺体和隐窝，形成慢性病灶。

五、易感因素

感染淋病的风险因素包括：性伴侣有感染史；有多个性伴侣；发生不安全的性行为；不使用安全套的性行为；曾感染过淋病或者感染过其他性传播疾病；新生儿的母亲有淋病史。

六、疾病类型

根据患者性别及淋病累及部位，将淋病分为：男性淋病、女性淋病、淋菌性肛门直肠炎、淋菌性结肠炎、淋菌性皮肤感染和播散性淋球菌病等。

七、得了淋病身体会有怎样的变化

淋病的潜伏期一般为2~10天，平均3~5天，潜伏期患者也具有传染性。男性患者主要表现为尿道口有脓性分泌物流出，常伴有尿道口疼痛等症状。女性主要表现为宫颈炎，阴道有脓性或者血性分泌物流出；因早期女性症状表现不明显，如未经重视延误病情，可引起淋菌性盆腔炎，从而导致不孕、宫外孕等。

1. 成人男性淋病

开始表现为尿道口灼热、发痒、红肿，有少量黏性分泌物流出。几天后症状加重，分泌物变为黄白色脓性，且量增多。可有尿痛、排尿困难等尿道刺激症状。一般全身症状较轻，少数患者可有发热、全身不适、食欲减退等症状。若未给予彻底治疗，淋球菌可潜伏于尿道、尿道旁腺、尿道隐窝，使疾病转为慢性。

2. 成人女性淋病

60%的女性感染淋病后无症状或症状轻微，表现为宫颈炎、尿道

炎、尿道旁腺炎、直肠炎、前庭大腺炎。淋球菌性宫颈炎最常见，表现为白带增多、阴道黏液性分泌物，分泌物可转变为脓性，宫颈口红肿、触痛。淋球菌性尿道炎、尿道旁腺炎表现为尿道口红肿、有压痛及流脓性分泌物，有尿频、尿急、尿痛等症状。淋球菌性前庭大腺炎表现为单侧前庭大腺红肿、疼痛，严重时可形成脓肿，伴有全身症状。

3. 幼女淋病

幼女淋病表现为外阴阴道炎，外阴及肛门周围红肿，阴道有脓性分泌物，可伴有尿痛等刺激症状。

4. 淋球菌性结膜炎

成人常因直接接触自身分泌物或者间接接触含有淋球菌污染的物品所致，多为单侧。新生儿大多数为母亲产道感染，多为双眼结膜充血水肿，脓性分泌物较多。严重时角膜可发生溃疡、穿孔，甚至导致失明。

5. 淋球菌性咽炎

淋球菌性咽炎多见于口交者。大多数患者没有明显症状，有的表现为咽干、咽痛、吞咽痛、咽部有脓性分泌物，偶尔可伴有发热、颈部淋巴结肿大等。

6. 淋球菌性肛门直肠炎

淋球菌性肛门直肠炎多见于肛交者。部分女性可由淋球菌性宫颈炎的分泌物直接感染肛门直肠所致。症状轻者仅有肛门瘙痒和烧灼感，肛门排出黏液和脓性分泌物。重者表现为排便不尽感，可排出大量脓性及血性分泌物。

7. 淋球菌性皮肤感染

淋球菌性皮肤感染临床上较少见，多由尿道分泌物污染其他部位的皮肤所引起，如在龟头、手指等处发生小脓疱或溃疡。

8. 播散性淋球菌病

播散性淋球菌病罕见，是淋球菌侵入血液导致的淋球菌菌血症。患者常有寒战、发热、全身不适等症状；最常见的是关节炎—皮炎综合征，手指、腕和踝部小关节有出血性或脓疱性皮疹，出现关节痛、化脓性关节炎或腱鞘炎，患者可出现淋球菌性败血症、心内膜炎、脑膜炎等。

八、怎么知道是否得了淋病

（1）男性淋病：尿道口灼痒、红肿、外翻、有黏液性或黄白色脓性分泌物，伴尿频、尿痛等，龟头、包皮红肿。

（2）女性淋病：阴道口有脓性分泌物；外阴瘙痒和有烧灼感；尿频、尿急、尿痛；尿道口充血、触痛；一侧的大阴唇隆起，红、肿、热、痛；下腹坠痛、腰背疼痛、肛周红肿。

（3）母亲有淋病史者：新生儿出现眼睛充血、发红、有较多的脓性分泌物。

（4）有肛交史者：持续或反复出现肛门瘙痒烧灼感，伴有排便不尽感、排出脓性或血性分泌物。

（5）有口交史者：出现发烧、咽干、咽痛等症状。

（6）有淋病史者：突然出现高烧不退、极度怕冷、全身不适，伴有踝或腕关节疼痛，须警惕播散性淋球菌病的可能，应及时到医院就诊，以免耽误病情。

九、淋病有哪些危害

淋病是种传染病，可能会传染给家人；孕妇患有淋病时还可能会感染胎儿；如不及时治疗，可引起多种并发症，如男性淋球菌性前列腺炎、女性淋球菌性输卵管炎等，也可导致播散性淋球菌感染，出现严重的全身感染表现，部分女性淋病会导致不孕、宫外孕等。

十、得了淋病需要做哪些检查

（1）涂片检查：取患处分泌物或脓液，直接涂片可见白细胞内大量革兰氏阴性双球菌。

（2）细菌培养检查：淋球菌培养结果是诊断的重要依据，对症状较轻或无症状的患者较敏感，结果阳性可确诊。

（3）抗原检测：抗原检测主要有固相酶免疫试验和直接免疫荧光试验，可用于检测标本中的淋球菌抗原及外膜蛋白。

（4）基因诊断：包括淋球菌的基因探针诊断与淋球菌的基因扩增检测。

十一、医生是怎么诊断淋病的

医生通过详细的问诊查体，结合疾病的主要临床表现及实验室检查结果进行综合判断。

（1）患者主要为青壮年，但任何年龄均可发病。大多有不洁性接触史、配偶感染史及密切接触史。

（2）男性淋病以尿道炎症状为主，潜伏期为3~5天，初起尿道口红肿、刺痒、灼痛及有稀薄溢液，很快加重，出现尿道口溢脓、尿痛加剧、尿频、尿急及排尿困难。2~3周后症状减轻或基本消失，转为慢性。

（3）女性淋病除尿道炎症状外，同时伴前庭大腺红肿、宫颈充血、糜烂，有血尿，白带增多伴脓血、腰痛、下腹坠痛等症。2周后症状减轻，转为慢性。

（4）急性期可伴发热、寒战、乏力、纳差及附近淋巴结肿大等全身症状。

（5）慢性淋病在饮酒、性接触频繁、过度劳累及身体虚弱等情况下引起急性发作。

（6）男性可合并前列腺炎、精囊炎、附睾炎，造成尿道狭窄或不育；女性可并发盆腔炎、子宫内膜炎、输卵管炎及继发不孕等。

（7）涂片检查和淋球菌培养，发现有淋球菌感染。

十二、怎么治疗淋病

1. 治疗原则
及时、足量、规范应用抗菌药物，如夫妻中的一方发现患有淋病时，双方需要一同进行治疗。由于耐青霉素、四环素及喹诺酮的菌株增多，目前选用的抗菌药物以第三代头孢菌素为主。由于40%淋病患者合并沙眼衣原体感染，可以同时应用抗衣原体感染药物，如阿奇霉素或多西环素。

2. 一般治疗

急性期要注意休息，禁止一切剧烈运动。治疗期间禁止性生活。注意会阴部卫生，每天可以用高锰酸钾溶液清洗。禁止喝咖啡、浓茶、酒等刺激性饮品。换下的衣物要及时清洗和消毒。避免与婴儿接触。

3. 抗菌治疗

常用的药物有头孢曲松、头孢噻肟、大观霉素、环丙沙星等抗菌药物类药物，治疗前可以先进行药敏试验。要按照医生要求，按时、按量地使用药物。治疗后，要定期到医院复诊。

4. 性伴侣治疗

在症状发作前或确诊前60日内与患者有过性接触的所有性伴侣均应行淋病奈瑟菌和沙眼衣原体的检查和治疗。如果患者最近一次性接触是在症状发作前或确诊前60日之前，则其最近一个性伴侣也应接受检查和治疗。患者及性伴侣治愈前禁止性接触。对不能接受检查的性伴侣，提供抗淋病奈瑟菌及衣原体的药物。

十三、淋病该如何护理

1. 严禁性生活

淋病患者在治疗过程中，应绝对禁止性生活，以免引起生殖器官充血水肿，使症状加剧，更主要的是淋病具有很强的传染性。

2. 检查配偶

淋病患者在治疗的同时，其配偶也应到医院进行性病检查，以便发现问题，夫妻同治，尽早痊愈。

3. 搞好个人卫生

淋病患者要勤洗澡，保持会阴部周围清洁舒适，患者的内衣、内裤、被单等用品要勤洗、勤换，并放在阳光下曝晒。

4. 卧床休息，避免劳累

患淋病后，相当一部分患者因羞于启齿，不愿让人知道，常常带病坚持工作，这对淋病的治疗极为不利，淋病急性期患者应绝对卧床休息，避免劳累，并做好床边隔离工作，患者的生活用品要及时消毒处理。

5. 多饮水

淋病急性期，尿道口红肿疼痛，特别在排尿时疼痛加重，故有的患者为了减少排尿而限制饮水量。相反，淋病急性期患者应多饮水，稀释尿液，减轻尿液刺激所引起的尿痛，而且多排尿能起到冲洗、清洁尿道、促进体内毒素排泄的作用。

6. 定期随访和复查

定期门诊随访，到医院复查，判断治疗效果和评估预后。

7. 用药护理

用外用药时不要过度用力，口服抗菌药物时注意不良反应，如皮疹及其他过敏反应、腹泻等。

8. 心理护理

在生活中由于性病常与道德、伦理有关系，患者可能存在明显抑郁、焦虑等心理现象，容易产生较大的精神压力，家属及时做好心理疏通，引导其回归正常生活。淋病为可治愈性疾病，患者及家属应学习疾病常识，树立治疗信心；家属要关注患者心理健康，消除其思想顾虑，体贴、关心患者。

（鲁梦舒　龚燕婷）

第十节　梅　　毒

李先生是一名 45 岁的个体户，喜欢和朋友一起喝酒聚会，在一次酒后发生了不洁性行为。2 周后，他发现自己生殖器上长了一处溃疡，大小约 2 cm，不痛不痒，他没有给予特殊处理，后来溃疡自行痊愈。不久以后，李先生的手掌和脚底又出现了很多红色的皮疹，久久不能消褪。李先生以为是对某种东西过敏，他决定找医生开一点抗过敏的药物。结果到医院检查发现梅毒阳性。那么李先生为什么会得梅毒？梅毒是绝症吗？带着这些疑问，让我们一起认识梅毒！

一、什么是梅毒

梅毒（syphilis）是由梅毒螺旋体（TP）感染引起的一种慢性、系统性的性传播疾病。大部分情况下，梅毒螺旋体离开人体很难生存，煮沸、干燥、日光、肥皂水和普通消毒剂均可迅速将其杀灭，只有少数人通过接吻、握手、哺乳或接触带有梅毒螺旋体的衣物、用具等被感染。梅毒主要通过性接触传播，也可通过母婴传播和血液传播。性接触为本病最主要的传播途径，约占 95%。妊娠期患有梅毒还可引起胎儿早产、流产、死产和新生儿梅毒。胎传梅毒的发病率很低，主要发生在部分发展中国家。未经治疗的患者在感染后 2 年内最具传染性，随着病程延长，传染性逐渐降低，病程超过 4 年基本无传染性。本病危害性极大，病变几乎可累及人体所有组织器官。临床上可表现为一期梅毒、二期梅毒、三期梅毒、潜伏梅毒和先天梅毒（胎传梅毒）等。它是《中华人民共和国传染病防治法》中的乙类传染病。

二、为什么会得梅毒

梅毒在全世界仍流行，据 WHO 估计，全球每年约有 1 200 万新发病例，主要集中在南亚、东南亚和次撒哈拉非洲。近年来，梅毒的发病率呈现上升趋势，已成为我国报告病例数最多的性病。不同地区梅毒发病率差异很大，高发地区主要为西北地区、闽江地区、长江三角洲、珠江三角洲地区等；20~39 岁的性活跃人群是高发群体，也是我国梅毒防治的重点人群。我国所报告的梅毒病例中，潜伏性梅毒占多数，二期梅毒也较为常见，先天梅毒报告病例数也在增加。

梅毒是一种传染性很强的疾病，通过不同途径接触了大量梅毒螺旋体的人都可能患上梅毒，梅毒的传播要素由传染源、传播途径和易感人群三部分组成。

1. 传染源

梅毒螺旋体感染者是唯一的传染源。显性和隐性梅毒感染者都可以传播梅毒，感染者的皮损及其分泌物、血液、精液、唾液、乳汁中都含有梅毒螺旋体。梅毒螺旋体可通过胎盘传给胎儿，早期梅毒的孕妇传染给胎儿的危险性很大。

2. 传播途径

（1）性接触。此为最主要传播途径，约占 95%；与梅毒患者未采取保护措施而有性接触者，如阴道性接触、肛交或口交，或与感染者共用性玩具。

（2）血液传播。少数人通过输入梅毒患者的血液而感染；梅毒螺旋体的耐寒力强，冷藏 3 天以内的梅毒患者血液仍有传染性，输入该类血液可感染梅毒。此类传染途径较罕见，因为血液制品目前都有严格筛查，且梅毒在外界存活时间有限。部分人与梅毒患者共用针头注射药物、共用刮胡刀等，可被感染。

（3）母婴传播。一般认为孕妇梅毒病期越早，对胎儿感染的机会越大。患无症状的隐性梅毒的孕妇仍然具有传染性。患有梅毒的孕妇即使病期超过 4 年，梅毒螺旋体仍可通过胎盘传染给胎儿；新生儿在分娩时通过产道，也可能被传染，新生儿出生后，还可能通过哺乳或接触污染衣物、用具而感染。

3. 易感人群

人群对梅毒螺旋体普遍易感。以下人群感染梅毒的风险更大：①有乱性行为、性伴侣多的人群；②同性恋人群；③吸毒者。

三、得了梅毒身体会有哪些变化

根据传染途径及临床表现，可将梅毒分为获得性显性梅毒、获得性隐性梅毒、妊娠梅毒、先天性显性梅毒、先天潜伏梅毒。根据梅毒的病程，可分为一期梅毒、二期梅毒、三期梅毒（晚期梅毒），每个阶段的特征及破坏程度、传染性均不同。

1. 获得性显性梅毒

获得性显性梅毒的分类见表 2-1-2。

表 2-1-2　获得性显性梅毒分类

选项	分类		
	一期梅毒	二期梅毒	三期梅毒
起病时期	常在感染后2或3周左右开始发病	常发生在硬下疳消退后3~4周（感染9~12周后）	早期梅毒未治疗或治疗不充分，通常经过3~4年（最早2年，最晚20年）
特征表现	硬下疳、腹股沟淋巴结肿大	梅毒疹、全身表现	梅毒瘤、骨梅毒、神经梅毒
传染性	硬下疳传染性极强	传染性强	传染性弱

（1）一期梅毒：标志性的临床特征是硬下疳。好发部位为阴茎、龟头、冠状沟、包皮、尿道口、大小阴唇、阴蒂、宫颈、肛门、肛管等，也可见于唇、舌、乳房等处。

（2）二期梅毒：以二期梅毒疹为主要特征，有全身症状，全身症状通常发生在皮疹出现前，见发热头痛、骨关节酸痛、肝脾肿大、淋巴结肿。男性发生率约25%，女性约50%，3~5日全身症状好转，接着出现梅毒疹，并有反复发生的特点。一般在硬下疳消退后，间隔一段无症状期再发生。梅毒螺旋体随血液循环播散，引发多部位损害和多样病灶。可侵犯皮肤、黏膜、骨骼、内脏、心血管、神经系统等。梅毒进入二期时，梅毒血清学试验几乎 100% 阳性。

（3）三期梅毒：1/3 的未经治疗的显性 TP 感染发生三期梅毒。通常经过 3~4 年，甚至更长的时间，才会出现晚期梅毒的表现。有少数患者虽经充分治疗，仍可能复发，出现晚期梅毒的表现。

2. 获得性隐性梅毒

后天感染梅毒螺旋体后未形成显性梅毒而呈无症状表现，或显性梅毒经一定的活跃期后症状暂时缓解，梅毒血清试验阳性、脑脊液检查正常，称为隐性（潜伏）梅毒。感染后 2 年内的称为早期潜伏梅毒；感染后 2 年以上的称为晚期潜伏梅毒。

3. 妊娠梅毒

妊娠梅毒是孕期发生的显性或隐性梅毒。妊娠梅毒时，TP 可通过胎盘或脐静脉传给胎儿，造成新生儿先天性梅毒。孕妇因发生小动脉炎导致胎盘组织坏死，造成流产、早产死胎，只有少数孕妇可生健康儿。

4. 先天性显性梅毒

（1）早期先天梅毒：患儿出生时瘦小，出生后 3 周出现症状，可表现为全身淋巴结长大，无粘连、无痛、质硬。多有梅毒性鼻炎。出生后约 6 周出现皮肤损害，呈梅毒性天疱疮或斑丘疹、丘疹鳞屑性损害。可发生骨软骨炎、骨膜炎。多有肝、脾肿大。血小板减少和贫血。可发生神经梅毒。不发生硬下疳。

（2）晚期先天梅毒：发生在 2 岁以后。一类是早期病变所致的骨、齿、眼、神经及皮肤的永久性损害，如马鞍鼻、郝秦森齿等，无活动性。另一类是仍具活动性损害所致的临床表现，如角膜炎、神经性耳聋，神经系统表现异常、脑脊液变化、肝脾肿大、鼻或颚树胶肿、关节积水、骨膜炎、骨炎及皮肤黏膜损害等。

5. 先天潜伏梅毒

生于患梅毒的母亲，未经治疗，无临床表现，但梅毒血清反应阳性，年龄小于 2 岁者为早期先天潜伏梅毒，大于 2 岁者为晚期先天潜伏梅毒。

四、需要做哪些检查来确诊梅毒

医生可以通过暗视野显微镜检查、梅毒血清学试验、脑脊液检查、梅毒疹组织病理学检查等，来确诊本病。

五、如何诊断梅毒

主要通过流行病学史、临床表现、实验室检查结果等来综合判断诊断梅毒，其中，实验室检查结果是主要的诊断标准。诊断标准如下。

（1）有不洁性行为史、梅毒感染史或输注来源不明的血液史等，其他可疑流行病学史。

（2）出现硬下疳、骨肿块、骨疼痛、畏光、流泪、心绞痛、头痛、呕吐、性格改变、智力下降等临床症状。

（3）实验室检查。

①暗视野显微镜检查：梅毒螺旋体阳性，可确诊。

②梅毒血清学试验：特异性和非特异性梅毒螺旋体抗体阳性。

③脑脊液检查：性病研究实验室（VDRL）玻片试验阳性，脑脊液蛋白和细胞含量升高。

六、梅毒应如何治疗

1. 一般治疗

这里主要是指对症处理。比如梅毒性心脏病患者一旦发生心力衰竭，病情将非常险恶，1 年内病死率大于 50%，所以必须及时给予对症治疗。

2. 抗梅毒螺旋体治疗

选择治疗方案之前，必须对梅毒进行准确的临床分期，一些潜伏梅毒患者因不能明确传染时间可诊断为未确定病程梅毒。

青霉素类药物为治疗各期梅毒的首选药物，常用药物有苄星青霉素、普鲁卡因青霉素、水剂青霉素。但药物种类、剂量及疗程需要根据临床分期及临床特征来决定。

3. 中医治疗

该疾病的中医治疗暂无循证医学证据支持，但一些中医治疗方法或药物可缓解症状，建议到正规医疗机构，在医师指导下治疗。

4. 治疗注意事项

（1）梅毒患者的性伴侣也需要同时接受治疗，治疗期间禁止性生活，避免再次感染及引起他人感染。

（2）复发的患者，经过系列检查后，需要重新进行治疗。

（3）药物治疗的患者应定期进行血液检查监测治疗效果。

（4）所有梅毒患者均应进行 HIV 感染监测。

（5）青霉素过敏者，必须提前告知医生，医生通常会选择头孢曲松钠等作为替代药物，有时也会建议用四环素类和大环内酯类药物，但疗效较青霉素差。孕妇、儿童、肝肾功能不全者禁用四环素类药物。

（6）青霉素耐药者，应用后效果不佳，医生可能会建议做相应检查，以确定更好的替代药品。

七、梅毒该如何护理

1. 进行预防性的检查

当怀疑自己被感染梅毒后要进行检查，做梅毒血清试验；对于确诊的患者应追踪患者的性伴侣，查找和患者有关的所有性接触者，都要进行预防检查，根据病情选择治疗。未感染的人群，也应定期进行预防性的检查。

2. 消毒隔离

（1）早期有传染性的患者需隔离，有条件者置单间病房，无条件者行床边隔离，禁止性生活。

（2）注意生活细节，防止传染他人。早期梅毒患者有较强的传染性，晚期梅毒虽然传染性逐渐减小，但也要小心进行防护。内裤、毛巾及时单独清洗，煮沸消毒，不与他人同盆而浴。发生硬下疳或外阴、肛周扁平湿疣时，可以使用清热解毒、除湿杀虫的中草药煎水熏洗坐浴。

（3）患者用过的衣服、床单、被罩分开清洗、消毒。被褥在阳光下曝晒 6 小时。

（4）患者使用过的针头、注射器、输液器等应立即就地毁形，进行无害化处理。被患者污染的物品应先要求初步处理后再按正常程序进行清洁和消毒。

（5）医务人员检查、治疗患者后，用肥皂在自来水下冲洗，注意自我防护。

3. 观察药物疗效及副作用

治疗要坚持早期进行、规范用药治疗原则。选择正规医院，配合医师坚持治疗，严禁自行停药、减药，且在用药期间，密切观察病情变化。减少并发症，治疗疾病，及早恢复健康。青霉素仍为首选药物。首剂用药后应观察吉海反应并对症处理，24 小时内即缓解，不必停止治疗。治疗期间，患者配偶也需要进行检查，必要时接受治疗。治疗后要求定期复查。

4. 健康教育

（1）教育患者定期复诊，正规治疗后应随访 2~3 年，第一年内每 3 个月复查 1 次。

（2）告知梅毒的传染方式，督促其配偶、性伴侣等必须同时接受检查。

（3）教育患者进行健康性行为。嘱患者洁身自爱，禁止不良性行为。性行为是梅毒复发的重要因素，性伴侣越多，复发的概率越高，男性性工作者的梅毒发病率和复发率要高于女性性工作者和同性恋者。因此在患病期间禁止性行为，或男性梅毒患者在进行性行为时要采取保护措施，避免再次感染。注重性器官卫生，讲究性器官的卫生不只是女性的事，男性也应重视起来。特别是包皮过长者，要经常清洗包皮，防止细菌滋生，防止感染梅毒病毒。早期梅毒患者要求禁止房事。患病 2 年以上者也应该尽量避免性生活，发生性接触时必须使用避孕套。

八、梅毒的日常监测和预防

（一）日常病情监测

1. 症状监测

若男性患者在阴茎、龟头等部位或女性患者在外阴一侧或两侧新发现有溃疡，触摸之后感觉比较硬，且按压之后基本上没有疼痛，有可能是梅毒硬下疳的表现。病程在 1 年以上的患者、复发患者及伴有视力、听力异常的患者均应接受脑脊液检查，以了解是否存在神经梅毒。

2. 监测用药后效果

患者用青霉素或其他抗菌药物后可能会出现发热、头痛、关节或肌肉疼痛、恶心、寒战等副作用，严重者需及时就医进行相应诊治，及时调整用药方案。

3. 定期复查

患者接受治疗后应定期随访，进行体格检查、血清学检查及影像学检查。一般至少坚持 3 年，第 1 年每 3 个月复查 1 次，第 2 年每半年复查 1 次，第 3 年在年末复查 1 次。神经梅毒患者同时每 6 个月进行 1 次脑脊液检查。妊娠梅毒经治疗后在分娩前应每个月复查 1 次；梅毒孕妇分娩出的婴儿，应在出生后第 1、2、3、6 和 12 个月进行随访。

（二）特殊注意事项

1. 梅毒与怀孕

梅毒治愈后可以怀孕要孩子，但是需定期进行梅毒滴度的检测来判断病情是否平稳、有无反复。如果梅毒滴度转阴或维持在低滴度，可在专业医生的指导下进行备孕、生产。梅毒女性患者怀孕时应及时就医，医生根据病情进行治疗，早期治疗，可阻断梅毒传染胎儿。

2. 梅毒自测方法

可使用梅毒螺旋体抗体诊断试剂盒进行梅毒自测。但须特别注意：此方法对于梅毒的检测准确率并不是很高，因此有高危性行为的人群，当自我检测结果有异常时，最好及早去正规的医院做检查以明确诊断。

（三）预防

（1）首先应加强健康教育和宣传，避免不安全的性行为，同时隔离、治疗传染源。追踪患者的性伴侣，查找患者所有性接触者，可疑患者均应进行预防性筛查，做梅毒血清试验，以便早期发现并及时治疗，未治愈前禁止性行为。梅毒患者是梅毒的主要传染源，早期发现、早期治愈是消除传染源的根本办法，治疗期间应避免性生活。

（2）其次是切断传播途径。梅毒主要通过性关系直接接触传染，因此应有良好的性习惯，保持单一、固定性伴侣，不与感染者发生性关系。采取有保护的性行为，安全、科学地使用安全套。要养成良好的卫生习惯，不到无卫生保障的公共浴池洗澡，不与他人共用毛巾、剃刀、餐具等。

（3）加强婚前和产前检查，防止胎传梅毒发生。感染梅毒的孕妇可以通过胎盘把梅毒传染给胎儿，也可能通过产道感染新生儿。因此建议孕期妇女在备孕前进行梅毒血清学筛查。梅毒高发地区孕妇或梅毒高危孕妇，在妊娠初期、妊娠3个月及临产前需要再次筛查梅毒抗体。

（4）规范献血，在献血前需做全面的血液检查，预防感染。严禁共用注射器，避免不卫生文身等。

（鲁梦舒　龚燕婷）

第二章

细菌病——普通感染病

第一节 化脓性脑膜炎

　　小刘经常加班、熬夜，一天突然出现剧烈头痛，以额、双侧颞部胀痛为主，持续时间约数十分钟，头痛症状减轻，伴有间断畏寒、寒战，发热，最高体温 39℃，伴有恶心、呕吐，呈喷射状呕吐，为胃内容物，四肢乏力及走路不稳，来院住院做了相关检查，被确诊为化脓性脑膜炎，医生说像小刘这种处于亚健康状态的人群，是疾病的高发人群，那下面我们就一起来看看到底是什么原因导致了小刘的疾病呢？应该如何预防和治疗呢？要回答这些问题，需要首先了解一下"亚健康"。

一、认识亚健康

1. 什么是亚健康状态

　　世界卫生组织（WHO）1948 年提出健康的定义为：健康是一种身体上、精神上以及社会上的完满状态，而不只是没有疾病和虚弱现象。除了健康和疾病之外，还有一种状态就是虚弱现象，这种虚弱现象就是亚健康。亚健康是指非病非健康状态，它是一类次等健康状态，是介乎健康与疾病之间的状态，又有"次健康""第三状态""中间状态""游移状态""灰色状态"等的称谓。而"亚健康状态"是近年来医学界提出的新概念，是指介于健康和疾病之间的一种生理功能低下的状态。通俗地讲，"亚健康状态"是指在医院检查化验不出毛病，而自我感觉身体不舒服的情况。目前，许多学者统计我国处于亚健康状态人群高达70%。

2. 亚健康的分类

（1）身体成长亚健康：学生营养过剩和营养失衡同时存在，体质较弱。

（2）心理素质亚健康：一般来自家庭、学校的压力，从而引发了青少年的逆反心理、自卑心理、厌学情绪等，抗挫折能力差。

（3）情感亚健康：主要表现为本应关心社会，对生活充满热情，但实际上他们对很多事情都很冷漠。

（4）思想亚健康：思想表面化，脆弱、不坚定，易接受外界刺激从而改变自我。

（5）行为亚健康：表现为行为上的程式化，容易产生行为上的偏激。

3. 长期处于亚健康状态的危害

现如今处于亚健康状态的人，虽然没有明确的疾病，但却易出现精神活力和适应能力的下降，如不能得到及时的纠正，很容易引起心身疾病。包括：心理障碍、胃肠道疾病、高血压、冠心病、癌症等。如果碰到高强度刺激，如熬夜、长期疲劳等应激状态，机体免疫功能降低，一些病原微生物很容易侵入机体引起感染性疾病；也可出现猝死，就是"过劳死"。

二、什么是化脓性脑膜炎

化脓性脑膜炎（purulent meningitis），简称化脑，是化脓性细菌所致的软脑膜、蛛网膜、脑脊液及脑室的急性炎症反应，脑及脊髓表面可轻度受累，常与化脓性脑炎或脑脓肿同时存在。

三、引起化脓性脑膜炎的致病菌

化脓性脑膜炎是一种常见的脑膜炎类型，是由多种致病菌引起的，其中脑膜炎球菌、肺炎球菌、流感嗜血杆菌等为主要致病菌，一般以肺炎球菌所致者多见，其次为流感嗜血杆菌。

四、化脓性脑膜炎的危害

化脓性脑膜炎是一种严重的颅内感染，由于少见致病菌和耐药菌的增多，给治疗造成了很大的困难。化脓性脑膜炎有明显的季节性，多发于冬春季节，多呈散发性。一般以婴幼儿发病居多，成人亦可发病，此病预后不良，神经系统后遗症多，病死亡率较高，目前化脓性脑膜炎的死亡率较高，为 10%~20%。

五、什么原因导致化脓性脑膜炎

如今，随着生活节奏的加快，工作压力大，缺少锻炼，经常熬夜加班等等，多数人都处于亚健康状态，因此成年人患化脓性脑膜炎的比例也逐渐增多。主要有以下几种感染途径。

（1）在抵抗力下降时，致病菌经呼吸道侵入人体，并在上呼吸道繁殖大量的内毒素，病原体即可侵入血液，继而侵入脑膜，形成化脓性脑膜炎。

（2）由邻近的化脓性病灶所引起，包括鼻旁窦炎、中耳炎、乳突炎、扁桃体炎、颈部的化脓性病灶、颅骨骨髓炎、硬脑膜外、硬脑膜下脓肿以及脑脓肿等等。

（3）由颅脑损伤所引起，包括开放性颅脑损伤和颅底骨折等。

（4）由远离的化脓性病灶经血行感染而引起，包括细菌性心内膜炎、肺部的化脓性感染，及其他远处的化脓性病灶。

（5）某些先天性的病变，例如脑膨出或脊膜、脊髓膨出破溃时，感染可直接进入蛛网膜下腔。皮样囊肿如果与外界相沟通时，也可引起直接感染。

（6）由于神经外科手术后感染所引起，包括颅脑和脊髓的手术。

六、化脓性脑膜炎的患者有哪些症状

化脓性脑膜炎按病情及表现分为四型，分别是普通型、暴发型、轻型和慢性败血症型。

1. 普通型

（1）上呼吸道感染期：约占病例的 90%，多数患者无症状，部分患者有咽喉疼痛、流涕、鼻咽部黏膜充血。

（2）败血症期：患者突然高热、畏寒、寒战，伴头痛、呕吐，70%的患者皮肤黏膜有暗或紫红色大小不等、分布不均的瘀点、瘀斑，严重者瘀斑可迅速扩大，皮肤大片坏死。

（3）脑膜炎期：中枢神经系统症状明显加重，颅内压增高，表现为剧烈头痛、血压增高、频繁呕吐，呈喷射状，重者有谵妄、昏迷、惊厥等。

2. 暴发型

此型多见于儿童，起病急骤而凶险，如不及时抢救可在 24 小时内死亡。

（1）暴发型脑膜脑炎：脑实质损害的患者迅速进入昏迷，频繁惊厥，肢体偏瘫，血压持续升高，部分患者发生脑疝，出现呼吸衰竭。

（2）暴发型败血症：以高热、头痛、呕吐开始，精神极度萎靡，可有轻重不等的意识障碍，时有惊厥，少尿或无尿。一般 12 小时内全身可见广泛瘀点、瘀斑，迅速扩大融合成大片瘀斑伴皮下坏死，出现休克。

3. 轻型

常见于儿童患者，一般其症状会出现皮肤黏膜出血点，涂片染色可发现病原菌。

4. 慢性败血症型

以成人多见，病程可迁延数月之久，患者表现以间歇性发冷、寒战、发热、皮疹、关节病变为特征。

七、化脓性脑膜炎还可能并发哪些疾病

化脓性脑膜炎常见并发症包括：硬脑膜下积液、积脓，脑脓肿、脑梗死、静脉窦血栓形成等颅内化脓性感染性疾病，以及肺炎、细菌性心内膜炎、化脓性关节肾炎、弥漫性血管内凝血等颅外病变。其后遗症包括癫痫、脑积水、失语、肢体瘫痪以及脑神经麻痹。

八、化脓性脑膜炎患者通常需要做哪些检查

（1）实验室检查：包括血常规、脑脊液检查、细菌培养及快速病原菌检测。

（2）其他辅助检查：包括 X 线摄片检查、CT、MRI 检查。

九、化脓性脑膜炎急性期的治疗原则

处于急性期的患者的治疗首先应维持血压、纠正休克，其次再行以下治疗。

（1）确定病原菌：在使用抗菌药物之前，应对患者的血液、脑脊液及皮肤瘀点等做细菌学检查，越快越好，如处理不及时对预后有很大的影响。在病因不明的情况下，应根据症状、病史等及时做出初步诊断，选用广谱抗生素。

（2）对病原菌做药敏试验：如果病原菌培养为阳性，应根据结果调整选用最敏感的抗生素。

（3）选用通过血脑屏障较好的抗生素。

（4）脑脊液中抗生素应达到有效浓度：首先应选择静脉给药，使血药浓度短时间内明显升高，然而有些抗生素经静脉也不能通过血脑屏障时；可选择行鞘内注射；除了合理使用抗生素以外，还可以合并使用地塞米松，糖皮质激素在治疗化脓性脑膜炎中的作用已经得到公

认，它能限制炎症因子的产生与释放，减小脑膜炎症与血管源性水肿，从而降低后遗症的发生率。

十、化脓性脑膜炎的护理

1. 一般护理

急性期的患者应绝对卧床休息，根据病情选择适合的体位，并发颅内压增高、频繁呕吐的患者，应给予侧卧位，头偏向一侧，保持呼吸道通畅。保持室内温湿度适宜，定时开窗通风；为避免强光对患者的刺激，宜用窗帘适当遮蔽。

2. 病情的观察及安全护理

患者神志、瞳孔、面色、出血点及生命体征的变化，常常会提示一些病情变化，若出现意识障碍、瞳孔改变、躁动不安、频繁呕吐等症状，提示有脑水肿或者颅内压升高的可能；若呼吸节律不规则、瞳孔不等大或忽大忽小、对光反射迟钝、血压升高，应警惕脑疝和呼吸衰竭的存在。由于化脓性脑膜炎治疗时间长，经常静脉输入高渗性的液体，如 20% 甘露醇、营养液等，要保护患者的血管，建议使用 PICC 置管或者 CVC 置管。

3. 正确配合医生做腰椎穿刺

（1）腰椎穿刺的禁忌证：有形成脑疝风险的患者；可疑颅内占位病变；休克等危重患者；穿刺部位有炎症；有严重的凝血功能障碍的患者，如血友病患者等。

（2）腰椎穿刺的体位：患者侧卧于硬板床上，背部与床面垂直，头向前胸部屈曲，两手抱膝紧贴腹部，使躯干呈弓形；正常人卧位脑脊液压力为 0.78~1.76 kPa（80~180 mmH$_2$O），儿童为 0.4~1.0 kPa（40~100 mmH$_2$O）。

（3）腰椎穿刺后注意事项：腰椎穿刺后，应用无菌纱布覆盖穿刺点并固定妥善，去枕平卧 4~6 小时，防止穿刺后低颅压性头痛，24 小时内暂不宜沐浴，以防引起局部、椎管或颅内感染。

（李　佳　胡思靓）

第二节　肺　　炎

小王今年 32 岁，经常熬夜，加班，晚睡，生活不规律，一天不小心着凉了，第二天出现发热、咳嗽、咳痰，伴有胸痛、全身无力、畏寒，小王就买了一些感冒药吃，但是还不见好转，反而越来越严重。于是到医院检查，医生说小王得了肺炎，小王觉得不能理解，怎么着凉一下竟然那么严重？那到底什么是肺炎，该怎么治疗呢？下面我们就来认识一下肺炎。

一、什么是肺炎

广义上肺炎可由病原微生物、理化因素、免疫损伤、过敏及药物所致。我们通常所说的肺炎是指肺泡远端气道和肺间质的感染性炎症，可由细菌、病毒和其他病原体等因素感染引起，其中以细菌性和病毒性肺炎最为常见。患者常有发烧、咳嗽、呼吸困难等典型症状。

二、流行病学知识

社区获得性肺炎发病率和医院获得性肺炎基本相同。其中 1 000 个人中就有 5~10 个人发生肺炎。其中，社区获得性肺炎患者病死率为 1%~5%。医院获得性肺炎患者病死率较高，为 15.5%~38.2%。

三、疾病类型

（1）细菌性肺炎：是由细菌感染引起的肺部炎症，常见细菌有肺炎链球菌、金黄色葡萄球菌。

（2）病毒性肺炎：是指病毒感染引起的肺部炎症，常由上呼吸道感染向下蔓延所致，引起该类肺炎的常见病毒有流感病毒、呼吸道合胞病毒、麻疹病毒、新型冠状病毒等（后面有单独介绍）。

（3）非典型病原体肺炎：是指非典型病原体感染所导致的肺部炎症。常见的非典型病原体有军团菌、支原体、衣原体等其他病原体。

（4）真菌性肺炎：患者吸入念珠菌、曲霉菌、隐球菌等真菌感染所致的肺炎。常见于免疫系统异常，体弱多病患者。

（5）其他病原体所致的肺炎：由立克次体、弓形虫、寄生虫等感染所致的肺炎。

（6）理化因素所致的肺炎：常因呛咳、误吸导致的吸入性肺炎。

四、哪些因素会导致肺炎

（1）年龄：肺炎可以发生在任何年龄阶段，但风险很高的两个年龄组是 2 岁及以下的婴幼儿和年龄在 65 岁及以上的人群。

（2）吸烟：吸烟会损害肺部对细菌和病毒的天然防御。

（3）空气混浊：室内居住拥挤，通气不良、空气污浊或长期接触粉尘者。

（4）免疫功能受损：如 AIDS 患者，长期应用免疫抑制剂者。

（5）住院治疗：在医院重症监护室患者，特别是长期使用呼吸机患者，患肺炎风险更大。

五、患了肺炎有哪些症状

（1）精神不佳、食欲不振、精神萎靡、烦躁不安。

（2）发热：大部分患者出现不规律发热，重症感染者或婴儿体温可正常或低于正常。

（3）气促：多数在咳嗽、发热后出现，病变范围较大的患者，可有呼吸困难、呼吸窘迫。

（4）咳嗽、咳痰：咳嗽频繁，早期可以是刺激性干咳，后期出现咳痰。不同病原菌感染，咳痰性质不同。肺炎链球菌感染患者，咳铁锈色痰。葡萄球菌感染，有大量浓痰，偶带血丝。肺炎克雷伯菌杆菌患者咳砖红色胶冻样痰。

六、相关检查

常见的辅助检查有血常规检查、C 反应蛋白及降钙素原检查、氧合评估和动脉血气分析。痰涂片、痰培养及药敏试验。影像学检查包括肺部 CT 或者是 X 光，可明确肺炎病变位置，严重程度，观察治疗是否有效，监测病情恢复程度。也可用于其他肺部疾病的鉴别诊断。

七、肺炎的治疗

（1）根据引起肺炎的病原体，选择适宜的抗感染药物，如青霉素 G、四环素、喹诺酮类药物、阿昔洛韦、奥司他韦等。早期合理使用抗感染药物是治愈的关键。抗感染疗程提倡个性化，时间长短取决于感染的病原体、严重程度、基础疾病及临床治疗反应等。

（2）呼吸治疗和机械通气：根据患者氧合情况，选择适宜的给氧方式，有呼吸衰竭的患者，根据情况选择呼吸机改善通气。

（3）支持疗法与对症治疗：卧床休息，避免疲劳、醉酒等使病情加重的因素，补充足够的热量、蛋白质和维生素，多饮水，剧烈咳嗽、胸痛者，可给予少量止咳、镇痛药。

八、肺炎患者的护理

（1）休息与生活护理：有发热的患者应卧床休息，以减少氧耗量，缓解头痛、肌肉酸痛等症状，安静休息、环境适宜，做好口腔护理，鼓励其勤漱口，口唇有疱疹者局部涂抗病毒软膏，防止继发感染。

（2）饮食与补充水分：给予足够热量、蛋白质和维生素的饮食。

鼓励多饮水。

（3）降温护理：高热时可用温水擦拭、冰袋冰敷等物理降温，以逐渐降温为宜，以防虚脱，冰袋冰敷的部位主要是大血管分布的地方，如颈部、腋窝、腹股沟及大腿根部，切忌冰敷心前区、腹部，要适时更换冰敷位置，避免冻伤，有出血倾向、皮疹及皮肤破损的患者禁用酒精擦浴，儿童要预防惊厥，患者出汗时，及时更换衣物，避免受凉。

（4）对症护理：气紧的患者给予半卧位，或遵医嘱给予氧气吸入，改善呼吸，咳嗽、咳痰的患者，指导其适当饮水，保持气道湿润，便于痰液的咳出，痰液黏稠不易咳出时，可给予雾化吸入，或遵医嘱使用祛痰药物并配合翻身拍背促进痰液排出。

九、预防

（1）日常预防：改善不良的生活习惯，劳逸结合，避免过度劳累，加强锻炼，增强体质，减少吸烟，室内通风。流感高发季节，避免长期处于人口密集区域。高蛋白高纤维的饮食，保证维生素摄入。有咳嗽、喷嚏时戴口罩或用纸巾、衣物遮挡口鼻，可减少病原菌播散。有心肺基础疾患者群特别注意防寒保暖。

（2）注射疫苗：注射肺炎疫苗，可降低肺炎球菌感染的发病率和病死率，多数在秋冬季节注射。注射流感疫苗可减少病毒性肺炎发生，每年在流感季节前接种 1 次，多数在秋冬季。免疫效力可持续约 1 年。

（李　佳　黄秋如）

第三节　感染性心内膜炎

小李今年 31 岁，前不久刚顺产生下 1 名女婴，全家都还沉浸在喜悦当中，可是刚当上妈妈才半个月的她有一天突然发烧，体温达 40℃，左下肢感觉麻木，不能活动，本来以为是产后感染，去医院输了几天液，稍有好转，但体温一直反反复复，并且出现臀部和大腿青紫，身体情况越来越差，也不敢给孩子喂奶，急坏了全家人。

小李怎么了？医生说小李有先天性心脏病，现在这种情况就是先天性心脏病引起的感染性心内膜炎，很严重，要做手术才有可能治愈，那么既然是先天性疾病，这么多年为什么现在突然发病呢，做了手术以后她能康复吗，她以后的生活质量会受到影响吗？带着这些疑问让我们一起来了解感染性心内膜炎的相关知识吧！

一、什么是感染性心内膜炎

感染性心内膜炎（IE）是指因为细菌、真菌和其他微生物比如病毒、立克次体、衣原体、螺旋体等直接感染心脏瓣膜或者心室壁内膜，或者邻近大动脉内膜，并伴有赘生物形成的一种炎症反应。主要继发于心脏瓣膜病（包括先天性心瓣膜病、风湿性心脏病、机械瓣膜等）。IE 心脏内膜表面的微生物感染，伴赘生物形成，赘生物为大小不等、形状不一的血小板和纤维素团块，内含大量微生物和少量炎性细胞。

二、分型

根据感染性心内膜炎累及的瓣膜，以及瓣膜的基础状况，把感染性心内膜炎分为以下几种类型。

（1）左心自体瓣膜 IE。

（2）左心人工瓣膜心内膜炎（PVE）（瓣膜置换术后＜1 年发生称为早期 PVE，术后＞1 年发生称为晚期 PVE）。

（3）右心 IE。

（4）器械相关性 IE（包括发生在起搏器或除颤器导线上的 IE，可伴或不伴有瓣膜受累）。心内膜炎也可根据感染来源分为社区获得性 IE、医疗相关性 IE（院内感染和非院内感染）和经静脉吸毒者的 IE。

三、哪些因素容易导致感染性心内膜炎的发生

（1）细菌感染：急性感染性心内膜炎常因化脓性细菌侵入心内膜引起，多由毒力较强的病原体感染所致。金黄色葡萄球菌占50%以上。亚急性感染性心内膜炎80%为非溶血性链球菌引起，主要为草绿色链球菌的感染。

（2）真菌感染：真菌尤多见于心脏手术和静脉注射麻醉药物成瘾者。长期应用抗菌药物或激素、免疫抑制剂、静脉导管输给高营养液等均可增加真菌感染的机会。其中以念珠菌属、曲霉菌属和组织胞浆菌较多见。

（3）药物因素：由于普遍地使用广谱抗菌药物，致病菌种已明显改变，几乎所有已知的致病微生物都可引起本病，同一病原体可产生急性病程，也可产生亚急性病程。

（4）拔牙、扁桃体摘除术、泌尿系器械检查和心脏手术等侵入性操作可为发生感染性心内膜炎的诱因。

四、患了感染性心内膜炎身体会有哪些变化

1. 症状和体征

（1）全身性感染表现：发热，少数无发热或轻微发热，伴有畏寒、乏力、多汗、肌肉酸痛、贫血、体重减轻、脾肿大，急性感染性心内膜炎中毒症状明显，通常为高热伴有寒战。

（2）心脏受累表现：85%有新出现病理性杂音或原有杂音改变（粗糙、响亮、音乐样），15%患者无杂音，心功能逐渐减退，或出现房颤、P-R间期延长、早搏。

（3）周围体征：瘀点（包括皮肤、球结膜、口腔黏膜）、指和趾下线状出血、视网膜的卵圆形出血伴中央苍白。

（4）动脉血栓：赘生物引起的动脉栓塞占20%~40%，常发生于

脾、肾、肠系膜动脉、肢体动脉、中央视网膜动脉等；脑动脉栓塞发生率为 15%~20%。

（5）感染的非特异性症状：脾大、贫血、杵状指（趾）。

2. 并发症

（1）心脏：心力衰竭、心肌脓肿、急性心肌梗死、化脓性心包炎、心肌炎。

（2）细菌性动脉瘤：占 3%~5%，可破裂出血。

（3）转移性脓肿：脓肿转移至肝、脾、骨骼、脑、肾脏等。

（4）神经系统：1/3 患者有神经系统受累表现，包括脑栓塞、脑细菌性动脉瘤等。

（5）肾脏：肾动脉栓塞、肾梗死、肾小球肾炎。

五、住院治疗期间患者通常需要做哪些检查

（1）血培养：75%~85% 患者血培养阳性。阳性血培养是诊断本病的最直接的证据。

（2）一般实验室检查：红细胞和血红蛋白降低，偶可有溶血现象。红细胞沉降率大多增加。半数以上患者可出现蛋白尿和镜下血尿。在并发急性肾小球肾炎、间质性肾炎或大的肾梗死时，可出现肉眼血尿，脓尿以及血尿素氮和肌酐的增高。

（3）超声心动图：检查赘生物所在部位、大小、数目和形态。还能探测瓣膜破坏的程度或穿孔，腱索的断裂，连枷样运动的二尖瓣或三尖瓣，以及各种化脓性心内并发症。

（4）心导管检查和心血管造影：心导管检查可提供有价值的血流动力学及心脏解剖结构的信息。

六、诊断标准

1. 主要标准

（1）血培养阳性：两次血培养阳性而且病原菌完全一致。

（2）心内膜有感染的证据：超声心动图下见赘生物、出现新的瓣膜反流、新出现人工瓣膜移位。

2.次要标准

（1）易致感染性心内膜炎的基础疾病，包括基础心血管病或静脉毒瘾。

（2）发热，体温≥38℃。

（3）血管损害现象。

（4）免疫现象。

（5）微生物学证据：血培养阳性但不符合其主要标准，或血清学证据符合可致感染性心内膜炎的微生物活动性感染。

（6）超声心动图：有感染性心内膜炎的表现，但尚未达主要标准。

七、感染性心内膜炎的治疗原则

明确了感染性心内膜炎以后，怎么样来治疗呢？哪些情况需要做手术呢？

明确感染性心内膜炎后，及早治疗可以提高治愈率，但在应用抗菌药物治疗前应做血培养，根据病情的轻重推迟抗菌药物治疗几小时乃至一到两天，这并不影响本病的治愈率和预后。而明确病原体后再采用最有效的抗菌药物是治愈本病最根本的因素。针对 IE 的抗菌药物应用原则仍然是：早期应用，足量应用，疗程宜长。选用杀菌剂，同时需要联合用药。

部分感染性内膜炎需要进行手术治疗，哪些情况需要行外科手术呢？

（1）经抗菌药物治疗仍发生心瓣膜功能不全并导致中度以上的充血性心力衰竭。

（2）反复发生内脏器官栓塞，赘生物≥10 mm。

（3）未能控制的感染，经大剂量、多种抗菌药物合用，血培养仍为阳性。

（4）真菌性心内膜炎。

（5）出现严重合并症，内科治疗不可能改善。

（6）人工瓣膜心内膜炎经治疗仍有瓣周漏、瓣膜移位、瓣周或心肌脓肿等。

八、感染性心内膜炎需做哪些护理

心内膜炎的患者，应绝对卧床休息，防止赘生物脱落。需要观察患者有无栓塞征象。当患者突然出现胸痛、气急、发绀和咯血等症状，要考虑肺栓塞的可能；出现腰痛、血尿等考虑肾栓塞的可能；当患者出现神志和精神改变、失语、吞咽困难、肢体功能障碍、瞳孔大小不对称，甚至抽搐或昏迷征象时，警惕脑血管栓塞的可能；当出现肢体突发剧烈疼痛，局部皮肤温度下降，动脉搏动减弱或消失要考虑外周动脉栓塞的可能。以上情况应及时报告医生并协助处理。

进行瓣膜置换术后的患者需要长期服用抗凝药物（如华法林），口服华法林有哪些需要注意的呢？

（1）出血：出血是华法林抗凝治疗的首要并发症，最常见出血部位是皮肤、黏膜、胃肠道及泌尿生殖道。包括血尿、瘀斑、鼻出血、齿龈出血、月经过多、黑便、伤口和溃疡处出血，严重者有颅内出血、咯血、腹膜后出血等。在抗凝过程中需要监测患者的凝血指标，观察有无上述症状出现。

（2）栓塞：栓塞是换瓣后华法林抗凝治疗中仅次于出血的另一重要并发症，发生率为 0~4.2%。

（3）皮肤坏死：是华法林抗凝引起的一种严重但少见的并发症，常发生于华法林抗凝治疗的第 3~8 天，由于皮下脂肪层的小静脉和毛细血管的过度凝血血栓形成而引起。

（4）出院后长期抗凝监测问题：由于华法林抗凝效果受多种因素的影响，因此华法林服用剂量需不断调整，以减少出血或栓塞等并发症的发生，这要求患者定期要来医院复查国际标准化比值（INR）。

九、感染性心内膜炎患者的预后及家庭的延续性护理

1. 避免诱因、预防复发

（1）祛除诱因和治疗病因：积极防治各种感染病灶，如口腔感染、皮肤感染、泌尿道感染和肺炎等，做好口腔、皮肤的清洁，勤活动、按摩肢体，增加机体活动能力，促进血液循环及肠蠕动，吸烟者戒烟，注意保暖，以降低本病的发生率。

（2）远离毒品：对于有静脉药瘾者劝其积极戒毒，减少感染性心内膜炎的发生。

（3）预防用药：对于易感者，在接受可因出血或明显创伤而致暂时性菌血症的手术后器械检查时，应予预防感染性心内膜炎的药物。

2. 遵医嘱继续服药

遵医嘱按时服药，正确服用抗菌药物、地高辛、利尿剂并坚持服用华法林等，定期到医院进行复查，及时调整用药，防止出血和血栓形成。如出现发热持续不退、心慌胸闷、咯血、头痛、意识障碍、偏瘫或肢体突然疼痛加剧，应及时到医院就诊。

（胡淑华　段　程）

第四节　心包炎

一、什么是心包炎

心包炎是最常见的心包病变，可由多种致病因素引起，或由邻近组织病变蔓延而来。心包炎可与心脏的其他结构，如心肌或心内膜等的炎症同时存在，亦可单独存在。

二、发病的原因

1. 急性心包炎

急性心包炎是心脏脏层和壁层的急性炎症，可以合并心肌炎和心内膜炎。急性心包炎可由各种原发的内外科疾病所引起，也有部分病因至今不明。目前大多数病因仍以炎症为主，其中非特异性、结核性、化脓性和风湿性心包炎较为常见。急性心包炎的病因有以下几个方面。

（1）感染性：包括细菌感染（如肺炎球菌、葡萄球菌）、结核分枝杆菌感染、病毒感染（柯萨奇病毒、EB病毒等）、真菌感染以及立克次体、支原体等其他病原体感染。

（2）非感染性：特发性心包炎综合征、肿瘤性心包炎、外伤性心包炎、放射性心包炎、过敏性心包炎、结缔组织病性心包炎等。

2. 慢性心包炎

心包炎症持续3个月以上称为慢性心包炎，在急性心包炎症之后，心包可发生瘢痕粘连和钙质沉着。少数患者由于形成了坚而厚的瘢痕组织，心包失去伸缩性，明显地影响了心脏的收缩和舒张功能，称为缩窄性心包炎。

病因：大多数继发于急性心包炎，最常引起慢性心包炎的是结核性及化脓性心包炎。

三、患了心包炎身体会有哪些变化

1. 急性心包炎临床表现

（1）胸骨后、心前区疼痛：是急性心包炎的特征，可为剧痛、刀割样痛，也可以是钝痛或者压迫样感。心前区疼痛常由体位改变、深呼吸、咳嗽、吞咽等原因引起，尤其当抬腿或左侧卧位时加剧，坐位或者前倾位减轻。

（2）心脏压塞的症状：可出现呼吸困难、面色苍白、烦躁不安、发绀、乏力、上腹部疼痛，水肿，甚至休克。

（3）心包积液对邻近器官压迫的症状：肺、气管、支气管和大血管受压迫可引起肺淤血，使呼吸浅快，呼吸困难，气管受压可产生咳嗽和声音嘶哑，食管受压可出现吞咽困难症状。

（4）全身症状：心包炎本身亦可以引起畏寒、发热、心悸、出汗、食欲不振、倦怠乏力等症状。

2. 缩窄性心包炎的临床表现

（1）呼吸困难：劳累后呼吸困难常为缩窄性心包炎的最早期症状。

（2）咳嗽：主要是因为肺静脉压力增高，使液体进入小气道所致。

（3）乏力：因心包的阻碍，回心血量减少，心排出量降低，引起乏力。

（4）水肿：由于静脉压力升高，液体积聚在腔静脉系统，引起大量腹水和下肢水肿。

（5）全身症状：胃纳减退、眩晕、衰弱，还可有心悸、咳嗽、上腹疼痛等症状。

四、需要做哪些检查确诊心包炎

常见的辅助检查为血液检查、心电图检查、超声心动图检查、X 线检查、CT 和 MRI、心包穿刺和活检及心包镜检查。

五、患了心包炎该如何治疗

急性心包炎的治疗包括对原发病的病因治疗、解除心脏压塞和对症治疗。患者宜卧床休息，直至胸痛消失与体温消退至正常。胸痛时给予非甾体类抗炎药如阿司匹林、吲哚美辛或者布洛芬等镇痛剂，必要时可使用吗啡类药物。化脓性心包炎应选用足量对致病菌有效的抗菌药物，风湿性心包炎应加强抗风湿治疗，一般用肾上腺糖皮质激素较好。结核性心包炎应尽早开始抗结核治疗，并给予足够剂量和较长的疗程，直至结核活动停止后 1 年左右再停药。化脓性心包炎积液量大时需行心包穿刺抽脓，如疗效不显著，应及早考虑心包切开引流；如出现心脏压塞症状，应行心包穿刺放液；如渗液继续产生或有心包缩窄表现，应及时进行手术治疗，以防止发展为缩窄性心包炎。非特异性心包炎和病毒性心包炎常常具有自限性。

慢性缩窄性心包炎的治疗：患者及早行心包剥离术，手术前应改善患者一般情况，严格休息，低盐饮食，使用利尿剂或者抽除胸、腹腔积液。

六、心包炎的护理

（1）一般护理：急性心包炎患者应卧床休息，给予氧气吸入，并保持情绪稳定，以免因增加心肌耗氧量而加重病情。休息时可采取半卧位以减轻呼吸困难；出现心包填塞的患者常采取强迫前倾坐位，可趴俯在床尾小桌，增加舒适感；如有水肿，应限制钠盐摄入，给予低盐饮食。

（2）疼痛护理：疼痛发生时可为剧痛、刀割样痛，也可以是钝痛或者压迫样感。心前区疼痛常于体位改变、深呼吸、咳嗽、吞咽、卧位，尤其当抬腿或左侧卧位时加剧，坐位或者前倾位可减轻。可以遵医嘱给予非甾体类抗炎药如阿司匹林、吲哚美辛或者布洛芬等镇痛剂，必要时可使用吗啡类药物，并注意观察药物疗效及有无不良反应。

七、心包炎患者的预后

预后主要取决于心包炎的病因及并发症。如继发于急性心肌梗死、恶性肿瘤或者系统性红斑狼疮等，则预后不良；如为结核性或者化脓性心包炎等，及时有效地治疗，包括必要的心包穿刺抽液或者心包切开排脓，可获得痊愈。部分患者可遗留心肌损害和发展成缩窄性心包炎，特发性或者病毒性心包炎有自限性，自然病程1~3周。慢性缩窄性心包炎如能及早进行心包的彻底剥离手术，大部分患者预后较好。

（胡淑华　李　佳）

第五节　腹腔感染

一、什么是腹腔感染

腹腔感染是指一系列累及腹腔的感染性疾病，主要包括腹腔单个脏器的感染（如急性胆囊炎、急性阑尾炎等）、腹膜炎以及腹腔脓肿，也可根据其感染涉及范围和严重程度分为单纯性腹腔感染和复杂性腹腔感染。腹腔感染可导致机体的血流动力学、呼吸、微循环及代谢紊乱，如果治疗不及时，可发展为感染性休克、败血症、弥散性血管内凝血（DIC），甚至多器官功能衰竭。

二、哪些原因可能导致腹腔感染

（1）原发性腹膜炎：90% 以上是由单一细菌引起，最常见的致病菌是革兰氏阴性杆菌，以肠道杆菌科细菌为主，如大肠杆菌等。

（2）继发性腹膜炎：多继发于空腔脏器穿孔、坏死。上消化道致病菌以肠道杆菌科细菌为主，其次是非发酵菌，如铜绿假单胞菌和不动杆菌等，也有可能是肠球菌等革兰氏阳性球菌；下消化道致病菌多为混合感染，其中包括厌氧菌。

（3）第三型腹膜炎：致病菌多为耐药菌，如鲍曼不动杆菌、耐甲氧西林金黄色葡萄球菌等。

（4）腹腔脓肿：致病菌大多数来自腹腔的病变器官，膈下和上腹部致病菌主要是肠道杆菌；下腹部致病菌主要是厌氧脆弱类杆菌和需氧肠道杆菌。

三、腹腔感染了身体会有哪些不适

由于感染的部位及发展过程不同，腹腔感染的临床表现各不相同。

典型的临床表现是发热、呕吐、腹痛、腹泻、腹部压痛及反跳痛、腹肌紧张、腹腔引流物为脓性等。由特定部位疾病所引起的腹腔感染常产生特有的征象：如憩室炎患者常有左下腹部疼痛及便秘，发热和白细胞增多，有时可触及包块；阑尾炎的典型症状为脐周或上腹部疼痛，且常为绞痛，疼痛转移到右下腹；如果阑尾穿孔形成弥漫性腹膜炎，则有腹膜炎表现。

四、需要做哪些检查

（1）血常规：血常规表现为白细胞计数及中性粒细胞比例升高。

（2）腹腔穿刺：腹腔穿刺液有核细胞增多，蛋白含量高，细菌培养阳性。

（3）影像学检查：X线及CT可以了解感染灶的部位、毗邻脏器的相关变化，甚至肠壁的炎症、水肿情况，膈上、膈下的积液或积气情况；B超可以探测脓肿，也便于床旁检查，引导脓肿的穿刺引流。

五、腹腔感染该如何治疗

1. 一般治疗

卧床休息，清淡易消化饮食。若合并肠梗阻或胃肠穿孔，必要时给予合理胃肠减压。补充纠正水、电解质及酸碱失衡，营养支持。

2. 药物治疗

（1）抗菌药物的初始选择：尽早开始抗菌药物的经验治疗，需选用能覆盖肠道革兰氏阴性杆菌、肠球菌属等需氧菌和脆弱拟杆菌等厌氧菌的药物，为保证药物的有效浓度，应静脉滴注给药。对于危及患者生命的重度腹腔感染，抗菌药物初始治疗必须有足够的强度。对于是腹膜透析相关性腹腔感染，首选万古霉素或去甲万古霉素，与第三代头孢菌素联合抗菌治疗，但在用药前应收集腹腔引出的透析液做细菌培养，必要时需要拔除透析管。

（2）调整用药：在给予抗菌药物治疗之前应尽可能留取相关标本培养，如血培养或者体液培养，获取病原菌后进行药敏试验，作为调整用药的依据。

3. 感染病灶的引流

对于腹腔脓肿或腹腔内脏器的脓肿，必须充分引流，根据情况安置引流管，保证引流的通畅有效，根据脓液涂片染色和培养结果选择用药。

4. 手术治疗

经强有力的抗感染治疗，病灶仍不能清除，或合并腹腔脏器穿孔等情况的患者，应根据患者具体情况行手术治疗，并于手术过程中采集病变部位标本，做细菌培养及药敏试验，指导抗菌药物的选择。

六、腹腔感染患者引流管的护理

（1）注意管道的妥善固定：将引流袋用别针固定于床边或衣服上，严防因翻身、搬动、起床活动时牵拉而脱落，并减少引流管牵拉引起的疼痛。

（2）观察并记录引流液颜色、量、气味、性状：注意引流液的变化，以便随时了解病情发展的趋势。

（3）保持引流管周围皮肤清洁干燥，及时观察引流管周围皮肤有无红肿、破损，引流液是否外漏或渗出等，并根据情况及时换药。

（4）保持引流管通畅：管腔内有脓块、血凝块、异物等会引起引流不畅。如发现患者突然出现腹胀、伴发热等异常情况，应及时检查管腔有无阻塞或引流管脱出，及时通知医生处理。

（5）倾听患者疼痛的主诉：引流口处疼痛常是引流液渗漏刺激周围皮肤所致，其他部位疼痛可能是引流管压迫局部组织，或继发感染或迁移性脓肿所致，应及时通知医生查看，必要时使用止痛药物。

（李 佳 段 程）

第六节　前列腺炎

一、Ⅰ型急性细菌性前列腺炎

急性细菌性前列腺炎（ABP）系指由病原体微生物感染而引起的整个前列腺的急性炎症。纵欲过度、全身感染、酗酒等使前列腺充血等因素均可诱发急性前列腺炎。

1. 病因和发病机制

病原微生物感染为主要致病因素。当患者抵抗力降低时，病原体侵入前列腺后迅速大量生长繁殖。急性细菌性前列腺炎多见于尿路上行感染，致病菌大多是革兰氏阴性杆菌，如大肠埃希菌、肺炎克雷伯菌、变形杆菌、假单胞菌及金黄色葡萄球菌。

2. 临床表现

（1）全身症状：如高热、寒战、乏力等全身感染中毒症状，重者可出现败血症。

（2）排尿症状：表现为尿频、尿急、尿痛等，严重时导致排尿不畅，尿线变细，尿滴沥，甚至排尿困难引起急性尿潴留。

（3）局部症状：患者可出现下腹部、外生殖器、会阴部疼痛，有明显便意，大便结束时尿道流出脓性分泌物。

（4）并发症：急性精囊炎，急性前列腺炎如未能控，可形成脓肿，甚至导致穿孔。

3. 诊断

（1）病史和体格检查：患者一般有典型的临床表现和急性感染病史，直肠指检可发现前列腺肿胀，压痛明显。但急性炎症期禁忌前列腺按摩，以免炎症扩散，引起菌血症或脓毒血症。

（2）实验室检查：血常规提示白细胞及中性粒细胞计数明显升高。尿常规检查可发现大量白细胞和脓细胞，尤其是初始尿或终末尿液。血液和尿细菌培养是最为重要的实验室检查，以明确感染病原体以及药物敏感情况，便于制定治疗方案。

4. 治疗

Ⅰ型前列腺炎须尽快采用抗菌药物治疗。感染中毒症状重的患者首选静脉使用抗菌药物，待发热等症状改善后，改用口服药物。伴脓肿形成者须行脓肿引流。

二、Ⅱ型慢性细菌性前列腺炎

慢性细菌性前列腺炎（CBP）是由一种或数种病原体引起的前列腺非急性感染。致病菌常为革兰氏阳性菌，也有革兰氏阴性菌，亦可二者混合感染。目前有证据表明衣原体、支原体也可引起前列腺感染，但少见。

1. 病因和发病机制

致病因素主要是病原体感染，患者抵抗力较弱和（或）病原体毒力较强。发病机制是尿路感染患者病原体逆行进入前列腺引起感染。长期反复下尿路感染或存在前列腺结石，可能是病原体持续存在和感染反复发作的重要原因，为主要发病机制。ABP未治愈，病情迁延，可发展为CBP。病原体主要为葡萄球菌属，其次为大肠埃希菌、棒状杆菌属及肠球菌属等。

2. 临床表现

（1）排尿症状：多数患者有反复发作下尿路感染症状，尿频、尿急、夜尿增多、尿不尽、尿滴沥。

（2）疼痛：会阴部、骨盆区、耻骨上区及外生殖器疼痛，有时射精后疼痛不适。

3. 诊断

（1）病史、体格检查：患者有反复发作的排尿异常症状和局部疼痛症状，反复发作持续3个月以上是CBP的主要特征。直肠指检前列腺增大或略小，表面不规则，两侧叶不对称，有压痛。常规进行前列按摩获得前列腺液进行细胞学检查和细菌培养。

（2）实验室检查：前列腺按摩前应先进行尿常规分析和尿沉渣检查；前列腺液检查白细胞＞10个HP，卵磷脂小体数量减少时有诊断意义；前列腺按摩前后尿液镜检白细胞增高，细菌培养阳性，可诊断为Ⅱ型慢性细菌性前列腺炎。

4. 治疗

（1）抗菌药物治疗：根据细菌培养结果和药物穿透前列腺的能力选择抗菌药物。确诊后抗菌药物治疗的疗程为4~6周，期间根据疗效评价是否需要调整抗菌药物。

（2）α受体阻滞药：可缓解后尿道压力和盆底肌痉挛，可以缓解下尿路症状和疼痛症状，是治疗Ⅱ型前列腺炎的基本药物。常用的α受体阻滞药有多沙唑嗪、阿夫唑嗪和坦索罗辛等。

（3）其他治疗：对持续反复发作者行前列腺按摩，每周2~3次，持续2个月以上；坐浴疗法；中药治疗；至于前列腺穿刺药物注射或经尿道前列腺灌注治疗，不推荐用于临床治疗。Ⅱ型前列腺炎的患者应禁酒，禁辛辣饮食，避免疲劳和防止会阴部受凉。

三、Ⅲ型慢性前列腺炎／慢性骨盆疼痛综合征

慢性前列腺炎/慢性骨盆疼痛综合征（CP/CPPS）是前列腺炎中最常见的类型。主要表现为长期、反复的骨盆区域疼痛或不适，持续3个月以上，可伴有不同程度的排尿异常症状和性功能障碍，严重影响患者的生活质量。该型又可再分为ⅢA（炎症性CPPS）和ⅢB（非炎症性CPPS）两种亚型。

1. 病因和发病机制

该病病因十分复杂，可能有多种病因共同作用，其中一种或几种病因起关键作用，或者不同疾病具有相同或相似的临床症状，甚至这些疾病已治愈，而它所造成的损害与病理改变仍然持续独立起作用。Ⅲ型的发病机制尚未完全明确，目前多数学者认为主要病因可能是病

原体感染、炎症、异常的盆腔神经肌肉活动等共同作用所致。具体包括：①病原体感染；②排尿功能失调；③神经内分泌因素；④精神心理因素；⑤免疫反应异常；⑥氧化应激学说；⑦盆腔相关疾病因素；⑧下尿路上皮功能障碍。

2. 临床表现

（1）排尿症状：常表现为尿频、尿急、尿痛，排尿时尿道灼热或疼痛感，夜尿增多，排尿不畅，尿无力或尿线分叉，尿后滴沥等。上述症状时重时轻，反复发作。

（2）疼痛：患者常出现会阴部区域、下腹部、腹股沟区、腰骶部坠胀痛、酸痛或剧痛。可一处或多处出现疼痛，也可不同部位交替出现，程度不一，反复发作。

（3）精神症状：患者常表现为焦虑、抑郁、紧张、恐惧，严重者多疑，甚至有自杀倾向。也可出现性心理异常，性欲减退，勃起功能障碍，痛性勃起，射精痛等。

3. 诊断

（1）病史、体格检查：主要表现为排尿异常、疼痛和精神异常。都以疼痛为主要表现，反复发作持续 3 个月以上是 CP/CPPS 的诊断特征。应进行全面体格检查，泌尿生殖系统检查直肠指检尤为重要，并进行前列腺按摩获取前列腺液。

（2）实验室检查：尿常规检查以排除尿路感染，前列腺液检查。有时反复前列腺液检查才能做出准确判断。但白细胞的数量不能完全反映前列腺炎的严重程度。若白细胞增多时，须进行细菌学检查。

（3）其他检查：包括超声、影像、尿道镜及前列腺穿刺活检等。

4. 治疗

该型还没有明确的治疗方案，多为经验性治疗。治疗目标主要是缓解疼痛、改善排尿症状和提高生活质量。临床最常用的是抗菌药物联合 α 受体阻滞剂和非甾体类抗炎镇痛药。其他治疗方法有 M 受体阻滞剂、中药、植物制剂、抗抑郁药、抗焦虑药、前列腺按摩以及热疗等。若单一治疗方法效果不理想，可采用以一种治疗方法为主，同时辅以其他治疗方法的综合治疗。

四、日常保健

（1）规律的性生活，不能忍精不射，不要过度手淫，避免不洁性行为。

（2）正确认识前列腺炎，保持良好的心态，减轻心理压力，坚持治疗。

（3）多喝水，勤排尿，保持大便通畅。

（4）忌烟酒和辛辣食物。

（5）忌久坐，避免长时间骑车，坚持运动锻炼。

（曾　静　郑　倩）

第七节　尿路感染

尿路感染又称泌尿系感染（urinary tract infection，UTI），是肾脏、膀胱和尿道等泌尿系统各个部位感染的总称，是尿路上皮对细菌侵入的炎症反应。

那么，出现哪些情况就被诊断为尿路感染了呢？请看以下分类。

一、肾盂肾炎

该病患者女性多于男性，通常有两种感染途径：①逆行性感染；②血行性感染。按病程长短又可以将肾盂肾炎分为急性肾盂肾炎和慢性肾盂肾炎两种。

（一）急性肾盂肾炎

急性肾盂肾炎究竟是什么原因引起的呢?

主要是细菌逆行感染，有时候继发于泌尿系统的有创操作，尿路梗阻是它最常见的诱因。引起急性肾盂肾炎的病原体常为革兰氏阴性杆菌，其中大肠埃希菌最为常见。血行性感染仅约30%，多为葡萄球菌属感染。

它有哪些表现呢?

逆行感染所致急性肾盂肾炎通常有膀胱刺激症状，比如尿频、尿急、尿痛之类的，同时患侧腰部疼痛，肾区肌肉强直，重者可有脓毒血症表现和胃肠道症状。血行性急性肾盂肾炎起病快而急，有畏寒、寒战、高热、恶心呕吐和腰部酸痛等表现。

如何判定是否得了急性肾盂肾炎呢?

病史和体征是主要诊断根据，实验室检查显示白细胞总数及中性粒细胞比例增高，尿常规查见大量白细胞。必须行尿培养以明确感染病原菌，严重者需同时行血培养检查。影像学检查可用于明确有无肾盂肾炎的诱因。

如何治疗急性肾盂肾炎呢?

①全身支持治疗，出现了哪些症状就针对进行处理；②抗菌药物治疗，根据尿培养结果选择针对性药物，治疗时间至少要2周，一直持续到体温正常，症状消失，血、尿常规正常，尿培养阴性为止。

急性肾盂肾炎发病虽然急，病情较重，但一般处理都比较及时，预后良好。但是也不能掉以轻心，如果急性肾盂肾炎治疗不彻底，反复感染，就有可能会转变为慢性肾盂肾炎，那问题就复杂了。

下面就来说一说不彻底治疗，后面转变成的慢性肾盂肾炎。

（二）慢性肾盂肾炎

慢性肾盂肾炎的病因大多数是逆行感染，就是急性发作时治疗不当或不彻底引起的。

它的表现又有哪些呢？

根据肾实质损坏和肾功能减弱的程度而有所不同。当炎症处于静止期时，症状不明显或仅有轻微肾区不适或轻微尿路刺激症状，但仍有持续细菌尿。当急性发作时，就会出现急性肾盂肾炎临床表现。

如何判定是慢性肾盂肾炎？

慢性肾盂肾炎静止期时症状体征不明显，需进行全面检查。通常情况就是：血常规正常，尿常规仍能查见白细胞，尿培养可为阳性。影像学检查提示肾实质瘢痕形成是慢性肾盂肾炎特征性改变。

那又该如何治疗呢？

①还是先进行基础的全身支持治疗；②加强抗菌药物治疗，至少2周，治疗期间需反复检查尿常规及尿培养；③彻底控制和清除感染病灶；④及时处理引起感染的原发病变，如尿路梗阻、结石或畸形等。

都急性转慢性了，那它的预后怎么样呢？

不要慌，如果处理及时得当，预后还是较好的，若诊治不当，那它就有可能导致肾功能损害了。

二、肾脓肿

什么是肾脓肿？它是肾皮质化脓性感染所导致的，几个肾脓肿融合则称为肾痈。自抗菌药物广泛应用以来，肾脓肿的发生率逐渐减少，除非机体免疫力低下。

为什么会引起肾脓肿？

划重点：金黄色葡萄球菌血行播散是罪魁祸首！

肾脓肿的表现有哪些呢？

一般是突然发作，表现为寒战、发热、季肋部疼痛和食欲不振等，肾区可有叩痛。初期无尿路刺激症状，若脓肿跑到肾盂那里了，就会出现尿路刺激症状（尿频、尿急、尿痛）。

怎样就可以诊断为肾脓肿了呢？

除病史、症状和体征外，实验室检查示血常规异常，血培养可为阳性；影像学检查可发现肾皮质内脓肿形成。

针对肾脓肿，医生又该怎样治疗呢？

应立即使用针对性抗菌药物进行抗感染治疗。如果药物治疗都没有效果就需要进行脓肿引流了，如脓肿引流不畅，肾脏破坏严重，必要时可行肾切除术。

三、膀胱炎

膀胱炎通常伴有尿道炎，统称为下尿路感染，是泌尿系感染最常见的类型。膀胱炎患者中女性多于男性，原因是女性尿道短，邻近阴道和肛门。正常膀胱是不容易发生感染的，因为膀胱黏膜表面有黏液素，黏附细菌，便于白细胞吞噬；尿道括约肌又能阻挡细菌从尿道进入膀胱；尿液冲刷作用及尿液也可以一定程度抑制细菌繁殖。虽然说不容易发生，但还是会发生！膀胱炎可分为急性膀胱炎和慢性膀胱炎。

什么因素可以引发膀胱炎呢？

膀胱炎感染途径以上行性感染最常见，并有多种因素可引起。比如：①膀胱内因素，如膀胱内有结石、异物和留置导尿管等；②膀胱颈部以下尿路梗阻，引起排尿不畅，尿液冲刷作用减弱，且残余尿为细菌生长提供良好环境；③支配膀胱的神经系统损害，造成排尿困难而引起感染；④邻近器官感染直接蔓延或经淋巴传播所致。导致膀胱感染的细菌以大肠埃希菌、肺炎克雷伯菌等肠杆菌科细菌最为常见，其次是葡萄球菌属。

膀胱炎的症状有哪些呢？

急性膀胱炎可突然发生或缓慢发生，排尿时尿道烧灼样疼痛、尿频，常伴尿急，严重时可类似尿失禁。尿液混浊，有时出现血尿，常常在排尿终末时明显。耻骨上区有轻度压痛。急性膀胱炎的病程较短，如及时治疗，症状多在 1 周左右消失。慢性膀胱炎有轻度膀胱刺激症状，经常反复发作。

让我们来看看它是如何被诊断的？

急性膀胱炎诊断根据典型的膀胱刺激症病史，中段尿液检查有大量脓细胞可初步诊断。同时行细菌培养，为后续治疗提供更准确的依据，也是确诊的有力依据。急性膀胱炎时，忌行膀胱镜检查。对慢性膀胱炎的诊断，需详细进行全面的泌尿生殖系统检查。

对于膀胱炎的治疗，又是怎样的呢？急性膀胱炎治疗首先就是多饮水，避免刺激性食物，注意休息；热水坐浴可改善会阴部血液循环而减轻症状。其次用碳酸氢钠或枸橼酸钾碱性药物碱化尿液及解痉药物缓解膀胱痉挛。慢性膀胱炎则需根据全面检查结果找到致病原因后行相应处理。针对不同情况下的急性膀胱炎治疗方案仍有不同。

最重要的是平时大家都如何预防膀胱炎呢？

保证足量饮水；不要憋尿，有尿意即排尿；女性排便后，从前向后擦拭肛门；性生活前后，男女均应清洗会阴区，性生活后立即排尿，冲刷细菌。养成健康的生活习惯。

（曾　静　郑　倩）

第八节　皮肤及软组织感染

小李今年 20 岁，未婚，青春靓丽，近日脸上冒出了很多痘痘，其中一颗较大的长在左侧鼻子旁。小李觉得影响美观，自己洗脸时将其戳破，并用手挤出了脓液。没想到两天以后，小李左侧面颊及鼻部肿胀疼痛明显，立即到医院就医。医生诊断李女士面颊局部急性蜂窝织炎，告诉她幸好来医院看病了，如不及时就医，有可能继发颅内感染甚至危及生命。

怎么挤了一颗小小的痘痘竟然会感染，还能引起这么大的危害呢？现在我们就来认识认识皮肤及软组织感染。

一、什么是皮肤及软组织感染

皮肤及软组织感染又称皮肤及皮肤结构感染，是化脓性致病菌侵犯表皮、真皮和皮下组织引起的炎症性疾病。

皮肤及软组织感染一般临床表现为红、肿、热、痛及局部的功能障碍，严重感染时可出现全身感染症状，如发热、心动过速、血压下降等，病情轻重程度不一，部分轻度感染无须治疗即可自愈，但大多数病例需要内科保守治疗及手术干预，严重者甚至危及生命，比如坏死性筋膜炎，另外，患者的一般情况、基础疾病以及感染病原体亦会影响到感染的严重程度。耐甲氧西林金黄色葡萄球菌引起的感染一般都比较严重。因此在治疗时，正确地评估病情轻重程度并及时了解感染的病原学特征是非常必要的。

二、发生皮肤软组织感染的原因有哪些

人体正常皮肤是对抗微生物入侵的第一道物理屏障，因为它可以分泌抑制病原菌生长的低 pH 值的脂质液及脂肪酸，皮肤的表面还定植了大量的正常菌群，这些正常菌群可以通过位点竞争和产生抗微生物剂来防止其他病原微生物的侵袭，对人体无害。每个人的皮肤正常菌群种类也各不相同，影响因素主要包括气候、种族、年龄、性别、应激状态、卫生状况、营养状况及医院接触史。

在正常情况下，定植的细菌不会引起感染，但是当皮肤屏障被破坏时，细菌数量增加，细菌侵入表皮，进而发生感染。

皮肤屏障被破坏的最常见途径是皮肤的直接损伤，例如外伤、抓伤、咬伤、医疗操作（如针刺伤）、烧伤手术以及局部受压缺血缺氧引起的局部组织坏死等，均可导致正常菌群及外界病原菌的入侵。其他途径包括邻近感染的扩散（如骨髓炎），比较少见的如血源性传播（如栓子感染）。另外，某一部位的定植菌进入非定植部位时，也可能引发感染。

皮肤及软组织感染危险因素可以分为两大类：①患者相关性因素，包括合并疾病、高龄、肥胖、免疫缺陷状态、肝肾疾病以及脉管系统功能不全（尤其淋巴或静脉系统）。②病原学因素，这类危险因素主要包括：住院史、糖尿病病史、肝肾疾病、咬伤（人、猫、狗、鼠、爬虫等）、动物接触史、注射药物使用及旅行史等。

三、皮肤软组织感染有哪些临床表现

通常皮肤及软组织感染局部会出现红、肿、热、痛等表现，但各种皮肤软组织感染的表现不尽相同。在判断时要注意皮损性质、溃疡形成情况以及坏死程度等，及早判断是单纯性皮肤软组织感染还是复杂性皮肤软组织感染，是否需要外科及时处理，同时要注意全身情况如发热、乏力、精神萎靡等，有无感染性休克等征象。

1. 疖

疖（furuncle）俗称疔疮，是单个毛囊及其所属皮脂腺的急性化脓性感染。疖发生在皮肤，表现为红、肿、热、痛，直径范围不超过 2 cm。化脓后其中心处先呈白色，触之稍有波动；继而破溃流脓，并出现黄白色的脓栓。脓栓脱落、脓液流尽后，局部一般可以消肿愈合，有的疖无脓栓（即所谓无头疖），破溃慢，需设法促使其脓液排出。面疖常较严重，红肿范围较大，且容易伴有寒战发热和头痛。"危险三角区"（面部口角两侧至鼻根部）的疖，挤压或被挑破时，致病菌可经内眦静脉、眼静脉进入颅内，引起颅内感染，可出现发热、头痛、呕吐、意识障碍等症状，严重者可危及生命。

2. 痈

痈（carbuncle）指邻近的多个毛囊及其周围组织的急性化脓性感染，可由多个疖融合而成。由于痈是多个毛囊同时发生感染，比疖的急性炎症浸润范围大，因此对全身的不良影响较重。感染常从毛囊底部开始，沿阻力较小的皮下组织蔓延，再沿深筋膜向外周扩散（不容易局限），并向上传入毛囊群形成具有多个"脓头"的痈。病变可累及深层皮下结缔组织，使其表面皮肤血运障碍甚至坏死。痈的自行破溃一般较慢，随着时间的迁延，可合并其他病菌形成混合性感染，甚至发展成脓毒症。

3. 丹毒

丹毒（erysipelas）是致病菌经破损的皮肤、黏膜或其他感染灶侵入淋巴管，引起网状淋巴管及周围组织的急性炎症。丹毒常发生在皮肤或黏膜有某种病损（如皮肤损伤、足癣、口腔溃疡等）之后。疾病发生后局部皮肤有炎症反应，其淋巴引流区的淋巴结也常受累及。由于病变蔓延较快，因此常伴有全身性反应，不过很少出现组织坏死或化脓。

4. 急性蜂窝织炎

急性蜂窝织炎是皮下、筋膜下或深部结缔组织的急性、弥漫性、化脓性炎症，其特点是不易局限，扩散迅速，与正常组织无明显界限。细菌侵入更深层组织则可能引起筋膜炎，甚至肌炎。

（1）局部呈现为红、肿、热、痛，红色较暗无明显界限，中央部颜色较周围深；中央部常因缺血发生坏死。部位表浅者症状明显，部位深者常只有局部水肿及深压痛。由产气的厌氧菌所引起的急性蜂窝织炎，局部可闻及捻发音。好发于下肢、足、面部、外阴及肛周等处。慢性蜂窝织炎致局部变硬、萎缩时，称硬化性蜂窝织炎。

（2）可伴有高热、寒战、头痛、全身无力。易并发淋巴管炎及淋巴结炎，甚至可并发转移性脓肿、败血症。

（3）特殊临床表现：常因致病菌的种类、毒性和发病的部位、深浅而不同。表浅的急性蜂窝织炎，局部明显红肿、剧痛，并向四周迅速扩大，病变区与正常皮肤无明显分界。病变中央部位常因缺血发生坏死。如果病变部位组织松弛，如面部、腹壁等处，则疼痛较轻。深部急性蜂窝织炎，局部红肿多不明显，常只有局部水肿和深部压痛，但病情严重，全身症状明显，有高热、寒战、头痛、全身无力、白细胞计数增加等。口底、颌下和颈部的急性蜂窝织炎，可发生喉头水肿和压迫气管，引起呼吸困难，甚至窒息；炎症有时还可蔓延到纵隔。由厌氧性链球菌、拟杆菌和多种肠道杆菌所引起的蜂窝织炎，又称捻发音性蜂窝织炎，可发生在被肠道或泌尿道内容物所污染的会阴部、腹部伤口，局部可有捻发音，蜂窝组织和筋膜有坏死，且伴有进行性皮肤坏死，脓液恶臭，全身症状严重。

四、皮肤软组织感染如何诊断

一般诊断包括询问病史，尤其是发病诱因和危险因素对皮肤软组织感染的诊断和分析可能的病原菌十分重要。体格检查除注意局部红、肿、热、痛等表现外，还应注意脓肿大小、皮损性质、溃疡形成状况以及坏死程度，及早判断是无并发症皮肤软组织感染，还是复杂皮肤软组织感染，是否需要外科及时处理。同时要注意全身状况及生命体征，如发热、乏力、精神萎靡等，有无感染性休克等征象。

五、发生皮肤软组织感染需做哪些检查

常见的辅助检查为血常规检查、脓液细菌培养及影像学检查（B超、X片、CT等）。

六、皮肤软组织感染如何治疗

皮肤软组织感染应分级、分类治疗，外用药物和系统给药治疗结合，药物治疗和手术相结合。抗菌药物及外科引流术是主要的治疗方法，但是多重耐药菌的出现却为感染的治疗带来了困难。皮肤软组织

感染主要的治疗如下。

1. 全身疗法

（1）早期要给予足量高效抗菌药物：根据细菌培养及药敏试验结果选用敏感抗菌药物。

（2）对症处理：根据病情给予止痛退热治疗。

（3）支持疗法：补充足够的热量及蛋白质、维生素。

（4）抗休克治疗：对病发感染性休克的患者应积极补液扩容，改善微循环及相应的对症治疗。

2. 局部疗法

（1）局部湿敷、理疗：患肢抬高制动，感染局部未破溃者可用50% 硫酸镁及六合丹、金黄散、鱼石脂等中药外敷。破溃者局部应进行消毒处理。

（2）手术治疗：脓肿形成时，应及时切开引流。有时虽无脓肿形成，但为了减轻组织张力或压迫，也应切开减压。

七、皮肤软组织感染如何护理

（1）休息与生活：嘱患者注意休息，发热者需卧床休息，局部制动，患肢感染者应抬高患肢；面部及颈感染者，嘱其以患侧卧位，使切口处在最低位，以利于局部引流。做好患者的口腔及皮肤护理。

（2）用药护理：硫酸镁具有高渗、消肿、止痛的药理作用，使用硫酸镁外敷时注意浓度的配制，50% 硫酸镁局部消肿效果最佳。六合丹、金黄散等中药具有清热解毒、行气散瘀、除湿化浊等功效，患处敷中药后可先用菜叶遮盖，再用纱布包扎，菜叶具有较好的保湿作用，并注意观察局部皮肤有无出现皮疹等过敏反应；患处若出现水泡、破溃，应立即停止湿敷或外敷，以免加重感染。

（3）切口护理：行局部切开引流术后，须密切观察切口处有无出血、渗血、渗液，并注意引流液的量、色、气味及性质，保持引流通畅。切口应每日换药 1 次，必要时可增加每日换药次数，及时清除腐败坏死组织，保持敷料清洁，以促进伤口早日愈合。如敷料干燥无渗血、渗液，伴持续高热、剧痛等可能为引流不畅，应及时通知医师，立即采取有效治疗措施。

（4）对于同时存在免疫功能低下、糖尿病等情况的皮肤软组织感染患者应积极坚持治疗相关疾病，尽可能减少或避免疾病的复发。

八、皮肤及软组织感染的预防

（1）积极治疗或纠正可引起皮肤软组织感染的疾病或危险因素，如糖尿病、肝硬化、肾病、血液系统疾病、皮肤病、蚊虫叮咬等，保持皮肤完整性，防止损伤。积极预防和治疗原发病灶，如扁桃体炎、龋齿、手癣、皮肤损伤及各种皮肤、皮下化脓性感染等；注意皮肤出现的浅表伤口，及时处理体表软组织的损伤，防止继发感染；有效控制糖尿病患者的血糖水平，提高机体抵抗力。

（2）指导患者注意个人卫生，保持皮肤清洁干燥，衣服清洁，被汗液、尿液等浸湿时及时更换；大小便失禁患者及时清洁局部皮肤，肛周可涂皮肤保护剂，减少皮肤摩擦和刺激。

（3）合理选用抗菌药物，一般来说，对无菌手术或皮肤屏障功能有障碍的患者，不主张常规应用抗菌药物预防皮肤及软组织感染，尤其是系统用药。如手术创面较大，或发生皮肤感染的机会增多时，治疗以外用药物为主，以减少系统使用抗菌药物，防止耐药产生。

（李蓉竞　王　珺）

第九节　破伤风

小女孩佳佳，在半个月前和父亲一起在田里干活。佳佳在田边割草时，不慎被镰刀割到左手食指。佳佳爸爸看到女儿食指伤口不足

2 cm，只流了点血，于是随手拿出绝缘电胶布将女儿的伤口缠住，之后就没有再管她了。4 天后，佳佳突然双目凝视、紧咬牙齿、全身抽搐起来，一天发作十来次。经当地医院治疗效果不佳后，佳佳被转入儿童医院，随后被紧急送入重症监护室。佳佳每天的抽搐非常频繁、时间长，不得不一直靠呼吸机辅助呼吸。

佳佳到底是怎么了？为什么一个小小的伤口让她生命垂危？！我们怎样避免悲剧再次发生呢？发生后应该怎样鉴别及应对呢？带着这些问题，我们一起来认识认识破伤风！

一、什么是破伤风

破伤风是一种叫作破伤风梭状芽孢杆菌的特殊细菌侵入人体的伤口，生长、繁殖并产生外毒素所引起的急性感染性疾病。以牙关紧闭、全身或局部肌肉持续性痉挛及阵发性抽搐为临床特征，其死亡率高，重症患者在无医疗干预的情况下，尤其是老人和婴幼儿，病死率接近 100%，即使经过积极的综合治疗，病死率在全球范围内仍为 30%~50%。

二、流行病学

破伤风杆菌广泛存在于自然界，存在于我们周围的灰尘、土壤、家畜（如牛、马、羊等）和人的粪便中。破伤风杆菌菌体容易杀灭，但其芽孢抵抗力很强，可以在土壤中生存长达数十年，能耐受煮沸 40~60 分钟，可通过高压消毒将其杀灭。当机体受到深刺伤、弹伤、动物咬伤、裂伤、挤压伤、开放性骨折等，芽孢侵入人体，并进入组织进行繁殖。破伤风发病暴露因素以铁钉、铁丝扎伤或铁器刀具割伤为主，其次为草木、竹子、树枝、玻璃等割伤，以及跌倒、车祸、重物砸落引起的外伤。

各年龄人群均易感，以农民、工人、青少年为多见。国内破伤风患者以农民占比较多，尤其在农忙季节，接触土壤机会大，容易在劳作中发生外伤，发病率高。不洁的接生史、脐部处理不当，易引起新生儿破伤风。本病得病后免疫力不持久，可再次感染。

在一些国家和地区，通过接种疫苗降低了孕产妇与新生儿的破伤风发病率，这些国家中相当大比例的破伤风病例是由儿童和成人外伤引起的，破伤风在许多不发达地区仍是一个严重的公共卫生问题。

三、病因及发病机制

破伤风致病菌为破伤风杆菌，为梭状芽孢杆菌属，为厌氧的革兰氏阳性杆菌，细菌本身无侵袭力，致病作用主要由侵入人体后大量生长繁殖产生的外毒素所引起。破伤风外毒素分为痉挛毒素和溶血毒素，痉挛毒素可引起的神经兴奋和肌肉痉挛，溶血毒素可引起溶血和伤口局部的组织坏死、心肌损害。

四、症状及体征

一般破伤风患者都有外伤史，伤口较深，异物或坏死组织残留物未及时清理，小部分因伤口小、不易发现，容易被忽视延误治疗而发生严重后果。成人破伤风的病程约4~6周。

1. 破伤风的分期

（1）潜伏期：潜伏期多为1~2周，也可为24小时至数日，最长数月发病，新生儿破伤风为5~7日，故俗称"五日风""七日风"。潜伏期越短，病情越重，预后越差；短于一周发作多为重型破伤风；头面部破伤风病情往往较重。

（2）前驱期：表现为全身乏力、头晕、咀嚼肌紧张、肌肉酸痛、烦躁不安、频繁打哈欠等，可持续12~24小时。

（3）典型发作期：咀嚼肌痉挛所引起张口困难是最早的典型症状，呈现"苦笑"面容，继而出现全身肌肉强直痉挛，即颈背部肌肉强烈收缩，腹部往前突，头向后仰，足后曲，呈"角弓反张"状。一般患者神志清楚，当出现阵发性强直性肌痉挛时，表情十分痛苦，常因很轻微刺激，如光线、声音、触碰以及饮水等触发。

2. 破伤风的分型

破伤风按严重程度分为轻、中、重三型，详见表 2-2-1。

表 2-2-1　破伤风分型

分型	潜伏期（天）	临床症状
轻型	≥10	局部肌肉痉挛、僵硬，轻度牙关紧闭
中型	7~10	牙关紧闭严重，吞咽困难，痉挛
重型	≤7	全身肌肉强直，严重痉挛，自主神经功能受损

五、诊断标准

对于破伤风的诊断，临床表现更为重要，并不依赖实验室病原学检查，因为破伤风杆菌的临床分离阳性率仅为 30%，并且非破伤风患者也可分离出此细菌。一般结合病史及破伤风典型临床表现即可诊断。

六、治疗原则

（1）正确的伤口处理：一般破伤风患者多有明确的外伤史，伤口的情况直接关系到病情及预后，需要及早、彻底地清除伤口异物和坏死组织。对于表面已经愈合的伤口应扩开伤口处，用双氧水和生理盐水冲洗、换药；伤口小、深，感染重者，应扩开伤口予双氧水冲洗，并用生理盐水持续冲洗，且伤口不能密闭，可予纱布遮盖；如肢体感染太严重无法保留，应及时截肢。

（2）病原治疗：破伤风抗毒素（TAT）可以中和游离毒素和伤口细菌繁殖所产生的毒素，还可选用人破伤风免疫球蛋白，其副作用比

TAT 小，更安全。

（3）对症治疗：控制与解除肌痉挛，根据病情可交替使用镇静剂和肌肉松弛剂。镇静剂常选用氯丙嗪或苯巴比妥钠；肌肉松弛剂首选安定。

（4）防止并发症：抽搐频繁不易控制、喉痉挛、肺部感染痰液黏稠不易咳出的患者，应及早行气管切开，可以改善通气并有效清理呼吸道分泌物，必要时予人工呼吸机辅助呼吸。及时抗感染治疗。抽搐频者应禁止经口进食，并在应用镇静药物控制抽搐有效的基础上或者已行气管切开术后安置胃管，给予鼻饲流质饮食或营养液，以补充营养及体液，必要时给予静脉补充营养，要注意水电解质平衡，维持机体内环境稳定。

七、护理措施

（1）隔离消毒：对患者实施接触隔离，伤口敷料、器械专用，使用后的敷料和一次性用品焚烧处理。皮肤破损者不得护理破伤风患者。

（2）患者宜安置于人流动较少的单双间，环境安静、光线柔和、温湿度适宜，治疗、护理操作集中进行，减少探视及搬动的刺激。

（3）注意观察患者的痉挛、抽搐持续时间、间隔时间，以及程度和伴随症状。

（4）防止并发症及意外发生：及时清除呼吸道分泌物，改善通气，气管切开后的患者还应做好气管切开护理；加强安全措施，使用床挡，防止坠床。患者抽搐、痉挛时，勿强行按压肢体，以防骨折发生，并且关节处放置软垫保护。

（5）健康教育：加强宣传教育，增强人们对破伤风的认识；加强劳动保护，防止外伤；指导公众不要忽视小伤口，如木屑、竹签、锈钉刺伤，受伤后及时到医院就医，正确处理伤口，必要时注射破伤风抗毒素或人破伤风免疫球蛋白；避免不洁接生，防止新生儿及产后破伤风。

八、破伤风的预防

很多人认为"破伤风针"是专门杀灭破伤风梭菌的，其实不是的。临床上所有的破伤风针，无论是注射的破伤风类毒素、破伤风抗毒素，还是人破伤风免疫球蛋白，都是用来对抗破伤风梭菌产生的外毒素。

破伤风是一种急性感染性疾病，是可防可治的疾病。没有受伤的时候，我们可以采用自动免疫，婴幼儿需要按计划接种，一般注射的疫苗是破伤风、白喉和百日咳混合的疫苗；野外作业人员及其他高危职业也可常规接种注射疫苗，使机体产生抗体，有效期可达 10 年。

破伤风的主动免疫指将破伤风单价类毒素疫苗（TTCV）接种于人体产生获得性免疫力的一种预防破伤风感染的措施。其特点是起效慢，一般注射约 2 周后抗体才达到保护性水平。

在我们外伤后可以被动免疫：受伤后应注射破伤风抗毒素（TAT）或人破伤风免疫球蛋白。如果你受了外伤，应及时用消毒液清洗伤口，妥善包扎，污染的伤口应到专业医疗机构进行伤口消毒处理，不要对小小伤口不重视，否则可能它会给你带来痛苦和危险。破伤风免疫制剂当然是越早注射越好。只要伤口较深就有必要打。

（李蓉竞　王　珺）

第十节　非结核性分枝杆菌病

张阿姨今年 60 岁，咳嗽、咳少量白色黏痰 1 年多，医院诊断为"肺结核"，一直口服抗结核药，治疗效果不佳，自行停药。近段时间，她出现了咯血，左腕关节肿痛伴破溃、发热，再次入院张阿姨确诊为非结核分枝杆菌病。那么我们常听到的肺结核和张阿姨的非结核分枝杆菌病有什么区别呢，又该如何治疗呢？下面我们就一起来认识非结核分枝杆菌病。

一、什么是非结核分枝杆菌病

非结核分枝杆菌（NTM）是指结核分枝杆菌和麻风分枝杆菌以外的所有分枝杆菌，现在也常被称为环境分枝杆菌，属于条件致病菌，非结核分枝杆菌病是指人类感染 NTM 并引起组织或脏器的病变和相应临床表现的疾病状态。

二、哪些因素容易导致非结核分枝杆菌病的发生

非结核分枝杆菌广泛存在于自然界的土壤、尘埃、水、鱼类和家禽中，传播途径主要从环境中获得感染，例如污水，而人与人之间的传染极少见。通常此类分枝杆菌对人类致病性较结核分枝杆菌低，但如果存在易感因素，如支气管扩张、肺部肿瘤、类风湿关节炎、低体重、胸骨异常、免疫抑制剂的应用等，家庭聚集性发病提示存在可遗传的易感基因，环境危险因素主要是温暖、潮湿伴有高水蒸气气压，使宿主局部或全身免疫功能发生障碍则可导致病变。

三、患了非结核分枝杆菌病身体会有哪些不适

NTM 主要侵犯肺部，不同菌种的好犯部位不尽相同，临床表现各异。

（1）NTM 肺病：常见症状为咳嗽、咳痰或干咳，或有咯血、乏力、体重减轻、发热、胸痛等，无特征性。临床表现分为三种类型：①过敏性肺炎，通常由于淋浴或热水浴桶，洗澡时吸入含 NTM 的气溶胶所致，与其他原因所致的过敏性肺炎相似；②纤维空洞性肺病，以老年男性多见，临床表现类似肺结核，咯血也常见，患者一般有慢性阻塞性

肺病、支气管扩张症或其他慢性肺部疾病；③小结节性支气管扩张。

（2）NTM 淋巴结炎：主要以颈部淋巴结最常见，亦可累及耳部、腹股沟或腋下淋巴结，多为单侧无痛性淋巴结肿大，并有瘘管形成。

（3）NTM 皮肤软组织病：主要表现为皮肤软组织结节和脓肿最为常见。

（4）NTM 骨病：可引起滑膜、滑囊、关节、手深部和腰椎病变和骨髓炎。

（5）播散性 NTM 病：多见于 AIDS 和其他原因引起的严重免疫抑制患者，临床表现为播散性骨病、肝病、心内膜炎、心包炎和脑膜炎。

（6）其他 NTM 病：泌尿生殖系统疾病，眼部、人工瓣膜和手术部位感染，导管相关性感染等。

四、非结核分枝杆菌病需要做哪些检查

（1）细菌学检查：痰和支气管肺泡灌洗液涂片和培养为最常见的检查方法。

（2）胸部 X 线检查。

五、如何诊断非结核分枝杆菌病

1. 病原学诊断

通过特殊的培养基可以筛选出 NTM 菌株，培养阳性的 NTM 菌株可通过分子生物学方法予以菌种鉴定。

2. 诊断标准

（1）NTM 肺病：具有呼吸系统和（或）全身症状，经放射影像学检查，发现有肺内病变，排除其他疾病，在确保标本无外源性污染的前提下，符合以下条件之一者，结合放射影像学和临床做出 NTM 肺病的诊断：①NTM 培养 3 次均为同一致病菌；②NTM 培养 2 次，均为同一致

病菌，1 次抗酸杆菌涂片阳性；③支气管肺组织活检 NTM 培养阳性。

（2）肺外 NTM 病：具有局部和（或）全身性症状，经相关检查发现有肺外组织、器官病变，已经排除其他疾病，在病变组织部位的 NTM 培养阳性，就可以做出肺外 NTM 的诊断。

六、如何治疗

NTM 多数治疗是经验性的或者证据级别不高，体外药敏试验目前尚不成熟，仅推荐用于迅速生长的 NTM，而对于慢生长 NTM 常借用结核分枝杆菌标准，但也不推荐临床广泛应用。大多数 NTM 疗程要求至少持续至痰菌转阴后 12 个月，难治性菌种和顽固性病灶如果符合手术指征应考虑手术治疗。

七、非结核分枝杆菌病的抗菌药物护理

常用药物不良反应及注意事项见表 2-2-2。

表 2-2-2　常用药物不良反应及注意事项

药名	主要不良反应	注意事项
R利福平	肝毒性、过敏反应、胃肠道反应	空腹服用，服药后2小时再进餐,严重肝病及妊娠3个月内孕妇禁用，用药后分泌物会呈橘红色，以尿液最明显，定期监测肝功能
H异烟肼	肝毒性、末梢神经炎、中枢神经系统障碍	定期监测肝功能，有精神障碍、癫痫病史者禁用
E乙胺丁醇	视神经损害、末梢神经炎	定期检查视觉灵敏度和颜色的鉴别能力
C克拉霉素	胃肠道反应、失眠、味觉障碍、肝功能异常	定期监测肝功能及肾功能
A阿米卡星	耳毒性、肾毒性、神经肌肉阻滞、过敏反应	定期行听力检查或听电图检查，定期监测尿常规和肾功能，对阿米卡星或其他氨基糖苷类过敏的患者禁用
C头孢西丁	过敏反应、胃肠道反应、肝功能异常	青霉素过敏者慎用，肾功能损害及有胃肠道疾病史（特别是结肠炎）者慎用，定期监测肾功能及肝功能

八、预防

主要是针对环境管理，对于污水的合理处理，避免接触被病菌污染的水源、土壤，增强个人抵抗力。对于 HIV/AIDS 患者院内感染的预防，主要是加强环境灭菌消毒，严格执行医院感染管理规范，这是预防 NTM 医院感染暴发的基础。

（李　佳　郑　倩）

第十一节　放线菌病

小刘，今年 35 岁，有糖尿病，最近一段时间乏力、消瘦、盗汗、反复咳嗽、咳痰，做 CT 发现右肺占位，小刘以为自己得了癌症，马上到医院住院治疗，做检查发现：白细胞升高，胸部 CT 发现肺部局限性实变病灶，经过抗菌药物治疗后病情好转不明显，病情反复，小刘本来有糖尿病，又向医生说起病前有醉酒后误吸情况，经纤维支气管镜肺组织活检及染色检查，发现"硫磺颗粒"，最终被诊断为肺放线菌病。那么下面我们就一起来了解一下什么是放线菌病，又该如何治疗呢？

一、什么是放线菌病

放线菌病由放线菌属中的部分种引起的慢性化脓性肉芽肿疾病。病变好发于面颈部及胸腹部，以向周围组织扩展形成瘘管并排出带有硫磺样颗粒的脓液为特征。

二、病因

放线菌是一类革兰氏阳性微生物，多为厌氧或微需氧，常是人体中的一个正常菌丛，特别是口腔中常可见到。如机体抵抗力降低，尤其伴有其他需氧菌感染时，可引起放线菌病，放线菌可侵犯皮肤、皮下组织、肌肉、筋膜、骨骼及内脏等。可通过消化道和气管传播，极少数通过血行播散。

三、得了放线菌病身体有哪些变化

放线菌病是一种渐进性、化脓性、肉芽肿性的慢性感染性疾病，发病初期局部呈无痛硬结或肿块，临床症状随发病部位、病程进展而有不同，可有发热、盗汗等症状，可发生于人体的任何部位，主要侵犯头颈部、腹部及肺部，临床特点为多发性结节、脓肿及广泛纤维化。

四、需要做哪些检查确诊放线菌病

（1）病原菌检查：包括直接镜检与细菌培养。

（2）组织病理：早期局部有白细胞浸润，形成小脓肿，穿破形成窦道，各窦道可互通。化脓区附近可有慢性肉芽组织增生，可有淋巴样细胞、浆细胞、组织细胞及成纤维细胞等浸润，局部组织还可呈玻璃样变性，致硬板样，脓肿内可见"硫磺颗粒"，HE 染色中央呈均质性，周围有栅栏状短棒样细胞。

（3）诊断：典型临床表现，影像学特殊表现，脓液中找到硫磺颗粒，诊断不难。此外还可结合病原学检查和组织病理进一步确诊。

五、放线菌病如何治疗

（1）全身治疗：主要是抗菌治疗，大剂量、全程应用青霉素治疗对本病有效，其他如林可霉素、四环素、氯霉素、链霉素、磺胺类、利福平等亦有一定疗效。

（2）局部治疗：所有浅部病灶及窦道脓肿等均应切除或切开引流。

（李　佳　黄秋如）

第十二节　奴卡菌病

小张，最近一段时间反复咳嗽、咳脓痰，呈褐色，痰量多，伴有间断性发热，最高体温不超过 39℃，伴有下肢乏力，到医院检查，做 CT 发现左肺上叶、下叶占位病变并肺组织膨胀不全，考虑恶性病变，纵隔淋巴结增大，可把小张吓坏了，马上到医院住院治疗，做检查发现是肺奴卡菌病，这小张听都没听过的病，到底是什么引起的呢，下面我们一起来了解一下。

一、什么是奴卡菌病

奴卡菌病是由奴卡氏菌属引起的局限性或播散性、急性或慢性化脓性疾病。

二、流行病学

奴卡菌病分布世界各地，动物亦可被感染，我国各地亦有报告。病原和流行病学本病可由星形奴卡氏菌、巴西奴卡菌或豚鼠奴卡菌引起，病菌为需氧菌，存在于土壤、带菌的灰尘或食物，通过呼吸道、皮肤或消化道进入人体，然后局限于某一器官或组织，或经血液循环散播至脑、肾或其他器官。本病的发生和传播途径与机体的抵抗力有密切关系。从皮肤侵入者，病变常呈局限性，可表现为足菌肿型或皮肤脓肿型。

三、发病的原因

本病是一种慢性化脓性（偶或为肉芽肿性）疾病。原发感染在肺，可以无任何症状或仅有肺部症状，有时也可经血源播散而成为系统性感染。多见于 20~60 岁男性。

四、患了奴卡菌病身体会有哪些变化

常先因吸入本菌孢子引起肺部的原发感染，也可经血源播散至脑引起脑部感染。胃肠道的原发或继发感染可由奴卡菌经黏膜、溃疡侵入引起。皮损则多因皮肤外伤处受奴卡菌污染而引起，曾有皮肤原发奴卡菌病的报告。

（1）约 75% 的病例有肺部症状，可有发热，体温在 37~41℃，也可有厌食、无力、体重减轻、胸膜炎、盗汗及寒战等。初起为干咳，后出现黏液脓性痰并带血丝，如有空洞发生则可并发大咯血。

（2）奴卡菌血行播散时可波及脑，发生多发性病灶。并可相互扩散融合成为一个大的病灶，脑膜也可受累，但并不一定有肯定诊断意义的病变发生。如此时肺部受累轻微，则脑部表现为原发症状，头痛、乏力、抽搐、麻木、颈项强直、神志模糊、面部无表情、震颤、麻痹等可依次出现，但甚少发生脊髓病变。脊椎与颅骨可见有点状骨质溶解性损伤。有时可形成奴卡菌性脓肿。

（3）此外尚可侵及肾脏、心包、心肌、脾、肝及肾上腺等。各部位淋巴结均可发生病变，尤以颈部及腋下为多见。与放线菌病不同的是，奴卡菌病极少累及骨骼。但有时也可发生视乳头水肿、视野模糊、复视及眼肌麻痹等。

五、需要做哪些检查确诊奴卡菌病

本病根据临床表现，病原学检查即可确诊，但奴卡菌生长缓慢，诊断困难。其肺部感染需与各期肺结核鉴别，如波及胸膜、胸壁时又需与放线菌病区别。

六、患了奴卡菌病该如何治疗

奴卡菌病应尽量做到早发现、早治疗，早期合理的治疗可免于播散性奴卡菌病的发生。磺胺哒嗪对本病具有特效，有时可并用磺胺增效剂。急性期尚可加用链霉素，脑部感染者可加用环丝氨酸。对脑脓肿、脓胸等尚可辅以外科手术切开引流脓液，同时应用抗菌药物。

（李　佳　龚燕婷）

参考文献

[1] 袁岚, 吕晓菊, 邓蓉. 2015 感染性疾病科普读物 [M]. 成都: 四川科学技术出版社, 2013.

[2] 中华人民共和国国家卫生和计划生育委员会. 中华人民共和国行业标准 结核病分类: WS196—2017[EB/OL]. (2017-12-12)[2021-4-10].http://www.nhfpc.gov.cn/zhuz/s9491/201712/0d3c52de984bc4add047f19ccd51b9.shtml.

[3] 陈璇. 2016 传染病护理学 [M]. 北京: 人民卫生出版社, 2016.

[4] 于军, 贺丹, 张灵, 等. 关于医学病原肠道伤寒杆菌毒性实验方法的改 [J]. 中国实验诊断学, 2019, 23 (8): 1420-1423.

[5] 李兰娟, 王宇明. 感染病学 [M]. 第 3 版, 北京: 人民卫生出版社, 2015.

[6] 于樱, 闫永彬, 韩姗姗, 等. 中医儿科临床诊疗指南·细菌性痢疾 (制订). 中医儿科杂志 [J].2017, 13 (4): 1-6.

[7] 许新, 刘志东, 韩德彪, 等. 辽宁省 2004—2010 年洪涝灾害对细菌性痢疾发病影响的分析 [J]. 中华流行病学杂志, 2016, 37 (5):686-688.

[8] 刘海霞, 刘新凤, 于德山, 等. 甘肃省 2010—2014 年细菌性痢疾流行病学及病原学相关临床特征分析 [J]. 中国卫生统计, 2016, 33 (6):969-971.

[9] 郑海涛. 小儿细菌性痢疾中医诊疗指南问卷调查 [D]. 郑州: 河南中医药大学, 2016.

[10] 庞天舒. 循证护理干预在急性细菌性痢疾患者护理中的应用效果 [J]. 中国医药指南, 2019, 17 (19): 243-244.

[11] 赵英春. 急性细菌性痢疾的临床护理分析 [J]. 中国医药指南, 2019, 17 (15):

255–256.

[12] 李兰娟. 传染病学 [M]. 第 9 版. 北京: 人民卫生出版社, 2018.

[13] 张爽, 李颖, 张彦春, 等. 2015—2017 年北京市顺义区腹泻病例副溶血弧菌流行特征与分子分型特征分析 [J]. 疾病监测, 2018, 33 (5): 381–386.

[14] 闻艳红, 彭华, 徐代庆, 等. 2012—2016 年北京市昌平区感染性腹泻病原菌检测结果分析 [J]. 现代预防医学, 2017, 44 (13): 2444–2447+2452.

[15] 徐秋琼, 李柏生, 余泳红, 等. 广州市一起非 O1/O139 群霍乱弧菌食物中毒分离株的病原特征分析 [J]. 疾病监测, 2017, 32 (2): 149–152.

[16] 朱美娟, 李颖, 王彦波. 2013—2015 年北京市顺义区 947 份感染性腹泻病原菌监测结果分析 [J]. 现代预防医学, 2017, 44 (4): 734–737+754.

[17] 黄嘉盈, 李柏生, 谭海玲, 等. 2010—2013 年广州市食源性疾病监测副溶血性弧菌的病原学特征 [J]. 广东医学, 2015, 36 (12): 1912–1916.

[18] 中国医师协会检验医师分会感染性疾病快速诊断检验医学专家委员会. 肠道感染性疾病检验诊断报告模式专家共识 [J]. 中华医学杂志, 2016, 96 (14): 1083–1086.

[19] 凌云, 卢洪洲. 鼠疫的防控和抗菌治疗 [J]. 微生物与感染, 2019, 14 (6): 323–325.

[20] 中国脑膜炎球菌疫苗预防接种专家共识 [J]. 中国疫苗和免疫, 2019, 25 (1): 96–101.

[21] 李江嵘, 杨军, 刘晓强, 等. AC 群脑膜炎球菌 (结合) b 型流感嗜血杆菌 (结合) 联合疫苗上市后 2~71 月龄儿童接种的安全性研究 [J]. 中国疫苗和免疫, 2016, 22 (5): 578–581.

[22] 刘文婷, 李军宏, 宁桂军, 等. 中国 2012—2014 年流行性脑脊髓膜炎流行病学特征分析 [J]. 中国疫苗和免疫, 2016, 22 (2): 149–152+179.

[23] 金菲, 张晓慧, 夏文颖, 等. 34 例布鲁菌病患者临床与实验室特征回顾分析 [J]. 南京医科大学学报 (自然科学版), 2019, 39 (11): 1663–1665.

[24]《中华传染病杂志》编辑委员会. 布鲁菌病诊疗专家共识 [J]. 中华传染病杂志, 2017, (12): 705–710.

[25] 李智伟.《布鲁菌病诊疗专家共识》解读 [J]. 国际流行病学传染病学杂志, 2018, 45 (4): 225–228.

[26] 李兰娟, 任红. 传染病学 [M]. 第 9 版. 北京: 人民卫生出版社, 2018.

[27] 胡庆梅, 杨永娟. 皮肤炭疽 6 例临床分析 [J]. 中国医药指南, 2015, (27): 80–81.

[28] 李兴民.某区1例疑似皮肤炭疽病例的调查与处理[J].中国医药指南, 2017, 15 (9)：196–197.

[29] 罗才会,李春花,王有为,等.2018年成都地区淋病奈瑟菌对抗菌药物耐药性的结果分析[J].中国抗菌药物杂志, 2020(6):5.

[30] 利超强,陈发颖,彭云.346例淋病个案专项调查分析[J].中国城乡企业卫生, 2019, 34(10)：114–116.

[31] 王千秋,刘全忠,徐金华,等.梅毒、淋病和生殖道沙眼衣原体感染诊疗指南 (2020年)[J].中华皮肤科杂志, 2020(3)：168–179.

[32] 王千秋,尚淑贤.梅毒、淋病和生殖道沙眼衣原体感染诊疗指南(2020年)[J]. 中华皮肤科杂志, 2020, 53(3)：168–179.

[33] 马洁琼,邢文革,蒋岩.我国HIV HCV及TP的流行现状[J].中国艾滋病性病, 2019, 25(12)：1294–1298.

[34] 华美媛.137例梅毒感染情况分析[J].国际感染病学(电子版), 2019, 8(4)： 31–32.

[35] 陈超,邝翠琼,钟文.青霉素联合头孢曲松治疗早期梅毒效果观察[J].临床合理用药杂志, 2019, 12(34)：47–48.

[36] 吴肖冰,冯铁建,余卫业.预防控制梅毒母婴传播的关键措施及实施效果[J]. 新发传染病电子杂志, 2019, 4(4)：204–208.

[37] 张丽丽.长效青霉素治疗梅毒的护理要点分析[J].中国医药指南, 2020, 18 (2)：192–193.

[38] 胡家胜,邓小龙,孙丹,等.2016版《欧洲临床微生物和感染病学会急性细菌性脑膜炎诊治指南》解读[J].中国实用儿科杂志, 2017, 32(10)：726–732.

[39] 钱孟佼,彭旭光,苗蔚,等.2例特殊结核渗出–缩窄性心包炎患者的诊治体会并文献复习[J].当代医学, 2018, 24(9)：1–4.

[40] 黎增亮.缩窄性心包炎外科治疗42例临床分析[J].中国现代医生, 2019, 57 (18)：59–61.

[41] 刘锋.缩窄性心包炎的超声、CT与MRI联合研究分析[J].现代医用影像学, 2018, 27(2)：530–531.

[42] 官继超,龚淑文,汪艳艳,等.肠源性腹膜透析相关性腹膜炎临床特点及危险因素分析[J].中国全科医学, 2016, 19(15)：1781–1785.

[43] 黎倍伶,钟国涛,陈金军.自发性细菌性腹膜炎诊断和治疗现状[J].临床肝胆病杂志, 2019, 35(9)：2079–2081.

[44] 吴秀文,任建安.中国腹腔感染诊治指南(2019版)[J].中国实用外科杂志,

2020, 40（1）：1-16.

[45] 刘敏, 李东 . 慢性前列腺炎 / 慢性骨盆疼痛综合征的治疗进展 [J]. 临床外科杂志, 2019, 27（2）：105-107.

[46] Seema Khetan,Prakash Khetan,Venkatesh Katkar,et al.Urinary tract infection due to Fusarium oxysporum in an immunocompetent patient with chronic kidney disease[J].Journal of Biomedical Research,2018,32（2）：157-160.

[47] 杜晖, 范菲, 李静静, 等 . 左氧氟沙星与环丙沙星治疗泌尿系统感染疗效与安全性比较的 Meta 分析 [J]. 药物流行病学杂志, 2017, 26（1）：3-7.

[48]Kumar N , Singh Y , Yadav G , et al. Role of neomycin polymyxin sulfate solution bladder wash for prevention of catheter associated urinary tract infection in traumatic brain injury patient admitted to Intensive Care Unit: A prospective randomized study[J]. Int J Crit Illn Inj Sci, 2018:17-21.

[49] 周超烽, 武志刚, 李澄棣, 等 . 男性尿道炎在泌尿外科及男科诊治现况调查 [J]. 中华男科学杂志, 2019, 25（9）：802-810.

[50] 宋欣, 李明, 王传林, 等 . 中国破伤风免疫预防的现状、问题与展望 [J]. 中国疫苗和免疫, 2019, 25（6）：743-746.

[51] 孙洪芬 . 非结核分枝杆菌感染肺病的临床护理新进展 [J]. 继续医学教育, 2019, 33（8）：89-91.

[52] 唐神结 . 非结核分枝杆菌病诊断与治疗专家共识解读 [J]. 中国医刊, 2016, 51（3）：21-24.

[53] 纪明宇, 耿大影 . 放线菌临床感染研究进展 [J]. 中华实用诊断与治疗杂志, 2017, 31（8）：815-817.

[54] 姚秋菊, 特尼格尔, 李强, 等 .2 例肺部奴卡菌感染分析 [J]. 临床肺科杂志, 2018, 23（12）：2280-2284.

[55] 王灿良, 于海建, 刘丽沙, 等 . 慢性阻塞性肺疾病患者并发肺部奴卡菌感染的相关危险因素分析 [J]. 山西医药杂志, 2017, 46（6）：698-700.

[56] 潘艳艳, 吕小林, 王宁宁, 等 .1 例肾病综合征患者伴奴卡菌感染的护理 [J]. 中华护理杂志, 2019, 54（8）：1232-1234.

第三章

病毒病——法定传染病

第一节 防控感染性疾病不得不知道的常识

每一次传染病的流行和病原体的广泛传播，都会危及社会与个人。通过系列措施来合理防治包括传染病在内的感染性疾病是国家安定与繁荣的最基本需求。国家防病体系的完整与有效、个人防病知识与能力的强化、患者救治的规范与合理对于防治感染性疾病都极其关键。

传染病是感染性疾病的重要组成部分，因其传染性强、波及面广而备受关注，防治传染病任重道远。推行大健康、实现健康中国梦、崇尚健康的理念已经深入人心，每一个中国人都在努力成为积极的参与者与践行者。

一、传染病防控应警钟长鸣

病毒性传染病严重威胁人类健康。艾滋病、乙型病毒性肝炎等已经夺去无数人的生命。2020 年 1 月 20 日，新冠病毒感染被我国紧急定为法定乙类传染病，但采取甲类传染病的预防、控制措施，同时将其纳入检疫传染病管理。经过 3 年的全国性防治，于 2023 年 1 月 8 日在我国降为乙类乙管传染病。传染病的防控工作任重道远。

1. 保持警惕

发现一种具有较强传染性的新型病原体感染，应保持高度警觉，做好自身防护，尽量避免疾病传播。

2. 防病意识

应了解如何防范包括传染病在内的感染性疾病，学会适时、正确地洗手、佩戴口罩，知晓消毒隔离的重要性与正确操作步骤。让孩子从小树立强有力的感染性疾病预防意识，从小培养防病的好习惯，一旦传染病流行能沉着、正确应对。

3. 卫生防疫

目前，我国已经在强化感染性疾病防治队伍的建设，比如正在积极推行预防无症状 HIV 感染、潜伏性结核感染、EB 病毒感染等进展为艾滋病、活跃结核病、慢性 EB 病毒病等，相信能更好地为全民健康保驾护航。

二、感染性疾病的预防应贯穿始终

1. 保持良好心态

平时生活中，避免情绪大起大落，有助于稳定免疫系统，防御疾病；传染病流行时，不要惊慌恐惧，保持良好心态，冷静地遵循相关防控措施；若不幸患了感染性疾病或传染病，应避免恐慌、焦躁，以免影响精神、睡眠及食欲，让免疫系统无法正常休息与修复，难以抗击病毒、细菌、真菌、寄生虫等病原体的攻击而使病情加重。

2. 保护自己与他人

（1）患传染病时在保护自己同时主动保护他人，保持适当社交距离，避免沾染、传播各类病原体，有效防控传染病，促进个人与社会的公共卫生与健康安全。

（2）咳嗽与喷嚏时用前臂臂弯或纸巾遮挡；随身携带纸巾，咯痰或喷嚏时用纸巾包住丢入不可回收垃圾桶，千万不要随地吐痰（痰中可能含各种病原体）。

（3）规避伤害，避免外伤与传染病（例如血液喷溅导致 HIV、HBV、HCV 等感染）或其他感染性疾病（例如外伤后伤口感染或者引发败血症）。

3. 养成良好卫生习惯

（1）从小学会正确洗手，推行勤洗手的卫生习惯。提倡正确与有效的手卫生，遵从 7 步洗手法（内、外、夹、弓、大、立、腕，同时也能按摩手部很多穴位，有助于健康），用洗手液和流动水洗手或者用含酒精手消毒液进行手消毒。

（2）在外洗脚、修脚应小心慎重，避免皮肤破损并发各种感染。

（3）泡温泉也存在发生感染的风险。女性因为特殊的生理结构，更容易发生泌尿生殖道感染，所以更应该注意泡温泉时的卫生安全问题。

（4）提倡健康性行为，避免艾滋病、梅毒、淋病等性传播疾病。

4. 穿戴适宜

（1）穿防护装备。并非传染病流行期间所有人都需要穿防护服，只有在医疗、卫生、防疫机构及研究烈性传染病病原体机构的工作人员，需要接触传染病病人，接触具有传染性医疗废物与垃圾，出入有烈性病原体场所时，需要按照不同防护级别规范，正确地穿脱个人防护装备。

（2）戴口罩。正确的口罩使用方法包括：必须分清内、外面，金属硬条贴鼻梁、软条贴下巴，口罩必须与鼻梁紧贴，罩住鼻子与下巴，吹气时周边不漏气；连续使用者，4 小时需更换；适时戴口罩（乘坐公交、地铁、飞机和轮船等公共交通工具，以及到电影院等公共场所等人群密集处提倡戴口罩）。出现呼吸道感染者，尽量居家，如需外出应戴口罩，避免传染他人。

（3）戴手套。接触传染病患者或污染物时需要规范戴、脱手套，避免手被病原体污染。

（4）戴避孕套。作为育龄期的成年人，健康的性生活有益于身心健康及家庭幸福，提倡在性生活中戴避孕套，既可避孕，还可避免生殖道感染，更重要的是可预防艾滋病、病毒性肝炎、梅毒与淋病等各种性传播疾病，有利于双方的身体健康，尤其有利于保护生殖健康。

5. 居家有范

若为传染病轻症患者或可能的病原体携带者，建议按照专业人员指导，正确、规范、合理地进行居家隔离，避免传播给他人。若居家隔离不规范，就可能成为家庭中的传染源，导致家庭成员聚集性感染与发病。

三、健康生活常抓不懈

我国疾病防治目标，已逐渐从重诊治、轻预防过渡到防治并重，充分彰显中华民族预防疾病远远比治疗疾病重要的民族智慧。

治未病（防生病）优于治已病（防加重）与治重病（防病亡）。积极推行生活中都应有的健康理念与行为是实现健康中国梦的重要基石。

1. 适宜餐

积极推行品种简单而营养丰富的饮食结构，禁止食用野生动物、国家保护动物等，避免食用高脂肪、高盐、超高蛋白、过于辛辣的食物，勿饮用过于浓烈的茶水，为身体减轻消化、吸收与代谢的压力。

2. 分餐制

提倡实行公筷公勺分餐制，减少粪—口传播传染病、幽门螺杆菌（helicobacter pylori, HP）等的感染与传播，避免家庭聚集性感染，分餐制不仅防病而且非常节约食物。

3. 安全筷

积极推行使用达标的不锈钢筷子，减少一次性筷子的使用频率，不仅节约、环保还健康。

4. 限酒

成年人应控制饮酒量，18 岁以下未成年人禁酒，尽量避免酒精损害人体免疫系统而继发的各类感染，减少饮酒所带来的众多附加损害。

5. 戒烟

建议推行戒烟，减少烟草对人体免疫系统的损害，减轻烟草对空气质量、肺、心血管、前列腺、生殖系统等的危害。

6. 生活规律

倡导早睡早起，保持规律、健康的生活习惯，不提倡无节制、影响机体免疫修复的夜生活。

7. 不忘运动

恰当的运动是身体健康的重要保证。选择力所能及的运动项目，持之以恒，有助于保持身体活力，提高抵抗力。

8. 重视体检

提倡每年体检，有助于发现潜在患病风险，更有助于及早发现没有临床表现的疾病，将防病与治病节点前移，减少医疗负担。提倡防病，更在于防小病转为慢性病或重病。

四、合理用药

临床感染性疾病患者的用药应力争合理，讲求实事求是，科学规范。无论抗病毒药、抗菌药还是抗寄生虫药，都应基于患者临床表现、实验室功能检查、炎症标志物、影像学结果、病原学和（或）病理学检查结果综合评判，应尽量杜绝大而全的抗感染用药。药品选择与推荐应该具有足够的研究证据。临床药师在其中应发挥重要的用药选择、处方点评与药物不良反应监测等作用。对于病毒性感染，没有特效药物治疗时，可酌情在个体化辨证施治基础上，基于疾病不同阶段，由有经验的中医医师开具中药处方治疗。

对感染性疾病的防控需要社会每一个人的参与和践行。在生活中，应高度认识到防病分两层：第一，无病防患病；第二，有病防加重与慢性化。全民提升防病意识，并在实际生活中长期践行，防病在先，治病紧随，努力实现健康中国梦。

（钟册俊　吕晓菊）

第二节　新型冠状病毒感染

夏某，女，34 岁，2022 年 12 月 28 日晚与朋友共同聚餐，1 天后出现发热症状，最高体温达 39.4℃，同时伴有乏力、咽痛、全身肌肉酸痛。自行口服布洛芬缓释胶囊，体温仍波动在 38.5~39.7℃，自觉胸闷、气紧不适，在其丈夫的陪同下前往 C 市中医院发热门诊就诊。门诊查体示体温 39.1℃，呼吸频率 26 次 / 分，脉搏 98 次 / 分，指氧饱和度 89%。

夏某患了什么疾病？应该如何预防呢？接下来，我们一起根据 2023 年《新型冠状病毒感染诊疗方案（试行第十版）》来了解一下吧！

新型冠状病毒（SARS-CoV-2，以下简称新冠病毒）属于 β 属冠状病毒，对紫外线敏感，乙醚、75% 乙醇、含氯消毒剂、过氧乙酸和氯仿等均可有效灭活病毒。新冠病毒感染是一种由新冠病毒引起的新发的、急性传染病，在我国属于乙类传染病。

一、流行病学

（一）传染源

传染源主要是新冠病毒感染者，在潜伏期即有传染性，发病后 3 天内传染性最强。

（二）传播途径

（1）呼吸道飞沫和密切接触传播是主要的传播途径。

（2）在相对封闭的环境中经气溶胶传播。

（3）接触被病毒污染的物品后也可造成感染。

（三）易感人群

人群普遍易感。感染后或接种新冠病毒疫苗后可获得一定的免疫力。老年人及伴有严重基础疾病患者感染后重症率、病死率高于一般人群，接种疫苗后可降低重症及死亡风险。

（四）重症病例的高危人群

（1）年龄大于 65 岁，尤其是未全程接种新冠病毒疫苗者。

（2）有心脑血管疾病（含高血压）、慢性肺部疾病、糖尿病、慢性肝脏疾病、慢性肾脏疾病、肿瘤等基础疾病以及维持性透析患者。

（3）免疫功能缺陷（如 AIDS 患者、长期使用皮质类固醇或其他免疫抑制药物导致免疫功能减退者）。

（4）肥胖 [（体质指数（body moss iudex，BMI）$\geqslant 30 \text{ kg/m}^2$）]。

（5）妊娠晚期和围生期女性。

（6）重度吸烟者。

二、新冠病毒感染后的临床表现以及怎样判定自身病情是否危重

（一）临床表现

主要表现为咽干、咽痛、咳嗽、发热等，发热多为中、低热，部分病例亦可表现为高热，发热时间多不超过 3 天；部分患者可伴有肌肉酸痛，嗅觉、味觉减退或丧失，以及鼻塞、流涕、腹泻、结膜炎等。少数患者病情继续发展，发热持续，并出现肺炎相关表现。

重症患者多在发病 5~7 天出现呼吸困难和（或）低氧血症。严重者可快速进展为急性呼吸窘迫综合征、脓毒症休克、难以纠正的代谢性酸中毒和出凝血功能障碍及多器官功能衰竭等。极少数患者还可有中枢神经系统受累等表现。

儿童感染后临床表现与成人相似，高热相对多见；部分病例症状可不典型，表现为呕吐、腹泻等消化道症状或仅表现为反应差、呼吸急促；少数可出现声音嘶哑等急性喉炎或喉气管炎表现，或喘息、肺部哮鸣音，但极少出现严重呼吸窘迫；少数出现热性惊厥，极少数患儿可出现脑炎、脑膜炎、脑病甚至急性坏死性脑病、急性播散性脑脊髓膜炎、吉兰-巴雷综合征等危及生命的神经系统并发症；也可发生儿童多系统炎症综合征（MIS-C），主要表现为发热伴皮疹、非化脓性结膜炎、黏膜炎症、低血压或休克、凝血障碍、急性消化道症状及惊厥、脑水肿等脑病表现，一旦发生，病情可在短期内急剧恶化。

（二）临床分型

1. 轻型

轻型以上呼吸道感染为主要表现，如咽干、咽痛、咳嗽、发热等。

2. 中型

中型表现为持续高热，一般＞3天，或（和）伴咳嗽、气促等，但呼吸频率（RR）＜30次/分，静息状态下呼吸空气时指氧饱和度＞93%。影像学可见特征性新冠病毒感染肺炎表现。

3. 重型

成人符合下列任何一条且不能以新冠病毒感染以外其他原因解释的，诊断为重型。

（1）出现气促，RR≥30次/分。

（2）静息状态下，吸空气时指氧饱和度≤93%。

（3）动脉血氧分压（PaO_2）/吸氧浓度（FiO_2）≤300 mmHg（1 mmHg=0.133 kPa），高海拔（海拔超过1000 m）地区应根据以下公式对 PaO_2/FiO_2 进行校正：$PaO_2/FiO_2 \times [760/$ 大气压（mmHg）]。

（4）临床症状进行性加重，肺部影像学显示24~48小时内病灶明显进展＞50%。

儿童符合下列任何一条诊断为重型。

（1）超高热或持续高热超过 3 天。

（2）出现气促（< 2 月龄，RR ≥ 60 次 / 分；2~12 月龄，RR ≥ 50 次 / 分；1~5 岁，RR ≥ 40 次 / 分；> 5 岁，RR ≥ 30 次 / 分），除外发热和哭闹的影响。

（3）静息状态下，呼吸空气时指氧饱和度≤ 93%。

（4）出现鼻翼扇动、三凹征、喘鸣或喘息。

（5）出现意识障碍或惊厥。

（6）拒食或喂养困难，有脱水征。

4. 危重型

符合以下情况之一者诊断为危重型。

（1）出现呼吸衰竭，且需要机械通气。

（2）出现休克。

（3）合并其他器官功能衰竭，需 ICU 监护治疗。

三、感染新冠病毒的确诊

根据流行病学史、临床表现、实验室检查等综合分析作出诊断。新冠病毒核酸检测阳性为确诊的首要标准。

（1）具有新冠病毒感染的相关临床表现。

（2）具有以下一种或以上病原学、血清学检查结果：

①新冠病毒核酸检测阳性。

②新冠病毒抗原检测阳性。

③新冠病毒分离、培养阳性。

④恢复期新冠病毒特异性 IgG 抗体水平为急性期 4 倍或以上升高。

四、确诊新冠病毒感染是否需要到医院治疗

未合并严重基础疾病的无症状感染者、轻型病例可采取居家自我照护，其他病例应及时到医疗机构就诊。

五、住院治疗的措施

（一）一般治疗

（1）按呼吸道传染病要求隔离治疗。保证充分的能量和营养摄入，注意水、电解质平衡，维持内环境稳定。高热者可进行物理降温、应用解热药物。咳嗽、咳痰严重者给予止咳祛痰药物。

（2）对重症高危人群应进行生命体征监测，特别是静息和活动后的指氧饱和度等。同时对其基础疾病相关指标进行监测。

（3）根据病情进行必要的检查，如血常规、尿常规、C反应蛋白（CRP）、生化指标（肝酶、心肌酶、肾功能等）、凝血功能、动脉血气分析、胸部影像学检查等。

（4）根据病情给予规范有效的氧疗措施，包括鼻导管、面罩给氧和经鼻高流量氧疗等。

（5）抗菌药物治疗：避免盲目或不恰当使用抗菌药物，尤其是联合使用广谱抗菌药物。

（6）有基础疾病者给予相应治疗。

（二）抗病毒治疗

（1）奈玛特韦片/利托那韦片组合包装。适用人群为发病5天以内的轻、中型且伴有进展为重症高风险因素的成年患者。中度肾功能损伤者应将奈玛特韦减半服用，重度肝、肾功能损伤者不应使用。

（2）阿兹夫定片。用于治疗重型新冠病毒感染的成年患者。不建议在妊娠期和哺乳期使用，中、重度肝、肾功能损伤患者慎用。

（3）莫诺拉韦胶囊。适用人群为发病5天以内的轻、中型且伴有进展为重症高风险因素的成年患者。不建议在妊娠期和哺乳期使用。

（4）单克隆抗体：安巴韦单抗 / 罗米司韦单抗注射液。联合用于治疗轻、中型且伴有进展为重症高风险因素的成人和青少年（12 ~ 17岁，体重≥40 kg）患者。

（5）静注 COVID-19 人免疫球蛋白。可在病程早期用于有重症高风险因素、病毒载量较高、病情进展较快的患者。

（6）康复者恢复期血浆。可在病程早期用于有重症高风险因素、病毒载量较高、病情进展较快的患者。

（7）国家药品监督管理局批准的其他抗新冠病毒药物。

（三）免疫治疗

（1）糖皮质激素：对于氧合指标进行性恶化、影像学显示病变进展迅速、机体炎症反应过度激活状态的重型和危重型病例，酌情短期内（不超过 10 日）使用糖皮质激素。

（2）白细胞介素 6（IL-6）抑制剂：托珠单抗。对于重型、危重型且实验室检测 IL-6 水平明显升高者可试用。

（四）抗凝治疗

用于具有重症高风险因素、病情进展较快的中型、重型和危重型病例。无禁忌证情况下可给予治疗剂量的低分子肝素或普通肝素。发生血栓栓塞事件时，按照相应指南进行治疗。

（五）俯卧位治疗

具有重症高风险因素、病情进展较快的中型、重型和危重型病例，应当给予规范的俯卧位治疗，建议每天不少于 12 小时。俯卧位可以通过体位改变增加肺组织背侧通气、均一化肺内胸腔内梯度，使通气 / 血流比值更加匹配，背侧的萎陷肺泡复张，改善肺组织应力和应变分布，促进分泌物清除，从而改善患者通气及降低呼吸机相关肺损伤的发生。

（六）重型、危重型患者支持治疗

在上述治疗的基础上，积极防治并发症，治疗基础疾病，预防继发感染，及时进行器官功能支持。

1. 呼吸支持

（1）鼻导管或面罩吸氧。PaO_2/FiO_2 低于 300 mmHg 的重型病例均应立即给予氧疗。接受鼻导管或面罩吸氧后，短时间（1~2 小时）密切观察，若呼吸窘迫和（或）低氧血症无改善，应使用经鼻高流量氧疗（HFNC）或无创通气（NIV）。

（2）HFNC 或 NIV。PaO_2/FiO_2 低于 200 mmHg 应给予 HFNC 或 NIV。

（3）有创机械通气。一般情况下，PaO_2/FiO_2 低于 150 mmHg，特别是吸气努力明显增强的患者，应考虑气管插管，实施有创机械通气。

2. 循环支持

危重型病例可合并休克，应在充分液体复苏的基础上，合理使用血管活性药物，密切监测患者血压、心率和尿量的变化，以及乳酸和碱剩余。必要时进行血流动力学监测。

3. 急性肾损伤和肾替代治疗

危重型病例可合并急性肾损伤，应积极寻找病因，如低灌注和药物等因素。在积极纠正病因的同时，注意维持水、电解质、酸碱平衡。连续性肾替代治疗（CRRT）的指征包括：①高钾血症；②严重酸中毒；③利尿剂无效的肺水肿或水负荷过多。

六、生病期间保证营养摄入

营养支持方式首选肠内营养，保证每天热量 25~30 kcal/kg、蛋白质 > 1.2 g/kg，对不能耐受肠内营养全热卡管饲喂养者，必要时加用肠外营养。可使用肠道微生态调节剂，维持肠道微生态平衡，预防继发细菌感染。

1. 轻型、中型或康复期患者

①能量要充足，每天摄入谷薯类食物 250~400 g，包括大米、面粉、杂粮等；②保证充足蛋白质，主要摄入优质蛋白质类食物，如瘦肉、鱼、虾、蛋、大豆等，尽量保证每天一个鸡蛋，300 g 的奶及奶制品（酸奶能提供肠道益生菌）；③通过多种烹调植物油增加必需脂肪酸的摄入；④多吃新鲜蔬菜和水果。蔬菜每天 500 g 以上，水果每天 200~350 g；⑤保证充足饮水量。每天 1 500~2 000 ml，多次少量，饭前饭后饮用菜汤、鱼汤、鸡汤等也是不错选择；⑥食欲较差进食不足者、老年人及慢性病患者，可以通过营养强化食品、特殊医学用途配方食品或营养素补充剂。

2. 重型、危重型

①少量多餐，每日 6~7 次易于吞咽和消化的流质食物，以蛋、大豆及其制品、奶及其制品、果汁、蔬菜汁、米粉等食材为主，注意补充足量优质蛋白质；②食物未能达到营养需求，可在医生或者临床营养师指导下，正确使用肠内营养制剂（特殊医学用途配方食品）；③对于危重症型患者无法正常经口进食，可放置鼻胃管或鼻空肠管，应用重力滴注或肠内营养输注泵泵入营养液。肠内营养输注过程中，床头抬高 ≥ 30°，避免发生误吸，同时观察有无腹泻、恶心、呕吐等胃肠道症状。

七、生病期间的活动与锻炼

未合并严重基础疾病的无症状感染者、轻型病例以休息和适度活动为主要内容，但应注意避免非夜间睡眠的长时间卧床。在乏力、发热症状期间，选择休息为主，通常无症状后 1~2 周后可循序渐进开始适宜强度的锻炼。所有活动与锻炼以不引起血氧饱和度和血压下降为原则。如有以下情况应及时就近医疗机构就医：①呼吸困难或气促，呼吸系统症状的加重不能通过休息缓解，不能耐受的呼吸困难，剧烈的咳嗽；②血压增高，与基线相比变化超过 20%，出现新发的心律失常、胸闷、胸痛、心悸发作；③原有基础疾病明显加重且不能控制，如缺血性或出血性卒中，神经退行性疾病加重，头晕、头痛、视物模糊；④疲劳加重，不能通过休息得到缓解，再次出现发热（体温超过 38.5℃），或低于 35℃，大量出汗、步态不稳；⑤儿童出现嗜睡、持续拒食、喂养困难、持续腹泻或呕吐等情况；⑥孕妇出现头痛、头晕、心慌、憋气等症状，或出现腹痛、阴道出血或流液、胎动异常等情况。

重型、危重型患者的早期活动能有效改善肺泡通气、优化通气血流比，并通过重力刺激维持和恢复体液的分布以及减少卧床制动带来的并发症。根据患者自身耐受程度，在床上进行活动，包括握拳、举臂、踝泵、足跟后滑、抬腿、股四头肌及臀肌等长收缩等。如果患者出现下列情况之一，则立即停止活动：①血氧饱和度 ≤ 90% 或较基线值变化下降 > 4%；②呼吸频率 > 40 次 / 分；③自觉心悸、呼吸困难或气短加重、疲劳乏力不能耐受；④收缩压 < 90 mmHg 或 > 180 mmHg；⑤平均动脉压 < 65 mmHg 或 > 110 mmHg，或较基线值变化超过 20%；⑥心率 < 40 次 / 分或 > 120 次 / 分；⑦新发的心律失常和心肌缺血；⑧意识状态变差；⑨烦躁不安。

八、新型冠状病毒流行期间的心理健康

主动加强相关知识的学习，了解心理健康知识、心理自我调适常识，获取当地心理支持平台、心理热线电话等支持性资源。通过权威媒体了解疫情信息，不信谣，不传谣。与家人、朋友、同事保持联系，增加社会支持。情况严重者寻求精神科或心理科医生的帮助。如患有严重的焦虑、抑郁情绪或者精神病性症状且影响日常生活与治疗，则需要在精神科或心理科医生的指导下予以抗焦虑、抗抑郁或抗精神病药物的治疗。

九、出院标准及出院后的健康管理

（一）出院标准

病情明显好转，生命体征平稳，体温正常超过 24 小时，肺部影像学显示急性渗出性病变明显改善，可以转为口服药物治疗，没有需要进一步处理的并发症等情况时，可考虑出院。

（二）出院后的健康管理

1. 呼吸急促

新冠感染后出现呼吸急促很常见。随着逐渐康复或活动量逐渐增加，呼吸急促会有所改善。以下的姿势和技巧可以帮助改善呼吸急促问题。

（1）体位管理：可以取俯卧位、斜坡侧卧位、前倾坐位、前倾立位、背部倚靠立位等，体位的改变可以在改善膈肌活动能力的基础上扩张肺容量，降低呼吸做功。

（2）控制呼吸法：取舒适坐位，将一只手放置于胸前，另一只手放在腹部。闭上双眼（或保持睁眼）并关注呼吸，缓慢从鼻子吸气（当无法用鼻子吸气时可以用口吸气）然后从嘴呼出。当吸气时，会感觉到放置在腹部的手起伏比放在胸部的手更大。尽可能地尝试让呼吸变得缓慢、放松而流畅。

（3）节奏呼吸法：当需要进行较大体力活动或导致呼吸急促的活动（例如爬楼梯或爬坡）前，可先吸气，在用力时呼气（比如爬上一级台阶过程中）。

2. 疲劳

疲劳包括身体疲劳、精神和认知疲劳。身体疲劳时感到全身沉重，即使是小的动作也要耗费巨大体力。精神和认知疲劳则是难以思考、集中注意力或接受新信息，记忆和学习受到影响。即使是最基本的选词和解决问题也变得困难。

（1）保持活动节奏。这是一种在不加重症状的情况下帮助避免疲劳和管理活动的策略。制订具有灵活性的计划，在力所能及的范围内做事，避免过度疲劳。可设定一个活动的基线，即每天可以安全进行的活动量。随着体力的增加和症状的改善，逐渐提高活动水平。以有规律、可控的方式让身体和头脑适应，从而帮助恢复。

（2）确定优先次序。当体力水平低下时，需要确保将力气用于最重要的活动上。可以确定出哪些是一天中最必要的活动，即哪些任务是需要完成的，哪些是想做的，哪些活动可以在其他时间进行，哪些活动可以由其他人协助完成的。

（3）制订计划。建立活动日记或每日计划，制订休息和放松时间表。一旦找到了恰当的活动水平，应保持一段时间后再增加活动量。同时，要有充分的休息时间，可在一天中计划多次休息，确保体力恢复。

3. 咽喉部不适和咳嗽

新冠感染后可引起咽喉疼痛、声音沙哑、刺激性咳嗽和咽喉部积痰等，尤其是在医院使用呼吸机后，会感觉上呼吸道对周围环境更敏感。例如，遇到强烈的气味，可能会咳嗽、感到喉咙发紧或呼吸受限。补充足够水分，全天少量多次进水可以缓解咽喉疼痛、声音沙哑等。同样地，尽量不要用耳语音量说话，也不要高声说话或喊叫，因为这会使声带紧张。停止吸烟，可吸入蒸汽以缓解干燥。如果说话困难，可使用其他沟通方式，如写字等。

存在顽固性咳嗽，尝试用鼻呼吸，或尝试停止咳嗽练习，即当觉得有咳嗽冲动时，闭上嘴，同时做吞咽动作，屏住呼吸。再次开始呼吸时，用鼻子轻柔地吸气和呼气。

4. 吞咽困难

如果出现吞咽困难，可尝试以下方法：吃喝时保持身体坐直，一定不要躺着吃或喝。饭后保持直立（坐着、站着、走路）至少30分钟，尝试不同质地（稀的和稠的）的食物，选择较软、光滑或湿润的食物，或将固体食物切成碎块进食。进食时应细嚼慢咽，吃饭或喝水时要注意力集中，避免在吃饭或喝水时说话。因为这样会使气道开放，导致食物或饮料误入气道。如果出现咳嗽或呛噎，及时向医务人员咨询或就医。

5. 嗅觉或味觉改变

每天刷牙两次，确保口腔卫生。可以进行嗅觉训练，包括每天闻柠檬、玫瑰、丁香和桉树，1 天 2 次，每次 20 秒。尝试着在食物中添加香料，比如辣椒、柠檬汁和香草等。

6. 疼痛

疼痛可以发生在身体的特定部位（关节、肌肉、头、胸和腹），也可蔓延至全身。持续疼痛（3 个月以上）可能会导致残疾，并影响睡眠、疲劳程度、情绪以及注意力或工作能力。对于关节、肌肉或全身疼痛，可以在医生指导下随餐服用扑热息痛或布洛芬等非处方镇痛药。对于非处方止痛药治疗无效的疼痛，可在医务人员的指导下进行治疗。彻底消除持续性疼痛可能很难，因此，可将目标设定为使疼痛处于可控范围内，从而能够保持功能，良好的睡眠，并参与必要的日常活动。良好的睡眠有助于减轻疼痛症状，如果疼痛干扰了睡眠，可选择在医生指导下在睡觉时服用止痛药。听放松的音乐或冥想，调整日常活动的节奏，温和的运动有助于释放体内的内啡肽，有助于缓解疼痛。可以忍受轻微的疼痛，但不要过度忍痛，以免加重疼痛和疲劳程度。

十、预防

保持良好的个人及环境卫生，均衡营养、适量运动、充足休息，避免过度疲劳。提升健康素养，保持适当的社交距离、勤洗手、戴口罩、拒绝野味、公筷制等卫生习惯和生活方式。学会正确的咳嗽礼仪，咳嗽或打喷嚏时，用上臂或纸巾、毛巾等遮住口鼻，咳嗽或打喷嚏后洗手，尽量避免触摸眼睛、鼻或口。掌握深呼吸和有效咳嗽的正确方法，勿随地吐痰，避免造成病毒传播。保持室内通风良好，科学做好个人防护，出现呼吸道症状时应及时到医院就医。

（刘　敏）

第三节　流行性感冒

陈某，女，51岁，1周前受凉、劳累及情绪激动后出现发热，最高体温41℃，畏寒、寒战、头痛、嗓子痛、咳嗽、流黄脓鼻涕，伴气促、乏力、全身酸痛，不想吃饭。

陈某患了什么病？怎样才能改善她的状况？带着这些疑问，让我们一起去看看什么是流行性感冒吧。

一、什么是流行性感冒

流行性感冒（influenza），简称流感，是由流感病毒（influenza virus）引起的、经飞沫传播的急性呼吸道传染病，其潜伏期短、传染性强、传播速度快。

甲型和乙型流感病毒每年呈季节性流行，其中甲型流感病毒可引起全球大流行。全国流感监测结果显示，每年10月我国各地陆续进入流感流行季节。流感起病急，虽然大多为自限性，但部分患者因出现肺炎或基础疾病加重发展成重症病例，少数危重症病例病情进展快，可因急性呼吸窘迫综合征（ARDS）、急性坏死性脑病或多器官功能不全等疾病而死亡。重症流感主要发生在老年人、年幼儿童、肥胖、孕产妇和有慢性基础疾病者等高危人群，也可发生在一般人群。

二、流行病学知识

1. 传染源

患者和隐性感染者是主要传染源。从潜伏期末到急性期都有传染性，病毒在人呼吸道分泌物中一般持续排毒 3~7 天，儿童、免疫功能受损及危重患者排毒时间可超过 1 周。

2. 传播途径

流感病毒主要通过打喷嚏和咳嗽等飞沫传播，经口腔、鼻腔、眼睛等黏膜直接或间接接触感染。接触被病毒污染的物品也可通过上述途径感染。在特定场所，如人群密集且密闭或通风不良的空间内，也可能通过气溶胶的形式传播，需引起警惕。

3. 易感人群

人群普遍易感。接种流感疫苗可有效预防相应亚型 / 系的流感病毒感染。

4. 重症病例的高危人群

下列人群感染流感病毒后较易发展为重症病例，应给予高度重视，尽早进行流感病毒核酸检测及其他必要检查，给予抗病毒药物治疗。

（1）年龄＜ 5 岁的儿童（年龄＜ 2 岁更易发生严重并发症）。

（2）年龄≥ 65 岁的老年人。

（3）伴有以下疾病或状况者：慢性呼吸系统疾病、心血管系统疾病（高血压除外）、慢性肾病、慢性肝病、血液系统疾病、神经系统及神经肌肉疾病、代谢及内分泌系统疾病、恶性肿瘤、免疫功能抑制等。

（4）肥胖者（BMI ＞ 30）。

（5）妊娠及围生期妇女。

5. 流行特征

突然发生、迅速传播，甲型流感病毒一般每隔 10~15 年就会发生 1 次世界性大流行。乙型流感病毒以局部为主，约间隔 5~6 年发生

1 次。四季均可发生，以秋冬季为主。该病毒不耐热，100℃ 1 分钟或 56℃ 30 分钟灭活，对常用消毒剂敏感（1% 甲醛、过氧乙酸、含氯消毒剂等）对紫外线敏感，耐低温和干燥，真空干燥或 −20℃ 以下仍可存活。

三、得了流感身体会有哪些变化

流感潜伏期一般为 1~7 天，多为 2~4 天。

1. 典型流感

主要以发热、头痛、肌肉酸痛和全身不适起病，体温可为 39~40℃，可有畏寒、寒战，多伴全身肌肉关节酸痛、乏力、食欲减退等全身症状，常有咽喉痛、干咳，可有鼻塞、流涕、胸骨后不适、颜面潮红、眼结膜充血等。部分以呕吐、腹痛、腹泻为特点，常见于感染乙型流感的儿童。无并发症者病程呈自限性，多于发病 3~4 天后体温逐渐消退，全身症状好转，但咳嗽、体力恢复常需 1~2 周。

2. 并发症

肺炎是流感最常见的并发症，其他并发症有神经系统损伤、心脏损害、肌炎、横纹肌溶解综合征和脓毒性休克等。

（1）肺炎：流感并发的肺炎可分为原发性流感病毒性肺炎、继发性细菌性肺炎或病毒与细菌混合性肺炎。流感起病后 2~4 天病情进一步加重，或在流感恢复期后病情反而加重，出现高热、剧烈咳嗽、脓性痰、呼吸困难，肺部湿性啰音及肺实变体征。外周血白细胞总数和中性粒细胞显著增多，以肺炎链球菌、金黄色葡萄球菌、流感嗜血杆菌等为主。

（2）神经系统损伤：包括脑炎、脑膜炎、急性坏死性脑病、脊髓炎、吉兰 - 巴雷综合征（Guillain-Barre syndrome）等。

（3）心脏损伤：心脏损伤不常见，主要有心肌炎、心包炎。可见肌酸激酶升高、心电图异常，重症病例可出现心力衰竭。此外，感染流感病毒后，心肌梗死、缺血性心脏病相关住院和死亡的风险明显增加。

（4）肌炎和横纹肌溶解：主要表现有肌痛，肌无力，肾功能衰竭，血清肌酸激酶、肌红蛋白升高，急性肾损伤等。

（5）脓毒性休克：表现为高热、休克及多脏器功能障碍等。

四、如何判断是否感染流行性感冒

诊断主要结合流行病学史、临床表现和病原学检查。

1. 临床诊断病例

出现上述流感临床表现，有流行病学证据或流感快速抗原检测阳性，且排除其他引起流感样症状的疾病。

2. 确定诊断病例

有上述流感临床表现，具有以下一种或以上病原学检测结果阳性：

（1）流感病毒核酸检测阳性。

（2）流感病毒分离培养阳性。

（3）急性期和恢复期双份血清的流感病毒特异性 IgG 抗体水平呈4 倍或 4 倍以上升高。

五、哪些情况可诊断为重症病例或者危重症病例

出现以下情况之一者为重症病例。

（1）持续高热＞ 3 天，伴有剧烈咳嗽，咳脓痰、血痰，或胸痛。

（2）呼吸频率快，呼吸困难，口唇紫绀。

（3）神志改变：反应迟钝、嗜睡、躁动、惊厥等。

（4）严重呕吐、腹泻，出现脱水表现。

（5）合并肺炎。

（6）原有基础疾病明显加重。

出现以下情况之一者为危重症病例。

（1）呼吸衰竭。

（2）急性坏死性脑病。

（3）脓毒性休克。

（4）多脏器功能不全。

（5）出现其他需进行监护治疗的严重临床情况。

六、流感与其他呼吸道感染有何区别

（1）普通感冒：主要为鼻塞、流涕、打喷嚏、咽痛等症状，全身症状轻，无明显中毒症状。

（2）急性咽炎、扁桃体炎、鼻炎和鼻窦炎：感染与症状主要局限于相应部位。

（3）其他下呼吸道感染：如支原体肺炎、SARS、新冠病毒肺炎、军团病、真菌性肺炎等鉴别。根据临床特征可作出初步判断，相应病原学检查阳性。

七、住院治疗期间患者通常需要做哪些检查

1. 外周血常规

白细胞总数一般不高或降低，重症病例淋巴细胞计数明显降低。

2. 血生化

部分病例出现低钾血症，少数病例肌酸激酶、天门冬氨酸氨基转移酶、丙氨酸氨基转移酶、乳酸脱氢酶、肌酐等升高。

3. 病原学相关检查

（1）病毒核酸检测：检测呼吸道标本（咽拭子、鼻拭子、鼻咽或气管抽取物、痰）中的流感病毒核酸。

（2）病毒抗原检测（快速诊断试剂检测）：由于快速抗原检测的敏感性低于核酸检测，因此对快速抗原检测结果的解释应结合患者流行病史和临床症状综合考虑。

（3）血清学检测：动态检测的 IgG 抗体水平恢复期比急性期有 4

倍或 4 倍以上升高有回顾性诊断意义。

（4）病毒分离培养：从呼吸道标本中分离出流感病毒。在流感流行季节，流感样病例快速抗原诊断和免疫荧光法检测阴性的患者建议也作病毒分离。

4. 影像学表现

并发肺炎者影像学检查可见肺内斑片状、磨玻璃影、多叶段渗出性病灶；进展迅速者，可发展为双肺弥漫的渗出性病变或实变，个别病例可见胸腔积液。

八、流感的治疗原则

1. 基本原则

（1）对临床诊断病例和确诊病例应尽早隔离治疗。

（2）对症治疗。高热者可进行物理降温，或应用解热药物。咳嗽咳痰严重者给予止咳祛痰药物。根据缺氧程度进行适当的氧疗。

2. 抗病毒治疗

（1）治疗时机：出现流感症状后 48 小时内使用最为有效，可缓解流感症状、减少病程 1~3 天、减少并发症、降低病死率、缩短住院时间；发病时间超过 48 小时的重症患者依然可从抗病毒治疗中获益。

（2）抗流感病毒药物：神经氨酸酶抑制剂，如奥司他韦，能特异性抑制甲、乙型流感病毒，从而阻断病毒的释放和播散传播。成人剂量每次 75 mg，每日 2 次，疗程 5 天，重症患者疗程可适当延长。肾功能不全者要根据肾功能调整剂量。

离子通道阻滞剂，如金刚烷胺，早期应用可减少病毒的排毒量和排毒期，缩短病程，但只对甲型流感病毒有效。易产生耐药性，不良反应主要有头晕、失眠、共济失调等神经精神症状。成人剂量每日 200 mg，分 2 次服用，疗程 5~7 日。

3. 流感的护理

（1）保持适宜的温湿度：室内环境安静、舒适，空气洁净，温度在 23~25℃、湿度 50%~60% 为宜。冬季注意保暖，避免直接吸入冷空气。

（2）合理膳食：①摄入足够的热量，选择优质蛋白，如瘦肉、鸡蛋、老鸭、鲫鱼以及豆制品等，以利机体修复病变组织。②补充纤维素，适当多吃一些富含纤维素的粗茎大叶类蔬菜，如芹菜、菠菜、菜心、芥菜、白菜等，以及摄入适量水果，保持大便通畅，以避免便秘导致合并有肺大泡的患者发生气胸。③注意应少进食土豆、糖类以及某些高糖食物，以免胃肠产气导致腹胀，加重病情。④少食多餐，细嚼慢咽；天气干燥时多饮开水，或多煲一些清肺止咳的汤，如银耳羹、萝卜汤等，以利于增加身体水分，使痰液稀释，易于咳出。

（3）适宜活动：活动锻炼应量力而行、循序渐进，以不感到疲劳为宜；初始可在床上行肢体活动和呼吸操等，逐渐过渡到室内和室外散步、打太极拳、慢跑、练体操等。

注意：秋冬季节避免在早晨 9 点以前和晚上 8 点以后、春夏季节避免在早晨 7 点以前和晚上 9 点以后在室外锻炼，以减少空气中有害雾、尘对气道的刺激。

九、预防

（1）疫苗接种：接种流感疫苗是预防流感最有效的手段，可以显著降低接种者罹患流感和发生严重并发症的风险。推荐以下人群优先考虑接种流感疫苗：65 岁以上老人，6~23 个月的婴幼儿，有基础疾病如糖尿病、慢性心肺疾病、器官移植、肾功能不全患者，医务人员或其他与流感患者有较多接触机会的人最好每年接种流感疫苗。

（2）药物预防：药物预防不能代替疫苗接种，只能作为没有接种疫苗或接种疫苗后尚未获得免疫能力的重症流感高危人群的紧急临时预防措施。可使用奥司他韦、扎那米韦等。

（3）一般预防措施：保持良好的个人卫生习惯是预防流感等呼吸道传染病的重要手段，主要措施包括：增强体质和免疫力；勤洗手；保持环境清洁和通风；尽量减少到人群密集场所活动，避免接触呼吸道感染患者；保持良好的呼吸道卫生习惯，咳嗽或打喷嚏时，用上臂或纸巾、毛巾等遮住口鼻，咳嗽或打喷嚏后洗手，尽量避免触摸眼睛、鼻或口；出现呼吸道感染症状应居家休息，及早就医。

（刘珊珊　尹晓丹）

第四节　人感染高致病性禽流感

李某，男，44 岁，家禽饲养员，1 周前突然出现发热伴咳嗽、乏力、全身肌肉酸痛不适，随后感胸闷、呼吸困难，立即就诊于当地医院，很快被确诊为人感染高致病性禽流感。

李某为什么会患人感染高致病性禽流感？该如何治疗和预防？我们能为李某做些什么呢？带着这些疑问，让我们一起去认识人感染高致病性禽流感吧。

一、什么是人感染高致病性禽流感

禽流感病毒属正黏病毒科（orthomyxovirus）甲（A）型流感病毒属。病毒结构与其他甲型流感病毒类似。根据对禽的致病的强弱，禽流感病毒可分为高致病性、低致病性和非致病性。其中 H5 和 H7 亚型毒株（以 H5N1 和 H7N7 为代表）能引起严重的禽类疾病，是高致病性禽流感病毒。甲型禽流感病毒具有宿主特异性，并不是所有的禽流感病毒都能引起人类患病。

人感染高致病性禽流感（highly pathogenic avian influenza A infection in human，HPAI）（简称人禽流感）是由禽甲型流感病毒某些亚型中的

一些毒株引起的急性呼吸道传染病。目前，已证实可感染人的禽流感病毒亚型主要有 H5N1、H9N2、H7N7、H7N2、H7N3 等，其中感染 H5N1 亚型的患者病情重，病死率高。病情随感染亚型不同而异，轻者似普通感冒，严重可引起败血症、休克、多器官功能障碍综合征、Reye（瑞氏）综合征及肺出血等并发症而致人死亡。

二、流行病学

禽流感最早发生于 1978 年的意大利，到 1955 年科学家证实其致病病毒为甲型流感病毒。H5N1 亚型于 1997 年在香港首次发现能直接感染人类，1997 年 4 月，我国香港地区 3 个鸡场暴发 H5N1 型禽流感，共有 18 人确诊感染 H5N1 病毒并发病，其中 6 人死亡。2003 年 12 月开始，禽流感在东亚多国流行，到目前为止全球共有 15 个国家和地区感染，死亡率高达 60%。2013 年 3 月，我国首次发现人感染 H7N9 禽流感病例。截至 2019 年 4 月全国共通报感染 H7N9 禽流感病例 28 例。自 1997 年 H5N1 亚型感染人类以来，相继又有 H9N2、H7N7、H7N9 亚型感染人类和 H5N1 亚型多次感染人类的报道。病毒的亚型仍在不断变异，甲型禽流感病毒感染人类具有极大威胁。

（1）传染源：主要为患禽流感或携带禽流感病毒的家禽类，野禽在禽流感的自然传播中发挥了重要作用。人类直接或间接接触受禽流感病毒感染的家禽或其分泌物、排泄物或组织而感染，目前尚无人传人的确切证据。

（2）传播途径：人禽流感可经呼吸道传播，也可通过密切接触病禽的分泌物和排泄物、受病毒污染的物品和水等而被感染。有些禽流感病毒亚株，如 H7N7、H7N3 亚型毒株可通过眼结膜、胃肠道或皮肤损伤感染。

（3）人群易感性：人群对禽流感普遍缺乏免疫力。儿童病例居多，病情较重，无明显性别差异。与不明原因病死家禽或感染、疑似感染禽流感家禽密切接触人员为高危人群。

（4）发病季节：四季均可发病，但冬春季节发病者较多，气候转暖后发病率明显降低。冬春季是发病高峰期，即每年12月至次年3月，7—9月是低谷期。

三、感染人禽流感身体会有哪些变化

1. 潜伏期

人类接触H5N1型禽流感后，潜伏期常在7天内，多数患者的潜伏期在2~5天。

2. 临床症状

（1）H5N1亚型人禽流感多呈急性起病，早期表现为流感样症状，主要为发热、咳嗽、咳痰、咽痛、流涕、鼻塞、呼吸困难、头痛、肌肉酸痛和全身不适。

（2）体温大多在39℃以上，热程一般为1~7天，通常为2~3天。

（3）部分患者有恶心、腹痛、腹泻、稀水样便等消化道症状。

（4）个别患者可出现精神神经症状，如烦躁、谵妄。

（5）H7亚型人禽流感病毒感染者症状较轻，多数患者只出现眼结膜炎或上呼吸道卡他症状，H9N2和H10N7亚型人禽流感病毒感染者仅出现一过性流感症状。

（6）轻症病例预后良好，但重症患者病情发展迅速，患者一般均有肺炎表现，可出现急性肺损伤、急性呼吸窘迫综合征（ARDS）、胸腔积液、肺出血、全血细胞减少、多器官功能衰竭、休克及Reye综合征等多种并发症。可继发细菌感染，发生败血症。严重者可致死亡，死亡率高达50%。

四、如何确诊

根据流行病学接触史：①发病前1周内曾到过疫点；②有明确的病、死禽及其分泌物、排泄物接触史；③与人禽流感患者有密切接触史；④实验室从事有关禽流感病毒研究。结合临床表现、实验室检查、病毒分离和血清学抗体检测易于诊断。应注意从患者呼吸道分泌物中分离出特定病毒或采用反转录聚合酶链反应（RT-PCR）检测到禽流感 H 亚型病毒基因，且双份血清抗禽流感病毒抗体滴度恢复期较发病初期有 4 倍或以上升高是本病确诊的重要依据。

五、鉴别诊断

临床上应注意与其他亚型引起的流感、普通感冒、细菌性肺炎、衣原体肺炎、支原体肺炎、军团菌病、SARS、巨细胞病毒感染、传染性单核细胞增多症等疾病进行鉴别诊断，鉴别诊断主要依靠病原学检查。

李某的状况能改善吗？我们能为李某做些什么呢？让我们继续往下看吧。

六、患者通常需要做哪些检查

1. 实验室检查

（1）血常规：白细胞总数一般不高或降低。重症患者多有白细胞总数及淋巴细胞减少，并有血小板降低。

（2）血生化检查：丙氨酸氨基转移酶、天冬氨酸氨基转移酶、磷酸肌酸激酶、乳酸脱氢酶等升高。

（3）病原学检测：病毒核酸检测、病毒分离及血清学检测。

2. 胸部影像学

胸部影像学可表现为肺内片状影，重症患者肺内病变进展迅速，呈大片状毛玻璃影及肺实变影像，病变后期为双肺弥漫性实变影，可合并胸腔积液。

七、人禽流感患者的治疗原则

目前尚无特异的治疗方法，主要采取对症支持及抗病毒治疗。

（1）隔离治疗：对疑似和临床诊断、确诊病例进行隔离治疗。

（2）抗病毒治疗：对高热病抗流感病毒的治疗应在发病 48 小时内应用抗流感病毒药物，可改善症状、缩短病程、减少并发症及降低病死率。

（3）对症治疗：应用解热药、缓解鼻黏膜充血药、止咳祛痰药等。儿童忌用阿司匹林及其他水杨酸制剂。对出现呼吸功能障碍者给予吸氧及其他呼吸支持。

（4）支持治疗和预防并发症：注意休息，多饮水，增加营养，给予易消化的软食。密切观察病情变化及预防并发症，尤其应重视儿童及老年患者。

（5）重症患者治疗：注意营养支持，加强血氧监测和呼吸支持，防治继发细菌感染，防治其他并发症。对发病 2 周内的重症人禽流感患者，及时给予人禽流感患者恢复期血浆有可能提高救治的成功率。

（6）13 岁（含 13 岁）以上患者的出院标准原则上需同时具备下列条件且持续 7 天以上：体温正常；临床症状消失；胸部 X 线影像检查显示病灶明显吸收。12 岁（含 12 岁）以下儿童的出院，不仅应同时具备上述条件，而且要求病程满 21 天。

八、人禽流感患者的护理

（1）加强患者管理，宣传禽流感的传播途径及消毒、隔离的重要性，指导患者采取积极的预防方法和有效的消毒、隔离措施，并能自觉遵照、执行。

（2）同种病种需单居一室，进行呼吸道隔离，室内保持良好通风，每日用紫外线照射，注意个人卫生，严禁随地吐痰，不可面对他人打喷嚏或咳嗽。对患者呼吸道分泌物要及时消毒，对食具、用具及衣服进行消毒处理。

（3）保持病房安静、整洁、房间温度 18~20℃，湿度 55%~60%。患者以卧床休息为主，适当在房间活动，避免劳累及受凉。发热期间应嘱卧床休息，多饮水，定期检测体温，以物理降温为主。做好口腔护理及皮肤护理。

（4）对全身酸痛或头痛明显者，可协助患者采取舒适的体位，必要时给予服用解热镇静类药物。

（5）伴有肺部炎症或心肺功能不全者应严密监测生命体征，呼吸困难或发绀者应取半卧位，给予吸氧，及时清除呼吸道分泌物，加强支持治疗，注意维护心血管功能，中毒症状明显可采用有效的抗菌药物或激素治疗。

（6）宜清淡饮食，进食易消化富含维生素的食物。同时应注意多饮水，禁吃咸食，食用咸食后易使致病部位黏膜收缩，加重鼻塞、咽喉不适等症状，而且过咸的食物容易生痰，刺激局部引起咳嗽加剧。禁食甜、腻食物，甜味能助湿，而油腻的食物不易消化，故患者应忌食各类糖果、饮料、肥肉等。禁食辛热食物，辛热食物易伤气灼津，助火生痰，使痰不易咳出，故不宜食用。不吃烧烤、煎炸的食物，此类食物气味刺激呼吸道及消化道，易导致黏膜收缩，使病情加重，而且也不易消化，同时还应忌烟酒。

（7）遵医嘱给予抗病毒类药物，密切观察药物疗效和副作用，监测肝、肾功能和电解质水平。当出现焦虑、眩晕、呕吐、厌食等副作用时，及时通知医师对症处理。严密观察咳嗽的性质、痰液的性状，注意观察患者有无胸闷、气急、发绀、烦躁、神色紧张、面色苍白、出冷汗等异常表现，注意观察有无肺出血、急性呼吸窘迫综合征、Reye 综合征、噬血细胞综合征等并发症的表现。

（8）患者因缺乏疾病相关知识易出现紧张焦虑等心理反应，医护人员应主动向患者介绍有关禽流感知识，给予心理安慰，使其尽快适应环境，消除孤独感，缓解紧张焦虑情绪。

九、预防人禽流感的关键是什么

预防人禽流感关键要做到"四早"，指对疾病要早发现、早报告、早隔离、早治疗。

（1）早发现：当自己或周围人出现发烧、咳嗽、呼吸急促、全身疼痛等症状时，应立即去医院就医。

（2）早报告：发现人禽流感病例或类似病例，及时报告当地医疗机构和疾病预防控制中心。

（3）早隔离：对人禽流感病例和疑似病例要及时隔离，对密切接触者要按照情况进行隔离或医学观察，以防止疫情扩散。

（4）早治疗：确诊为人禽流感的患者，应积极开展救治，特别是对有其他慢性疾病的人要及早治疗，经过抗病毒药物治疗以及使用支持疗法和对症疗法，绝大部分患者可以康复出院。

十、日常生活中怎样预防人禽流感

（1）加强禽类疾病的监测，一旦发现禽流感疫情，动物防疫部门立即按有关规定进行处理，养殖和处理的所以有相关人员须做好防护工作。

（2）发现疫情时，应尽量避免与禽类接触；特别是儿童和老年人应该避免密切接触家禽和野禽。避免到禽流感暴发疫区，减少到公共人群密集场所的机会。

（3）健康的生活方式对预防该病非常重要。平时应加强体育锻炼，多休息，避免过度劳累，不吸烟，勤洗手，注意个人卫生，打喷嚏或咳嗽时掩住口鼻。

（4）注意饮食卫生，进食禽肉、蛋类要彻底煮熟，加工、保存食物时要注意生、熟分开；养成良好的卫生习惯，搞好厨房卫生，不生食禽肉和内脏，解剖活（死）家畜及其制品后要彻底洗手。

（5）保持室内清洁，使用可清洗的地垫，避免使用难以清理的地毯，保持地面、天花板、家具及墙面清洁，确保排水道通畅；保持室内空气流通；尽量少去空气不流通的场所。

（6）若有发热及呼吸道症状，应戴上口罩，尽快就诊，并切记告诉医生病前有无外游或与禽类接触史。

（7）一旦患病，应在医生指导下治疗和用药，多休息，多饮水，注意个人卫生。

（周　芸　彭　嘉）

第五节　严重急性呼吸综合征

李某，女，49岁，5天前在某家接诊严重急性呼吸综合征（SARS）患者的医院护理非发热患者，无任何防护措施，于2天前无明显诱因出现高热，最高达39℃，伴畏寒、膝关节及双下肢肌肉酸痛、乏力，无咳嗽、咳痰、腹泻。就诊于发热门诊拍胸片示：左下肺斑片状阴影。转入SARS定点医院诊断为SARS。李女士到底怎么感染的？她的症状能得到缓解吗？带着这些疑问，下面我们一起来认识一下2003年轰动一时的严重急性呼吸综合征。

一、什么是严重急性呼吸综合征

严重急性呼吸综合征又称传染性非典型肺炎（SARS），是SARS冠状病毒（SARS coronavirus，SARS-CoV）引起的以发热、呼吸道症状为主要表现的急性呼吸道传染病。

让我们来回顾一下SARS。该病于2002年11月首先在我国广东省佛山市被发现，迅速扩散至我国 24 个省、自治区、直辖市，短时间内在全球共波及亚洲、美洲、欧洲等 32 个国家和地区。全球累计确诊病例 8 422 例，死亡 916 例，医务人员发病 1 725 例，约占 20%。

二、SARS冠状病毒从何而来

在狸猫、果子狸、貉等动物体内分离出与 SARS-CoV 基因序列高度同源的冠状病毒，提示这些动物可能是 SARS-CoV 的寄生宿主和本病的传染源，但有待证实。

患者是主要传染源。急性期患者体内病毒含量高，且症状明显，传染性强。潜伏期患者传染性低或无传染性，治愈康复患者无传染性；隐性感染者是否存在及其作为传染源的意义，迄今尚无足够的资料佐证。

三、哪些途径导致SARS的发生

人群普遍易感。发病者以青壮年居多，儿童和老人少见。男女比例约为 1 ∶ 0.87。患者家庭成员和医务人员属高危人群。

（1）呼吸道传播：短距离的飞沫传播是本病的主要传播途径。病毒存在于患者的呼吸道黏液或纤毛上皮脱落细胞里，当患者咳嗽、打喷嚏或大声讲话时，飞沫直接被易感者吸入而发生感染。飞沫在空气中停留的时间短，移动的距离约 2 m，故仅造成近距离传播。气溶胶传播是另一种方式，易感者吸入悬浮在空气中含有 SARS-CoV 的气溶胶而感染。

（2）消化道传播：患者粪便中可检出病毒 RNA，通过消化道传播可能是另一个传播途径。

（3）直接传播：通过直接接触患者的呼吸道分泌物、消化道排泄物或其他体液，或者间接接触被污染的物品，亦可导致感染。

（4）其他：患者粪便中的病毒污染了污水排放系统和排气系统造成环境污染，可能造成局部流行。

四、SARS有什么症状

潜伏期1~16天，常见为3~5天，典型患者通常分为三期。

1. 早期

一般为病初的1~7天，起病急，以发热为首发症状，94.4%~100%的患者有发热，体温一般38℃，偶有畏寒；可伴有头痛、关节肌肉酸痛、乏力等症状；部分患者可有干咳、胸痛、腹泻等，无其他上呼吸道卡他症状。发病3~7天后出现下呼吸道症状，可有咳嗽，多为干咳、少痰，偶有血丝有胸闷，肺部体征不明显，部分患者可闻及少许湿啰音，或有肺实变体征。

2. 进展期

病情于10~14天达到高峰，发热、乏力等感染中毒症状加重，并出现频繁咳嗽、气促和呼吸困难，略有活动则气喘、心慌、胸闷，肺实变体征进一步加重，被迫卧床休息。这个时期易发生呼吸道的继发性感染。少数患者（10%~15%）出现急性呼吸窘迫综合征（ARDS）而危及生命。

3. 恢复期

病程进入2~3周后，发热渐退，其他症状与体征减轻乃至消失。体温正常后仍需要2周左右才能完全恢复正常。

轻型患者临床症状轻，病程短。重型患者病情重，进展快，易出现ARDS。儿童患者的病情较成人轻。孕妇患者，在妊娠的早期易导致流产，妊娠晚期孕妇的病死率增加。老年患者症状常不典型，例如不伴发热或同时合并细菌性肺炎等。有少数患者不以发热为症状，尤其是有近期手术史或有基础疾病的患者。

五、发生SARS需要做哪些检查

血常规、血液生化检查、血清学检查、血清免疫学检查、细胞培养分离病毒、X线、CT等有助于SARS的诊断，分子生物学检查可检测出SARS冠状病毒，对本病诊断有重要价值。

六、SARS的治疗

治疗总原则为：早期发现、早期隔离、早期治疗。

所有的患者应集中隔离治疗，疑似病例与临床确诊病例分开收治。

该病目前没有特效药和特异性治疗手段。在疾病早期可以采取适当的抗病毒治疗（如洛匹那韦及利托那韦等），但目前尚无针对SARS的特异性抗病毒药。经过及时的支持治疗和对症治疗，绝大多数患者可以康复，少数患者可进展至急性呼吸窘迫综合征（ARDS）、多器官功能障碍综合征甚至死亡。

重型病例的处理：必须严密动态观察，加强监护，及时给予呼吸支持，合理使用糖皮质激素，加强营养支持和器官功能保护，注意水电解质和酸碱平衡，预防和治疗继发感染，及时处理合并症。有条件尽可能收入重症监护病房。

七、SARS的护理

（一）监测病情变化

多数患者在发病后14天内都可能属于进展期，必须密切观察病情变化，监测体温、呼吸频率、指氧饱和度或动脉血气分析、血常规、胸片（早期复查间隔时间不超过2~3天）、心、肝、肾功能等。观察有无呼吸困难、发绀、胸痛、咳嗽。记录24小时出入量。

（二）一般护理

（1）环境：病室整洁、安静、光线柔和。

（2）休息：卧床休息，避免劳累、用力。

（3）饮食：给予高热量、高蛋白、富含维生素的易消化食物（如瘦肉、鱼、虾、鸡蛋、酸奶等）。不能进食者或高热者可静脉营养支持，注意水电解质、酸碱平衡。

（三）症状护理

1. 咳嗽剧烈者给予镇咳

（1）咳痰者给予祛痰药，并鼓励患者咳出痰液。

（2）对于痰液不易咳出的患者协助拍背排痰。排背排痰时手指屈曲，手背隆起呈空心状由下至上，由两侧向中间有节奏的、均匀的叩击背部，还应根据炎症的部位调整体位，通过震动使肺、支气管内附着的痰液脱落，通过咳嗽使痰液更容易排出，排出分泌物可使感染得到有效的控制。

（3）不能自主咳痰者，及时定期吸痰，清理呼吸道分泌物。

2. 保持呼吸道通畅，及时吸氧

针对患者的氧合指标采取不同的呼吸支持治疗。

（1）氧疗：鼻导管或面罩吸氧。

（2）无创呼吸机辅助通气。

（3）经气管插管使用呼吸机治疗。

3. 发热护理

发热超过 38.5℃者，可给予物理降温，如冰敷、酒精擦浴等，并酌情使用解热镇痛药（如布洛芬）。儿童忌用阿司匹林，因该药有可能引起 Reye 综合征，如果不及时治疗，会很快导致肝肾衰竭、脑损伤，甚至死亡。

4. 心理护理

患者由于被隔离孤独无助，对 SARS 的恐惧可能产生焦虑、抑郁、烦躁和恐惧的心理。因此医务人员应多与患者交流沟通，了解患者真实想法，对患者出现的心理障碍进行疏导，解除患者孤独、恐惧感，使患者树立战胜疾病的信心，必要时邀请心理卫生专业人士进行心理干预。

八、SARS的预防

1. 管理传染源

（1）2004 年 12 月《传染病防治法》将其列为乙类传染病，但其预防、控制措施采取甲类传染病的方法执行。发现或怀疑本病时应尽快向卫生防疫机构报告。做到早发现、早报告、早隔离、早治疗。

（2）隔离治疗患者对临床诊断病例和疑似诊断病例应在指定的医院负压病房进行隔离观察和治疗。

（3）隔离观察密切接触者对医学观察病例和密切接触者，如条件许可应在指定地点接受为期 14 天的隔离观察。在家中接受隔离观察时应注意通风，避免与家人密切接触。

2. 切断传播途径

（1）社区综合性预防加强科普宣传，流行期间减少大型集会或活动，保持公共场所通风换气、空气流通；注意空气、水源、下水道系统的处理消毒。

（2）保持良好的个人卫生习惯不随地吐痰，流行季节（春、秋季）避免去人多或相对密闭的地方。有咳嗽、胸痛等症状及时就诊，注意戴口罩；避免与人近距离接触。

（3）严格隔离患者医院应设立发热门诊，建立患者的专门通道。收治 SARS 的病区应设有清洁区、潜在污染区和污染区；病房、办公室等均应通风良好。疑似患者与临床诊断患者应分开病房收治。住院患者应戴口罩，不得随意离开病房。患者不设陪护，不得探视。病区中病房、办公室等各种建筑空间、地面及物体表面、患者用过的物品、诊疗用品以及患者的排泄物、分泌物均须严格按照要求分别进行充分有效的消毒。医护人员及其他工作人员进入病区时，要切实做好个人防护工作。

（4）实验室条件要求必须在具备生物安全防护条件的实验室，才能开展 SARS 患者人体标本或病毒株的检测或研究工作，以防病毒泄漏。同时实验室研究人员必须采取足够的个人防护措施。

3. 保护易感人群

在日常的生活中，保持乐观稳定的心态，均衡饮食，注意保暖，避免疲劳，保持充足的睡眠时间以及在空旷场所作适量运动等，这些良好的生活习惯有助于提高人体对 SARS 的抵抗能力。

目前尚无效果肯定的预防药物可供选择，各国对于 SARS 疫苗和药物的科学研究正在紧锣密鼓进行中。关于灭活疫苗，早在 2004 年我国科研人员已经研制出在细胞水平上及经过部分动物试验有效的灭活病毒试剂，但因为尚需通过免疫病理学研究、一系列动物和临床试验及流行病学的研究实验等流程，尚未上市。

医护人员及其他人员进入病区时，应注意做好个人防护工作。

（王　漪　尹晓丹）

第六节　乙型病毒性肝炎

王先生，30岁，经常应酬，长期大量饮酒、抽烟，经常食用辛辣刺激、过于油腻的食物，经常口服止痛药；也经常熬夜，情绪波动过大，心理负担重，近期忙于婚礼的筹办。王先生经常感到乏力、体力不支，伴恶心、厌油、上腹不适、腹胀，逐渐出现皮肤发黄、小便呈浓茶色，时有右上腹隐痛不适，体检发现乙肝两对半提示大三阳；肝功能：谷丙转氨酶（ALT）95U/L；谷草转氨酶（AST）92IU/L；乙肝病毒复制呈阳性。王先生患了什么疾病？他的疾病能治愈吗？带着这些疑问，下面我们一起来认识乙型病毒性肝炎吧。

一、什么是乙型病毒性肝炎

乙型病毒性肝炎（简称乙型肝炎或乙肝）是由乙型肝炎病毒（hepatitis B virus，HBV）引起的、主要通过血液途径传播的肝脏疾病，简称乙肝。HBV是一种有包膜的双链DNA病毒，属于嗜肝病毒科。HBV的抵抗力较强，但65℃10小时、煮沸10分钟或高压蒸汽均可灭活HBV。环氧乙烷、戊二醛、过氧乙酸和碘伏对HBV也有较好的灭活效果。

二、流行病学

乙型肝炎是一种呈世界分布、危害严重的疾病，不同国家不同地区发病率不同。根据 WHO 报道，全球约 20 亿人曾感染 HBV，其中 2.4 亿人为慢性 HBV 感染者，每年约有 65 万人死于 HBV 感染所致的肝衰竭、肝硬化和肝细胞癌（HCC）。我国肝硬化和 HCC 患者中，由 HBV 感染引起的比例分别为 60% 和 80%。据最新的流行病学研究估计，目前我国总的 HBsAg 携带率约为 5.49%。

围生期和婴幼儿期感染 HBV 者中，分别有 90% 和 25%~30% 将发展为慢性感染，而 5 岁以后感染者仅有 5%~10% 发展为慢性感染。成年人感染了乙肝病毒后，多数人可以依靠机体自发清除 HBV（90%~95%），相当于一次自然的免疫接种，从而获得对该病毒的免疫力。接下来我们一起来认识一下慢性乙型肝炎。

三、哪些因素容易导致慢性乙肝的发生

乙肝的传染源主要是急性、慢性乙肝患者和 HBV 携带者，慢性乙肝患者和病毒携带者作为传染源的意义最大，其传染性与体液中 HBV DNA 含量成正比关系。其传播途径主要有以下几种。

（1）母婴传播：包括宫内感染、围生期传播、分娩后传播。宫内感染主要经胎盘获得，可能与妊娠期胎盘轻微剥离有关。围生期传播或分娩过程是母婴传播的主要方式，婴儿因破损的皮肤或黏膜接触母血、羊水或阴道分泌物而传染。分娩后传播主要由于母婴间密切接触感染。

（2）血液、体液传播：血液中 HBV 含量很高，微量污染血进入人体即可造成感染，如输血及血制品、注射、手术、拔牙、针刺、公用剃刀和牙刷、血液透析、器官移植等均可传播。

（3）性传播：与 HBV 阳性者发生无防护的性接触，特别是有多个性伴侣者，其感染 HBV 的危险性增高。

抗 -HBs 阴性者均为易感人群。婴幼儿是获得 HBV 感染的最危险人群。高危人群包括 HBsAg 阳性母亲的新生儿、HBsAg 阳性者的家属、反复输血及血制品者（如血友病患者）、血液透析患者、多个性伴侣者、静脉药瘾者、接触血液的医务工作者等。

四、发病机制和病理

HBV 感染的自然病程是复杂和多变的，同时受到很多因素的影响，包括感染的年龄、病毒因素（HBV 基因型、病毒变异和病毒复制的水平）、宿主因素（性别、年龄和免疫状态）和其他外源性因素，如同时感染其他嗜肝病毒和嗜酒等。发病机制目前尚未完全明了。肝细胞病变主要取决于机体的免疫应答，尤其是细胞免疫应答。免疫损伤、缺血／缺氧及内毒素损伤"三重打击"是导致 HBV 所致肝衰竭的主要机制。HBV 与 HCC 的关系密切，大部分 HCC 发生在 HBV 感染晚期，尤以肝硬化基础上发生多见，且与家系遗传背景有一定关系。

五、患乙肝身体会有哪些变化

乙肝患者的临床表现比较复杂，轻重差别很大。临床上可分为急性肝炎（急性黄疸型肝炎和急性无黄疸型肝炎）、慢性肝炎（轻度、中度和重度）、重型肝炎（肝衰竭）、淤胆型肝炎、肝炎后肝硬化（代偿期肝硬化和失代偿期肝硬化）。轻者可毫无症状体征，或表现为血清转氨酶轻度升高。重者可表现为：肝病面容，肝掌，蜘蛛痣，脾大，皮肤、巩膜发黄，皮下出血，牙龈及鼻腔出血等症状，同时常有轻重不等的症状，如乏力、食欲不振、腹胀、肝区不适。

1. 急性肝炎

（1）急性黄疸型肝炎：表现为全身乏力、食欲减退、恶心、呕吐、厌油、腹胀、肝区疼痛，尿黄，皮肤巩膜出现黄疸，部分患者可出现皮肤瘙痒。

（2）急性无黄疸型肝炎：除无黄疸外，其他临床表现与黄疸型肝炎相似。常起病缓慢，症状较轻。

2. 慢性肝炎

（1）轻度：病情较轻，可反复出现乏力、头晕、食欲减退、厌油、尿黄、肝区不适、睡眠欠佳、肝稍大有轻触痛，可有轻度肿大。

（2）中度：症状和体征居于轻度和中度之间。

（3）重度：有明显或持续的肝炎症状，如乏力、食欲减退、腹胀、尿黄、便溏等，伴肝病面容、肝掌、蜘蛛痣等。

3. 重型肝炎（肝衰竭）

极度乏力、严重消化道症状，神经、精神症状（嗜睡、性格改变、烦躁不安、昏迷等），有明显出血现象，黄疸进行性加深。

4. 肝硬化

乏力及消化道症状明显，黄疸，白蛋白下降，伴有腹壁、食管静脉曲张、腹水等。肝脏质地变硬，脾脏进行性增大，门静脉、脾静脉增宽等门静脉高压表现。

六、诊断

根据流行病学资料、临床症状、体征和实验室检查等很容易诊断出 HBV 感染。对诊断不明的患者应争取做肝组织学检查。

七、鉴别诊断

需与其他病毒引起的肝炎，以及其他引起的 ALT 升高的疾病相鉴别。如甲型肝炎、戊型肝炎、溶血性黄疸、肝外梗阻性黄疸、药物性肝损害、酒精性肝病、自身免疫性肝炎、脂肪肝、肝豆状核变性等。

八、慢性乙肝患者需要做哪些检查

（1）肝功能检查：①血清酶测定，如 ALT、AST、谷氨酰转肽酶（GGT）、碱性磷酸酶（ALP）、胆碱酯酶（CHE）；②胆红素；③白蛋白和球蛋白；④凝血酶原时间（PT）和凝血酶原活动度测定（PTA）；⑤胆汁酸。

（2）病原学检查：① HBsAg 与抗 –HBs，HBsAg 阳性见于 HBV 感染者；② HBeAg 与抗 –HBe，HBeAg 阳性表示病毒复制活跃且具有较强的传染性；③ HBcAg 与抗 –HBc，HBcAg 阳性表示 HBV 处于复制状态，有传染性；④ HBV–DNA 是病毒复制和传染性的直接标志；⑤组织中 HBV 标志物的检测：cccDNA 检测对诊断治疗及预后有较大意义。

（3）影像学检查：腹部超声检查、CT、MRI 或 MR 等。

（4）肝组织学检查：可以了解肝脏炎症和纤维化的程度，指导抗病毒药使用，同时有助于肝脏疾病的鉴别诊断。

（5）肝脏硬度值测定：瞬时弹性成像（transient elastography，TE）能够比较准确地识别进展性肝纤维化及早期肝硬化。

九、慢性乙肝如何治疗

2019 版中国《慢性乙型肝炎防治指南》提出治疗目标：最大限度地长期抑制 HBV 复制，减轻肝细胞炎症坏死及肝纤维组织增生，延缓和减少肝功能衰竭、肝硬化、HCC 及其他并发症的发生，改善患者生命质量，延长其生存时间。乙型肝炎总的治疗原则：足够的休息、合理饮食，辅以适当的药物，避免饮酒、过劳和损害肝脏的药物。

（一）一般治疗

除失代偿性肝硬化应适当限制外，应强调高蛋白质饮食，包括动物蛋白及植物蛋白，新鲜蔬菜、水果、维生素也很重要。热量以能维持标准体重为度，勿过胖而发生脂肪肝。

（二）抗炎、抗氧化、抗纤维化治疗

甘草酸制剂、水飞蓟素制剂、多不饱和卵磷脂制剂和双环醇等具有抗炎、抗氧化和保护肝细胞等作用，有望减轻肝脏炎症损伤。对肝组织炎症明显或 ALT 水平明显升高的患者，可以酌情使用，但不宜多种联合。

多个抗纤维化中药方剂如安络化纤丸、复方鳖甲软肝片、扶正化瘀片等，对明显纤维化或肝硬化患者可以酌情选用。

（三）抗病毒药物的治疗

依据血清 HBV DNA、ALT 水平和肝脏疾病严重程度，同时需结合年龄、家族史和伴随疾病等因素，综合评估患者疾病进展风险，决定是否需要启动抗病毒治疗；动态评估比单次检测更有临床意义；慢性 HBV 感染抗病毒治疗适应证具体参考 2019 版中国《慢性乙型肝炎防治指南》。

1. 核苷（酸）类似物治疗

（1）拉米夫定（ lamivudine，LVD）：较早使用的抗 HBV 药物，长期使用耐药率增加。

（2）阿德福韦酯（ adefovir dipivoxil，ADV）：长期使用需注意 eGFR 下降和骨密度降低、钙磷代谢异常等不良反应。

（3）恩替卡韦（ entecavir，ETV）：可强效抑制病毒复制，改善肝脏炎症，安全性较好，长期治疗可改善乙型肝炎肝硬化患者的组织学病变，显著降低肝硬化并发症和 HCC 的发生率，降低肝脏相关和全因病死率。

（4）替比夫定（ telbivudine，LdT）：可改善 eGFR（估算的肾小球滤过率），可用于母婴阻断。

（5）替诺福韦（ tenofovir，TDF）：可强效抑制病毒复制，耐药发生率低，TDF 长期治疗显著改善肝脏组织学，降低 HCC 发生率。可用于母婴阻断。

（6）富马酸丙酚替诺福韦片（tenofovir alafenamide fumarate tablets，TAF）：对骨密度和估算的肾小球滤过率（eGFR）影响较 TDF 小。

初治患者应首选强效低耐药药物（ETV、TDF、TAF）治疗。不建议 ADV 和 LAM 用于 HBV 感染者的抗病毒治疗。用药过程中监测相关指标，密切关注患者治疗依从性，预防和处理少见或罕见不良反应。做好进行耐药监测和处理。

2. 干扰素治疗

我国已批准干扰素 –α（IFN–α）和聚乙二醇化 α 干扰素（PegIFN–α）用于治疗。

（1）IFN–α：临床已很少用。

（2）PegIFN-α 为国际国内相关指南推荐用药，单用或联合核苷酸类抗病毒药物治疗 HBV。PegIFN-α 在降低 HBV 相关 HCC 发生率方面的作用值得进一步深入研究。需注意 PegIFN-α 的不良反应及使用禁忌证。

（四）免疫调节治疗

胸腺肽或胸腺法新可调节机体非特异性免疫功能，对于有抗病毒患者可能有效，需进一步研究观察。

（五）中药及中药制剂

中药及中药制剂在我国应用广泛，对于改善临床症状和肝功能指标有一定效果。但要在专科医生指导下服用，不可随意服用，以免引起肝功能损伤。

十、慢性乙肝如何护理

1. 隔离

慢性乙肝主要为接触患者的血液、体液而传播，所以在接触患者的血液和体液时需采取标准隔离措施。

2. 休息与活动

急性肝炎、重型肝炎、慢性活动性肝炎、ALT 升高者应卧床休息，以减轻肝脏负担，利于肝细胞修复。待症状好转、黄疸消退、肝功能改善后，逐渐增加活动量，以不疲劳为度。肝功能正常后 1~3 个月可恢复日常活动及工作。

3. 饮食

急性期应进食清淡且富含维生素的食物，保证足够的热量；慢性肝炎患者适当增加蛋白质的摄入量，蛋白质每天 1.5~2.0 g/kg，蛋白质以鱼类、蛋类、乳制品、大豆及其制品等优质蛋白为主。血氨升高、有肝性脑病倾向及症状时，给予低蛋白饮食（每天 < 0.5 g/kg）。严重肝性脑病时严格限制蛋白质。随着肝性脑病的改善，应尽早逐步增加蛋

白质的摄入，但以补充植物性蛋白为好。植物性蛋白纤维成分多，在肠道停留时间短，可降低毒性物质的吸收，防止和改善肝性脑病。腹水、少尿者，应适当限盐、限水，钠限制在每天 1.5~2.0 g，进水量每日不超过 1 000 ml。

4. 病情观察要点

（1）生命体征：密切观察患者生命体征，及时发现病情变化。

（2）神志：观察患者有无兴奋、懒言、嗜睡等情况，及时发现肝性脑病情况。

（3）皮肤情况：皮肤巩膜黄疸情况及皮肤瘙痒程度，嘱患者勿用力抓挠皮肤，忌用刺激性强清洁剂，可用温水清洗皮肤必要时用止痒剂止痒。

（4）做好并发症的观察护理，包括肝性脑病、出血、肝肾综合征及感染等。

5. 用药护理

抗病毒治疗期间，干扰素的副作用较多，在最初治疗的 1~2 周可出现流感样症状。患者也可出现疲乏、体重下降、脱发和中度骨髓抑制，偶有明显的中性粒细胞减少或血小板减少。有的患者可有焦虑、易激动、抑郁和自杀倾向等心理问题。核苷（酸）类似物如拉米夫定对正常人体细胞的 DNA 聚合酶没有或少有抑制作用故无明显毒性。但用药过程中极易产生病毒 YMDD 变异而出现耐药。停药后可出现 ALT 和 HBV–DNA 反跳，极少数患者可出现肝功能损害加重甚至衰竭。

抗病毒治疗以核苷类抗乙肝病毒药物口服，每日 1 次给药，应定时、按量服药，一是不易遗忘漏服，二是服药后其有效血药浓度均匀恒定，有利于预防耐药病毒株的形成。因此开始抗病毒治疗时初次给药一定要叮嘱患者按时、按量服药，并严密观察服药情况，及时记录。

对患者进行治疗依从性的教育，告知患者在治疗期间要按时服用药物，每 20 天漏服药物的天数不能超过 1 天，否则将会大大降低治疗的效果。只有坚持每天服用，按时正确用药，才能保证血液药物的浓度，只有经过医生的允许才可以停药，并告知患者在治疗结束后坚持定期检测。

6. 心理护理

加强护患沟通、交流。护理人员应帮助慢性乙肝患者克服负性情绪，可以通过护理人员谈自己的感受或请已调整好心态的慢性乙肝患者来做心理疏导工作，或通过触摸、握手和拥抱等身体接触来表达对患者的理解和安慰。切忌戴手套与患者接触，以免使患者产生被歧视的感觉。

7. 健康指导

（1）消毒隔离宣教：指导患者在家中采取相应的隔离措施，如不共用剃须刀和洗漱用品等。HBsAg、HBeAg、HBV-DNA 阳性者应禁止献血。母亲 HBsAg 阳性者，新生儿应在出生后立即接种乙肝疫苗，并联合使用高效价乙肝免疫球蛋白（HBIG）。

（2）休息和活动宣教：肝功能不正常时应卧床休息，肝功能基本正常后可适当增加活动，以不感觉疲劳为原则。育龄妇女在疾病的活动期最好不怀孕，以利肝恢复。症状消失，肝功能正常 3 个月以上者，可恢复工作。平时生活应有规律，劳逸结合。

（3）饮食宣教：患者宜进食高蛋白、富含维生素并能提供足够热量的食物。绝对禁酒。

（4）用药宣教：遵照医嘱用药，所有用药必须在医生指导下服用，并保证按时服药，忌滥用药物，以免增加肝脏负担，影响疾病恢复。

（5）随访宣教：患者出院后应定期到门诊复查肝功能、B 超和病毒复制指标等。

（6）心理宣教：正确对待疾病，避免焦虑、愤怒等不良情绪。

十一、随访与延续护理

对于乙肝主要以预防为主，通过预防来降低疾病的感染率。

1. 注射乙肝疫苗是最有效的预防

现在临床上用的乙肝疫苗都是重组 DNA 疫苗，不会对机体产生严重毒副作用，亦不会造成感染。疫苗注射方法是：按 0、1、6 个月各注射 1 针的免疫方案接种，即对新生儿在出生时接种 1 针，出生 1 个月后接种 1 针，出生 6 个月后再接种 1 针。对非新生儿在经检查后可按 1、2、6 个月的规则进行接种。对于接种乙肝疫苗后产生抗 –HBs 的个体，当其浓度低于 100 U/L，应加强接种 1 剂 20 μg 乙肝疫苗，如抗体浓度低于 10 U/L，应按 1、2、6 个月再次注射乙肝疫苗。

2. 切断传播途径

（1）母婴传播：孕前做全面检查，寻求专科医生建议，在条件允许下再妊娠；孕期定期随访，根据自身及胎儿情况选择合适的分娩方式，产后婴儿接受联合免疫后，可母乳喂养。

（2）血液、体液传播：就诊时选择消毒条件好、正规的医疗机构，特别是手术、齿科治疗；讲卫生，避免与他人共用牙刷、剃须刀等物品。

（3）性传播：有良好的性道德、性观念，有固定的性伴侣，正确使用避孕套。

3. 意外暴露后 HBV 感染的预防

在意外接触 HBV 感染者的血液和体液后，处理如下：

（1）血清学检测：应立即检测 HBV–DNA 及乙肝五项，并在 1 个月、3 个月和 6 个月内复查。

（2）主动和被动免疫：如已接种过乙肝疫苗，且已知抗 –HBs ≥ 10 U/L 者，可不进行特殊处理。如未接种过乙肝疫苗，或虽接种过乙肝疫苗，但抗 –HBs < 10 U/L 或抗 –HBs 水平不详，应立即注射 HBIG200~400 U，并同时在不同部位接种 1 针乙肝疫苗（20 μg），于 1 个月和 6 个月后分别接种第 2 和第 3 针乙肝疫苗。

4. 对患者和携带者的管理

在首次诊断出慢性乙肝时，应按规定向当地疾病预防控制中心报告，并建议对患者的家庭成员进行血清 HBsAg、抗 –HBc 和抗 –HBs 检测，并对其中的易感者（该 3 种标志物均阴性者）接种乙肝疫苗。

（陈 芳 邓 蓉）

第七节　艾滋病

张某某，男，17岁，学生，因学习压力大，沉迷于手机社交软件，结识了一个大哥哥。这位大哥哥经常请他吃饭并送他礼物。一次陪同大哥哥去宾馆午休时发生同性性行为。3个月前出现发热，伴四肢乏力，前胸及后背部皮肤出现红疹，逐渐蔓延至四肢，去医院检查后诊断出艾滋病病毒感染。

张某为什么会感染艾滋病病毒？感染了艾滋病怎么办？带着这些问题，让我们一起认识艾滋病。

一、什么是艾滋病

艾滋病，即获得性免疫缺陷综合征（acquired immunodeficiency syndrome，AIDS，简称艾滋病），是由人类免疫缺陷病毒（HIV）感染引起的，以全身免疫系统严重危害为特征的传染性疾病。HIV把人体免疫系统中最重要的 $CD4^+T$ 淋巴细胞作为主要攻击目标，大量破坏该细胞，使人体丧失免疫功能。因此，人一旦感染艾滋病病毒，就增加了并发各种机会性感染和恶性肿瘤的风险性，导致病死率增加。本病具有传播迅速、发病缓慢、病死率高的特点。

二、世界艾滋病日

社会上大部分人缺乏对艾滋病的全面认识，造成盲目恐慌，使一些患者受冷淡、歧视，甚至众叛亲离，这不仅不利于 AIDS 患者治疗，也不利于艾滋病预防和控制。为提高人们对艾滋病的认识，世界卫生组织于1988年1月将每年的12月1日定为世界艾滋病日，号召世界各国和国际组织在这一天举办相关活动，宣传和普及预防、治疗艾滋病的知识。

三、艾滋病的危害

（1）艾滋病对个人的危害：目前艾滋病已成为一种可控的慢性病。但仍有相当一部分患者因未及时诊治、病毒耐药或药物的副作用等原因死亡或致残。心理上来讲，艾滋病病毒感染者一旦知道自己感染了艾滋病，就会产生巨大的心理压力。同时由于社会对感染者的歧视，也常常给感染者带来沉重的精神压力，所以很大程度上，AIDS 患者很难得到亲朋好友的关心和照顾，部分患者因此产生轻生或者报复社会的念头。

（2）艾滋病对家庭的危害：社会上对 AIDS 患者及感染者的种种歧视态度会殃及其家庭，他们的家庭成员也要背负沉重的心理负担，因此容易产生家庭不和，导致夫妻离婚或者长期分居。同时因为多数 AIDS 患者及感染者均处于青壮年，是家庭经济的主要来源，当他们因病不能再工作，又需要支付高额的医药费，其家庭经济状况很快恶化。其结局常常是孤儿无人抚养，或留下父母无人养老送终。

（3）艾滋病对社会的危害：目前我国艾滋病传播主要是以性传播为主，所以艾滋病的感染年龄段以性活跃期的青壮年为主，占艾滋病病毒感染者总人数的 80% 左右。具体细分，20~29 岁年龄感染人数最多，占感染总人数的一半左右，其次为 30~39 岁年龄组，占 30% 左右。他们既是创造社会财富的主要劳动人口，也是家庭结构的经济和精神支柱。而近年来青少年的发病率逐年增长，大部分仍处于求学阶段。国家卫生健康委员会最近公开的数据表明，我国每年约有 3 000 例新增学生病例，其中有 81.8% 通过同性传播感染。艾滋病削弱了社会生产力，减缓了经济增长，人均出生期望寿命降低。社会的歧视和不公正待遇又将许多 AIDS 患者和感染者推向社会，造成社会不安定因素，使犯罪率升高，社会秩序和稳定遭到破坏。

（4）艾滋病对儿童的影响：艾滋病使千万儿童沦为孤儿，使无辜的孩子不仅要忍受人们的歧视、还要承受失去亲人、失学、营养不良和过度的劳动负担的痛苦。

四、哪些途径导致感染艾滋病

传染源是被 HIV 感染的人，包括 HIV 感染者和 AIDS 患者。

1. 性接触传播

性接触传播是主要的传播途径（包括不安全的同性、异性和双性性接触）。HIV 存在于传染源的血液、精液、阴道分泌物、伤口渗出物中，唾液、眼泪、乳汁等体液也含有 HIV。HIV 通过性接触摩擦所致细微破损即可侵入机体致病。精液含 HIV（100 万 ~1 000 万个 /ml）远高于阴道分泌物。与发病率有关的因素包括性伴侣数量、性伴侣的感染阶段、性行为方式和性行为保护措施等。性接触者越多，感染艾滋病的风险越大。

2. 血液传播

血液传播主要通过输入受 HIV 污染的血液和血液制品而感染，但随着全世界对艾滋病认识的深入，基本上所有血液和血液制品都必须经过 HIV 的检测。还可以通过受 HIV 污染的针具、针头、手术器械、针灸针、文身、穿耳工具、剃须刀、公用牙具等途径感染，其中包括静脉吸毒者共用针头；医务人员在给 AIDS 患者做治疗时发生针刺伤；介入性医疗操作，如使用被 HIV 血液污染又未经严格消毒的注射器、针灸针及拔牙的工具等。

3. 母婴传播

母婴传播包括宫内感染、分娩时和哺乳传播。如果母亲是艾滋病感染者，可能在怀孕、分娩过程中或者是产后通过母乳喂养使孩子受到感染。但是，如果艾滋病母亲在怀孕期间服用抗艾滋病的药品，婴儿感染 HIV 的可能性会降低很多，甚至可能健康。有一点需要明确，患有艾滋病的母亲绝对不能用自己的母乳喂养孩子。目前认为 HIV 阳性孕妇11%~60% 会发生母婴传播。

　　高风险人群：男性同性恋、静脉注射毒品者、与 HIV/AIDS 患者有性接触者、多性伴人群、血友病患者、多次接受输血或血液制品者。

五、什么是艾滋病窗口期

　　从 HIV 感染人体到感染者血清中的 HIV 抗体、抗原或核酸等感染标志物能被检测出之前的时期称为窗口期。WHO 明确表示艾滋病窗口期 14~21 天。也就是说发生高危行为或 HIV 暴露后 21 天以后，一般都能检测出是否感染 HIV。值得注意的是：在窗口期内的血液已有传染性。现有诊断技术检测 HIV 抗体、抗原和核酸的窗口期分别为感染后的 3 周、2 周和 1 周左右。

六、感染艾滋病后身体有哪些变化

　　从初始感染 HIV 到终末期，潜伏期一般 8~9 年，可短至数月，长达 15 年。患者与 HIV 相关的临床表现多种多样，根据我国有关艾滋病的诊疗标准和指南，将艾滋病分为急性期、无症状期和艾滋病期。

（一）急性期

　　通常发生在初次感染 HIV 的 2~4 周，大多数患者临床症状轻微，持续 1~3 周后缓解，临床表现以发热最为常见，可伴有全身不适、头痛、盗汗、恶心、呕吐、腹泻、咽痛、肌痛、关节痛、皮下淋巴结肿大以及神经系统症状等。此期血清可检出 HIV RNA 及 p24 抗原。而 HIV 抗体则在感染后数周才出现。CD4$^+$T 淋巴细胞计数一过性减少，同时 CD4/CD8 比例倒置，部分患者可有轻度白细胞和 / 或血小板减少或肝功能异常。

（二）无症状期

　　此期持续时间一般为 6~8 年，其时间长短与感染病毒的数量、病毒型别、感染途径、机体免疫状况的个体差异、营养及卫生条件及生活习惯等因素有关。此期由于 HIV 在感染者体内不断复制，具有传染性。因免疫系统受损，CD4$^+$T 淋巴细胞计数逐渐下降。

（三）艾滋病期

为感染 HIV 后的终末期。患者 CD4$^+$T 淋巴细胞计数明显下降，多少于 200/μl，此期主要的临床表现为 HIV 相关症状、各种机会性感染及肿瘤。

1. HIV 相关症状

主要表现为持续 1 个月以上的发热、盗汗、腹泻；体重减轻 10%以上。部分患者表现为神经精神症状，如记忆力减退、精神淡漠、性格改变、头痛、癫痫及痴呆等。还可出现持续性全身淋巴结肿大，其特点为：①除腹股沟以外有两个或两个以上部位的淋巴结肿大；②淋巴结直径≥1cm，无压痛，无粘连；③持续时间 3 个月以上。

2. 各种机会性感染

（1）呼吸系统：人肺孢子菌引起的肺孢子菌肺炎，结核分枝杆菌、鸟分枝杆菌复合群可引起肺结核。巨细胞病毒、假丝酵母菌及隐球菌可引起病毒性肺炎、复发性细菌、真菌性肺炎。

（2）中枢神经系统：可发生新隐球菌脑膜炎、结核性脑膜炎、弓形虫脑病、各种病毒性脑膜脑炎。

（3）消化系统：白念珠菌食管炎、巨细胞病毒性食管炎、肠炎，沙门菌、痢疾杆菌、空肠弯曲菌及隐孢子虫性肠炎；表现为鹅口疮食管炎或溃疡，吞咽疼痛、胸骨后灼烧感、腹泻、体重减轻，感染性肛周炎、直肠炎。

（4）口腔：鹅口疮、舌毛状白斑、复发性口腔溃疡、牙龈炎等。

（5）皮肤：带状疱疹、尖锐湿疣、真菌性皮炎和甲癣。

（6）眼部：巨细胞病毒视网膜脉络膜炎和弓形虫性视网膜炎，表现为眼底素状白斑。

3. 肿瘤

恶性淋巴瘤、卡波西肉瘤等。卡波西肉瘤也常侵犯肺部、眼睑眼板腺、泪腺、结膜及虹膜、下肢皮肤和口腔黏膜，可出现紫红色或深蓝色浸润斑或结节，融合成片，表面溃疡并向四周散开。

七、艾滋病的联合防控

截至 2018 年 9 月底，全国报告现存活 HIV 感染者和艾滋患者约 85 万例，报告死亡 26.2 万例。仅 2018 年第二季度全国新发现 HIV 感染者和 AIDS 患者 40 104 例，其中性传播占 93.1%，异性性传播和男男同性性传播分别为 27 968 例和 9 394 例。截至 2018 年底，我国估计存活 HIV 感染者已上升至 125 万例。全人口感染率为万分之九。

在全世界，HIV/AIDS 科学界一直在努力实现到 2030 年消灭艾滋病的可持续发展目标。"90-90-90"概念作为联合国艾滋病规划署 2013 年引入的一个概念，这个计划的一个关键部分就是让所有需要接受抗 HIV 治疗的人都接受治疗。"90-90-90"的目标就是到 2020 年，90% 已感染上 HIV 的人将被确诊出，90% 经确诊感染上 HIV 的人将接受抗逆转录病毒治疗（ART），90% 接受抗逆转录病毒治疗的人将抑制体内的 HIV 病毒。通过成功实现三个 90% 目标，可以使 73% 以上的传染源得到有效控制，进而可以减少新感染，从而达到终止艾滋病流行的目的。3 个 90% 也是我国"十三五"艾滋病防治的目标。

2019 年，各地、各部门和全社会深入贯彻《健康中国行动（2019—2030 年）》和《中国遏制与防治艾滋病"十三五"行动计划》，全面落实各项艾滋病防控措施，防治工作取得显著进展。

社会团体、民间组织和企业正在积极参与到艾滋病防治活动中来，参与领域越来越广，作用日益重要。以社区为基础的民间组织数量也不断增加，正在成为艾滋病防治工作中一支不可缺少的力量。一些社会著名人士积极参加艾滋病宣传和社会公益活动。那么，小张的状况能改善吗？我们能为他做些什么呢？让我们继续往下看。

八、AIDS患者住院治疗和护理

（一）实验室检查

一般检查及免疫学检查：血常规、血生化（肝肾功）、尿常规等一般检查；CD4$^+$T 淋巴细胞检测、免疫球蛋白等免疫学检查。

（二）病毒相关检测

HIV-1/HIV-2 抗体检测是 HIV 感染诊断的金标准，经筛查试验（初筛和复检）和确证试验两步。检测 HIV p24 抗原有助于抗体产生窗口期和新生儿早期感染的诊断。

病毒载量是患者血浆（清）中的 HIV RNA 的数量。可了解疾病进展、提供抗病毒治疗依据、评估治疗效果、指导、治疗方案调整，也可作为 HIV 早期诊断的参考指标。

（三）机会性感染的病原检测

该检测同一般感染性疾病，进行相关病原学检查、影像学检查。

（四）艾滋病的治疗

目前艾滋病的治疗尚无特效的病因疗法，但总的治疗原则为抗反转录病毒治疗、抗感染、抗肿瘤、增强机体免疫功能。

1. 抗反转录病毒治疗

高效抗反转录病毒治疗（HAART）的广泛推广，大大地降低了HIV 阳性感染者的发病率和死亡率。

（1）治疗目标：降低 HIV 感染的发病率和病死率，减少非艾滋病相关疾病的发病率和病死率，使患者获得正常的期望寿命，提高生活质量；最大程度地抑制病毒复制使病毒载量降低至检测下限并减少病毒变异；重建或者改善免疫功能；减少异常的免疫激活；减少 HIV 的传播、预防母婴传播。

（2）国内现有抗反转录病毒药物介绍：目前国际上共有 6 大

类 30 多种药物（包括复合制剂），分别为核苷类反转录酶抑制剂（NRTIs）、非核苷类反转录酶抑制剂（NNRTIs）、蛋白酶抑制剂（PIs）、整合酶链转移抑制剂、膜融合抑制剂及 CCR5 抑制剂。国内的抗反转录病毒治疗药物有 NRTIs（如齐多夫定、拉米夫定、富马酸替诺福韦二吡呋酯片等）、NNRTIs（奈韦拉平）、PIs（洛匹那韦 / 利托那韦）、INSTIs 以及 Fis5 大类（包含复合制剂）。

（3）成人及青少年、儿童开始抗反转录病毒治疗的时机：成人及青少年一旦确诊 HIV 感染无论 CD4$^+$T 淋巴细胞水平高低，均建议立即开始治疗。HAART 即"鸡尾酒疗法"，是指像西方调鸡尾酒一样以一定的规律把三种抗病毒药联合使用治疗艾滋病的疗法。在开始 HAART 前一定要取得患者的配合和同意，教育患者保持良好的服药依从性，如患者存在严重的机会性感染和既往慢性疾病急性发作期，应先控制病情，稳定后开始治疗，启动 HAART 后需终身治疗。HIV 感染儿童应尽早开始 HAART，如果没有及时进行 HAART，艾滋病相关病死率在出生后第 1 年为 20%~30%，第 2 年可以超过 50%。

绝大多数艾滋患者通过鸡尾酒疗法的治疗基本可以重建其免疫功能，继续坚持用药控制，就能像健康人一样长期生存。但需注意药物的不良反应，如头痛、恶心、呕吐、腹泻、骨髓抑制等。我国目前政策是让各省市疾病预防控制中心免费发放抗艾滋病药物。

2. 抗感染治疗

针对各种机会性感染和合并感染用药，包括抗病毒感染药物、抗细菌感染用药、抗真菌类药物、抗原虫类抗菌药物。

3. 抗肿瘤治疗

可根据不同肿瘤类型选择化疗、放疗及免疫调节疗法。放疗对症状缓解作用较好，可配合化疗应用。

4. 免疫调节及免疫重建治疗

免疫调节治疗药物有免疫增强剂，如异丙肌苷、香菇多糖、干扰素等免疫调节药物，可酌情选用。另外骨髓移植、胸腺移植及淋巴细胞注入等免疫重建疗法在艾滋病的治疗中有积极作用。

（五）AIDS 患者护理

1. 一般护理

（1）做好皮肤护理：保持皮肤清洁、干燥，及时更换汗湿的衣被。

（2）注意预防压疮、防跌倒、防坠床。

（3）接触患者的血液和体液时，应戴好手套、口罩，必要时用防护眼镜。

2. 对症护理

（1）发热：定时测量体温，及时采取降温措施，物理降温及药物降温，补充足够的营养及水分、保持皮肤干燥，及时更换汗湿衣物。

（2）腹泻：观察排便次数、性质、量、伴随症状，及时留取大便标本送检，补充营养及水分，做好肛周皮肤护理，保持肛周皮肤清洁、干燥，避免发生浸渍性皮炎。

（3）皮肤损害：保持皮肤清洁，未破水疱注意保护，已破水疱外擦艾利克防止感染，必要时给予保护性隔离。

（4）口腔感染：保持口腔清洁，抑制霉菌生长可用碳酸氢钠液漱口或制霉菌素液漱口。

（5）头痛、呕吐等颅内压增高者，按医嘱应用脱水剂，注意观察生命体征、神志、瞳孔，记录疗效。

3. 用药的护理

（1）按医嘱剂量准确、按时给药。

（2）观察药物不良反应。

（3）做好用药的指导，让艾滋病感染者及患者了解常用药物的用法、剂量及药物不良反应，指导其按时服药，保证抗病毒治疗效果，并定期复查血常规。

4. 心理护理

心理护理多层次、个性化，减轻患者身心痛苦，防止恶化，提高生存质量是一项重要手段。艾滋病是一个慢性、病程长的致死性疾病，患者在病程中会遇到各种心理问题。大部分患者面对死亡、社会孤立、人们的歧视，可能产生包括否认、愤怒抑郁及自杀倾向等心理问题。不同患者不同发病时期都会有不同的心理问题。对心理变态、行为偏激的患者的护理对策是不急不躁、理解、包容、善待，使一个敌视一切人、报复社会的人受到感动，珍惜生命。帮助 HIV 感染者及家人克服感染 HIV 后的心理障碍，使他们懂得延长生命就是希望，在休息、饮食、保健、防止并发症等方面给予指导。帮助他们呼吁社会的支持，保障治疗费用，提高生存质量。

通过住院治疗，小张的病情及时得到了控制，出院后又回到了温馨的家。那么，出院后小张应该注意什么呢？不要着急，让我们一起进行下面的学习。

九、艾滋病稳定期患者

医院—社区—家庭的延续性护理：传统概念认为，对患者的护理仅限于住院患者，出院后就终止了护理服务。虽然患者的大部分健康问题在住院期间已经解决，但是很多患者回家后仍然出现很多健康问题，因此出院后的患者仍然有很高的健康照顾需求。延续性护理能够为患者提供多种方式出院后的护理和指导，可以很好的让院内护理工作得到延续。2003 年美国老年学会对延续性护理的定义是：通过一系列的行动设计用以确保患者在不同的健康照护场所（如从医院到家庭）及同一健康照护场所（如医院的不同科室）收到不同水平的协调性与延续性的照护。通常是指从医院到家庭的延续，包括经由医院制定的出院计划、转诊、患者回归家庭或社区后的持续性随访和指导。

有文献报道 AIDS 患者对用药知识、疾病状况、心理护理的需求相对较高，与由于社会的歧视，AIDS 患者更加敏感、脆弱，渴望得到更多的照顾有关。有许多患者缺乏相关认识，他们希望护士能够多讲授一些关于疾病的相关知识以及生活中的注意事项等；同时另一方面，患者可以更好地了解疾病并配合医护人员完成治疗任务；还可以保护家属不被传染，消除其心中不必要的顾虑。出院后延续护理作为住院护理的延伸，能使以患者为中心的服务延伸到患者的家庭，其良好的社会效益和经济效益在国内外已经得到验证。

（一）评估患者病情

收集患者相关信息、家人对疾病了解程度的相关信息。通过评估，判断患者心理状况、患者和家人对艾滋病相关知识的了解情况、家人对患者的态度，为制订健康教育内容及教育方式提供依据。

（二）制订健康教育内容

制订健康教育内容利于社区、家庭成员对患者的照护。

1. 心理护理

（1）树立战胜疾病的信心：保持和蔼可亲的态度与患者沟通交流，积极表达出对患者的关切之情。告知患者生活丰富多彩，需重拾信心。向患者讲解患病后的特点、传播途径、预防措施的有效方法，并多向患者灌输艾滋病的治疗进展及效果，说明艾滋病通过自己努力和药物等治疗措施能够得到控制而长期存活，使患者主动遵守隔离措施。

（2）营造良好的家庭氛围：告知家属患者病情变化及相关禁忌。嘱患者家属不可过多刺激患者情绪，不可言语过激。若患者有言语指责也需及时调整心态，切不可言语冲突。AIDS患者很需要家人的理解、帮助、包容及关爱。家人有责任帮助和监督患者遵守行为道德规范，寻求社会团体帮助；及时缓解患者的心理困惑，寻求正确途径缓解压力；了解能够提供医疗服务的部门，对患者隐私要保密。营造一个有温情的环境，使患者得到尊重、关爱，能自觉改变高危行为，积极配合治疗，有利于避免逆反、报复心理。提高AIDS患者的生命质量，延长生命，利于艾滋病的预防与控制，维护社会的稳定及安全。

2. 休息指导

AIDS患者体质虚弱，免疫力低下，容易合并多种机会性感染，适当休息可减少机体消耗，促进身体恢复，减少感染的机会。无症状的患者可以坚持正常工作，要避免劳累、熬夜，保证充足睡眠。急性感染期和艾滋病期的患者应卧床休息，避免受凉感冒，尽量减少到公共场所，必要时戴好口罩外出。

3. 饮食指导

营养状况好坏是决定 AIDS 患者生存时间长短的一个重要因素，而慢性腹泻是艾滋病常见的并发症，是患者体重降低的一个主要的促进因素。缺乏能量、蛋白质、微量元素等可以使身体的免疫功能进一步恶化，从而影响其他生理功能，降低患者的生活质量以及进行日常活动的能力。

（1）进食高热量、高蛋白质的饮食，如鸡肉、鱼肉、牛肉及乳类制品等。

（2）多吃应季的新鲜蔬菜及水果补充维生素。艾滋病感染者和患者日常要多吃新鲜的蔬菜、水果，特别要多吃些富含维生素 A、胡萝卜素、维生素 C 及维生素 E 的食物（如苹果、葡萄、胡萝卜、小白菜、番茄等），以增强对疾病的抵抗力；还有含有丰富钾离子的食物，如香蕉、马铃薯等。

（3）少量多餐，定时进餐。一次进食过多容易引起消化不良，损伤脾胃，不利于疾病恢复，进食过少会造成营养摄入不足。吃饭前不能喝太多饮料或水，在两次进餐之前可以喝一些有营养的饮品，如牛奶、酸奶等。

（4）食物种类应多样化，注意食物色、香、味，设法促进患者食欲，尽量多吃几种食物。

（5）要忌吃生冷易腹泻的食物。AIDS 患者在饮食上多以蒸、煮、烩、烧等方法为主，禁用油炸、煎、爆炒等，尽量以植物油为主，每天摄入脂肪在 40g 左右，不要食用过多，难消化会导致腹泻。避免吃纤维多和粗糙的食物，比如有籽、带皮的水果和蔬菜，纤维含量高的食物，会刺激肠蠕动，加重腹泻。

（6）部分 AIDS 患者会出现口腔溃疡和咽部发炎，因此忌食粗糙、含纤维高及坚硬的食物（如芹菜、韭菜等）。因为这些食物会需要大量的咀嚼，饮食要以软食为主，多吃一些半流质食物。

4. 药物指导

让 HIV 感染者了解常用药物的用法、剂量及药物不良反应，说明按期服药的重要性，提高依从性，保证抗病毒治疗效果，并定期复查，在医生的指导下用药，告知不可擅自停药。

5. 预防知识指导

由于 AIDS 患者与家属的接触更加频繁而密切，而 AIDS 患者和家属对艾滋病传播途径了解不透彻，因此提高了家属受到感染的风险。所以普及宣传传播途径是艾滋病健康教育最重要的内容之一。

（1）艾滋病传播只有通过性接触、血液和母婴三种途径：在世界范围内，性接触是艾滋病最主要的传播途径，艾滋病通过性接触的方式在男男之间、男女之间传播。共同用注射器吸毒是经血液传播艾滋病的重要高危行为。使用被艾滋病毒污染又未经消毒的注射器、针灸针或剃须刀等能够侵入人体的器械都有可能传播艾滋病。日常生活中若手上有伤口，最好戴上手套，尽量避免与患者的血液、唾液以及分泌物接触。

（2）日常生活接触不会感染艾滋病病毒：由于大部分的 AIDS 患者家属对于艾滋病及其相关的防护知识并不了解，部分家属存在恐惧心理，在无意识间会让患者感到歧视或孤立，提高了患者的心理负担，降低了患者对治疗的依从性。

应告知家属在日常工作、生活中与 AIDS 患者及艾滋病感染者的一般接触，如礼节性接吻、拥抱、握手、共同进餐、共用工具和办公用具等不会感染艾滋病。HIV 不会经马桶坐圈、电话机、餐饮具、卧具及公共浴池等公共设施传播。咳嗽、打喷嚏以及蚊虫叮咬均不传播 HIV。

（3）安全性行为：要固定性伴侣，对性伴侣保持忠诚，AIDS 患者性生活必须全程、正确使用质量可靠的避孕套，避孕套被证明是有效预防艾滋病感染的措施。

提高患者及家属对于艾滋病的认识程度，有利于艾滋病感染或传播的控制，同时降低了患者家属感染艾滋病的概率。

（王　漪　黄嘉琪）

第八节　手足口病

幼儿，男，1岁5个月，早起精神差，体温升高，不愿进食，哭闹自己嘴里疼，不时有手指探口动作，其母亲发现孩子口腔中有疱疹，无寒战、抽搐、无鼻塞流涕，无咳嗽，未见皮疹，给孩子退热栓等药物治疗后仍反复发热，口痛无好转，第二天手足出现皮疹，到医院就诊诊断为手足口病。

手足口病是怎么传染的？手足口病需要治疗吗？家长们怎么预防它呢？带着这些疑问，让我们一起去认识手足口病吧。

一、什么是手足口病

手足口病（hand，foot and mouth disease，HFMD）也称为"手足口综合征"，以婴幼儿发病为主，由多种肠道病毒引起的常见急性发热出疹性传染病。其中以柯萨奇病毒A组16型（Coxsackie virus A16，Cox A16）和肠道病毒71型（Enterovirus 71，EV 71）感染最常见。主要通过消化道、呼吸道和密切接触传染，一年四季都可发病，以夏秋季节最多。多发生于学龄前儿童，尤其以3岁以下婴幼儿发病率最高。临床表现以手、足、口腔等部位皮肤黏膜的皮疹、疱疹、溃疡为典型表现，多数症状轻，病程自限，1周左右自愈，部分EV71感染者可引起无菌性脑膜炎、脑干脑炎、脑脊髓炎、神经源性肺水肿、心肌炎、循环障碍等严重并发症导致死亡。本病传染性强，易引起暴发或流行，我国卫健委（原卫生部）于2008年5月2日起，将之列为丙类传染病管理。目前EV71灭活疫苗已经运用于临床，但治疗上仍缺乏特效药物，以对症治疗为主。

二、手足口病的流行概况及危害

手足口病是一种全球性传染病，世界大部分地区均有流行报告。1957 年在新西兰首次出现手足口病疫情，1958 年分离到柯萨奇病毒 A 组 16 型（Cox-A16），1959 年将其命名为"手足口病"。1969 年美国加利福尼亚州报告全球首例 EV71 感染病例。美国、澳大利亚、意大利、法国、荷兰、西班牙、罗马尼亚、巴西、加拿大、德国等国家都发生过由 EV71. 柯萨奇病毒和埃可病毒的部分血清型引起的手足口病。Cox-A16 和 EV71 是引起全球大规模手足口病暴发流行最常见的病原，EV71 还是引起重症和死亡的绝对优势病原。2008—2017 年，我国手足口病平均年发病率约为 147/10 万，共报告约 1 817 万例，其中重症病例约 15 万例，死亡 3 500 多人，给我国儿童生命健康带来严重威胁。

三、传播途径

本病的传染源包括患者和隐性感染者，流行期间，患者为主要传染源，无明显前驱期，病毒主要存在于血液、鼻咽分泌物及粪便中，其中粪便中病毒排毒时间为 4~8 周，一般以发病后 1 周内传染性最强；散发期间，隐性感染者为主要传染源。本病潜伏期一般为 2~10 天，平均 4 天。其传播途径为：

1. 经粪—口途径传播

经粪—口途径传播是本病的主要传播途径，本病传染性强，患者和病毒携带者的粪便、呼吸道分泌物及患者的黏膜疱疹液中含有大量病毒，食用了受肠道病毒污染的食物或水源可导致手足口病。

2. 经呼吸道飞沫传播

经呼吸道飞沫传播指接触患者的飞沫，咳嗽、打喷嚏等行为可致。

3. 密切接触传播

患者的黏膜疱疹液中含有大量病毒，接触患者口鼻分泌物、皮肤或黏膜疱疹液及接触其污染的手、日常用具、衣物以及医疗器具等均可感染。其中污染的手是传播中的关键媒介。在流行地区，苍蝇、蟑螂可机械携带病毒，在传播中起一定作用。

四、患了手足口病的症状

1. 症状

根据疾病的发生发展过程，将手足口病分期、分型如下。

（1）第1期（出疹期）：主要表现为发热，手、足、口、臀等部位出疹，可伴有咳嗽、流涕、鼻塞等呼吸道症状，也可有恶心、食欲不振、腹泻等消化道症状。部分病例仅表现为皮疹或疱疹性咽峡炎。

典型皮疹表现为斑丘疹、丘疹、疱疹。皮疹周围有炎性红晕，疱疹内液体较少，不痛不痒，皮疹恢复时不结痂、不留疤。不典型皮疹通常小、厚、硬、少，有时可见瘀点、瘀斑。此期属于手足口病普通型，绝大多数患儿在此期痊愈。

（2）第2期（神经系统受累期）：少数病例可出现中枢神经系统损害，多发生在病程1~5天，表现为精神差、嗜睡、眼球震颤、吸吮无力、易惊、头痛、呕吐、烦躁、肢体抖动或肌阵挛、肌无力等。此期属于手足口病重症病例重型，大多数治疗可痊愈。

（3）第3期（心肺功能衰竭前期）：多发生在病程1~5天，患儿心率和呼吸增快、出冷汗、四肢发冷、皮肤发花、血压升高。此期属于手足病重症病例危重型，及时治疗是降低病死率的关键。

（4）第4期（心肺功能衰竭期）：可在第3期的基础上迅速进入该期。临床表现为心动过速（个别患儿心动过缓）、呼吸急促、口唇发绀、咳粉红色泡沫痰或血性液体；出冷汗、四肢发凉、皮肤发花等第3期循环障碍表现加重。其中血压降低是进入该期的重要标志性体征。此期属于手足口病重症病例危重型，病死率较高。

（5）第 5 期（恢复期）：体温逐渐恢复正常，神经系统受累症状和心肺功能逐渐恢复。

大多数手足口病患儿预后良好，一般在 1 周内痊愈，无后遗症。少数患儿表现为重症手足口病，发病后迅速累及神经系统，表现为脑干脑炎、脑脊髓炎、脑脊髓膜炎等，可发展为循环衰竭、中枢性呼吸衰竭、神经源性肺水肿等，病死率高。

2. 体征

（1）发热：发热多发生在皮疹出现之前，体温在 38~40℃，热型不规则，热程 1~5 天不等。可伴有咳嗽、流涕以及食欲减退、腹泻等消化道症状。

（2）皮疹：好发部位为手心、足底、口腔黏膜、臀部。口腔黏膜部位的皮疹出现比较早。

（3）咽痛：部分患儿可诉咽痛，吞咽困难。婴幼儿常表现为进食时哭闹。

（4）脱甲：部分手足口病患儿可有脱甲。脱甲发生在手足口病后 2~4 周，表现为自甲中部偏近端开始空甲或破坏、变白，然后慢慢与甲床分离并脱落，新甲于 1~2 个月后长出。

五、诊断标准

结合流行病学史、临床表现和病原学检查做出诊断。在临床诊断病例基础上具有下列之一者即可确诊。

（1）肠道病毒（Cox–A16、EV71 等）特异性核酸检测阳性。

（2）分离出肠道病毒，并鉴定为 Cox–A16、EV71 或其他可引起手足口病的肠道病毒。

（3）急性期血清相关病毒 IgM 抗体阳性。

（4）恢复期血清相关肠道病毒的中和抗体比急性期有 4 倍及以上升高。

六、鉴别诊断

与其他儿童出疹性疾病如疱疹性口炎、水痘、口蹄疫、麻疹、丘疹性荨麻疹区别开。与其他病毒所致脑炎或脑膜炎、脊髓灰质炎、肺炎、川崎病等区别开。

幼儿得了手足口病我们能为他做些什么呢？让我们继续往下看吧。

七、辅助检查

1. 血常规及 C 反应蛋白

多数病例白细胞计数正常，病情危重者白细胞计数、C 反应蛋白（CRP）及中性粒细胞比例可升高。并发脑炎时中性粒细胞比例可升高。

2. 血生化检查

部分病例丙氨酸转移酶、天门冬氨酸氨基转移酶、肌酸激酶同工酶轻度升高，病情危重者肌钙蛋白、血糖、乳酸升高。

3. 脑脊液检查

神经系统受累时脑脊液符合病毒性脑膜炎和脑炎的改变，可表现为：外观清亮，压力增高，白细胞计数增多（危重病例多核细胞可多于单核细胞），蛋白正常或轻度增高，糖和氯化物正常。

4. 血气分析

轻症患儿血气分析在正常范围。重症患儿并发肺炎、肺水肿，在呼吸频率增快时可表现为呼吸性碱中毒，随病情加重会出现低氧血症、代谢性酸中毒。并发脑炎、脑水肿引起中枢性呼吸功能不全时还可出现呼吸性酸中毒、代谢性酸中毒。

5. 病原学检查

临床样本肠道病毒特异性核酸阳性或分离到肠道病毒。

6. 影像学检查

（1）胸部 X 线检查：轻症患儿肺部无明显异常，重症患儿早期无明显异常或仅有双肺纹理增粗模糊。重症及危重症患儿并发神经源性肺水肿时，可表现为两肺野透亮度减低，磨玻璃样改变，局限或广泛分布的斑片状、大片状阴影，影像进展迅速。

（2）胸部 CT 检查：手足口病患儿胸部 CT 检查早期无明显特异性，出现神经源性水肿时 CT 扫描可见磨砂玻璃样改变、小结节样影、小片状实变影等。

（3）核磁共振：神经系统受累者可有异常改变。

7. 脑电图

可表现为弥漫性慢波，少数可出现棘慢波。

八、手足口病如何治疗

手足口病的治疗原则为早发现、早诊断、早隔离、早治疗。患病期间应严密、动态观察患儿的病情变化，加强对患儿的护理。由于手足口病尚无特异性肠道病毒抑制剂，在临床上多采取以广谱抗病毒药物和对症支持治疗为主的综合治疗措施。

1. 一般治疗

（1）消毒隔离：避免交叉感染，应隔离至体温正常、皮疹消退，一般需要 2 周。患儿所用物品应彻底消毒，一般用含氯消毒剂消毒液浸泡及煮沸消毒。不宜蒸煮或浸泡的物品可置于阳光下曝晒。患儿粪便须经含氯消毒剂消毒 2 小时后倾倒。

（2）休息及饮食：注意休息，多饮温开水。饮食宜清淡、易消化、富含维生素。口腔有糜烂时进流质食物，禁食刺激性食物。

（3）口咽部疱疹治疗：每次餐后应用温开水漱口，口腔有糜烂时可涂金霉素、鱼肝油。

（4）手足皮肤疱疹治疗：患儿衣服、被褥保持清洁干燥。剪短患儿指甲，必要时包裹双手，防止抓破皮疹，破溃感染。选冰硼散、金黄散、青黛散等任一种用蒸馏水稀释溶化后用消毒棉签涂擦患处，每天 3~4 次。疱疹破裂者，局部涂擦 1% 甲紫或抗菌药物软膏。

2. 对症治疗

（1）发热：低热和（或）中度发热，无须特殊处理，可让患儿多饮水或采用冷敷、冰冻、温水擦浴等物理降温措施。对体温持续超过38.5℃的患儿在物理降温的同时服用药物降温。

（2）咳嗽、咳痰：有咳嗽、咳痰者给予镇咳、祛痰药。

（3）胃肠道症状：呕吐、腹泻者予补液，纠正水、电解质、酸碱平衡的紊乱。

（4）其他：注意保护心、肺、脑等重要脏器的功能。

3. 病因治疗

手足口病是由肠道病毒感染引起的急性传染病，其病原体多样，但均为小 RNA 病毒科肠道病毒属。目前，对于手足口病尚无特效的抗肠道病毒药物，但有研究显示，临床上使用干扰素－α 等广谱抗病毒药物进行治疗可改善症状，缩短病程。

4. 重症病例的治疗

除上述治疗外，应该根据重症病例脏器受累情况采取相对应的对症治疗，并严密观察病情变化。

九、手足口病患者的护理

1. 一般患儿的护理

（1）消毒隔离：将患儿及时隔离，安置在空气流通、清洁温度适宜的病房内，限制患儿及家属出入。病房空气用紫外线循环风定时消毒，每日用含氯消毒液拖地、擦拭门把手、床头柜、水龙头等多人接触的地方。患儿用过的玩具、餐具或其他用品用含氯消毒液浸泡或煮沸消毒。因病毒在50℃可迅速被灭活，个人衣物更换后可用50℃以上热水洗涤或熨烫，或用含氯消毒液浸泡后清洗。

（2）饮食护理：饮食易消化，以清淡、质软、温凉的流质或半流质饮食为宜。

（3）口腔护理：保持口腔清洁，加强口腔护理，每次进食前后用温水漱口。

（4）皮肤护理：患儿衣服、被褥要清洁，衣着宽大、柔软，并经常更换。床铺平整干燥，尽量减少对皮肤的各种刺激。

（5）发热护理：观察热型及伴随症状，卧床休息，多饮水。

（6）病情观察：密切观察病情变化，有无脑炎、脑膜炎和心肌炎等并发症。

（7）心理护理：由于口腔溃疡的疼痛刺激以及陌生的病房环境，患儿容易产生紧张、恐惧心理，情绪不稳定，因此要根据患儿病情、年龄和性格特点以及家长的情况，做好患儿和家长的心理护理。

（8）健康宣教：对家长进行手足口病的知识宣教，讲解预防原则、流行特征、治疗措施、护理要点、疾病预后等内容，帮助家长树立信心，建立良好的护患关系。

2. 重症患儿的护理

（1）并发脑炎、脑膜炎患儿的护理：重症手足口病病例均有不同程度的神经系统受累症状和体征，表现为烦躁不安或萎靡不振、精神差、头痛、呕吐、易惊、肢体抖动等，发现异常应及时报告医生，并配合医生进行腰穿、脑脊液检查、脑电图或 MRI，同时，遵医嘱给予甘露醇、糖皮质激素及丙种球蛋白等药物。

（2）并发肺水肿患儿的护理：密切观察病情，保持呼吸道通畅，做好各项检测，呼气末正压通气（PEEP）的应用。及早地发现危重病例，及时处理，挽救生命，提高预后质量。

（3）并发心肌炎患儿的护理：重症患儿应卧床休息，卧床时使上身适当抬高，以减轻心脏负担。注意观察生命体征、意识、尿量、四肢皮肤温度变化等。注意控制输液量和输液速度，避免引起医院性心脏负荷增加。严密观察病情，及时抢救。

幼儿通过治疗痊愈出院，以后我们该如何预防呢？让我们继续往下看吧。

十、手足口病的预防

1. 一般预防措施

（1）针对手足口病传播的危险因素，良好的手卫生能够有效降低儿童感染手足口病的风险。养成良好的个人卫生习惯，饭前便后洗手。注意教会幼儿正确的洗手方法。

（2）居家环境内的卫生状况也十分重要。肠道病毒对紫外线、干燥敏感。因此经常打开窗通风、晾晒衣物。

（3）尽管目前尚不清楚手足口病是否可经饮用或食入被肠道病毒污染的水和食物传播，但曾有研究者检测出水样标本中有肠道病毒存在。建议公众养成喝开水、吃熟食的习惯，可以有效降低多种经粪—口途径传播疾病感染的风险。

（4）儿童出现手足口病可疑症状时，应及时到医疗机构就诊，才能得到及时的治疗和妥善的处置。儿童一旦被诊断为手足口病，不可在传染期前往托幼机构或学校，也不可与其他儿童接触，患病期间应做好居家消毒。

（5）根据手足口病毒监测结果，我国南方地区通常在每年5月和10月会出现2个发病高峰，而北方地区通常在6月出现发病高峰。为了减少交叉感染，在疾病流行期间应减少带儿童到人群集聚、空气流通差的公共场所。

（6）加强健康宣教，对手足口病相关知识的介绍和宣传。

2. 托幼机构及小学等集体单位的预防控制措施

（1）本病流行季节，教室和宿舍等场所要保持良好通风。

（2）每日对玩具、个人卫生用具、餐具等物品进行清洗消毒。

（3）进行清扫或消毒工作（尤其清扫厕所）时，工作人员应穿戴手套，清洗工作结束后应立即洗手。

（4）每日对门把手、楼梯扶手、桌面等物体表面进行擦拭消毒。

（5）教育指导儿童养成正确洗手习惯。

（6）每日进行晨检，发现可疑患儿时，要对患儿采取及时送诊、居家休息的措施。

（7）患儿增多时要及时向卫生和教育部门报告。

3. 疫苗接种

目前 EV71 灭活疫苗已应用于临床，该疫苗仅能预防 EV71 所致的手足口病，但不能预防其他肠道病毒所致手足口病。

（周　芸　彭　嘉）

第九节　埃博拉出血热

一、概念

埃博拉出血热是由埃博拉病毒（Ebola virus）引起的一种急性出血性传染病，主要通过接触患者或感染动物的血液、体液、分泌物和排泄物及其污染物等而感染。埃博拉原本是非洲扎伊尔（Zaire）境内的一条小河，称埃博拉河（Ebola River）。1976 年 11 月，沿埃博拉河两岸的一些村庄暴发了一种致命的出血热，在很短的时间里，被确诊的感染者达到 318 名，其中 88% 的患者相继死亡。在该病暴发后 6 个月，研究人员在电镜下发现了致病因子——埃博拉病毒。

二、流行病学

1. 传染源

感染埃博拉病毒的人和非人灵长类均可为本病传染源；埃博拉病毒的自然储存宿主及其在自然界的自然循环方式尚不清楚，蝙蝠可能在维持埃博拉病毒在热带森林的存在中充当重要角色。

2. 传播途径

接触传播是本病最主要的传播途径，患者或动物的血液及其他体液均具有高度的传染性。其他传播途径包括气溶胶传播、注射传播、性传播。黏膜皮肤小的破损也是病毒入侵的门户。

3. 易感人群

人类对埃博拉病毒普遍易感。发病主要集中在成年人，与成年人与患者接触机会多有关。

4. 流行特征

（1）人群分布：尚无资料表明不同性别间存在发病差异。

（2）时间分布：长期观察指出，埃博拉出血热发病无明显的季节性。

（3）地区分布：主要流行在非洲的乌干达、刚果、加蓬、苏丹、科特迪瓦、利比里亚、南非等国家。

三、临床表现

本病潜伏期为 2~21 天，一般为 8~10 天。尚未发现潜伏期有传染性。患者急性起病，发热并快速进展至高热，伴乏力、头痛、肌痛、咽痛等；并可出现恶心、呕吐、腹痛、腹泻、皮疹等。病程第 3~4 天后可进入极期，出现持续高热，感染中毒症状及消化道症状加重，有不同程度的出血，包括皮肤黏膜出血、呕血、咯血、便血、血尿等；严重者可出现意识障碍、休克及多脏器受累，多在发病后 2 周内死于出血、多脏器功能障碍等。

四、护理

（1）隔离。采用接触隔离的隔离方式。总体原则应是尽量减少与患者接触的人数。进入病房的人员限制为只有少数医生和护士。其他护理人员可以继续在护理的其他方面提供帮助，例如药物准备等，但是这些人员不得进入患者房间。医护人员接触患者的时间应尽量缩短。医护人员仅在必要时才进入患者房间。如果患者醒着并保持清醒，可以为醒着的患者提供白板以便与医护人员沟通。家庭成员可以通过视频等途径与患者交流。

（2）休息。患者须严格卧床休息。早期绝对卧床休息，过多活动可加重组织脏器的出血。禁止随意搬动患者。

（3）饮食。吐泻剧烈时应限制饮食，待吐泻缓解后，给予易消化温热低脂流质饮食，如果汁、淡盐水、稀饭等。出血期禁食生、热、硬食物，必要时禁食，予以营养液输入。

（4）病情观察。观察生命体征、神志、皮肤黏膜及弹性、尿量改变、24小时出入量。观察呕吐物性状、量。观察大便次数、量、性质及颜色，及时监测电解质。观察全身皮肤、黏膜及孔道出血情况。观察患者检查结果，如凝血酶原时间、血小板检查结果等。

（5）迅速建立静脉通路补液，必要时多条静脉通路。

（6）健康宣教。向患者家属强调隔离的重要性以便配合。

五、防控

虽然埃博拉病毒至今还没有正式被批准的药物，但埃博拉病毒的疫苗由世界卫生组织亲自挂帅参与，2014年底启动，在非洲不同国家招募了上万名受试者，到2016年底才拿到了令人信服的数据，证明它安全有效。埃博拉病毒的疫苗 rVSV-ZEBOV 于2019年底正式批准上市。

严格隔离控制传染源、密切接触者追踪、管理和加强个人防护是防控埃博拉出血热的关键措施。

（1）来自疫区人员的追踪管理。各省级卫生计生部门要加强监测，做好与有关部门的信息沟通。根据相关部门提供的来自疫区或21天内有疫区旅行史的人员信息，参照《埃博拉出血热疫区来华（归国）人员健康监测和管理方案》的要求，协调相关部门做好追踪、随访，随访截止时间为离开疫区满21天。相关信息报告要求和方式由中国疾病预防控制中心下发。

（2）密切接触者管理。密切接触者是指直接接触埃博拉出血热病例或者疑似病例的血液、体液、分泌物、排泄物的人员，如共同居住、陪护、诊治、转运患者及处理尸体的人员。对密切接触者进行追踪和医学观察。医学观察期限为自最后一次与病例或污染物品等接触之日起至第 21 天结束。医学观察期间一旦出现发热等症状时，要立即进行隔离，并采集标本进行检测。具体参见《埃博拉出血热病例密切接触者判定与管理方案》。

（3）病例的诊断、转运和隔离治疗。医疗机构一旦发现留观或疑似病例后，应当将病例转运至符合条件的定点医院隔离治疗，转运工作参照《关于印发埃博拉出血热病例转运工作方案的通知》（国卫发明电〔2014〕43 号）要求执行。出入境检验检疫部门发现留观病例后，按照相关规定做好病例转运工作。

卫生计生部门组织定点医院和疾控机构开展留观和疑似病例的诊断、治疗和标本检测工作，定点医院负责病例的隔离治疗管理和标本采集工作。采集标本应当做好个人防护，标本应当置于符合国际民航组织规定的 A 类包装运输材料之中，按照《可感染人类的高致病性病原微生物菌（毒）种或样本运输管理规定》要求运输至具有从事埃博拉病毒相关实验活动资质的实验室。

（4）对于留观病例、疑似病例和确诊病例均要采取严格的消毒隔离管理措施，做好医院感染预防与控制工作。按照《医院感染管理办法》《医疗废物管理条例》《医疗卫生机构医疗废物管理办法》《埃博拉出血热诊疗方案》的要求，加强个人防护，严格对患者的血液、体液、分泌物、排泄物及其污染的医疗器械等物品和环境进行消毒，并按照规定做好医疗废物的收集、转运、暂时贮存，交由医疗废物集中处置单位处置。

（5）患者死亡后，应当尽量减少尸体的搬运和转运。尸体应消毒后用密封防渗漏物品双层包裹，及时焚烧。需做尸体解剖时，应当按照《传染病患者或疑似传染病患者尸体解剖查验规定》执行。

（彭　嘉　周　芸）

第十节 登革热

李先生带着夫人和女儿去菲律宾旅游归来后，连续几日发热，就诊后被确诊患上了登革热，他是怎么得病的？全家人就他一个人发热，那会传染其他人吗？登革热能治愈吗？带着这些疑问，让我们一起去认识登革热吧。

一、认识登革热

1. 概念

登革热是由登革病毒引起的由伊蚊传播的急性传染病。临床特点为突起发病，全身肌肉、骨、关节痛，极度疲乏、皮疹、淋巴结肿大及白细胞减少。

2. 流行特征

（1）地理分布：登革热主要在北纬 25° 到南纬 25° 的热带和亚热带地区流行。我国主要发生于海南、台湾、香港、澳门、广东和广西。

（2）季节性：登革热流行与伊蚊孳生有关，主要发生于夏秋雨季。

（3）周期性：在地方流行区有隔年发病率升高的趋势，但近年来流行周期常表现为不规则性。

3. 病原学

病原体：登革病毒归为黄病毒科中的黄病毒属；呈哑铃形、杆状或球形，直径为 40~50 nm。有 4 种血清型，均可感染人；与乙型脑炎病毒之间有部分交叉免疫反应。

登革病毒对寒冷的抵抗力强，贮存于冰箱（4℃左右）的患者血清可保持传染性数周，−70℃可存活 8 年之久；登革病毒不耐热，50℃ 30 min 或 100℃ 2 min 皆能使之灭活；登革病毒对酸、紫外线、高锰酸钾、乙醚、0.65% 福尔马林、乳酸、龙胆紫等敏感。

4. 流行病学

（1）传染源：患者和隐性感染者为主要传染源；未发现慢性登革热患者和病毒携带者；患者在发病前 6~18 小时至病程第 6 天，具有明显的病毒血症，可使叮咬的伊蚊受染；在流行期间，轻型患者数量为典型患者的 10 倍，隐性感染者为人群的 1/3，隐性感染者多，可能是重要的传染源。

（2）传播途径：主要传播媒介是白纹伊蚊和埃及伊蚊。在太平洋岛屿和我国广东、广西多为白纹伊蚊。在东南亚和我国海南省多为埃及伊蚊。

（3）易感性与免疫力：在新流行区，人群普遍易感，以成人为主；在地方性流行区以儿童为多；无性别差异及种族差异；感染后对同型病毒有免疫力，并可维持多年，若再次感染异型或多个不同血清型病毒，则可致严重的临床表现；人与人之间不会直接传染，与患者日常接触不会被传染。

（4）重症登革热高危人群：二次感染患者；伴有基础疾病者，如慢性阻塞性肺疾病、糖尿病、高血压等患者；婴幼儿、老人及孕妇；严重营养不良者。

5. 临床体征

（1）典型登革热：典型症状为发热、皮疹和出血。发热起病急，畏寒、高热，热型为双峰热或马鞍热，发热时伴头痛、眼球后痛等。皮疹于病程 3~6 天出现，多为斑丘疹或麻疹样皮疹，可同时有两种以上皮疹。出血多于病程 5~8 天出现，如牙龈出血、鼻出血，严重者有呕血和黑便。

（2）轻型登革热：发热较低，全身疼痛较轻，皮疹稀少或不出疹，无出血倾向，浅表淋巴结常肿大，病程 1~4 天。

（3）重症登革热：早期表现类似典型登革热，发热 3~5 天病情突然加重，表现为脑膜炎，出现剧烈头痛、呕吐、谵妄、狂躁、昏迷、抽搐、大量出汗、血压骤降、颈强直、瞳孔缩小等。此型病情凶险、进展迅速、多于 24 小时内死于中枢性呼吸衰竭或出血性休克。

6. 患者常见异常检查结果

（1）白细胞计数减少和/或血小板减少。

（2）登革病毒 IgM 抗体阳性。

（3）发病 5 天内的登革病毒 NS1 抗原检测阳性。

（4）登革病毒恢复期血清特异性 IgG 抗体滴度比急性期有 4 倍及以上增长或阳转。

（5）从急性期患者血液、脑脊液或组织等中分离到登革病毒。

（6）应用 RT-PCR 或实时荧光定量 RT-PCR 检出登革病毒核酸。

二、登革热的治疗和护理

1. 治疗

目前尚无特效的抗病毒治疗药物，主要采取支持及对症治疗措施。治疗原则是早发现、早治疗、早防蚊隔离。

（1）一般治疗及隔离：急性期卧床休息，监测神志、生命体征、尿量、血小板、红细胞比容等。给予流质或半流质饮食；在有防蚊设备的病室中隔离至完全退热为止（一般起病后 7 天）。

（2）对症治疗：高热时以物理降温为主，慎用止痛退热药。严重毒血症可短期使用小剂量肾上腺皮质激素。出汗多、呕吐或腹泻者应及时补液。

（3）重症登革热治疗原则：有出血倾向者可用止血药物，大量出血者可输新鲜血浆或血小板。脑型病例有脑水肿者可用 20% 甘露醇、呋塞米、肾上腺皮质激素等。有呼吸衰竭的患者应及时使用人工呼吸器。

2. 护理

（1）隔离：防蚊隔离至完全热退。病房应有防蚊设备（如纱窗、纱门、蚊帐）。接触者要进行 15 天医学观察，在家治疗的患者在隔离期内，不要离家到处走动，以防传播。使用含纱门、纱窗的房间，统一灭蚊，挂蚊帐，穿长衣长袖，患者不要擅自离开病房。护理操作后及时挂好蚊帐。隔离至完全退热，隔离时间不小于 5 天。患者家属做好预防措施，有一家人同时得病的案例，每个病房内悬挂灭蚊灯，家属和医务人员做好个人防护。

（2）休息与活动：早期宜卧床休息，恢复期不宜过早活动，体温正常，血小板计数恢复正常，无出血倾向方可适当活动。

（3）饮食：根据患者的基础疾病制定饮食方案，原则上给予高蛋白、高维生素、高糖、易消化吸收的流质、半流饮食，如牛奶、肉汤、鸡汤等，多饮水，对腹泻、频繁呕吐、不能进食、潜在血容量不足的，可静脉补液。食物不宜过热，避免引起消化道出血。

（4）病情观察：观察生命体征特别是体温的变化；观察皮疹的分散部位、形态及有无出血点、痒感、脱屑等；观察心率、血压及相应的出血征象，如有无牙龈、鼻黏膜、皮下出血，注射部位出血，便血，尿血等；有无肝大、黄疸等。

（5）常见症状的护理

发热护理：观察体温改变；观察患者面色、脉搏、呼吸及血压；对出血症状明显者应避免酒精擦浴；物理降温效果不明显时，遵医嘱加用药物降温，加强巡视；注意防止虚脱；降温处理后15~30分钟复测体温，并做好记录；保持皮肤及口腔清洁。

疼痛护理：向患者解释病情经过及预后；卧床休息，保持环境安静舒适；个别疼痛剧烈者，可适量使用颅痛定等镇痛药。

（6）皮肤护理：出现淤斑、皮疹时，常有瘙痒、灼热感，勿搔抓，用冰敷或冷毛巾湿敷。避免穿紧身衣、留长指甲及过度用力擤鼻涕，避免刮脸、跌倒等引起损伤。有出血倾向者，注射结束后局部按压至少5分钟。液体外渗时禁止热敷。

（7）心理指导：介绍疾病的基本知识，如主要临床表现、治疗措施，并告知本病预后普遍良好，以增强患者治愈疾病的信心。

通过住院隔离治疗，李先生的病情得到了及时治疗，顺利出院，又回到了温馨的家。李先生及家人都很高兴。那么，出院后李先生会传染家人吗？大家去热带地区旅游又怎么预防登革热呢？让我们一起慢慢学习。

三、随访或延续护理

（1）休息指导：恢复期不宜过早活动，防止病情加重或反复。出院后肝功能未恢复正常者注意休息，1周后复查肝功能情况。

（2）预防指导：防蚊灭蚊是预防本病的根本措施。做好卫生宣教，要处理孳生地、消灭蚊蚴；疏通沟渠、下水道；填平洼地、翻盆倒罐、清除积水；尽量避免用清水养植物，对于花瓶等容器，每星期至少清洗、换水1次；把所有用过的罐子及瓶子放进有盖的垃圾桶内，摧毁白纹伊蚊孳生地；养成睡觉时用蚊帐的习惯；避免在"花斑蚊"出没频繁时段在树荫、草丛、凉亭等户外阴暗处逗留；在蚊虫出没高峰期上山林作业应穿长袖长裤，身体裸露部位涂抹驱蚊油。如果出现发热、头痛、肌肉关节和骨骼疼痛等登革热的症状时需要及时就医，及早发现、及早处理。

（彭　嘉　周　芸）

第十一节　狂犬病

小李家里养了一只小型宠物狗，未给狗接种狂犬病疫苗，在主人喂食时被狗咬了，当时只是有道血痕，没有流血，由于是自己家里的狗也没引起重视，未做特殊处理。20多天后小李出现发热、发冷、怕风、怕水，随后就诊于当地医院，医院考虑狂犬病。

小李的症状能得到解决吗？我们能为他做什么呢？带着这些疑问让我们一起来认识狂犬病吧。

一、认识狂犬病

1. 什么是狂犬病

狂犬病是由狂犬病毒（Rabier virus）引起的一种侵犯中枢神经系统

为主的急性人兽共患传染病。狂犬病毒通常由病兽通过唾液以咬伤方式传给人。

2. 流行病学

（1）传染源：带狂犬病毒的动物是本病的传染源，我国狂犬病的主要传染源是病犬，其次是猫、猪、牛、马等家畜。在发达国家地区由于对流浪狗控制及对家养狗的强制免疫，蝙蝠、浣熊、狼、狐狸等野生动物成为主要传染源。

（2）传播途径：病毒主要通过咬伤传播，也可由带病毒犬的唾液，经各种伤口和抓伤、舔伤的黏膜及皮肤入侵。

（3）人群易感性：人群普遍易感，兽医与动物饲养员尤其易感。

3. 狂犬病的病因

狂犬病的病因主要是由狂犬病病毒通过动物传播给人而致。

4. 感染狂犬病毒身体会有哪些变化

狂犬病的潜伏期长短不一，多数在 3 个月以内，潜伏期的长短与年龄（儿童较短）、伤口部位（头面部咬伤的发病较早）、伤口深浅（伤口深者潜伏期短）、入侵病毒的数量及毒力等因素有关。其他如清创不彻底、外伤、受寒、过度劳累等，均可能使疾病提前发生。典型临床表现过程可分为以下 3 期：

（1）前驱期或侵袭期：在兴奋状态出现之前，大多数患者有低热、食欲不振、恶心、头痛、倦怠、周身不适等，酷似"感冒"；继而出现恐惧不安，对声、光、风、痛等较敏感，并有喉咙紧缩感。较有诊断意义的早期症状是伤口及其附近感觉异常，有麻、痒、痛及蚁走感等，此乃病毒繁殖时刺激神经元所致，持续 2~4 日。

（2）兴奋期：患者逐渐进入高度兴奋状态，突出表现为极度恐惧、恐水、怕风、发作性咽肌痉挛、呼吸困难、排尿排便困难及多汗流涎等。本期持续 1~3 日。

恐水是狂犬病的特殊症状，典型者见水、饮水、听流水声甚至仅提及饮水时，均可引起严重咽喉肌痉挛。怕风也是常见症状之一，微风或其他刺激如光、声、触动等，均可引起咽肌痉挛，严重时尚可引起全身疼痛性抽搐。

（3）麻痹期：痉挛停止，患者逐渐安静，但出现迟缓性瘫痪，尤以肢体软瘫为多见。眼肌、颜面肌肉及咀嚼肌也可受累，表现为斜视、眼球运动失调、下颌下坠、口不能闭、面部缺少表情的等，本期持续6~18 小时。

狂犬病的整个病程一般不超过 6 日，偶见超过 10 日者。此外，尚有以瘫痪为主要表现的"麻痹型"或"静型"，也称哑狂犬病，该型患者无兴奋期及恐水现象，而以高热、头痛、呕吐、咬伤处疼痛开始，继而出现肢体软弱、腹胀、共济失调、肌肉瘫痪、大小便失禁等。病程长达 10 日，最终因呼吸肌麻痹与延髓性麻痹而死亡。吸血蝙蝠啮咬所致的狂犬病常属此型。

5. 狂犬病的确诊

（1）诊断：依据有被狂犬或病兽咬伤或抓伤史，出现典型症状如恐水、怕风、咽喉痉挛，或怕光、怕声、多汗、流涎和咬伤处出现麻木、感觉异常等。

（2）鉴别诊断：本病需与类狂犬病性癔症、破伤风、病毒性脑膜脑炎、脊髓灰质炎等鉴别。

二、狂犬病的治疗原则和护理

（一）得了狂犬病我们应该做哪些检查

（1）血、尿常规及脑脊液检查。

（2）病毒分离：唾液及脑脊液常用来分离病毒，唾液的分离率较高。

（3）抗原检查：采用皮肤或脑活检行免疫荧光检查。

（4）动物接种：标本接种于小鼠后取脑组织做免疫荧光试验检测病原体，做病理切片检查内基氏（Negri）小体。

（5）抗体检查：用于检测早期的 IgM，病后 8 日，50% 血清为阳性，15日时全部阳性。血清中和抗体于病后6日测得，细胞疫苗注射后，中和抗体效价可达数千，接种疫苗后不超过1∶1 000，而患者可达1∶10 000。

（二）狂犬病的治疗原则

狂犬病是所有传染病中最凶险的病毒性疾病，一旦发病，病死率达100%。狂犬病发病以后以对症支持等综合治疗为主。

（1）单室严格隔离，专人护理：安静卧床休息，防止一切音、光、风等刺激，大静脉插管行高营养疗法，医护人员须戴口罩及手套、穿隔离衣。患者的分泌物、排泄物及其污染物消毒。

（2）积极做好对症处理，防治各种并发症。

①神经系统：有恐水现象者应禁食禁饮，尽量减少各种刺激。痉挛发作可予苯妥英、地西泮等。脑水肿可予甘露醇及速尿等脱水剂，无效时可予侧脑室引流。

②垂体功能障碍：抗利尿激素过多者应限制水分摄入，尿崩症者予静脉补液，用垂体后叶升压素。

③呼吸系统：呼吸困难者予气管切开，发绀、缺氧、肺萎陷不张者给氧、人工呼吸，并发肺炎者予物理疗法及抗菌药物。气胸者，施行肺复张术。注意防止误吸性肺炎。

④心血管系统：低血压者予血管收缩剂及扩容补液。心力衰竭者限制水分，应用地高辛等强心剂。动脉或静脉血栓形成者，可换静脉插管心动骤停者施行复苏术。

⑤其他贫血者、胃肠出血者输血、补液。血容量过低或过高者，应及时予以调整。

（三）狂犬病的护理

（1）严密接触隔离。

（2）一般护理。

①休息：绝对卧床休息，以免诱发兴奋、狂躁。狂躁不安者，应加

床栏或适当约束，防止外伤。

②饮食：患者应恐水及吞咽困难，应禁食禁水，可采用鼻饲高热量流质饮食，必要时静脉输液，维持水、电解质平衡。

③应观察生命体征变化，恐水、恐风表现及变化，抽搐部位及发作次数；麻痹期应密切观察呼吸与循环衰竭的进展情况；记录出入量。

④对症护理。减少肌肉痉挛的措施：保持病室安静、光线暗淡，避免风、光、声、水的刺激；有计划安排并简化医疗、护理操作，各种检查、治疗与护理尽量集中在使用镇静剂后进行，操作时动作轻柔，以减少对患者的刺激。保持呼吸道通畅：及时清除口腔及呼吸道分泌物，必要时做好气管切开的准备。

⑤心理护理：狂犬病患者应加倍爱护与同情，因大多数患者（除后期昏迷者外）神志清楚，内心恐惧不安，故对待患者应关心体贴、语言谨慎，做好治疗与专人护理，使患者有安全感。

三、狂犬病的预防

（一）管理传染源

（1）以犬的管理为主：采取捕杀野犬，管理和免疫家犬，对进口动物检疫，焚烧或深埋病死动物等措施。

（2）动物咬伤后的伤口处理：及时（24小时内）严格处理伤口，对降低发病率有重要意义。①立即针刺伤口周围皮肤，尽力挤压出血或用火罐拔毒，切忌用嘴吮吸伤口，以防口腔黏膜感染；②尽快用20%肥皂水或0.1%苯扎溴铵反复冲洗伤口至少30分钟，去除狗涎，挤出污血；③伤口冲洗后，用5%碘酊和70%酒精反复消毒伤口；④严重咬伤及伤口靠近头部的患者，用抗狂犬病免疫球蛋白或免疫血清在伤口底部或周围做浸润注射。

（二）切断传播途径

主要传播途径是通过咬伤这一种方式，但是也有可能是因为携带有狂犬病毒的动物的唾液经过人体的伤口，通过皮肤黏膜和伤口的黏膜入侵，从而引起狂犬病。

（三）保护易感人群

主要是预防接种狂犬疫苗。疫苗接种可用于暴露前预防，也可用于暴露后预防。暴露前预防：主要用于高危人群，如兽医、山洞探险者、从事狂犬病研究的实验人员和动物管理人员。暴露后预防：被犬咬伤者，或被其他可疑动物抓伤、咬伤者，或被狂犬病患者唾液污染者。

接种方法如下。

（1）暴露前预防：接种 3 次，每次肌内注射狂犬病疫苗 1 个剂量，接种时间：当天、第 7 天和第 21 天，2~3 年加强注射 1 次。

（2）暴露后预防：简称"2-1-1"程序，当天接种 2 剂（左右上臂三角肌各接种 1 剂），第 7 天、第 21 天各接种 1 剂。

狂犬病疫苗不分体重和年龄，每针均接种 1 个剂量。

注射部位：上臂三角肌肌内注射。2 岁以下婴幼儿可选大腿前外侧肌肉。禁止臀部注射。暴露后预防：接种 5 次，每次肌内注射狂犬病疫苗 1 个剂量。

（黄嘉琪　银秀君）

第十二节　流行性乙型脑炎

7 月，周女士一家来到郊区一家农家乐度假。度假期间，儿子军军被蚊子咬了好几个包，当时并没在意。返家后的第 8 天，军军开始发烧，经当地一家医院治疗，虽然退了烧，但这两天又出现精神不好、嗜睡的症状。昨天周女士将孩子送到了当地儿童医院，诊断为乙脑。

乙脑到底是什么疾病？怎样治疗好呢？带着这些疑问，让我们一起去看看什么是流行性乙型脑炎吧。

一、什么是流行性乙型脑炎

流行性乙型脑炎（epidemic encephalitis B）简称乙脑，是病毒性脑炎中病情最重而且预后较差的一种急性传染病，病死率高，后遗症多。

由于乙脑病毒主要侵犯中枢神经系统，引起从大脑到脊髓的广泛病变，使人体维持生命的重要中枢受到威胁。因此病情常十分凶险，患者会很快陷入昏迷，伴失语、吞咽困难，甚至出现肢体瘫痪等。一旦抢救不及时，患者常因呼吸、循环衰竭而死亡。虽然大部分患者经抢救治疗后 1~3 个月逐渐恢复正常，但有少数人在得病 6 个月后，仍留有意识障碍、痴呆、失语、瘫痪等严重后遗症，以致终身残疾。

二、流行病学

1. 传染源

乙脑是人兽共患的自然疫源性疾病，人与许多动物（如猪、牛、马、羊、鸡、鸭、鹅等）都可为本病的传染源。而人不是本病的主要传染源，猪是乙脑病毒的主要传染源。病毒通常在蚊—猪—蚊等动物间循环。

2. 传播途径

乙脑主要通过蚊叮咬而传播。蚊类是主要传播媒介，库蚊、伊蚊和按蚊的某些种类都能传播本病，其中以三带喙库蚊为主。蚊体内病毒能经卵传代越冬，可成为病毒的长期储存宿主。

3. 易感人群

人对乙脑病毒普遍易感，感染后多数呈隐性感染。感染后可获得较持久的免疫力。疫苗接种可有效减少乙脑的发病率。

4. 流行特征

乙脑病毒具较强的嗜神经性，对温度、乙醚、酸等都很敏感，能在乳鼠脑组织内传代，在鸡胚、猴、肾及海拉（Hela）细胞中可以生长并复制，适宜在蚊内繁殖的温度为 25~30℃。

三、患了乙脑身体会有哪些变化

潜伏期 2~21 天，一般为 10~14 天。典型的临床表现可分为 4 期。

1. 初期

起病急，体温急剧上升至 39~40℃，持续高热不退，伴精神萎靡、嗜睡、食欲缺乏、头痛、恶心和呕吐，少数患者出现神志淡漠，激惹或颈项强直，病程 1~3 天。

2. 极期

体温持续上升，可达 40℃。除初期症状加重外，突出表现为脑实质受损的症状。意识明显障碍，由嗜睡、昏睡直至昏迷。昏迷越深，持续时间越长，病情越严重。神志不清最早可发生在病程第 1~2 日，但多见于 3~8 日。重症患者可出现全身抽搐、强直性痉挛或强直性瘫痪，少数也可软瘫。严重患者可因脑实质病变（尤其是脑干）、缺氧、脑水肿、脑疝、颅内高压、低血钠性脑病等病变而出现中枢性呼吸衰竭，表现为呼吸节律不规则、双吸气、叹息样呼吸、呼吸暂停、潮式呼吸和下颌呼吸等，最后呼吸停止。体检可发现脑膜刺激征、瞳孔对光反应迟钝、消失或瞳孔散大，腹壁及提睾反射消失，深反射亢进，病理性锥体束征，如巴氏征等可呈阳性。

3. 恢复期

极期过后体温逐渐下降，神经系统症状和体征逐日好转。重症患者仍神志迟钝、痴呆、失语、吞咽困难、颜面瘫痪、四肢强直性痉挛或扭转痉挛等，少数患者也可有软瘫。经过积极治疗大多数症状可在半年内恢复。

4. 后遗症期

5%~20% 的重症乙脑患者留有后遗症，主要有意识障碍、痴呆、失语及肢体瘫痪、癫痫等，如予积极治疗可有不同程度的恢复。癫痫后遗症可持续终生。

四、怎么判断得了乙脑

临床诊断主要依靠流行病学资料、临床表现和实验室检查的综合分析，确诊有赖于血清学和病原学检查。

1. 流行病学资料

本病多见于每年 7—9 月 3 个月，南方稍早、北方稍迟。10 岁以下儿童发病率最高。

2. 主要症状和体征

起病急，有高热、头痛、呕吐、嗜睡等表现。重症患者有昏迷、抽搐、吞咽困难、呛咳和呼吸衰竭等症状。体征有脑膜刺激征、浅反射消失、深反射亢进、强直性瘫痪和阳性病理反射等。

3. 诊断标准

（1）疑似病例：在流行地区蚊虫叮咬季节出现发热、头痛、恶心、呕吐、嗜睡、颈抵抗、抽搐等。

（2）确诊病例：①曾在疫区有蚊虫叮咬史。②高热、昏迷、肢体痉挛性瘫痪、脑膜刺激征及大脑椎体束受损（肌张力增强、巴氏征阳性）。③高热、昏迷、抽搐、狂躁，甚至由于呼吸衰竭、循环衰竭而死亡。④病原学或血清学检查获阳性结果。

五、乙脑和流脑有什么区别

乙脑和流脑（流行性脑脊髓炎）虽然都是中枢神经系统的传染性疾病，临床表现也有一些相同之处，但它们是两种不同的疾病。

（1）乙脑是由乙脑病毒引起的，此种病毒通过蚊虫先在牲畜（如幼猪、马、牛等）中传播，而后再传播给人。流脑是脑膜炎双球菌引起的，是由带菌者或患者经呼吸道飞沫传染。

（2）乙脑流行有严格的季节性，大都在夏季和初秋。流脑流行每于冬末开始，春节盛行，到初夏就明显下降，季节性不如乙脑明显。

（3）两种病发病开始都有发热、头疼、恶心呕吐，典型患者可以有嗜睡、抽搐、昏迷等，但乙脑患者没有菌血症期，不会出现皮肤淤点，也少有很快出现休克者。重症的患者都会发生颅内压增高的种种危险症状，但乙脑病程进展不像流脑那么迅速。流脑一般病程为7~10天左右，恢复期常在口、鼻周围起疱疹，而乙脑病程约经2周方进入恢复期，甚至在发病6个月后仍遗留神经、精神方面的症状。两者的脑脊液化验结果也有很多不同。流脑在脑脊液涂片或培养时可发现脑膜炎双球菌，脑脊液浑浊如米汤样，白细胞数和蛋白质明显增高，而糖和氯化物减少；乙脑的脑脊液呈澄清或微混，白细胞数和蛋白质仅轻度增高，糖和氯化物一般正常。

（4）流脑可用抗菌药物（如青霉素）控制感染，而乙脑因是病毒感染，至今尚无特殊治疗法。

六、乙脑的治疗原则

目前尚无特效的抗病毒治疗药物。应采取积极的对症和支持治疗，患者应住院治疗，病室应有防蚊、降温设备，密切观察病情变化，细心护理，降低病死率和减少后遗症的发生。

1. 一般治疗

注意饮食和营养，供应足够水分，高热、昏迷、惊厥患者易失水，故宜补充足量液体，成人一般每日1 500~2 000 ml，小儿每日50~80 ml/kg。但输液不宜过多，以防脑水肿，加重病情。对昏迷患者宜采用鼻饲。

2. 对症治疗

（1）高热的处理：室温争取降至30℃以下。高温患者可采用物理降温或药物降温，使体温保持在38℃（肛温）。避免用过量的退热药，以免因大量出汗而引起虚脱。

（2）惊厥的处理：可使用镇静止痉剂，如地西泮、水合氯醛、苯妥英钠、阿米妥钠等。应对发生惊厥的原因采取相应的措施：①因脑水肿所致者，应以脱水药物治疗为主。②因呼吸道分泌物堵塞、换气困难致脑细胞缺氧者，则应给氧，保持呼吸道通畅，必要时行气管切开，加压呼吸。③因高温所致者，应以降温为主。

（3）呼吸障碍和呼吸衰竭的处理：深昏迷患者喉部痰鸣音增多而影响呼吸时，可经口腔或鼻腔吸引分泌物，采用体位引流、雾化吸入等，以保持呼吸道通畅。因脑水肿、脑疝而致呼吸衰竭者，可给予脱水剂、肾上腺皮质激素等。因惊厥发生的屏气，可按惊厥处理。如因假性延髓麻痹或延脑麻痹而自主呼吸停止者，应立即作气管切开或插管，使用加压人工呼吸器。如自主呼吸存在，但呼吸浅弱者，可使用呼吸兴奋剂如山梗菜碱、尼可刹米、哌甲酯、回苏林等（可交替使用）。

（4）循环衰竭的处理：因脑水肿、脑疝等脑部病变而引起的循环衰竭，表现为面色苍白、四肢冰凉、脉压小、中枢性呼吸衰竭，宜用脱水剂降低颅内压。如为心源性心力衰竭，则应加用强心药物，如西地兰等。如因高热、昏迷、失水过多造成血容量不足，致循环衰竭，则应以扩容为主。

3. 肾上腺皮质激素

目前对激素的使用还没有统一的意见。

七、乙脑的预防控制措施

乙脑的预防主要采取两个方面的措施，即灭蚊防蚊和预防接种。

1. 灭蚊

三带喙库蚊是一种野生蚊种，主要孳生于稻田和其他浅地面积水中。成蚊活动范围较广，在野外栖息，偏嗜畜血。因此，灭蚊时应根据三带喙库蚊的生态学特点采取相应的措施。如结合农业生产，可采取稻田养鱼或洒药等措施，重点控制稻田蚊虫孳生；在畜圈内喷洒杀虫剂等。

2. 人群免疫

目前国际上主要使用的乙脑疫苗有两种，即日本的鼠脑提纯灭活疫苗和中国的地鼠肾细胞灭活疫苗。减毒活疫苗我国正在试用中，该疫苗系选用 60 年代 SA14 株经地鼠肾细胞连续传代，紫外线照射等措施后获得的 3 个减毒活疫苗株，远较国外的减毒株毒力低。而免疫原性好。疫苗注射的对象主要为流行区 6 个月以上 10 岁以下的儿童。在流行前 1 个月开始，首次皮下注射（6~12 个月者每次 0.25 ml，1~6 岁者每次 0.5 ml，7~15 岁者每次 1 ml，16 岁以上者每次 2 ml），间隔 7~10 天复种 1 次，以后每年加强注射 1 次。预防接种后 2~3 周体内产生保护性抗体，一般能维持 4~6 个月。

（尹晓丹　银秀君）

第十三节　麻　　疹

患儿，男，11 个月龄，发热 3 天后发现口腔黏膜出现 0.5~1 mm 针尖大小的小白点，周围有红晕，随后体温持续升高，最高达 41.5℃，在耳后、面部、胸腹部出现大量皮疹，随后蔓延全身。持续的高烧和全身的皮疹让小朋友情绪非常不稳定，家长特别担心。这个小朋友患了什么疾病？他的疾病能治愈吗？带着这些疑问，下面我们一起来认识下面这个疾病吧。

麻疹（measles）是由麻疹病毒（measles virus）引起的急性呼吸道传染病，在我国法定的传染病中属于乙类传染病。其主要的临床表现有发热和咳嗽、流涕等上呼吸道卡他症状及眼结膜炎，特征性表现为口腔麻疹黏膜斑（Koplik spots）及皮肤斑丘疹。在我国自从婴幼儿广泛接种麻疹疫苗以来，麻疹发病率显著降低。

一、流行病学

1. 传染源

人是麻疹病毒的唯一宿主，因此麻疹患者是唯一的传染源。急性期的患者是最重要的传染源，发病前 2 天至出疹后 5 天内均具有传染性，前驱期传染性最强，出疹后逐渐减低，疹退时已无传染性。传染期患者口、鼻、咽、眼结膜分泌物均含有病毒，恢复期不带病毒。此外，无症状病毒携带者和隐性感染者较少，传染性也较低，作为传染源的意义不大。

2. 传播途径

经呼吸道飞沫传播是主要的传播途径。患者咳嗽、打喷嚏时，病毒随排出的飞沫经口、咽、鼻部或眼结膜侵入易感者。密切接触者亦可经病毒污染的手传播，通过第三者或衣物间接传播很少见。

3. 人群易感性

人类对麻疹病毒普遍易感，易感者接触病毒后 90% 以上可发病，病后可获得持久免疫力。

4. 流行特征

麻疹是一种传染性很强的传染病，发病季节以冬、春季为多见，但全年均可发生。20 世纪前 50 年，世界各地均有麻疹流行。自 60 年代麻疹疫苗问世以来，普种疫苗的国家发病率大大下降。在我国自麻疹疫苗纳入计划免疫项目、婴幼儿普遍接种麻疹疫苗以来，麻疹流行得到了有效控制。卫健委在《2006—2012 年全国消除麻疹行动计划》提出"到 2012 年，全国麻疹发病率控制在 1/100 万以下（不包括麻疹输入病例），无本土麻疹病毒传播。"在我国实施计划免疫后，麻疹发病率和病死率已明显降低，麻疹流行已基本得到控制。

二、麻疹的表现

麻疹潜伏期为 6~21 天，平均为 10 天。接种过麻疹疫苗者可延长至 3~4 周。

（一）典型麻疹

典型麻疹临床过程可分为以下三期。

1. 前驱期

从发热到出疹为前驱期，一般持续 3~4 天。主要表现为急性起病，发热、咳嗽、流涕、流泪，眼结膜充血、畏光，咽痛、全身乏力等，部分年长儿童可诉头痛。婴幼儿可出现胃肠道症状如呕吐、腹泻等。发病2~3天后，90%以上患者口腔可出现麻疹黏膜斑（科氏斑），位于双侧第二磨牙对面的颊黏膜上，为0.5~1 mm针尖大小的小白点，周围有红晕，初起时仅数个，1~2天内迅速增多融合，扩散至整个颊黏膜，形成表浅的糜烂，似鹅口疮，2~3天后很快消失。此期一些患者可见颈、胸、腹部一过性风疹样皮疹，数小时即退去，称麻疹前驱疹。

2. 出疹期

从病程的第3~4天开始，持续1周左右。此时患者体温持续升高，特征性表现是开始出现皮疹。皮疹首先见于耳后、发际，渐及前额、面、颈部，自上而下至胸、腹、背及四肢，2~3天遍及全身，最后达手掌与足底。皮疹初为淡红色斑丘疹，大小不等，直径2~5 mm，压之褪色，疹间皮肤正常。出疹高峰时皮疹可融合，颜色转暗，部分病例可有出血性皮疹，压之不褪色。随出疹达高峰，全身毒血症状加重，体温可达40℃。患者可有嗜睡或烦躁不安，甚至谵妄、抽搐。咳嗽加重，咽红、舌干，结膜红肿、畏光。表浅淋巴结及肝、脾肿大，肺部可闻及干、湿啰音，可出现心功能衰竭。成人麻疹中毒症状常比小儿重，但并发症较少。

3. 恢复期

皮疹达高峰后，持续1~2天后迅速好转，体温开始下降，全身症状明显减轻，皮疹随之按出疹顺序依次消退，可留有浅褐色色素沉着斑，1~2周后消失。疹退时有糠麸样细小脱屑。

无并发症者整个病程为10~14天。麻疹过程中，呼吸道病变最显著，可表现为鼻炎、咽炎、支气管炎及肺炎，还可并发脑炎。

此外，麻疹病毒感染过程中机体免疫反应明显降低，可使原有的变态反应性疾病如湿疹、哮喘、肾病综合征得到暂时缓解，但患者易继发细菌感染，结核病灶可复发或恶化。

（二）非典型麻疹

由于感染者的年龄不同、机体的免疫状态不同、病毒毒力的强弱不一、侵入人体数量及是否接种过麻疹疫苗及疫苗种类不同等因素，临床上可出现非典型麻疹，包括：

1. 轻型麻疹

多见于对麻疹具有部分免疫力者，如 6 个月前婴儿，近期接受过被动免疫，或曾接种过麻疹疫苗表现为低热且持续时间短，皮疹稀疏色淡，无麻疹科氏斑或不典型，呼吸道症状轻等。一般无并发症，病程在 1 周左右。病后所获免疫力与典型麻疹患者相同。

2. 重型麻疹

多见于全身情况差、免疫力低下或继发严重感染者，病死率高。

（1）中毒性麻疹：表现为全身感染中毒症状重，起病即高热，40℃以上，伴有气促、发绀、心率快，甚至谵妄、抽搐、昏迷，同时皮疹也较严重。

（2）休克性麻疹：除具有中毒症状外，出现循环衰竭或心功能衰竭，表现为面色苍白、发绀、四肢厥冷、心音弱、心率快、血压下降等。皮疹暗淡稀少或皮疹出现后又突然隐退。

（3）出血性麻疹：皮疹为出血性，形成紫斑，压之不褪色，同时可有内脏出血。

（4）疱疹性麻疹：皮疹呈疱疹样，融合成大疱。高热、中毒症状重。

3. 异型麻疹

主要发生在接种麻疹灭活疫苗后 4~6 年，再接触麻疹患者时出现。表现为突起高热，头痛、肌痛、腹痛，无麻疹黏膜斑，病后 2~3 天出现皮疹，从四肢远端开始，逐渐扩散到躯干。皮疹为多形性，常伴四肢水肿，上呼吸道卡他症状不明显，但肺部可闻啰音。肝、脾均可增大，异型麻疹病情较重，但多为自限性。其最重要的诊断依据是恢复期检测麻疹血凝抑制抗体呈现高滴度，但病毒分离阴性。一般认为异型麻疹无传染性。

三、实验室检查

1. 血常规检查

白细胞总数减少，淋巴细胞比例相对增多。

2. 血清学检查

IgM 抗体在病后 5~20 天最高，其阳性是诊断麻疹的标准，IgG 抗体恢复期较早期增加 4 倍以上即为阳性，也可以诊断麻疹。

3. 病原学检查

（1）病毒分离：取早期患者眼、鼻、咽分泌物或血、尿标本接种于原代人胚肾细胞，分离麻疹病毒，但不作为常规检查。

（2）病毒抗原检测：取早期患者鼻咽分泌物、血细胞及尿沉渣细胞，查麻疹病毒抗原，如阳性，可早期诊断。

（3）核酸检测：是一种非常敏感和特异的诊断方法，对免疫力低下而不能产生特异抗体的麻疹患者尤为有价值。

四、并发症

（1）喉炎：喉炎以 3 岁以下小儿多见，继发于细菌感染导致喉部组织水肿，分泌物增多，极易引起喉梗阻。表现为声音嘶哑、犬吠样咳嗽、呼吸困难、发绀等。

（2）肺炎：肺炎为麻疹最常见的并发症，多见于 5 岁以下患儿，占麻疹患儿死亡的 90% 以上。麻疹病毒本身引起的肺炎多不严重，而继发的肺部感染较为严重，病原体可为细菌或病毒，也可是多种细菌混合感染。表现为病情突然加重，咳嗽、咳脓痰，患儿可出现鼻翼扇动、口唇发绀，肺部有明显的啰音。

（3）心肌炎：2 岁以下婴幼儿易致心肌病变，表现为气促、烦躁、面色苍白、发绀，听诊心音低钝、心率快。皮疹不能出全或突然隐退。

（4）脑炎：麻疹脑炎的发病率为 0.01%~0.5%，即使无神经系统症状，麻疹患者中 50% 可有脑电图异常。脑炎可发生于出疹后 2~6 天，亦可发生于出疹后 3 周左右。主要为麻疹病毒直接侵犯脑组织所致。临床表现与其他病毒性脑炎类似，病死率约 15%，多数可恢复正常，部分患者留有智力低下、癫痫、瘫痪等后遗症。

（5）亚急性硬化性全脑炎：亚急性硬化性全脑炎（subacute sclerosing panencephalitis，SSPE）是麻疹的一种远期并发症，属慢性或亚急性进行性脑炎，罕见，发病率 1/100 万 ~4/100 万。其机制主要与病毒基因变异有关，病毒变异后机体不能产生对基质蛋白的抗体，导致病毒在脑细胞中长期潜伏而引起。病理变化为脑组织退行性变。本病常在原发麻疹后 2~17 年（平均 7 年）发病，患者逐渐出现智力障碍、性格改变、运动不协调、语言和视听障碍、癫痫发作等症状，最后因昏迷、强直性瘫痪而死亡。

五、鉴别诊断

需要与风疹、幼儿急疹、猩红热、药物疹等鉴别诊断。见表 2-3-1。

表 2-3-1　麻疹与其他出疹性疾病的鉴别

病种	鉴别点				
	结膜炎	咽痛	麻疹黏膜斑	出疹时间	皮疹特征
麻疹	+	+	+	发热3~4天	红色斑丘疹由耳后开始
风疹	±	±	−	发热1~2天	淡红色斑丘疹，由面部开始
幼儿急疹	−	/	/	热骤降出疹	散在，玫瑰色，多位于躯干
猩红热	±	+	−	发热1~2天	全身出现针尖大小红色丘疹，疹间皮肤充血
药物疹	/	/	/	用药时出疹	多形性、停药后疹退

六、预后

无并发症的单纯麻疹预后良好，重型麻疹病死率较高。

七、治疗

对麻疹病毒尚无特效抗病毒药物，主要为对症治疗，加强护理，预防和治疗并发症。

1. 一般治疗

患者应单病室呼吸道隔离至体温正常或至少出疹后 5 天；卧床休息，保持室内空气新鲜，温度适宜；眼、鼻、口腔保持清洁，多饮水。对住院麻疹患儿应补充维生素 A，降低并发症和病死率。

2. 对症治疗

高热可酌用小剂量解热药物或物理降温；咳嗽可用祛痰镇咳药；剧咳和烦躁不安可用少量镇静药；体弱病重患儿可早期注射丙种球蛋白；必要时给氧，保证水电解质及酸碱平衡等。

3. 并发症治疗

（1）喉炎：蒸汽雾化吸入以稀释痰液，使用抗菌药物，对喉部水肿者可使用肾上腺皮质激素。喉梗阻严重时及早行气管切开。

（2）肺炎：治疗同一般肺炎，合并细菌感染较为常见，主要为抗菌治疗。

（3）心肌炎：出现心力衰竭者应及早静脉注射强心药物如毛花苷C 或毒毛花苷 K，同时应用利尿药，重症者可用肾上腺皮质激素保护心肌。

（4）脑炎：处理基本同乙型脑炎。SSPE 目前无特殊治疗。

八、麻疹的护理

患了麻疹以后除了积极的对症治疗以外，要加强对患者的护理，这样可以有效地预防和控制并发症的发生。

麻疹护理常规如下。

（1）呼吸道隔离至体温正常或至少出疹后 5 天。

（2）休息：卧床休息，病室应保持空气新鲜流动，室温不可过高，以 18~20℃为宜，相对湿度在 50%~60%，室内光线不宜过强，可用窗帘遮挡，防止阳光对患者眼睛的刺激。

（3）饮食：给予营养丰富、高维生素、易消化的流质、半流质饮食，补充充足的水分。脱水、摄入过少者应静脉补充，注意维持水、电解质平衡。禁食油腻、辛辣、刺激、生冷的食物。恢复期应逐渐提高饮食质量。

（4）心理护理：多与患者或家属交流，讲解疾病相关知识，缓解其急躁、焦虑的心理，以便更好地配合治疗及护理。

（5）病情观察。

①注意观察体温，脉搏、呼吸及神志状态，如出现体温过高或下降后又升高、呼吸困难、紫绀、躁动不安等，均提示可能出现并发症。

②皮疹变化，出疹期应注意观察出疹顺序、皮疹颜色及分布情况，出疹过程是否顺利。

③观察有无脱水、酸中毒及电解质紊乱的表现。

④观察支气管肺炎、喉炎等并发症的表现。

（6）对症护理。

①发热：对发热的护理应注意麻疹特点。在前驱期，尤其是出疹期，如体温不超过 39℃不予处理，因体温太低可影响发疹。如体温过高，可用微温湿毛巾敷于额部或用温水擦浴（忌用酒精擦浴），或服小剂量退热剂，使体温略降为宜。

②皮疹的护理：注意保持皮肤清洁，禁用肥皂水、酒精擦拭皮肤；避免搔抓皮疹，以防抓伤皮肤造成感染，应注意修剪指甲，幼儿患者可用布包手或戴布手套。衣着应宽松，勤换内衣裤，床褥应保持清洁、松软、平整、干燥。

（7）眼、鼻、口腔护理。

①因麻疹患者有结膜炎，每日用生理盐水或硼酸溶液冲洗双眼2~3次，冲洗后滴入眼药水，预防继发细菌感染。

②随时清除鼻腔分泌物，保持鼻腔畅通。

③保持口腔清洁，每次进食后用温水漱口，高热者口腔护理2次/日，口唇干裂者涂以石蜡油。

（8）并发症的护理：出现并发症时，做好相应的护理。

九、预防

预防麻疹的关键措施是对易感者接种麻疹疫苗，提高其免疫力。

（一）管理传染源

对麻疹患者应做到早诊断、早报告、早隔离、早治疗，患者隔离至体温正常或至少出疹后5天，伴呼吸道并发症者应延长到出疹后10天。易感的接触者检疫期为3周，并使用被动免疫制剂。流行期间，儿童机构应加强检查，及时发现患者。

（二）切断传播途径

流行期间避免去公共场所或人多拥挤处，出入应戴口罩；无并发症的患儿在家中隔离，以减少传播和继发医院感染的概率。

（三）保护易感人群

1. 主动免疫

主要对象为婴幼儿，但未患过麻疹的儿童和成人均可接种麻疹减毒活疫苗。目前发达国家初种麻疹疫苗的年龄大多定在15个月，而发展中国家由于仍常有麻疹流行，初种年龄为8个月。第1次皮下注射0.2 ml，儿童和成人剂量相同。易感者在接触患者2天内若接种疫苗，仍有可能预防发病或减轻病情。接种后12天出现IgM抗体，阳性率可为95%~98%，2~6个月后渐降；IgG抗体仍维持一定水平，4~6年后部分儿童已完全测不出抗体，故需复种。接种后反应较轻微，少数接种者可出现短时低热。接种疫苗的禁忌人群为妊娠、过敏体质、免疫功能低下者（如肿瘤、白血病、使用免疫抑制剂及放射治疗者等）；活动性结核应治疗后再考虑接种；发热及一般急、慢性疾病者应暂缓接种；凡6周内接受过被动免疫制剂者，应推迟3个月接种。

2. 被动免疫

新生儿可从母体得到特异抗体，免疫的半衰期大约有3周，随后便对麻疹病毒易感。体弱、妊娠妇女及年幼的易感者接触麻疹患者后，应立即采用被动免疫。在接触患者5天内注射人血丙种球蛋白可预防发病。若5天后注射，则只能减轻症状，免疫有效期3~8周。

（银秀君　刘珊珊）

第十四节　流行性腮腺炎

小明，男，13岁，初中生，右侧腮腺部位明显肿胀累及耳后部位，触诊皮温略高，发烧、头痛、恶心2天收入住院。住院期间反复发烧、头痛，发病之前班级有小朋友出现过类似症状，医生诊断为腮腺炎。小明的疾病是如何感染的？能治愈吗？带着这些疑问，下面我们一起来认识下面这个疾病吧。

流行性腮腺炎（mumps）是由腮腺炎病毒（mumps virus）引起的急性呼吸道传染病。以腮腺非化脓性炎症、腮腺区肿痛为临床特征。主要发生在儿童和青少年。腮腺炎病毒除侵犯腮腺外，尚能侵犯神经系统及各种腺体组织，引起脑膜炎、脑膜脑炎、睾丸炎、卵巢炎和胰腺炎等。

人是腮腺炎病毒唯一的宿主。在体外实验中，腮腺炎病毒能在许多哺乳类动物细胞和鸡胚中培养生长。腮腺炎病毒抵抗力低，紫外线、甲醛和56℃温度均可灭活，但4℃时能存活数天。

一、流行病学

1. 传染源

早期患者及隐性感染者均为传染源。患者腮腺肿大前 7 天至肿大后 2 周具高度传染性。有脑膜炎表现者能从脑脊液中分离出病毒，无腮腺肿大的其他器官感染者亦能从唾液和尿中排出病毒。

2. 传播途径

主要通过飞沫传播，也能通过接触被病毒污染的物品传播。妊娠早期可经胎盘传至胚胎导致胎儿发育畸形。

3. 易感人群

人群普遍易感，但由于 1 岁以内婴儿体内尚有经胎盘获得的抗腮腺炎病毒特异性抗体，同时成人中约 80% 曾患显性或隐性感染而在体内存在一定的抗体，故约 90% 病例为 1~15 岁的少年儿童，但近年来成人病例有增多的趋势。

4. 流行特征

本病呈全球性分布，全年均可发病，但以冬、春季为主。患者主要是学龄儿童，无免疫力的成人亦可发病。感染后一般可获较持久的免疫力。

二、临床表现

潜伏期 8~30 天，平均 18 天。部分病例有发热、头痛、无力、食欲缺乏等前驱症状，但大部分患者无前驱症状。发病 1~2 天后出现颧骨弓或耳部疼痛，然后唾液腺肿大，体温可达 40℃。腮腺最常受累，通常一侧腮腺肿大后 2~4 天又累及对侧。双侧腮腺肿大者约占 75%。腮腺肿大是以耳垂为中心，向前、后、下发展，使下颌骨边缘不清。由于覆盖于腮腺上的皮下软组织水肿使局部皮肤发亮，肿痛明显，有轻度触痛及感觉过敏；表面灼热，但多不发红；因唾液腺管的阻塞，当进食酸性食物促使唾液分泌时疼痛加剧。腮腺肿大在发病 2~3 天达高峰，持续 4~5 天后逐渐消退，腮腺管口早期常有红肿。虽然腮腺肿胀最具特异性，但颌下腺或舌下腺可以同时受累，有时是单独受累。颌下腺肿大时颈前下颌处明显肿胀，可触及椭圆形腺体。舌下腺肿大时，可见舌下及颈前下颌肿胀，并出现吞咽困难。

有症状的脑膜炎发生在 15% 的病例，患者出现头痛、嗜睡和脑膜刺激征，一般发生在腮腺炎发病后 4~5 天，有的患者脑膜炎先于腮腺炎。一般症状在 1 周内消失。脑脊液白细胞计数在 25×10^6/L 左右，主要是淋巴细胞增高。少数患者脑脊液中糖降低。该病预后一般良好。并发脑膜脑炎或脑炎患者，常有高热、谵妄、抽搐、昏迷，重症者可致死亡。可遗留耳聋、视力障碍等后遗症。

睾丸炎常见于腮腺肿大开始消退时患者又出现发热，睾丸明显肿胀和疼痛，可并发附睾炎，鞘膜积液和阴囊水肿、睾丸炎多为单侧。约 1/3 的病例为双侧受累。急性症状持续 3~5 天，10 天内逐渐好转。部分患者睾丸炎后发生不同程度的睾丸萎缩，这是腮腺炎病毒引起睾丸细胞坏死所致，但很少引起不育症。

卵巢炎发生于 5% 的成年妇女，可出现下腹疼痛。右侧卵巢炎患者可酷似阑尾炎。有时可触及肿大的卵巢。一般不影响生育能力。

胰腺炎常于腮腺肿大数天后发生，可有恶心、呕吐和中上腹疼痛和压痛。由于单纯腮腺炎即可引起血、尿淀粉酶增高，因此需做脂肪酶检查，若升高则有助于胰腺炎的诊断。腮腺炎合并胰腺炎的发病率低于 10%。

其他如心肌炎、乳腺炎和甲状腺炎等亦可在腮腺炎发生前后发生。

三、诊断

主要根据有发热和以耳垂为中心的腮腺肿大，结合流行情况和发病前 2~3 周有接触史，诊断一般不困难。没有腮腺肿大的脑膜脑炎、脑膜炎和睾丸炎等，确诊需依靠血清学检查和病毒分离。

四、鉴别诊断

（1）化脓性腮腺炎：主要是一侧性腮腺肿大，不伴睾丸炎或卵巢炎。挤压腮腺时有脓液从腮腺管口流出。外周血中白细胞总数和中性粒细胞计数明显增高。

（2）其他病毒性腮腺炎：甲型流感病毒、副流感病毒、肠道病毒中的柯萨奇A组病毒及淋巴细胞脉络丛脑膜炎病毒等均可以引起腮腺炎，需根据血清学检查和病毒分离进行鉴别。

（3）其他原因的腮腺肿大：许多慢性病如糖尿病、慢性肝病、结节病、营养不良和腮腺导管阻塞等均可引起腮腺肿大，一般不伴急性感染症状，局部也无明显疼痛和压痛。

五、预后

腮腺炎大多预后良好，病死率为0.5%~2.3%。主要死于重症腮腺炎病毒性脑炎。

六、治疗

1. 一般治疗

卧床休息，给予流质饮食，避免进食酸性饮料。注意口腔卫生，餐后用生理盐水漱口。

2. 对症治疗

头痛和腮腺胀痛可应用镇痛药。睾丸胀痛可用棉花垫和丁字带托起。发热温度较高、患者食欲差时，应补充水、电解质和能量，以减轻症状。

3. 抗病毒治疗

发病早期可试用利巴韦林，但效果有待确定。亦有报告应用干扰素治疗成人腮腺炎合并睾丸炎患者，能使腮腺炎和睾丸炎症状较快消失。

4. 肾上腺皮质激素的应用

对重症或并发脑膜脑炎、心肌炎患者，可应用地塞米松。

5. 颅内高压的处理

若出现剧烈头痛、呕吐疑为颅内高压的患者，可应用 20% 甘露醇 1~2 g/kg 静脉推注，隔 4~6 小时 1 次，直到症状好转。

6. 睾丸炎的预防

男性成人患者，为预防睾丸炎的发生，早期可应用己烯雌酚口服。

七、预防

患者应按呼吸道传染病规范隔离至腮腺消肿后 5 天。由于症状开始前数天患者已开始排出病毒，因此预防的重点是应用疫苗对易感者进行主动免疫。

目前国内外应用腮腺炎、麻疹、风疹三联减毒活疫苗，进行皮下接种，亦可采用喷鼻或气雾方法。95% 以上接种者可产生抗体。潜伏期患者接种可以减轻发病症状。由于可能有致畸作用，故孕妇禁用。严重系统性免疫损害者为相对禁忌，但应用腮腺炎疫苗免疫无症状的 HIV 感染的儿童，是被认可的。

八、流行性腮腺炎护理常规

（1）呼吸道隔离至腮腺肿胀完全消退。

（2）休息：急性期卧床休息。

（3）饮食：保证营养及液体的摄入，给予清淡，易消化的流质或半流质饮物，勿进食酸、辣、硬的食物，以免加剧腮腺疼痛。

（4）心理护理：多与患者交谈，解除其思想顾虑，积极配合治疗与护理。

（5）病情观察

生命体征：主要是体温和脉搏的监测。腮腺疼痛的性质及程度。口腔黏膜的评估：是否清洁卫生，腮腺导管开口有无红肿及脓性分泌物。

其他腺体器官受损的表现，特别是当体温恢复过程中又复升高时更应注意。及时了解血常规，血及尿淀粉酶等检验结果。

（6）对症护理

①高热：保证休息，防止过劳。发热伴有并发症者应卧床休息至热退。鼓励患儿多饮水以利汗液蒸发散热。监测体温，高热可采用头部冷敷、温水或醇浴进行物理降温或服用适量退热剂。

②局部疼痛：腮腺局部冷敷，使血管收缩，可减轻炎症充血程度及疼痛。亦可用如意金黄散调茶水或食醋敷于患处，保持局部药物湿润，以发挥药效，亦可使用其他中药（如六合丹等）外敷，防止干裂引起疼痛。

③嘱患者勤刷牙，经常用温盐水漱口，以保持口腔清洁，防止继发细菌感染。

④并发症的护理：有睾丸炎者用棉花垫或丁字带，将肿胀的睾丸托起，注意避免束缚过紧影响血液循环；并发脑膜炎有头痛及呕吐者，密切观察患者的神志改变，遵医嘱给予 20% 甘露醇快速静脉滴注。

（银秀君　刘珊珊）

第十五节　急性出血性结膜炎

小明突然感觉两只眼睛有异物感，揉眼后症状加重，感觉迎风落泪、畏光、异物感、干涩、有分泌物，照镜子发现眼睛变红了。医生诊断她感染了急性出血性结膜炎。

这个病严重吗？怎样才能改善她的状况？带着这些疑问，让我们一起去看看什么是急性出血性结膜炎吧。

一、什么是急性出血性结膜炎

急性出血性结膜炎（acute hemorrhagic conjunctivitis，AHC）又称流行性出血性结膜炎（俗称"红眼病"），为中国法定丙类传染病，是近

30 年来世界暴发流行的一种新型急性病毒性眼病。本病特点为潜伏期很短，起病急骤，眼刺激症状重，结膜高度充血，常见结膜下出血及角膜上皮点状剥脱。

二、病原学

引起本病的主要病原体为微小核糖核酸病毒科中的肠道病毒 70 型和柯萨奇病毒 A24 变异株。

三、流行病学

1. 传染源
急性出血性结膜炎患者是主要的传染源。

2. 传播途径
传播方式是接触传染。主要通过患眼—手—物品—手—健眼，患眼—水—健眼的方式进行传播，传播模式为患眼—病毒污染的手、物、水—眼。

3. 易感人群
人群普遍易感，本病传染性极强，发病率高，传播很快，发病集中。通常的人患上红眼病，如不及时隔离、治疗和预防传播，可在一两天内感染全家人，有时甚至一两周造成全班、全单位、全村流行。结膜炎后一段时间人群虽有一定免疫力但中和抗体滴度升高频率低，仍易感。大流行期间曾造成一些城市停课、停产、停工，给人民生活、工作和社会生产造成严重危害。

4. 流行特征
本病每于夏秋季节流行，多见于成人。自然病程短，目前尚无特殊有效疗法。

四、患了"红眼病"身体会有哪些变化

该病潜伏期很短，接触传染源后 2~48 小时内双眼可同时或先后发

病。自觉眼不适感，1~2 小时即开始眼红，很快加重。患者具有明显的眼刺激症状，表现为刺痛、砂砾样异物感、烧灼感、畏光、流泪。

（1）潜伏期：潜伏期短，一般为 24 小时左右。最长不超过 3 天。实验室误接种眼内，可于 18~36 小时从该眼分离出病毒。

（2）自觉症状：起病急，开始时可为双眼，也可为单眼，但迅速累及双眼。发病后即出现剧烈的异物感、眼痛及怕光流泪等症状。分泌物初起为浆液性，以后变为黏液纤维素性。一般病情于 1~2 天发展至顶点，3~4 天后逐渐减轻，7~10 天后恢复正常。少数病例出现头痛、发热、鼻塞、喉痛等症状。

（3）体征：包括眼睑肿胀，结膜下出血，多发性角膜上皮剥脱，点状上皮下浸润，结膜充血、水肿、结膜滤泡及耳前淋巴结肿大等。

（4）并发症：多数病例在发病时可有耳前颌下淋巴结肿大，并有压痛。该症状随结膜炎的消退而消失。极少数病例尚可出现虹膜炎的改变。

五、怎么判断患了"红眼病"

夏秋季节一个地区、单位集中出现多例急性结膜炎患者，或医院门诊、医务室骤然出现众多潜伏期极短、急剧发病、接触传播很快的急性结膜炎患者，须高度警惕急性出血性结膜炎的流行。依据病史、接触史、流行病学史结合临床症状、体征作出 AHC 临床诊断。急性出血性结膜炎确切诊断须待实验室病原学证实（结膜拭子涂擦或结膜刮取物培养、结膜刮片间接免疫荧光技术、酶联免疫吸附试验、双相血清学检查），临床诊断加以上实验室病原检查任何一项阳性者为确诊病例。

六、"红眼病"的治疗原则

病期隔离有利于休息与康复。目前尚无特殊有效的疗法，抗菌药物、磺胺药对本病无疗效。抗菌药物滴眼剂仅用于预防细菌感染。4%

吗啉双胍（morpholinebiguanide，ABOB）、0.1% 羟苄唑（HBB）、0.1% 三氮唑核苷滴眼剂等对有些病毒株有抑制作用。基因工程干扰素滴眼剂有广谱抗病毒作用，可用于重症 AHC 患者治疗及密切接触者预防感染。中药金银花、野菊花、板蓝根、桑叶、薄荷等热熏敷或提取液滴眼可缓解症状。

七、预后

预后良好，但印度、新加坡、泰国、美国及我国均有个别病例在结膜炎后出现下肢运动麻痹等神经系统症状。

八、"红眼病"的预防控制措施

1. 控制传染源

（1）早期发现患者，对患者采取隔离措施，谨防家庭成员间、群体间接触传播是极其重要的。隔离期至少 7 日。

（2）患者洗脸用具严格隔离使用，每日煮沸消毒或开水浇烫。患者接触使用的物品，用 75% 酒精擦拭消毒。污染物煮沸消毒。

（3）急性出血性结膜炎流行期间，医院眼科设急性出血性结膜炎专治门诊，集中检治以避免交叉感染。

（4）阻止"红眼病"患者进入公共场所或参与社交活动。暴发流行期间根据疫情，由有关部门责令暂时关闭游泳池、浴池等场所，减少社交活动以避免扩大传播。

2. 切断传播途径

（1）家庭成员、密切接触者，接触患者后用 75% 乙醇消毒双手。

（2）重视公共卫生，加强对游泳池、浴池、理发室、旅馆的卫生管理与监督。

3. 保护易感人群

（1）卫生教育，宣传个人爱眼卫生，养成勤洗手，不揉眼，分巾、分盆的卫生习惯。

（2）不宜采用集体滴眼药预防眼病。

（3）患病期间，避免疲劳，加强休息。

（刘珊珊　　陈　芳）

参考文献

[1] 中华人民共和国国家卫生健康委员会. 国家卫生健康委关于新型冠状病毒肺炎暂命名事宜的通知 [EB/OL].（2020-02-07）[2021-05-30].http: //www.gov.cn/ zhengce/ zhengceku/ 2020-02/08/content_5476248.htm.

[2] World Health Organization. WHO Director-General's remarks at the media briefing on 2019-nCoV on11February2020[EB/OL].（2020-02-11）[2021-05-30].https: // www.who.int/director-general/speeches/detail/who-director-general-s-remarks-at- the-media-briefing-on-2019-ncov-on-11-february-2020.

[3] Coronaviridae Study Group of the International Committee on Taxonomy of Viruses. The species Severe acute respiratory syndrome-related coronavirus: classifying 2019-nCoV and naming it SARS-CoV-2[J]. Nat Microbiol, 2020, 5（4）: 536-544.

[4] Aboubakr H A, Sharafeldin T A, Goyal S M. Stability of SARS-CoV-2 and other coronaviruses in the environment and on common touch surfaces and the influence of climatic conditions: A review[J]. Transbound Emerg Dis, 2021, 68（2）: 296-312.

[5] Van Doremalen N, Bushmaker T, Morris D H, et al. Aerosol and Surface Stabil- ity of SARS-CoV-2 as Compared with SARS-CoV-1[J]. N Engl J Med, 2020, 382 （16）: 1564-1567.

[6] Liu P, Yang M, Zhao X, et al. Cold-chain transportation in the frozen food industry may have caused a recurrence of COVID-19 cases in destination: Successful isola- tion of SARS-CoV-2 virus from the imported frozen cod package surface[J]. Biosaf Health, 2020, 2（4）: 199-201.

[7] 中华人民共和国国家卫生健康委员会. 新型冠状病毒肺炎诊疗方案（试行第八版）[J]. 中华临床感染病杂志, 2020, 13（5）: 321-328.

[8] 中华医学会呼吸病学分会, 中国医师协会呼吸医师分会. 中国成人2019冠状病毒病的诊治与防控指南 [J]. 中华医学杂志, 2021, 101（18）: 1293-1356.

[9] 汪晖, 曾铁英, 吴欣娟, 等. 重型危重型新型冠状病毒肺炎患者整体护理专家共识 [J]. 中华护理杂志, 2020, 55（3）: 337–342.

[10] 杨绍基. 传染病学 [M]. 第 9 版. 北京: 人民卫生出版社, 2016.

[11] Grohskopf LA, Sokolow LZ, Broder KR, et al. Prevention and control of seasonal influenza with vaccines: recommendations of the Advisory Committee on Immunization Practices—United States, 2017‑18 influenza season [J]. MMWR Recomm Rep 2017, 66: 1‑20.

[12] 中国疾控中心传防处国家免疫规划技术工作组流感疫苗组. 中国疾控中心发布《中国流感疫苗预防接种技术指南（2018—2019）》[J]. 疾病监测, 2018（9）: 790–790.

[13] 李兰娟, 任红. 传染病学 [M]. 第 9 版. 北京: 人民卫生出版社, 2019.

[14] 袁岚, 吕晓菊, 邓蓉. 感染性疾病科普读本 [M].1 版. 成都: 四川科学技术出版社, 2016.

[15] 伊洪莉. 人感染高致病性禽流感的预防与护理 [J]. 山东卫生, 2006, 59（11）: 57–58.

[16] 王铮, 蔡砥等. 中国 SARS 流行的季节性风险探讨 [J]. 地理研究.2003,（5）: 541–550.

[17] 中华医学会感染病分会, GRADE 中国中心. 中国乙型肝炎病毒母婴传播防治指南（2019 年版）[J]. 中华传染病杂志, 2019, 37（7）: 388–396.

[18] 王瑞, 李嘉.《慢性乙型肝炎防治指南（2019 年版）》更新要点解读 [J]. 实用器官移植电子杂志, 2021, 9（1）: 1–5.

[19] 李萍, 付伟. 我国出院患者延续性护理需求及现状分析 [J]. 健康研究, 2010.30（1）: 39–40.

[20] 徐艳, 王慧群, 孔方. AIDS 患者家庭延续性护理需求调查 [J]. 护理研究: 中旬版, 2015, 29（11）: 2.

[21] 付伟. 延续性护理研究综述 [J]. 中国实用护理杂志, 2010.26: 11

[22] 李兴旺, 钱素云. 手足口病诊疗指南及解读 [M].1 版. 北京: 人民卫生出版社, 2018.

[23] 李斌, 欧维琳. 手足口病病原学及检测方法研究进展 [J]. 中华实用儿科临床杂志, 2016, 31（6）: 477–480.

[24] 邓慧玲, 张玉凤. 肠道病毒 71 型感染致重症手足口病新认识 [J]. 中华实用儿科临床杂志, 2016, 31（10）: 736–743.

[25] 王军. 狂犬病暴露预防处置工作规范（2009 年版）[J]. 中国工作犬业,

2010, 2（178）: 62–63.

[26] 扈荣良. 狂犬病理论、技术与防治［M］. 北京: 科学出版社, 2007.

[27] 俞永新. 流行性乙型脑炎的全球流行动态及控制策略 [J]. 中国公共卫生, 2016（6）: 567–569.

[28] 王环宇. 流行性乙型脑炎防控进展及挑战 [J]. 中华预防医学杂志, 2019, 53（2）: 133–135.

[29] 刘丽珺, 刘宇, 周兴余, 等. 四川省 2008—2018 年流行性乙型脑炎流行特征及 ARIMA 模型应用 [J]. 中华疾病控制杂志, 2019, 23（8）: 6.

[30] 马超, 郝利新, 苏琪茹, 等. 中国 2014 年麻疹流行病学特征分析 [J]. 疾病监测, 2015, 30（10）: 818–823.

[31] 王媛, 崔爱利, 许文波, 等. 2004—2020 年中国流行性腮腺炎突发公共卫生事件报告及影响因素分析 [J]. 中华实验和临床病毒学杂志, 2021, 35（2）: 176–181.

[32] Barbel P, Peterson K, Heavey E. Mumps makes a comeback: What nurses need to know[J]. Nursing. 2017 Jan; 47（1）: 15–17.

[33] 光明, 肖艳慧, 闫绍宏, 等. 儿童接种麻疹—流行性腮腺炎—风疹减毒联合疫苗后 3~5 年的抗体持久性研究 [J]. 中华微生物学和免疫学杂志, 2020, 40（9）: 714–719.

[34] Stinchfield PA. Measles: A clinician's guide to a reemerging disease[J]. Nursing. 2020 Jan; 50（1）: 39–43.

[35] 华伟玉, 刘锋, 陈春枝. 2005—2017 年北京市海淀区急性出血性结膜炎流行病学特征分析 [J]. 寄生虫病与感染性疾病, 2019（3）: 148–151.

[36] 李荣花. 护理干预在急性出血性结膜炎护理中的应用有效率及护理满意度分析 [J]. 心理月刊, 2018（4）: 17–18.

[37] 常昭瑞, 张静, 王子军. 2004—2008 年全国急性出血性结膜炎流行特征分析 [J]. 2009（3）: 268–270.

第四章

病毒病——普通感染病

第一节　EB病毒感染

陈某，男性，18岁，自诉3天前出现全身乏力、食欲下降，头痛、发热，最高体温可达39℃，伴咽痛、淋巴结肿大。

陈某患了什么病？怎样才能改善他的状况？带着这些疑问，让我们一起去看看什么是EB病毒感染吧。

一、EB病毒的概念

EB病毒（Epstein-Barr virus，EBV）为疱疹病毒科嗜淋巴细胞病毒属的成员。EB病毒广泛存在，是目前临床常见病毒之一，由于感染后能引起多系统的病变，且临床的表现也呈多样性，容易造成误诊。

二、EB病毒流行特点

（1）传染源：患者、隐性感染者、无症状病毒携带者。

（2）传播途径：主要是经口密切接触而传播（口—口传播），飞沫传播少见，偶可经输血传播。

（3）人群易感性：本病多见于儿童和青少年。世界人口的90%以上都存在潜伏感染，或为携带者。我国儿童发病高峰年龄段在学龄前期和学龄期，10岁以上EBV抗体阳性率达86%，发病后可获得持久免疫力。

三、发生EB病毒感染后会引起哪些疾病

EB病毒感染包括急性感染、慢性感染和恶性肿瘤。EB病毒感染多数预后良好，少数患者病情迁延，发展为慢性感染及肿瘤。

1. 传染性单核细胞增多症

该病是EB病毒的急性感染性疾病，免疫功能正常的人初次感染EB病毒后约50%表现为典型的传染性单核细胞增多症。该病预后大多良好，病程一般为2~3周，但极个别患者症状持续不退或退而复现超过6个月，称为慢性活动性EB病毒感染。该病病死率为1%以下，死因主要为脾破裂、脑膜炎、心肌炎等。

主要临床表现如下。

（1）发热：几乎可见于所有患者，体温38.5~40℃。

（2）咽峡炎：常见咽部、扁桃体及悬雍垂充血肿胀，伴咽痛，有鼻和咽黏膜充血及水肿，严重者可出现吞咽困难和气道阻塞。

（3）淋巴结肿大：约70%的患者有浅表淋巴结肿大，全身淋巴结受累，常在热退后数周才消退。

（4）肝脾大：大约10%病例肝大，部分患者有黄疸。半数以上患者有轻度脾大，伴疼痛和压痛，偶有脾破裂。

（5）皮肤、黏膜皮疹：约10%的患者可发生多形性皮疹，皮疹在1~2周出现，3~7天消退。

（6）其他症状：患者可出现神经症状。

2. EB病毒相关噬血细胞综合征

主要临床表现：高热、肝大、脾大、淋巴结大、全血细胞减少、肝

功能异常、乳酸脱氢酶明显增高、三酰甘油明显增高、铁蛋白明显增高、纤维蛋白原降低以及出现弥散性血管内凝血等。淋巴结和骨髓检查的特点是出现红细胞和有核细胞被组织细胞吞噬的现象。本病预后差，半数以上患者死亡。

3. 慢性活动性 EB 病毒感染

EB 病毒淋巴增生性疾病中有些患者传染性单核细胞增多症（IM）的症状持续或退而复现超过 6 个月，并伴有严重的血液系统疾病或间质性肺炎、视网膜炎等严重并发症，称为慢性活动性 EB 病毒感染（chronic active Epstein-Barr virus infection，CAEBV）。目前认为该病是一种异常抗 EB 病毒抗体增高和 EB 病毒 DNA 升高，易发展为淋巴瘤、病毒相关噬血细胞综合征、间质性肺炎、中枢神经系统病变，进而发展为多脏器衰竭的淋巴组织增生性疾病。该病可发生在任何年龄，但主要发生在儿童和青少年中，约 50% 的患者在发病 5 年内因为严重的并发症，如肝衰竭、心肌炎、冠状动脉瘤、感染相关性噬血细胞综合征和血液系统恶性肿瘤而死亡。

主要临床表现：持续或间断发热、肝大、脾大为三大突出表现；其他尚有咽喉疼痛，淋巴结肿大、触痛，贫血，肌肉酸痛，关节痛，牛痘样水疱及蚊虫过敏等，可累及血液系统、中枢神经系统、消化系统及呼吸系统。

4. EB 病毒感染与免疫缺陷性疾病

先天性和后天性免疫缺陷性疾病患者容易感染 EB 病毒。免疫防御功能低下是发病的重要原因，易发生包括恶性淋巴瘤在内的淋巴组织增生性疾病，该病的发生与缺乏相应的促进 EB 病毒转化的 B 淋巴母细胞有关。

四、确诊EB病毒感染需要做哪些检查

（1）血常规：发病后 10~12 日白细胞总数常有升高，第 3 周恢复正常。病程早期先出现中性粒细胞增多，以后淋巴细胞增多（> 60%）。

在发病的第 1~21 日可出现异型淋巴细胞，具有诊断价值。

（2）血清学检查仍为目前诊断 EBV 感染常用最有效的方法。

五、治疗原则

EB 病毒感染目前尚缺乏统一有效的治疗方案，主要对症及抗病毒治疗，疾病大多能自愈。

（1）对症治疗：急性期特别是并发肝炎时应卧床休息、护肝治疗。

（2）抗病毒药物：早期应用更昔洛韦有明确的疗效，阿昔洛韦、干扰素等抗病毒制剂亦有一定作用。抗菌药物仅用于咽或扁桃体继发链球菌感染时，一般采用青霉素 G，疗程 7~10 天；避免使用氨苄西林或阿莫西林等，可显著增加出现多形性皮疹的机会。

（3）糖皮质激素：重型患者，如咽喉严重病变或水肿时，有神经系统并发症及心肌炎、溶血性贫血、血小板减少性紫癜等并发症时，应用短疗程肾上腺皮质激素可明显减轻症状。

（4）CAEBV 治疗：目前尚无有效的治疗方案，阿昔洛韦、干扰素等抗病毒治疗疗效并不确定，使用依托泊苷（VP16）治疗 EB 病毒引起的 HLH 可以减少死亡率，近来有报道造血干细胞移植可有效抑制病毒载量，被认为是治疗 CAEBV 的有效措施。

（孙光英　段　程）

第二节　巨细胞病毒感染

李某，女性，61 岁，患者入院前 7 天，无明显诱因出现发热，最高体温可达 39℃，伴喘憋和发冷感，无明显寒战，偶有咳嗽，但无明显咳痰，体温高时可感轻度头痛，无意识障碍，无胸痛，无尿频、尿急及尿痛，无腹痛及腹泻。

李某患了什么病？怎样才能改善她的状况？带着这些疑问，让我们一起去看看什么是巨细胞病毒感染吧。

一、概述

巨细胞病毒（cytomegalovirus，CMV）属疱疹病毒科（*Herpesviride*），人巨细胞病毒（human cytomegalovirus，HCMV）也称人疱疹病毒 5 型，属 β 疱疹病毒亚科，拥有人疱疹病毒中最大的基因组。常可引起肺及肝脏的损伤，亦可累及泌尿生殖系统、中枢神经系统、血液系统、循环系统等，并且与动脉粥样硬化、冠状动脉粥样硬化性心脏病以及潜在致癌性有一定关系。目前还没有疫苗上市。

二、流行病学

HCMV 感染遍布全球，人群感染率为 40%~100%。多数人在幼年或青年时期获得感染。随着年龄的增长，抗体阳性率亦增高。男女无明显差别。据报道，人的生命过程中至少有一个或两个时期感染率增高，如围生期和生育期。

1. 传染源

由于患者和无症状感染者可间歇性排毒数月至数年之久，如从唾液、尿液、子宫颈和阴道分泌物、精液、乳汁等中排出病毒，因此可认为他们是 HCMV 的传染源。

2. 传播途径

（1）垂直传播：HCMV 可通过胎盘、产道及泌乳方式由母体传染给子代。HCMV 是宫内感染最常见病毒之一。胎儿出生时由于母亲产道存在病毒或出生后母体乳汁中的病毒感染可引起围生期感染。新生儿若经抗体阳性母亲母乳喂养 1 个月以上，感染率可有 40%~60%。

（2）水平传播：在人群中的感染大多为隐性感染。其传播途径较难确定，目前认为的传染源有唾液、尿液、宫颈和阴道分泌物、精液、乳汁等。

（3）医源性感染：HCMV 可通过输血、器官移植、体外循环和心脏手术等传播并发生感染。免疫功能正常的受血者接受污染血制品后有 95% 的感染属于亚临床型；而在血液病、肿瘤患者以及接受移植者等免疫功能低下者中则可引起严重感染，甚至危及生命。抗体阳性者的组织器官移植给抗体阴性者可引起 80% 受体原发性HCMV 感染。

3. 易感人群

机体对 HCMV 的易感性取决于年龄、免疫功能状态等诸多因素。一般年龄越小，易感性越强，症状也较重。年龄大则隐性感染率较高。宫内未成熟胎儿最易感染，可致多种畸形。年长儿童及青壮年则以隐性感染居多。当患者免疫功能下降时，体内的病毒被激活，则隐性感染可转化为显性感染。

三、临床表现

1. 先天性感染

在婴儿中的表现轻重不一。轻者出生后数月才发现，而重者在出生后数天就可以出现临床症状。典型重症先天性巨细胞包涵体病患者临床表现为黄疸伴肝脾大、瘀点状皮疹、小头畸形、运动障碍、脉络膜视网膜炎、血小板减少性紫癜、视神经萎缩、肺炎等，大脑钙化亦可见到。中枢神经系统、内耳及眼脉络膜被累及是先天性 CMV 感染的独特性。临床上患婴出现嗜睡、惊厥、呼吸窘迫综合征等，可在数天或数周内死亡。幸存者可出现智力障碍、运动障碍、耳聋等后遗症；心血管受累多见于房间隔缺损、室间隔缺损、二尖瓣狭窄、法洛四联症等；其他还可见消化道、泌尿生殖系统等畸形。先天性感染还可导致流产、死产、早产等。合并肺炎所致的呼吸衰竭是致死的主要原因。

2. 围生期感染

围生期感染是指胎儿分娩时经产道或出生后通过吸入带病毒的母乳及多次输入受感染血液制品而获得的感染方式。大多数无症状，在生长、知觉功能或精神运动发育方面无不良影响。此种感染可能是由母体内潜在病毒激活所致，因此患儿在出生时有不同水平母亲的抗体。HCMV 肺炎临床表现出气促、窒息、咳嗽（有时为阵发性）、鼻炎、鼻塞、肋间凹陷等，偶有发热和呼气性喘鸣音。对早产儿和体弱儿危险性较大，以神经肌肉受损为主。但听力障碍、小头畸形、脉络膜视网膜炎少见。

3. 后天获得性传染

大多数无症状，但血清抗体可呈阳性，病毒可自尿中排出，偶尔可发生间质性肺炎。儿童感染后多为无症状，正常成人多表现为隐性感染，或呈嗜异性抗体阴性的单核细胞增多症：有发热、淋巴细胞相对或绝对增多，并出现异常淋巴细胞，多表现为身体不适、肌痛、发热、肝功能异常和异型淋巴细胞增多等。该病预后多良好，偶尔可持续高热或伴有明显的肝炎症状以及全身淋巴结肿大。

四、实验室检查

（1）血常规及生化检查：白细胞数升高，淋巴细胞增多，出现异型淋巴细胞，而且常占白细胞总数的 10% 以上。肝功能检查可见谷丙氨基转移酶（ALT）升高，严重者可出现胆红素升高。

（2）抗体检测：主要通过酶免疫分析技术（EIA）检测人血清中 CMV 的 IgM 和 IgG 抗体。抗体检测方便、快捷，是目前临床常用的检测手段。

（3）抗原检测：包括早期抗原免疫荧光检查（DEAFF）及 HCMV 的 pp65 抗原检测。

（4）核酸检测：采用 PCR 技术检测血清、血浆或外周血白细胞中 HCMV DNA，可用于 HCMV 疾病的快速诊断。

五、治疗

（1）更昔洛韦（ganciclovir）：可在受感染的细胞中抑制CMV-DNA聚合酶的活性。常采用静脉给药，用于AIDS患者的HCMV视网膜炎和器官移植受者以预防巨细胞病毒感染。对于免疫受抑制的HCMV患者的治疗，有效率高达80%，是目前首选的抗HCMV治疗药物。一般认为用更昔洛韦治疗HCMV感染时，无须减少抗移植排斥反应的免疫抑制剂治疗。

（2）膦甲酸钠（foscarnet）：膦甲酸钠又名膦甲酸三钠，为广谱抗病毒药，能抑制人类免疫缺陷病毒Ⅰ型的反转录酶的活性。常用于不能耐受更昔洛韦或用更昔洛韦治疗无效的HCMV病患者的治疗，并已获准用于AIDS患者并发HCMV视网膜炎。该药可延缓视网膜炎的进展，亦延长患者的存活时间。

（3）基因治疗：根据CMV-mRNA的核苷酸序列合成反义寡核苷酸片段，当它与CMV-mRNA结合时，可阻止CMV复制。有研究表明，对更昔洛韦及膦甲酸钠治疗都无效的HCMV视网膜炎患者进行静脉滴注，每2周1次，初步显示有疗效且安全。

（4）干扰素：肌内注射IFN-α可抑制器官移植受者HCMV复制。但HCMV对干扰素的敏感度低，一般不宜用作HCMV病的病原治疗。

（5）阿昔洛韦（acyclovir）：阿昔洛韦是一种抑制疱疹病毒的广谱抗病毒药物。由于HCMV缺乏病毒特异性胸腺嘧啶核苷酸激酶，因而该药对治疗HCMV感染无效，但能减少器官移植后症状HCMV疾病的发生率。

六、预后

取决于患者的年龄和免疫功能状态。重症先天性感染者以及免疫缺陷的HCMV感染者易发生严重或全身性感染，而CMV感染本身亦可造成免疫抑制，诱发其他机会感染，预后差。正常健康人感染后，病情常为自限性。

七、预防

传染源的控制一般为消毒处理患者的分泌物和排泄物。阻断传播途径，如怀孕早期发现有原发性感染，应终止妊娠；对已宫内感染的新生儿应注意隔离；对乳汁中排放 HCMV 的母亲应避免哺乳；输血及器官移植供者的血清抗 HCMV 抗体筛选应为阴性等。

（孙光英　段　程）

第三节　诺如病毒感染

患儿男性，5 岁，1 天前出现恶心、呕吐、腹痛、腹泻不适，伴有发热，最高体温 38.5℃，偶有头晕、畏寒、全身酸痛等症状。

该患儿得了什么病？怎样才能改善他的状况？带着这些疑问，让我们一起去看看什么是诺如病毒感染吧。

一、概述

诺如病毒是全球范围内流行性胃肠炎的最常见病毒性病因，也是社区流行性腹泻的常见病因。患者具有季节性倾向，寒冷季节高发。美国每年在所有的非细菌性腹泻暴发病例中，60%~90% 是由诺如病毒引起。荷兰、英国、日本、澳大利亚等发达国家也都有类似。在中国 5 岁以下腹泻儿童中，诺如病毒检出率为 15% 左右，血清抗体水平调查表明中国人群中诺如病毒的感染亦十分普遍。

二、病原学和发病机制

诺如病毒属于杯状病毒科，包括诺瓦克病毒和诺瓦克样病毒，是第一个被证实能引起人类胃肠炎的病毒。该组病毒为单股正链 RNA 病毒，无包膜，有 4 个血清型和 2 个基因型，在宿主细胞核内复制，仅人和猩猩易感。

病毒抵抗力较强，能耐受冷冻、乙醚、酒精，60℃ 30 分钟不能完全灭活，甚至冰冻数年后仍保持传染性。煮沸后病毒可失活。

三、临床表现

潜伏期一般为 24~48 小时（范围为 12~72 小时），起病急，以大龄儿童和成人发病率最高。主要临床表现为轻重不等的呕吐或水样泻及腹部绞痛。病程自限，一般为 2~3 日可康复。

成人腹泻更多见，而儿童以呕吐（非血性、无胆汁）常见。腹泻为黄色稀水便，每日数次至数十次不等，无脓血、黏液。可伴有低热、头痛、肌痛、乏力及食欲减退。

如频繁呕吐或腹泻，可导致脱水，引起严重的健康问题，尤其常见于低年龄段儿童、老年人和有基础性疾病患者。脱水主要表现为少尿、口干、咽干、站立时感头晕目眩，在儿童中可表现为啼哭无泪或少泪。

感染后的后遗症可包括消化不良、便秘和（或）反流。罕见情况下诺如病毒感染会伴有中枢神经系统表现，包括癫痫发作和脑病。

无症状的诺如病毒感染者常常会在粪便中排出病毒，尤其是儿童。

四、传播途径

诺如病毒通过粪口途径发生人—人传播，潜伏期潜为 24~48 小时，传播所需的侵染病毒量较少（＜ 100 病毒颗粒），传染性强，所有人群均易感。患者发病前至康复后 2 周，均可在粪便中检到诺如病毒，但患病期和康复后 3 天是传染性最强的时期。如果宿主的免疫功能受损，则感染后粪便中的病毒排出就会持续数月。可通过以下途径获得感染。

（1）含有病毒颗粒的呕吐物飞沫经空气传播。

（2）触摸被诺如病毒污染的物体或表面，然后将手指放入口中。

（3）食用或饮用被诺如病毒污染的食物或水。

五、实验室检查

常见的实验室辅助检查包括血常规检查、粪便检查及病原学检查。

六、诊断

主要依据流行季节、地区特点、发病年龄等流行病学资料、临床表现及实验室常规检查结果进行诊断。如果同期出现呕吐、腹泻患者，呕吐患者占患者半数以上，粪便及血常规检查无特殊发现，排除常见细菌、寄生虫及其他病原感染者可初步诊断为诺如病毒感染。在粪便标本或呕吐物中检出诺如病毒可以确诊。

七、感染了诺如病毒怎么办？

对于诺如病毒，目前尚无特效的抗病毒药物，也没有可用于预防的疫苗，以对症或支持治疗为主。出现呕吐、腹泻主要治疗方法如下。

（1）口服补液盐：轻症患儿口服 WHO 推荐的口服补液盐。严重患者，尤其是幼儿及体弱者应及时输液，纠正水、电解质、酸碱平衡失调。

（2）日常护理：应注意患者的饮食卫生，多吃新鲜、易消化、含钙高的食品，多喝水，少吃高脂肪食品，少吃冷食，同时注意患儿的保暖，并少去人群过于集中的公共场所。

（3）预防脱水：虽然此病大部分可以自行恢复，但医生提醒，脱水是诺如病毒感染性腹泻的主要死因，对严重患者尤其是幼儿及体弱者应及时输液或口服补液，以纠正脱水、酸中毒及电解质紊乱。

（4）营养治疗：腹泻营养治疗原则是饮食上进行调整，停止进食高脂肪和难以消化的食物，以减轻胃肠负担，逐渐恢复消化功能，补充维生素和电解质，对因治疗，切忌滥用抗菌药物。积极采取饮食治疗对恢复体力非常重要。

八、患者的护理

诺如病毒尚无特效治疗药物，对症支持治疗后，患者可自愈。

（1）隔离：患者需居家或在医院隔离治疗。患者需要单独的饮食、生活用品（包括马桶、痰盂）。

（2）防护：处理患者的呕吐物和粪便一定要戴手套和口罩。接触患者及其污染的物品后及时洗手。

（3）消毒：暴露在学校教室、工厂、家庭等地的呕吐物应先用一次性吸水材料全面覆盖，再倒 5 000~10 000 mg/L 含氯消毒剂在一次性吸水材料表面，消毒 5~10 分钟后，再清理；使用过的洁具也应彻底消毒。

九、预防措施

（1）注意洗手卫生，用肥皂和水认真洗手，尤其在如厕和更换尿布后，以及每次进食、准备和加工食物前。

（2）水果和蔬菜食用前应认真清洗，牡蛎和其他贝类海产品应深度加工后食用。诺如病毒抵抗力较强，在 60℃ 或快速蒸汽条件下仍可存活。

（3）诺如病毒感染儿童应远离厨房或食物加工场所。

（4）诺如病毒感染患者患病期至康复后 3 天内不能加工食物或作为其他患者陪护。

（5）及时用含氯漂白剂或其他有效消毒剂清洗消毒被患者呕吐物或粪便污染的表面，立即脱掉和清洗被污染的衣物或床单等，清洗时应戴上橡胶或一次性手套，并在清洗后认真洗手消毒。

（孙光英　段　程）

第四节　轮状病毒感染

小朋友刘某某，2 岁，秋日某天突然出现发热、呕吐、腹泻，每日腹泻十余次，大便呈黄色水样便。刘妈妈很是着急，应该怎么帮到她呢？让我们一起来了解一下轮状病毒感染。

一、什么是轮状病毒

轮状病毒为 RNA 病毒，属呼肠孤病毒科，广泛存在于世界各地并可感染各种哺乳类动物。轮状病毒有内、外两层衣壳，内层衣壳的壳微粒体向外层呈放射性辐条状排列，类似车轮，故称之为轮状病毒。可分为 A、B、C、D、E、F 及 G 组，均可感染动物引起腹泻。只有 A、B、C 组对人有致病力。其中，A 组是最为常见的一种，人类轮状病毒感染超过 90% 的案例也都是该组造成的。

二、流行病学资料

轮状病毒感染一直是全球儿童严重胃肠炎最常见的原因。轮状病毒是引起婴幼儿腹泻的主要病原体之一，全年均可发病，流行高峰期主要在秋冬季，故常称为"秋季腹泻"。几乎世界上每个小孩都曾感染过轮状病毒。然而，每一次感染后人体免疫力会逐渐增强，后续感染的影响就会减轻，因而成人就很少受到其影响。

1. 传染源

患者和病毒携带者为传染源。

2. 传播途径

粪—口传播为主要途径，病毒侵犯小肠细胞的绒毛，潜伏期2~4天。接触传播也广泛存在，呼吸道传播的可能性亦不能排除。

3. 易感人群

A组轮状病毒感染遍及全世界，6个月到2岁易感性最高；B组感染主要在中国，见于成人。

三、临床表现

（1）A组轮状病毒感染：主要侵袭婴幼儿，潜伏期2~3日。起病较急，每日呕吐、腹泻十余次至数十次，水样便或黄绿色稀便，有酸臭味。患者低或中度发热，高热者少，常有轻度腹痛、肌痛及头痛等。部分患儿出现流涕、轻咳等症状。发热及呕吐多于2日后消失，但腹泻可持续3~5日或1周，少数可达2周。呕吐、腹泻严重者可出现脱水、惊厥甚至死亡。

（2）B组轮状病毒感染：多见于成人，潜伏期3日左右，突然出现严重腹泻，大量水样便，伴有呕吐、腹痛、恶心、腹胀、肠鸣、乏力等，发热者很少。多数病程5~6日后缓解，少数持续到2周左右。

（3）C组轮状病毒感染：主要侵袭儿童，症状与A组轮状病毒感染相似。潜伏期24小时左右，病程2~3日。

四、辅助检查及诊断

冬春季节发现吐、泻水样物的患者，小儿应考虑A组轮状病毒，成人应考虑到B组轮状病毒感染的可能，确诊主要依靠病原学检查。

（1）粪便检查：发病初期粪便排病毒量较多，粪便标本中可见少到中量白细胞。

（2）血清中特异性抗体检测：可检测血清特异性 IgM 抗体即可对轮状病毒感染进行诊断。

（3）血常规及生化检查：应检查尿素氮、电解质、血气分析评估有无代谢性酸中毒、电解质紊乱等。

五、治疗和护理

大多数患儿不需要任何治疗，因为他们的症状会自行好转。但是，要确保患儿饮入足够的液体以预防脱水。不应该使用停止腹泻的药物。医院治疗主要以补液治疗为主，注意纠正水、电解质和酸碱平衡紊乱。

对患儿开展对症护理。当患儿出现惊厥症状时，护理人员应及时将患儿衣领解开，并调整患儿体位为平卧位，头偏向一侧；将牙垫放置在患儿上臼齿与下臼齿之间，束缚患儿肢体，避免患儿出现骨折或脱臼的情况。当患儿出现呕吐症状时，护理人员需要及时清理患儿口腔中的污秽物，如果呕吐特别严重，可遵医嘱给予患儿静脉补液，纠正脱水。

（段 程 郑 倩）

第五节 单纯疱疹病毒感染

想必很多人都有过这样的经历：身体疲劳或是感冒时，嘴角上会长一个小水泡，有一点痒痒痛痛的感觉，不用特别处理，过几天自己就能好，也不会留疤，年长的人通常说是上火了。让我们一起来看看"火"是从哪里来的。

一、什么是单纯疱疹病毒

单纯疱疹病毒（herpes simplex virus，HSV）是一种双链线形 DNA 病毒，是最早发现的人类疱疹病毒，属疱疹病毒科，有 1 型和 2 型 2 个血清型。

二、流行病学资料

单纯疱疹病毒感染是一种常见的传染性皮肤病，HSV 的感染遍布全球，不需动物媒介，人是其唯一自然宿主。

（1）传染源：患者为唯一的传染源。

（2）传播途径：主要通过直接接触病变部位或含 HSV-1 型的分泌物而传播，HSV-2 型感染主要通过性接触传播或经产道传播给新生儿。HSV-1 型尚可通过飞沫传播。

（3）易感人群：人群普遍易感，无明显季节性，发病率与性别无关，大多数成人都有抗体，但抗体不能清除病毒。

三、临床表现

单纯疱疹病毒感染的临床表现及病程与病毒的入侵部位、宿主的年龄、免疫状态以及病毒的型别有关。临床上可分为原发型感染与复发型感染两型。原发型感染，多发生在婴幼儿或儿童，潜伏期 2~12 天，平均 6 天，常为隐性感染，偶尔出现临床症状。但感染病毒后，机体产生抗体，病毒潜伏在神经节中，在某些因素如发热、日晒、月经、情绪激动、手术、应用肾上腺皮质激素及某些感染如大叶肺炎、流行性脑脊髓膜炎、疟疾、流感及普通感冒等的刺激下常常引起复发。

1. 口—唇疱疹

该类型感染是由 HSV-1 导致的原发性口龈炎和咽炎，常见于儿童和青年人，潜伏期为 2~12 天，表现为发热，咽喉疼痛，牙龈发红、肿胀、易出血，口腔和咽部黏膜，甚至食管出现水疱或溃疡性病变。复发型感染主要表现为单纯疱疹性唇炎及唇疱疹。复发性疱疹性唇炎是 HSV-1 型复发型感染最常见的临床表现。

2. 疱疹性角膜炎

常由 HSV-1 型引起，多伴有结膜炎，角膜树枝状溃疡是 HSV 性角膜炎特征性表现。反复发作者可致角膜溃疡、浑浊，甚至穿孔致盲。新生儿和 AIDS 患者可发生播散性 HSV 眼部感染，表现为脉络膜视网膜炎或急性坏死性视网膜炎。眼部 HSV 感染是引起失明最常见的原因之一。

3. 生殖器疱疹

主要由 HSV-2 型引起。生殖器、会阴、外阴周围、股部和臀部皮肤均可受累，出现水疱、脓疱和浅表溃疡。男性多发生在龟头、包皮、冠状沟、阴茎，亦可累及阴囊；女性则多见于大小阴唇、阴蒂、阴道、宫颈，亦可累及尿道及周围皮肤。少数患者因发生骶神经根炎可导致神经痛、尿潴留或便秘。

四、辅助检查和诊断

（1）病原学检查：疱疹基底部刮取物和活检组织标本镜检可见多核细胞及核内嗜酸性包涵体，以确定疱疹类疾病。

（2）免疫学检查：检测 HSV 特异性 IgM 抗体，有助于近期感染的诊断。

（3）病毒核酸检测：用 PCR 法检测 HSV 病毒 DNA，阳性可确诊。

五、治疗原则和护理

目前针对 HSV 感染的治疗目标主要包括缓解症状、减少复发、减少排毒以及减轻患者心理负担，治疗手段主要包括一般治疗和抗病毒治疗。

（1）一般治疗：单纯疱疹一般为自限性，不需特殊处理。小范围浅表处皮肤黏膜的单纯疱疹病损，可采用局部抗感染治疗，疼痛明显者可口服止痛剂。对病情严重者，尤其重要脏器受累者，应给予全身性抗感染及相应的对症支持治疗。对于疱疹性脑炎，应积极防治脑水肿。生殖器疱疹患者病期应禁止性生活。

（2）抗病毒治疗：HSV 感染大多预后良好，对于潜伏感染的 HSV 难以用药物治疗，但对于复制期的 HSV 感染，可针对复制的不同阶段进行治疗。主要的抗病毒药物有更昔洛韦、阿昔洛韦、伐昔洛韦与泛昔洛韦。

（3）对患者采取必要的健康宣教及心理干预，保持规律的生活习惯，适当的体育锻炼和良好的心理状态，与药物治疗同样重要。

六、预防

（1）新生儿及免疫功能低下者、烫伤和湿疹患者，应尽可能避免接触 HSV 感染者。

（2）对患有活动性生殖器病变（包括已结痂病变）或有前驱症状（如疼痛、烧灼感）的孕妇，宜行剖腹产，以避免胎儿分娩时感染。对于没有活动性病变或前驱症状的孕妇，分娩途径的选择取决于 HSV 感染的类型和时间。

（3）避免不安全性行为，全程使用避孕套，及时治疗性伴侣是最基本的预防手段。恰当使用避孕套可减少多达 50% 的生殖器疱疹性传播病例，尤其是在无症状排毒期。一旦出现疱疹皮损，即应避免性生活。

（4）严禁口对口喂饲婴儿。

（5）可选用 HSV 疫苗进行预防接种。

（段　程　郑　倩）

第六节　水痘－带状疱疹

谢某，女，55 岁，一侧的腰部先是出现烧灼疼痛感，接着皮肤陆续出现不规则的红斑，数小时后在红斑上发出成簇的水疱，并且逐渐增多，呈一条带状。1 周后水疱结痂慢慢脱落，却出现了严重的神经痛。让谢某备受折磨的到底是什么病？是大家说的"蛇盘疮"吗？让我们一起来一探究竟。

一、什么是水痘、带状疱疹

水痘－带状疱疹病毒（varicella zoster virus，VZV）属人类疱疹病毒 α 亚科，又称人类疱疹病毒 3 型，具有嗜神经性，人是该病毒的唯一自然宿主。病毒经呼吸道和口咽黏膜进入机体后，在局部黏膜组织短暂复制，经血液和淋巴液播散至网状内皮系统的组织，经多个繁殖周期后，再次进入血液而播散到全身各器官，特别是皮肤、黏膜组织，导致水痘。初次感染发病为水痘，多见于儿童；复发时为带状疱疹，多见于成人。初次感染恢复后，病毒可潜伏于人体三叉神经节、胸和腰背神经节中的神经元细胞中，少数患者在成人后，潜伏的病毒被激活，延神经轴突下行，形成带状分布的疱疹，故被称为水痘－带状疱疹病毒。

水痘和带状疱疹是由同一种病毒引起的两种不同的发病形式，两种疾病在临床与流行病学上有很大区别。水痘是急性传染病，带状疱疹尚未证实有传染性。

二、流行病学资料

水痘是传染性较强的儿童常见急性传染病，呈全球分布，全年均可发生，但以冬春季为高峰期。

（1）传染源：水痘患者是唯一传染源。

（2）传播途径：主要通过呼吸道飞沫和直接接触传播，亦可通过接触被污染的用具间接传播。

（3）易感人群：本病传染性强，人群对水痘普遍易感。病后可获得持久免疫力，再患水痘很少见，但可反复发生带状疱疹。

三、临床表现

潜伏期为 10~21 天，以 14~16 天为多见。

1. 水痘

水痘常发生于婴幼儿时期，成人少见。婴幼儿常无前驱期。年长儿童和成人于皮疹出现前 1~2 日可先有发热、头痛、咽痛、四肢酸痛、恶心、呕吐、腹痛等前驱症状。发热 1~2 日后即进入发疹期。皮疹先见于躯干、头部，逐渐延及面部，最后达四肢。皮疹分布以躯干为多，面部及四肢较少，呈向心性分布，瘙痒感明显。皮疹发展迅速是该疾病特征之一。黏膜皮疹可出现在口腔、结膜、生殖器等处。有的疱疹愈合后，在正常皮肤上又有新的皮疹出现，故在病程中可见丘疹、新旧疱疹和结痂同时存在。从斑疹→丘疹→疱疹→开始结痂，短者仅 6~8 小时。疱疹初呈清澈的水珠状，经过 24~48 小时以后疱液变得浑浊，疱疹壁薄容易破，压之无坚实感。数日后水疱中心开始干结，最后结痂，再经过 1~2 周痂脱落。水痘多为自限性疾病，10 天左右可自愈。

健康儿童患水痘罕见脑炎和肺炎并发症。成人水痘症状较严重，常并发肺炎，死亡率较高。有免疫缺陷的儿童和无免疫力的新生儿感染水痘，病情凶险，可能是一种致死性感染。

2. 带状疱疹

带状疱疹主要在成年人中发生，常见于老年人或免疫抑制者。很多因素可诱发带状疱疹，如外伤、传染病和其他发热性疾病等。此病开始时，常先有轻度的前驱症状，如发热、乏力、局部淋巴结肿痛及患处皮肤灼热、感觉过敏或神经痛等。绝大多数于神经痛后 1~4 日发出皮疹。局部皮肤初起不规则的红斑，继而出现数片成群但不融合的粟粒至绿豆大的丘疹，迅即变为水疱。常先形成一个水疱群，每群水疱约有数个至数十个，然后再发第二群。新、旧疱疹群依次沿所属的周围神经分布，常分批发出，沿神经近端向远端发展。常排列呈带状，各簇水疱群之间隔以正常皮肤。附近淋巴结常有肿痛。数日后疱液可混浊化脓或部分水疱破裂，最后干燥结痂，痂皮脱落后，若无继发感染，愈后不留瘢痕。

四、诊断

临床典型的水痘或带状疱疹诊断多无困难，一般依据典型临床症状和皮疹特征即可诊断，不需要实验室诊断。

非典型病例需依靠病原学检查。如疱疹刮片、病毒分离、检测病毒抗原或病毒 DNA 等。

五、治疗和护理

1. 一般治疗

水痘患者应隔离至全部疱疹结痂为止。一般不少于病后 2 周。勤换衣服，勤剪指甲，保持皮肤清洁，防止因抓破水疱而继发感染。

2. 对症治疗

发热期应卧床休息，给予易消化的食物和注意补充水分，体温过高者可使用退热药。瘙痒显著者，可口服抗组胺药物。加强护理，注意皮肤清洁，避免搔抓疱疹处以免导致继发感染。疱疹破裂后可涂以 1% 龙胆紫，有继发感染者可局部应用抗菌药物软膏。带状疱疹患者可使用镇痛药。

3. 抗病毒治疗

早期使用阿昔洛韦有一定疗效，是治疗水痘 – 带状疱疹病毒感染的首选抗病毒药物。伐昔洛韦和泛昔洛韦亦有效。妊娠女性优选阿昔洛韦治疗。

六、预防措施

目前尚无有效办法直接免疫带状疱疹，主要是预防。

对易感儿童接种水痘疫苗，免疫力持久，接种水痘疫苗是预防和控制水痘的有效手段。

对接触患者的易感者应隔离观察 3 周，被患者呼吸道分泌物或皮疹内容物污染的空气、被服和用具，应利用通风、紫外线照射、煮沸等方法消毒。

（1）主动免疫：Oka 株水痘减毒活疫苗是在许多国家被应用的疱疹病毒疫苗。美国食品药品监督管理局批准水痘减毒活疫苗用于未患过水痘的 12 月龄以上者。

（2）被动免疫：水痘带状疱疹免疫球蛋白（VZIG）是用高效价水痘痊愈期血清制备的，在接触水痘患者 4 天内立即注射有预防效果，而皮疹出现后再接种不会改变疾病的病程。可用于高危易感人群（无水痘病史的免疫抑制者、生前 5 天内或生后 2 天内母亲患水痘的新生儿）接触后预防。高危新生儿给予被动免疫后，约半数仍会发病，但病情通常较轻。

（段　程　郑　倩）

第七节　寨卡病毒病

李先生，今年 40 岁，因发热 9 天，皮疹 5 天，关节、眼眶痛入院，主诉两周前去过巴西，有蚊虫叮咬史。李先生怎么了？带着疑问，下面我们一起来认识寨卡病毒吧。

一、什么是寨卡病毒病

寨卡病毒（Zika）是一种蚊传播的虫媒黄病毒。约 20% 的寨卡病毒感染者有相关临床表现，包括急性发作的低热伴瘙痒性斑丘疹、关节痛（尤其是手足的小关节）或结膜炎（非化脓性）。

二、哪些因素容易导致寨卡病毒病的发生

人群普遍易感。发病季节与当地的传播媒介伊蚊的季节消长有关，疫情高峰期多在夏秋季。在热带和亚热带地区，寨卡病毒一年四季均可发病。

传染源：主要是患者、隐性感染者和感染寨卡病毒的非人灵长类动物。

传播媒介：埃及伊蚊为寨卡病毒主要传播媒介，白纹伊蚊、非洲伊蚊、黄头伊蚊等多种伊蚊属蚊虫也可能传播该病毒。

主要传播途径如下。

（1）蚊媒传播：蚊虫叮咬是最主要的传播途径。

（2）母婴传播：包括宫内感染和分娩时感染。乳汁中可检测到寨卡病毒核酸，但尚无通过哺乳感染新生儿的报道。

（3）血液制品传播。

（4）性传播（包括阴道性接触、肛交和口交）。

（5）器官移植。

（6）实验室暴露。

已在血液、尿液、精液、唾液、女性生殖道分泌物、脑脊液、羊水和乳汁中检测到寨卡病毒 RNA，曾感染过寨卡病毒的人可能对再次感染具有免疫力。

三、感染了寨卡病毒身体会有哪些变化

从蚊叮咬至出现临床表现的潜伏期通常为 2~14 天。疾病表现通常较轻，症状在 2~7 日内缓解。预后良好，重症与死亡病例罕见。

人感染寨卡病毒后，仅 20%~25% 出现症状，主要表现为急性发作性低、中度发热（37.8℃~38.5℃）、瘙痒性皮疹（可见于面部、躯干、四肢、手掌和足底的红斑状斑疹和丘疹）、关节痛（尤其是手足小关节）。若存在其中 2 种或 2 种以上症状，则临床符合寨卡病毒病特征。其他常报道的临床表现包括肌痛、头痛、感觉倒错、眶后疼痛、无力。

少数患者可出现腹痛、恶心、腹泻和黏膜溃疡等，有报道的其他表现包括：面部水肿、腭淤点、葡萄膜炎、暂时性听力障碍、心肌炎，以及心包炎。

儿童感染寨卡病毒后还可出现神经系统、眼部和听力等的病变。孕妇感染寨卡病毒可能导致新生儿小头畸形甚至胎儿死亡。

四、诊断标准

（一）诊断依据

根据流行病学史、临床表现和相关实验室检查综合判断。

（二）病例定义

1. 疑似病例

符合流行病学史且有相应临床表现。

（1）流行病学史：发病前 14 天内在寨卡病毒感染病例报告或流行地区旅行或居住。

（2）临床表现：难以用其他原因解释的发热、皮疹、关节痛或结膜炎等。

2. 临床诊断病例

疑似病例且寨卡病毒 IgM 抗体检测阳性。

3. 确诊病例

疑似病例或临床诊断病例经实验室检测符合下列情形之一者可确诊。

（1）寨卡病毒核酸检测阳性。

（2）分离出寨卡病毒。

（3）恢复期血清寨卡病毒中和抗体阳转或者滴度较急性期呈 4 倍以上升高，同时排除登革、乙脑等其他常见黄病毒感染。

五、寨卡病毒病需要做哪些检查

（1）血常规可见白细胞和血小板减少。肝功可见转氨酶升高等。

（2）血清学检查。包括寨卡病毒 IgM 检测及寨卡病毒中和抗体检测。

（3）病原学检查。包括病毒核酸检测、病毒抗原检测、病毒分离培养。

六、寨卡病毒病如何治疗

目前没有针对寨卡病毒感染的特异治疗。治疗方法包括休息和对症治疗，营养支持，补液为主，酌情服用解热镇痛药。

在排除登革热之前避免使用阿司匹林等非甾体类抗炎药物治疗。治疗期间，应注意做好防蚊虫隔离措施。

高热不退患者可服用解热镇痛药，如对乙酰氨基酚，伴有关节痛患者可使用布洛芬，伴有结膜炎时可使用重组人干扰素 α 滴眼液。

患者发病第 1 周内，应当实施有效的防蚊隔离措施。对有寨卡病毒感染史而病毒检查为阴性的妊娠妇女，若超声检查胎儿无小头畸形或其他神经系统异常，可以继续进行常规产前检查。在中孕期的晚期或晚孕期的早期，重复进行 1 次胎儿超声结构检查，注意胎儿有无小头畸形和（或）其他中枢神经系统异常。

对于寨卡病毒检测阴性，但孕 18 ~ 20 周或孕 28 ~ 30 周超声检查发现胎儿中枢神经系统异常者，在有条件的地区可以考虑进行羊膜腔穿刺，检查有无遗传学异常和先天性病毒感染，包括寨卡病毒。母亲血清或羊水标本中寨卡病毒检测阳性，超声检查发现胎儿小头畸形和（或）其他中枢神经系统异常，应当考虑存在寨卡病毒感染相关的胎儿异常。对于有此表现的妊娠妇女，进一步询问病史和完善辅助检查以明确胎儿异常和寨卡病毒感染、其他的先天性感染综合征或遗传综合征的相关性。

七、预防及疫苗研发进展

（1）预防：目前尚无疫苗用于预防，最佳预防方式是防止蚊虫叮咬。可喷洒防虫剂，穿长袖衣、长裤，使用纱窗、蚊帐，消除蚊虫繁衍及聚集地等。建议准备妊娠及妊娠期女性谨慎前往寨卡病毒流行地区。

（2）性传播：针对伴侣中一方或双方为寨卡病毒感染者或暴露者，谨慎做法为避免性行为或使用屏障保护措施。

（3）血液／组织捐献：有寨卡病毒感染或相关流行病学暴露的活体供者应视为 6 个月内没有捐献资格。死亡前 6 个月内曾感染寨卡病毒的死亡供者也应视为没有捐献资格。

（4）院内传播：医疗保健机构采取标准预防。

（5）疫苗研制：针对寨卡病毒目前无特效疫苗。疫苗研发正在进行中。

（曾秋月　段　程）

第八节 人乳头瘤病毒

刘女士，今年45岁，近日发现肛周部位出现乳头状的赘生物，常伴瘙痒、疼痛不适。刘女士怎么了？带着这个疑问，下面我们一起来认识一下人乳头瘤病毒吧！

一、什么是人乳头瘤病毒

人乳头瘤病毒（human papilloma virus，HPV）是世界范围内最常见的性传播病原体，它的发现是肿瘤病因学研究中的重要成就之一。HPV 是一组嗜上皮组织双链小分子 DNA 病毒的统称。

人皮肤和黏膜上皮细胞是其宿主，HPV 以复制的方式在组织细胞内进行繁殖，无法在体外的组织培养和细胞培养中生长。根据 HPV 组织亲嗜性的不同，可分为皮肤型和黏膜型；根据 HPV 致瘤性的高低，又可将黏膜型 HPV 分为低危型（lowrisk-HPV，LR-HPV）和高危型（highrisk-HPV，HR-HPV）。

人感染 HPV 后，机体的免疫系统会针对 HPV 作出反应并将其清除，也就是说，绝大多数 HPV 感染都是一过性的，而且不会有临床症状。约 90% 的 HPV 感染会在两年内消退，而高危型人乳头瘤病毒（HR-HPV）的持续感染是导致宫颈癌发生的主要原因，尽早筛查出 HR-HPV 感染是预防宫颈癌发生的有效措施。

二、人乳头瘤病毒流行病学的研究进展

HPV 感染可引发外生殖器尖锐湿疣、口咽癌、肛门癌等多种疾病。早在 2004 年，国际癌症研究中心（IARC）提出：HPV 感染是发生宫颈鳞癌的重要前提。不同亚型 HPV 具有不同程度的致病性，而且具有明显的地域性特征。

目前疫苗接种是公认预防宫颈癌的有效措施，HPV 疫苗可有效预防 93% 未感染 HPV 的人群，持续性感染预防有效率达 95%，预防 2 级及 2 级以上宫颈鳞状上皮内瘤变（CIN2、CIN3）的有效率为 86%。

接下来我们一起来认识一下人乳头瘤病毒感染吧，以下简称 HPV 感染。

三、哪些因素容易导致HPV感染的发生

生殖器 HPV 感染被认为是通过无保护性措施的插入性接触或者涉及感染部位的皮肤与皮肤密切接触而传播的。主要有以下几种传播途径。

（1）性传播：主要传播途径，占 70%~80%，这类患者往往有多个性伴侣、过早的性行为等。

（2）间接接触传播：通过接触到感染者的衣物、生活用品、用具等。

（3）母婴传播：孕妇在怀孕期间若是感染上 HPV 后没有进行治疗，在分娩时婴儿会因为经过产道感染。

（4）皮肤黏膜接触：HPV 病毒也可经皮肤或黏膜上的小破裂伤口侵入体内，若身体有外伤，因为瘙痒去抓挠，不进行清洁直接接触身体其他部位，就会将病毒带到该部位，而使接触部位也出现 HPV。

（5）医源性感染：患者在检查、手术、涂药等医疗过程中发生的意外性接触感染。

四、发病机制和病理

HPV 感染通常分为潜伏期、亚临床感染期、临床症状期和 HPV 感染相关的肿瘤期，是一个循序渐进的过程。目前已鉴定出 130 多种 HPV 型别，大约 50 种以上型别可以侵犯女性生殖道，命名为生殖道 HPV。在临床上，根据不同型别 HPV 致病力大小或致癌危险性高低不同可将 HPV 分为低危型和高危型两大类。

（1）低危型 HPV：一般来说通过自身的免疫系统就能消除，但亦

可导致皮肤疣类感染、生殖道及肛门周围皮肤等湿疣样良性疾病（如尖锐湿疣和部分性传播疾病）。

（2）高危型 HPV：它可引起外生殖器癌、宫颈癌及高度子宫颈上皮内瘤，其种类达百种，临床上最危险的有 HPV16、18、31、33、35、39、45、51、52、56、58 型等。

五、感染了HPV身体会有哪些变化

通常 HPV 感染无症状。但亦可感染女性外阴、阴道和宫颈，男性尿道、阴茎和阴囊，以及男女均可发生感染的肛周、肛门和口咽部，而导致感染部位的相应症状。

高危型 HPV 持续感染是宫颈癌的主要病因，其中 16、18 型的致癌力最强的，约导致 70% 的宫颈癌。如果长期存在高危亚型 HPV 病毒感染，引起宫颈病变后才有症状，如不规则出血等。

女性中 HPV 相关性疾病包括宫颈癌、外阴和阴道癌。

女性和男性中 HPV 相关性疾病包括非生殖器疣、生殖器疣、肛门癌、口咽癌复发性呼吸道乳头状瘤病及其他皮肤疾病（鲍文病、疣状表皮发育不良）。

男性中 HPV 相关性疾病主要是阴茎癌及其癌前病变。

六、诊断标准

（1）HPV-DNA 检测：实时荧光定量 PCR 检测法、酶切信号放大技术（invader assay）。

（2）HPV 致癌蛋白检测。

（3）HPV 其他生物学标志物的检测。

七、HPV感染需要做哪些检查

包括 HPV 基因型检测、TCT 检测、阴道镜检查和病理学诊断。

八、感染HPV如何治疗

目前来说，一旦感染 HPV，则无法通过药物或其他治疗将其完全消除。

高危型 HPV 持续感染是导致宫颈癌发生的重要因素。通过检测，对已感染 HPV 的妇女进行及时治疗，能有效地阻止宫颈癌的发生。

（1）二吲哚甲烷（diindolylmethane，DIM）：研究发现，DIM 能参与雌激素代谢，具有抗氧化活性，转基因动物试验证实其能抑制 HPV E6/E7 癌基因诱导的宫颈病变的发展。

（2）咪喹莫特（imiquimod）：咪喹莫特是一种具有抗病毒和抗肿瘤效应的免疫调节剂，于 1997 年经美国 FDA 批准上市，用于治疗 HPV 感染相关的生殖器疣。

（3）IFN：IFN 具有良好的抗病毒作用。

（4）治疗性 HPV 疫苗：治疗性 HPV 疫苗已上市（包括二价、四价、九价疫苗）。

九、HPV的预防

HPV 可以预防。对于大多数 9~26 岁的人，HPV 的最佳预防途径是接种疫苗。HPV 疫苗仅在感染前接种才有效。

对于有性生活的人，一直正确使用避孕套可以降低感染 HPV 的风险。但普通避孕套乳胶分子间隙大于 HPV 病毒的直径，所以避孕套不能完全预防 HPV。

即使一个人一生只有一个性伴侣，但如果性伴侣已感染 HPV，那么他（她）也可能感染 HPV。因此减少性伴侣的数量并且选择不太可能被感染的性伴侣可以降低感染 HPV 的风险。

保持良好的卫生习惯：共用盥洗器具等不良卫生习惯，均会增加 HPV 感染的风险，最终导致子宫颈癌发病率的上升。

接种 HPV 疫苗：HPV 疫苗对 9~45 岁女性均有预防效果，大幅度降低了子宫颈癌和阴道癌及癌前病变发生，且九价 HPV 疫苗可以预防约 90% 的子宫颈癌。

（曾秋月 段 程）

参考文献

[1] 邹军辉, 万晓春, 王蒲. EB 病毒疫苗的研究进展 [J]. 现代生物医学进展, 2015, 15（3）: 543-546.

[2] 刘海芹. 住院儿童 EB 病毒感染分析 [J]. 中国实用医药, 2019, 14（33）: 2.

[3] 唐莹莹, 梅红, 刘花, 等. 腺苷蛋氨酸与熊去氧胆酸联合治疗巨细胞病毒感染相关婴儿肝炎综合征的效果 [J]. 中华医院感染学杂志, 2019, 29（23）:3661-3665.

[4] 王智灵, 陈小建, 陈锋, 等. 新生儿巨细胞病毒感染对肝功能与免疫功能的影响 [J]. 中华医院感染学杂志, 2020, 30（3）: 428-432.

[5] 吴志华, 荆敏, 梁韩英, 等. 异基因造血干细胞移植受者 T 细胞受体 β 链 CDR3 谱型表达与巨细胞病毒激活 [J]. 浙江大学学报（医学版）, 2016, 45（05）: 515-521.

[6] 施昕妤, 郭刚强, 林康明, 等. 人巨细胞病毒感染对单核细胞功能的影响 [J]. 病毒学报, 2019, 35（6）: 907-918.

[7] 陈岑, 许红梅. 诺如病毒受体及其感染宿主的免疫应答研究进展［J］. 儿科药学杂志, 2018（1）: 61-64.

[8] 于礼, 佟颖, 庞星火. 北京市学校及托幼机构诺如病毒急性胃肠炎疫情现场消毒指南［S］. 中国病毒病杂志, 2018, 8（3）: 161-163.

[9] 廖巧红, 冉陆, 靳淼, 等. 诺如病毒感染暴发调查和预防控制技术指南（2015版）［J］. 中国病毒病杂志, 2015, 5（6）: 448-457.

[10] 耿梦杰, 曾令佳. 2017—2018 年全国冬春季重点传染病疫情形势分析 [J]. 疾病监测, 2018, 33（3）: 179-183.

[11] 林果为, 王吉耀, 葛均波. 实用内科学 [M]. 15 版. 北京: 人民卫生出版社, 2017.

[12] 王景荣. 护理干预应用于小儿轮状病毒肠炎护理中的临床效果观察 [J]. 中国医药指南, 2020, 18（5）: 192.

[13] 陈惠玲, 何玉敏. 轮状病毒疫苗及卫生宣教对小儿秋季腹泻的预防作用分析 [J]. 心电图杂志（电子版）, 2019, 8（4）: 71-72.

[14] 杨艳丽, 杨晓丽. 院内感染轮状病毒肠炎小儿的护理干预分析 [J]. 临床医药文

献电子杂志, 2017, 4（53）：10414–10415.

[15] 樊建勇, 赵阳, 杨慧兰. 单纯疱疹病毒的潜伏、复发感染与防治 [J]. 中国医学文摘（皮肤科学）, 2017, 34（1）：9–17+4.

[16] 权娅茹, 李长贵. 水痘和带状疱疹及其疫苗 [J]. 中国食品药品监管, 2019（4）：87–91.

[17] 常东峰；王雪, 贺丞, 等. 寨卡病毒研究进展 [J]. 微生物学免疫学进展, 2019, 47（5）：61–63.

[18] 管晓庆, 陈志海, 寨卡病毒病研究进展 [J]. 传染病息, 2017, 30（1）：17–18.

[19] 孟秀娟, 吴安华. 寨卡病毒感染 [J]. 中国感染控制杂志, 2016, 15（4）：286.

[20] 贾德胜, 谭伟龙, 曹勇平, 等. 寨卡病毒病疫情及防控对策 [J]. 中华卫生杀虫药械, 2016, 22（2）：110.

[21] 张复春, 何剑峰, 李兴旺, 等. 寨卡病毒病防治中国专家共识（2019）[J]. 新发传染病电子杂志, 2019, 4（1）：1–7.

[22] 农菲, 饶堃, 陈楚红, 等. 输入性寨卡病毒病患者的护理 [J]. 护士进修杂志, 2018, 33（13）：1217–1218.

[23] 解珺淑, 任梅宏, 周静怡. WHO "寨卡病毒暴露孕期管理指南" 解读 [J]. 中国实用妇科与产科杂志, 2018, 34（2）：1–2.

[24] 冯亮, 左中. 女性 HPV 感染与宫颈鳞状上皮内病变 [J]. 标记免疫分析与临床, 2017, 24（3）：42–43.

[25] 徐帅师, 李圆龙, 孟璐, 等. 人乳头瘤病毒检测方法研究进展 [J]. 中国微生态学杂志, 2019, 31（3）：855–857.

[26] 罗仲秋, 冷平, 刘祥琴, 等. 成都地区妇女 HPV 感染的流行病学特征及与宫颈病变的关系 [J]. 国际生殖健康 / 计划生育杂志, 2018, 37（1）：50.

[27] 林永恩. 宫颈内人乳头瘤病毒的研究进展 [J]. 华夏医学, 2016, 4（52）：183.

[28] 兰香, 周燕, 徐晓勋, 等. 电话随访对托里消毒散联合干扰素治疗宫颈 HPV 感染的护理效果研究 [J]. 中国现代医生, 2017, 55（1）：143–145.

[29] 张锦珊. 医院供应室消毒及其灭菌的效果分析 [J]. 医药界, 2019（17）：186.

[30] 刘瑛, 陈秋香, 陈蓉美. 基层医院消毒灭菌现状调查与分析 [J]. 中国继续医学教育, 2018, 10（29）：75–77.

[31] 姚惠. 医院供应室消毒及其灭菌质量管理分析 [J]. 饮食保健, 2018, 5（4）：263.

[32]《抗菌药物临床应用指导原则》修订工作组. 抗菌药物临床应用指导原则：2015年版 [M]. 北京：人民卫生出版社. 2015.

[33] 世界卫生组织. 抗微生物药物耐药性 [EB/OL].（2021-11-17）[2021-12-29]. https：//www.who.int/antimicrobial-resistance/zh/.

[34] 黄勋, 邓子德, 倪语星, 等. 多重耐药菌医院感染预防与控制中国专家共识 [J]. 中国感染控制杂志, 2015, 14（01）：1-9.

[35] 蔡虹, 刘聚源. 多重耐药菌医院感染防控策略与思考 [J]. 中国护理管理, 2018, 18（12）：1590-1594.

[36] Zhang Q Q, Ying G G, Pan C G, et al. Comprehensive Evaluation of Antibiotics Emission and Fate in the River Basins of China：Source Analysis, Multimedia Modeling, and Linkage to Bacterial Resistance[J]. Environmental Science & Technology, 2015, 49（11）：6772.

[37] 陈美恋, 贾会学, 李六亿. 多重耐药菌感染监测及防控现状综述 [J]. 中国感染控制杂志, 2015, 14（8）：571-576.

[38] 胡秋燕. 急救护理路径在毒蛇咬伤患者中的应用价值研究 [J]. 现代养生（下半月版）, 2017（9）：222.

[39] 陈传熹, 蒋臻, 高永莉, 等. 926 例蜂蜇伤的回顾性分析 [J]. 中国中医急症, 2015, 24（12）：2103-2105.

[40] 陈洪流, 丘瑛, 宁宗. 蜂蜇伤致多器官功能障碍综合征危险因素分析 [J]. 临床急诊杂志, 2016, 17（10）：760-763.

[41] 席秋萍, 谢席胜. 蜂蜇伤中毒急性肾损伤研究进展 [J]. 中国中西医结合肾病杂志, 2017, 18（1）：92-94.

[42] 临床微生物标本采集和送检指南 [J]. 中华医院感染学杂志, 2018, 28（20）：3192-3200.

[43] 沈恺妮, 蔡倩倩, 焦洋, 等. 抽取血培养的最佳时机 [J]. 协和医学杂志, 2015, 6（1）：61-65.

[44] 温小云, 方先松, 席徐翔. 尿路感染诊断中尿常规检验的临床意义与结果分析 [J]. 当代医学, 2017, 23（24）：117-119.

[45] 史大宝. 不同痰标本留取方法对痰培养结果的影响 [J]. 中外医学研究, 2015, 13（1）：163-164.

[46] 杨林杰, 李素云, 王慧华. 提高痰培养标本质量的护理进展 [J]. 护理学杂志, 2016, 31（9）：107-109.

[47] 何侃, 鹿衡理, 成义仁, 等. 内科诊疗学 [M]. 济南：山东科学技术出版社, 2001.

[48] 孙晓明, 张彩云, 白艳. 临床常见疾病护理指南 [M]. 兰州：甘肃科学技术出版社, 2002.

[49] 林燕敏, 门振华, 陈业强, 等 . 基因测序技术发展及生物医学应用 [J]. 齐鲁工业大学学报（自然科学版）, 2016, 30（5）: 24–28.

[50] 杜敬华, 刘建春, 王爱民, 等 . 药物敏感性试验在耐药结核病治疗中的效果分析 [J]. 中国医药刊, 2016, 18（12）: 1274–1275+1277.

[51] 林永通, 麦世康 .GeneXpert Mtb/RIF 检测技术在结核病诊断中的应用评价 [J]. 中国热带医学, 2018, 18（1）: 93–95.

[52] 樊海燕 . 降钙素原在感染性疾病中的应用价值 [J]. 现代中西医结合杂志, 2015, 24（1）: 89–91.

[53] 夏海兰, 赵文花, 刘英燕, 等 . 降钙素原在急性细菌感染中的诊断价值 [J]. 中华医院感染学杂志, 2016, 26（9）: 1946–1948.

[54] 刘爱梅, 刘存旭 .γ– 干扰素释放试验在我国应用的现状与进展 [J]. 结核病与肺部健康杂志, 2016（1）: 62–68.

[55] 宁静, 于莉, 陈军 .TB–IGRA 定量试验诊断肺结核感染的临床应用分析 [J]. 军事医学, 2017, 41（1）: 77–78.

[56] 付沛文, 李世宝, 李洪春, 等 . Xpert MTB/RIF 试验快速诊断结核病的研究进展 [J]. 中国感染控制杂志, 2017, 16（8）: 779–783.

[57] 贾明, 王虹, 宋春利, 等 . 新型冠状病毒肺炎文献整理及研究概述 [J]. 陕西医学杂志, 2020, 49（3）: 259–263+266.

[58] 钟慧钰, 赵珍珍, 宋兴勃, 等 . 新型冠状病毒核酸临床检测要点及经验 [J]. 国际检验医学杂志, 2020, 41（5）: 523–526.

[59] 中华人民共和国国家卫生健康委员会 . 新型冠状病毒肺炎诊疗方案（试行第九版）[J]. 传染病信息, 2022, 35（2）: 97–106.

第五章

侵袭性真菌病——普通感染病

第一节　念珠菌病

　　杨某，女，30岁，孕20周，自诉外阴瘙痒、灼痛，有较多的白色豆渣样分泌物，严重时伴有尿急、尿痛、坐卧不安等症状，产生烦躁和焦虑的情绪，患者担心自身及宝宝的健康，遂到某妇产医院检查，诊断为"外阴阴道念珠菌感染"。

　　什么是念珠菌病？念珠菌病有什么临床表现？念珠菌病需要做什么实验室检查？念珠菌病是如何治疗的？念珠菌病该怎样去护理？接下来，我们带着这些问题一起来学习一下念珠菌病。

一、认识念珠菌

　　念珠菌属于酵母菌，又称为假丝酵母菌，是一类条件致病菌。念珠菌属有300余种，其中能引起人感染的有10余种，但90%的侵袭性感染通常是5种常见的病原真菌所致，分为白念珠菌、光滑念珠菌、热带念珠菌、克柔念珠菌、近平滑念珠菌。念珠菌属广泛存在于人体和环境中，是人体正常菌群之一，定植于人体与外界相通的各个器官，包括口咽部、鼻咽部、胃肠道、前尿道、阴道等。

二、念珠菌病的临床表现

根据念珠菌累及部位分为浅部（皮肤、黏膜）和深部（器官）念珠菌病。

1. 黏膜念珠菌病

（1）口咽念珠菌病临床上分为 4 型：假膜型、红斑型、增生型、义齿性口炎。

（2）外阴阴道念珠菌病于育龄妇女常见，孕妇好发。外阴部红肿、剧烈瘙痒和烧灼感是本病的突出症状。阴道壁充血、水肿，阴道黏膜上有灰色假膜，阴道分泌物浓稠或乳酪样、黄色，有时夹杂有豆腐渣样白色小块，但无恶臭。

（3）念珠菌性包皮龟头炎表现为包皮龟头潮红、干燥像毛玻璃样，有许多针头大小散在的红色丘疹，包皮内板和冠状沟有白色奶酪样膜状物附着。常通过性接触传播，包皮过长者易患病。

2. 皮肤念珠菌病

（1）念珠菌性间擦疹，最常见，间擦疹是指发生在皮肤皱褶部位的损害，表现为在皮肤皱褶处界限清晰的皮肤红斑及糜烂，周围散在丘疹、水疱和脓疱，呈卫星状分布。

（2）芽生菌性指间糜烂，基本都是中指和无名指指间的第三指蹼受染，并向手指两侧发展，在损害的中心经常有一处或两处皲裂，并有裸露的红色基底面。

（3）念珠菌性甲沟炎和甲床炎，表现为甲沟红肿化脓，可伴有糜烂及渗出，指（趾）甲变厚，呈淡褐色。

（4）假尿布疹，可见于婴儿尿布区，通常先于肛门周围发生红斑，受到潮湿及粪便的刺激，皮损逐渐扩大，波及整个尿布区，形成边缘不清楚的大片红斑，而臀沟及腹股沟等接触不到尿布的褶缝深处亦发红。

（5）丘疹性皮肤念珠菌病，皮损以分散、孤立、境界清楚、鳞屑性、淡红色、扁平小丘疹为特征。

（6）念珠菌性肉芽肿，是一种少见的临床类型。好发于婴幼儿面部、头皮、指甲、甲沟等，特点为富含血管的丘疹，上覆黄棕色痂。

3. 深部（器官）念珠菌病

（1）念珠菌血症：可累及全身各器官和组织，以肾脏损害和心内膜损害多见。

（2）心血管系统：心内膜炎、化脓性血栓性静脉炎等，念珠菌性心内膜炎其瓣膜赘生物通常较大，栓子脱落易累及大动脉。

（3）中枢神经系统：表现为脑膜炎、脑脓肿。

（4）骨关节感染：表现为骨髓炎、关节炎。

（5）腹腔：腹膜、胆囊念珠菌病，腹腔脓肿。

（6）泌尿道感染：表现为尿道炎、膀胱炎、肾盂肾炎。

（7）呼吸道感染：肺炎、肺脓肿。

（8）慢性播散性念珠菌病：主要累及肝脏和脾脏，偶可累及肾脏等其他器官，故又称为肝脾念珠菌病。

（9）眼内炎：可以是由眼部手术和眼外伤所致的外源性感染，但更多见于念珠菌通过血液循环进入眼内的内源性感染。

三、念珠菌病的实验室检查

常见的念珠菌病的实验室检查包括直接镜检、真菌培养与鉴定、念珠菌体外药敏试验、血清学检测方法、分子生物学检测方法、组织病理切片检查。其中无菌体液标本或活检组织标本培养阳性且伴有组织侵袭证据，可作为侵袭性念珠菌病诊断的金标准。

四、念珠菌病的治疗

目前国内已上市并常用于治疗侵袭性念珠菌病的抗真菌药物有三

唑类药物（氟康唑、伊曲康唑、伏立康唑、泊沙康唑）、棘白菌素类药物（卡泊芬净、米卡芬净）、多烯类药物（两性霉素B及其脂质制剂），以及嘧啶类药物（氟胞嘧啶）。抗真菌治疗疗程通常需结合患者感染的严重程度、致病菌种类、耐药性及临床疗效等因素综合决定。抗真菌分级诊疗策略，包括预防治疗、经验性治疗、诊断驱动治疗和目标治疗，据此选择相应的治疗药物。

（1）预防治疗：主要针对血液病中易发生侵袭性真菌病的急性髓性白血病和异基因造血干细胞移植患者。目前首选药物为泊沙康唑口服混悬液，其次为伏立康唑、伊曲康唑、米卡芬净、卡泊芬净等。

（2）经验性治疗：是指有念珠菌病高危因素患者，已出现感染临床特征而采取的抗真菌治疗。较多见于血液恶性肿瘤高强度化疗或异基因造血干细胞移植患者，因持续发热伴粒细胞缺乏，充分抗菌药物治疗无效后给予抗真菌治疗，亦称之为发热驱动治疗。

（3）诊断驱动治疗（又称抢先治疗）：是指有念珠菌病高危因素患者出现感染的临床特征，并有病原学非确诊检查阳性结果时给予的抗真菌治疗，诊断驱动治疗的目的在于尽早控制感染、降低病死率。

（4）目标治疗：侵袭性念珠菌病一旦确诊，可根据感染部位、药敏试验结果和经验性或诊断驱动治疗的效果选用抗真菌药物。

五、念珠菌病的护理

（一）黏膜念珠菌病的护理

1. 口腔念珠菌的护理

在医生指导下用药，轻症患者可用1%~4%碳酸氢钠溶液、0.2%氯己定含漱，护理人员每日为患者做好口腔护理。

2. 外阴阴道念珠菌的护理

（1）饮食指导：告知患者服用药物的注意事项。平时多以清淡食物为主，不要接触辛辣刺激高热量的食物，杜绝烟酒、浓茶、咖啡等。

平时多饮水，多食用易消化、高纤维、蛋白质丰富的食物。

（2）健康教育：治疗期间，护理人员要详细全面地了解患者的病情以及发病原因，发给患者相关的健康教育手册，提高患者对病情认知以及后期自主护理的掌握程度。告知患者自主护理的重要性，要求患者保持外阴的干燥清洁，尽量每天清洗外阴。内裤出现白带时，尽量及时更换。使用专门清洗外阴的盆，内裤和袜子分开清洗，避免交叉感染。勤观察内裤的分泌物是否变稠，是否呈豆渣样或乳凝块状。定期与医生沟通病情，制订下一步治疗计划。一旦病情严重，及时联系医生进行复查。

（3）心理护理：在诊疗过程中，患者会因为瘙痒红肿影响生活质量，或者不懂基本医学常识以为自己患了严重的疾病，病情发作时容易产生一些负面情绪，护理人员要有足够的耐心去开导患者，及时地帮助患者排解消极情绪，让其积极配合治疗，应多鼓励患者，使患者对疾病疗效有信心的同时提高治疗配合度。

3. 念珠菌性包皮龟头炎的护理

念珠菌性包皮龟头炎传统治疗方法为：①苦参凝胶治疗。②克霉唑乳膏治疗。然而念珠菌对于目前大多数抗真菌药已经产生耐药性。研究表明，复方中药液外洗包皮龟头治疗是比较新的方法，中药液的成分主要有白鲜皮、地肤子、黄芩、野菊花、黄柏、苦参等，有清热解毒、抗菌消炎、燥湿止痒的功效，可清中下焦湿热。

（二）皮肤念珠菌病的护理

1. 皮肤护理

皮损局部使用2%甲紫溶液或2%酮康唑洗剂外涂，皮损面水疱较小时，先用生理盐水清洗创面，然后用无菌干棉球轻轻沾干，再用2%酮康唑洗剂擦洗，药液完全干燥后涂2%甲紫溶液。当有融合成片的水疱时，水疱及其周围皮肤消毒后，用无菌注射器从水疱最下缘进针、抽尽疱液，已剥脱的表皮，用无菌剪剪除附着部，先用生理盐水清洗创面，再用无菌干棉球蘸2%酮康唑洗剂擦洗，最后涂2%甲紫溶液。会阴及腹股沟每日用温水清洗 3~4 次，清洗时选择柔软棉质毛巾，动作宜轻柔，皮肤干燥后用 2% 酮康唑洗剂外涂，一天两次。

2. 预防感染加重

护理操作前后均要进行严格手卫生，换药时戴手套，伤口涂药后采取暴露疗法，防止药液污染衣物，减少患者伤口与衣物之间的摩擦以及引起的疼痛，保持皮肤清洁干燥，病室做好空气消毒。

3. 改变不良的生活习惯

指导患者勤剪指甲，使用干净指甲刀，避免指甲过长划伤皮肤引起感染。

（三）深部（器官）念珠菌病的护理

（1）合理应用抗菌药物，患者需在医生指导下用药，严格掌握抗菌药物适应证。

（2）谨慎使用激素，激素是诱发真菌感染的常见因素。对于高危患者，需常规送痰涂片及做真菌培养，应做到早诊断早治疗。

（3）在医生指导下恰当应用免疫抑制剂。

（4）注意患者的口腔卫生，加强医院感染管理，预防院内交叉感染，避免医源性感染，也是降低院内深部真菌感染的重要策略。

（5）医护人员做到严格无菌操作，避免不必要的侵入性操作。

（6）对疑似感染的病例及时进行真菌培养鉴定及药敏试验，并对耐药菌株行耐药基因检测，以助于早期诊断和有效治疗。

（冯佩璐　郑　倩）

第二节　隐球菌病

周女士，30 岁，是一名养鸽爱好者，家中养鸽 5 年，2 个月前出现发热、持续性头部胀痛，伴呕吐胃内容物、视物模糊，症状持续性加重，医院诊断为隐球菌脑膜炎，周女士很好奇什么是隐球菌呢？跟鸽子是否有关呢？隐球菌会造成哪些疾病呢？我们一起来学习一下。

一、什么是隐球菌病

隐球菌病是由隐球菌引起的一种深部真菌病，可侵犯人体肺部、脑膜、皮肤、骨骼等组织器官。隐球菌是一种无菌丝的单细胞芽生的酵母型真菌，广泛存在于空气、土壤、树木和鸽粪中。媒介一般为干的鸽子粪，鲜有人与人之间传播的报告。

对人类而言，通常认为隐球菌是条件致病菌，机体免疫力下降时，新型隐球菌侵入，随血行散播，透过血—脑脊液屏障，引起脑膜炎。隐球菌性脑膜炎既可发生于 AIDS 患者和其他免疫力低下人群，也可发生于免疫正常者。它是 AIDS 患者主要机会性感染和常见死亡原因之一。

二、隐球菌病的流行病学

1. 传染源

新生隐球菌含新生变种和格鲁比变种及格特变种，广泛分布于自然界，主要侵犯免疫受损尤其是细胞免疫受损者（如 AIDS 患者），不仅鸽粪中常可分离，在桉树、土壤、室内灰尘、家畜（猫、牛、山羊等）的排泄物中都曾成功分离出，鸽粪是最常见被分离出的。 在隐球菌感染的传播环节中，鸽粪为重要的传染源。

2. 传播途径

环境中的病原体主要通过呼吸道，由呼吸道吸入空气中的孢子，隐球菌孢子经肺到脑部；创伤性皮肤接种；吃进带菌食物，经肠道播散引起全身感染。

3. 人群易感性

一些正常人体内存在新型隐球菌，但只有严重基础疾病或免疫功能异常者才易感染和发病，如糖尿病肾衰竭、肝硬化、恶性淋巴瘤、白血病、结节病、系统性红斑狼疮、器官移植以及长期大量使用糖皮质激素和其他免疫抑制剂等患者。

4. 流行特征

新型隐球菌病呈世界性分布，呈高度散发。青壮年多见，男女比例约为 3:1，没有明显的种族和职业发病倾向。

三、隐球菌病的临床表现

潜伏期为数周至数年不等，临床表现轻重不一，变化多样。

1. 肺隐球菌感染

肺隐球菌的临床表现不典型，使其易出现误诊、漏诊。肺隐球菌感染的临床表现多种多样，从无症状的结节到严重的急性呼吸窘迫综合征（ARDS）。主要表现为咳嗽、咳少量黏液痰或血痰，伴发热，部分患者可出现胸痛、咯血、乏力、盗汗等。

急性重症多见于免疫抑制者，尤其是 AIDS 患者，临床表现为严重急性下呼吸道感染，有高热、呼吸困难等症状，伴有明显的低氧血症，可发展为急性呼吸衰竭，如不及时诊断和治疗，病死率较高。

2. 皮肤隐球菌感染

皮肤隐球菌感染根据感染来源，可以分为原发性和继发性感染两种。

继发性隐球菌感染一般预示已经发生播散性隐球菌感染，主要来源于血行播散，提示感染严重。

皮肤隐球菌感染的皮损多种多样，最常见的为传染性软疣样带有脐凹的损害，还可以表现为溃疡、结节、脓疱、红斑、坏死以及蜂窝织炎等的多种损害。

3. 中枢神经系统感染

以新型隐球菌脑膜炎最常见。临床上可以分为：脑膜炎、脑膜脑炎、肉芽肿、囊肿。

（1）脑膜炎：主要症状为畏寒、发热、逐渐加重的剧烈头痛、头昏等，并持续性加重。高颅压是隐球菌性脑膜炎患者突出临床表现，且是其死亡的首要原因。

（2）脑膜脑炎型：除脑膜受累外，尚有脑实质受累，可出现偏瘫、失语或局限性癫痫发作、脑膜刺激征及巴宾斯基征、奥本海姆征、戈登征阳性。

（3）肉芽肿型：该型较少见，手术前难以确诊。

（4）囊肿型：可有头晕、头痛、耳鸣、听力下降、出汗、呕吐、走路不稳、单侧偏瘫等临床表现。

四、隐球菌病需要做哪些检查

（1）病原学检查：①直接检查，脑脊液墨汁涂片直接镜检是诊断隐球菌脑膜炎最简便、最快速的方法。②分离培养，从脑脊液、痰液、皮肤病灶的分泌物、冷脓肿穿刺液和血液等标本培养分离出新型隐球菌仍是确诊的金标准。

（2）常规实验室检查：包括血常规、C反应蛋白（CPR）或降钙素原（PCT）。

（3）T淋巴细胞检测：T淋巴细胞绝对计数降低，CD4$^+$T淋巴细胞计数也下降。

（4）脑脊液检查：大多数中枢神经系统新型隐球菌病患者的脑脊液压力明显升高，脑脊液外观澄清或稍为混浊。

（5）影像学：影像学检查包括肺隐球菌病的肺部CT、MRI检查。

（6）隐球菌抗原检测：抗原检测是临床诊断隐球菌病常用的方法，但不能区分基因型及隐球菌种类。目前常用的三种方法为血清乳胶凝集试验法、胶体金试验法即CrAg横向流动测定法、酶联免疫吸附测定法。

（7）病理检查：在新型隐球菌感染组织形成的角质样团块及肉芽肿病变内均可检出新型隐球菌。

（8）分子生物技术：近年来，分子生物技术在隐球菌分类、基因分型和诊断等研究中发展迅速，如染色体脉冲电泳、核酸探针技术、DNA

指纹分类、PCR 以及 PCR 结合其他技术等方法。

五、如何诊断隐球菌病

隐球菌诊断主要以病原学及涂片为主，肺隐球菌感染确诊主要依靠组织病理检查和病灶内脓液穿刺标本的病原学涂片和培养。皮肤隐球菌感染确诊依赖于皮损真菌培养发现隐球菌和（或）皮损的病理发现有荚膜的孢子。一旦确诊为皮肤隐球菌感染，需要进行肺、脑脊液以及血液检查，以区分是原发性还是继发性皮肤感染。

六、隐球菌病如何治疗

隐球菌感染治疗的药物有氟康唑、两性霉素 B、两性霉素 B 脂质体、氟胞嘧啶、伊曲康唑等。

（1）两性霉素 B：该药是治疗隐球菌性脑膜炎的首选药物，能与真菌细胞膜上的甾醇进行结合，破坏真菌细胞的正常代谢，从而起到治疗真菌感染的作用。

对于中枢性感染患者，如脑膜炎患者，还需防止颅内压升高，并且进行降颅内压治疗。常用的降颅内压药物是 20% 甘露醇快速静脉滴注。病情严重时可加用呋塞米与 50% 葡萄糖等。对于顽固性颅内压高者，可每日或隔日行腰椎穿刺术放脑脊液以直接降低颅内压。

（2）氟康唑：通过抑制细胞色素 P 依赖酶，抑制细胞膜麦角甾醇的生物合成而发挥杀菌作用，是艾滋病合并隐球菌脑膜炎患者的首选药。

（3）氟胞嘧啶：通过阻断核酸合成，抑制真菌生长。本药不宜单独使用，容易诱导耐药，常与两性霉素 B 联合使用。

七、隐球菌病的护理

1. 用药护理

严格遵医嘱用药，确认好用药量，两性霉素 B 和两性霉素 B 脂质体均应避光输注，滴注时加强巡视，应注意患者的主诉、心率、血压等变化情况，尤其在注射开始后 30 分钟内。

2. *腰椎穿刺术护理*

术后应去枕平卧位 4~6 小时，防止过早起床引起低颅内压，导致发生头痛，记录脑脊液的量、颜色、性质及颅内压力，及时送检标本。

3. *隐球菌性脑膜炎并发症及护理*

（1）静脉炎：隐球菌性脑膜炎患者首选中心静脉给药，也可选用手臂上较粗直易固定的静脉，使用静脉留置针给药。在输液过程中加强巡视，防止药液外渗。

（2）低血钾：当患者在用药过程中出现全身酸软、四肢乏力、腹胀、心慌等时，及时告知医生，严密观察病情变化，遵医嘱及时抽血复查电解质及心电图，根据检查结果进行补钾治疗。

（3）畏寒、发热、恶心、呕吐：患者用药前后密切观察生命体征，发现异常及时给予对症处理，如保暖、物理降温或药物降温。出现胃肠道反应、反复呕吐时，遵医嘱暂禁食或给予少量多次流质饮食，减轻恶心症状，遵医嘱给予患者护胃药如奥美拉唑等，如症状无缓解，遵医嘱肌注甲氧氯普胺（胃复安）等药物，症状缓解后鼓励患者进食，保证营养的供给，从而增强抵抗力。

（4）胸闷、心悸、气促、烦躁不安、呼吸脉搏加快：当患者在治疗过程中出现心悸、气促，即刻给予半卧位，吸氧 2~3 L/min，减慢静脉速度或暂停输入，给予心理安慰，减缓焦虑紧张情绪，严密观察生命体征及病情变化。

（5）肝肾功能异常：应准确记录患者 24 小时出入量，观察尿液颜色，有无血尿情况，定期复查肝肾功能变化。

（6）白细胞减少：①病房要具备良好的通风条件。②接触患者前必须洗手、戴口罩，床旁备手消毒液，接触患者前后行手卫生，避免与呼吸道感染患者接触，严防交叉感染。③指导患者及家属养成良好的卫生习惯，注意饮食卫生，饭前便后洗手，随时保持会阴清洁。④保持皮肤的完整性，取放便盆及翻身时避免拖、拉、拽等动作，预防皮肤的损伤。⑤监测血常规、体温的动态变化。

4. 心理护理

隐球菌病病程长，易导致患者对治疗信心不足，医护人员应向患者及家属详细介绍病情及本病的预后，多与患者沟通交流，倾听患者心理需要，使患者理性地看待疾病，增强患者及家属战胜疾病的信心，采取正确的态度，积极配合治疗，提高治愈率。

八、怎样预防隐球菌病发生

防止吸入带鸽粪的尘埃，及时处理鸽粪，防止鸽粪污染空气。高危人群如恶性肿瘤、长期使用免疫抑制剂、慢性消耗性疾病、艾滋病等患者，应避免与流行区鸟粪接触。迄今为止，尚无用于预防本病的疫苗。加强锻炼身体、多运动，提高身体免疫力，也是预防疾病发生的重要举措。

九、隐球菌病的出院指导

（1）继续口服抗真菌用药治疗，定期复查腰椎穿刺术、血常规、肝肾功等指标，防止发生肝肾功能损害加重、血常规指标异常。血常规异常大多表现为中性粒细胞比值升高较为显著，白细胞计数正常或升高。及时调整用药剂量，腰椎穿刺检查需连续做三次，查脑脊液中有无真菌孢子。

（2）注意饮食，以清淡饮食为主，进食高热量、高蛋白、高维生素饮食，如出现恶心、呕吐等不良反应，可以少吃多餐，如有持续性加重，应立即就诊。

（3）出院后应适当加强锻炼、增强抵抗力，若有后遗症的患者应适当进行功能锻炼，预防并发症。

（郑　倩　廖钰婵）

第三节　曲霉病

男性患者，62 岁，退休人员，有高血压史 10 年，慢性咽炎史，吸烟史 15 年，否认过敏史。7 天前因受凉后出现发热，体温波动在 38.2~39.6℃，发热时伴畏寒、寒战，发热类型不规则，3 天前出现咳嗽、咳痰，痰液为白色黏稠痰液，量多，痰液拉丝，不易咳出，伴咽痛，咳嗽伴胸痛。声音嘶哑，气喘，在家自行服用感冒药后症状未缓解，活动后气喘加重，为求进一步治疗去某医院就诊。入院后患者出现痰中带血、胸闷，与体力活动有关，休息后缓解，无明显胸痛以及放射痛，完善胸部 CT，结果显示双肺炎症性改变，两侧胸膜稍增厚，部分病灶空洞形成。C 反应蛋白（CRP）增高，血常规示白细胞计数高于正常值，降钙素原增高。痰培养提示烟曲霉生长。尿常规：尿镜检查见真菌。影像学以新月征为特征性表现。诊断为"侵袭性肺曲霉病"。

那么什么是曲霉病呢？它有什么临床表现？曲霉病如何治疗以及护理？接下来让我们带着这些问题一起来认识一下曲霉病。

一、什么是曲霉病

曲霉病（aspergillosis）是由各种曲霉所致的一组疾病，主要包括变态反应综合征和侵袭性感染。可侵犯人体皮肤、黏膜、肺、脑、眼、耳等全身各个组织器官，以肺和鼻窦最为常见。

二、曲霉病的分类

曲霉病主要分为过敏性、腐生性（或慢性）及侵袭性曲霉病（invasive aspergillosis，IA）三种临床类型。其中以 IA 最为棘手，预后差，死亡率超 50%。

三、曲霉病感染的流行病学

1. 传染源

曲霉菌广泛分布于自然界，曲霉孢子存在于尘埃及土壤中，是主要的传染源。

2. 传播途径

外界环境中的曲霉分生孢子较小，且容易脱落，悬浮于空气中。人主要通过呼吸道吸入大量含曲霉孢子的尘埃而受染。部分患者可通过皮肤创伤直接触感染。免疫功能低下者可发生血行播散至全身。医院空气污染可引起暴发流行。人与人之间的传播未见报道。

3. 人群易感性

健康人对曲霉有极强的抵抗力，感染后不发病，只有当免疫功能低下时才发病。有严重慢性基础疾病、长期大量使用广谱抗菌药物、糖皮质激素、免疫抑制剂、烧伤和器官移植等患者为主要的高危人群。AIDS 患者极易感染发病，侵袭性曲霉病是 AIDS 患者常见的机会性感染之一。

4. 流行特征

本病散发，呈世界性分布，近年发病率有增多趋势。

四、曲霉病的临床表现

1. 过敏性曲霉病

（1）过敏性支气管肺曲霉病为一种过敏性肺病，与曲霉引起的气道炎性破坏有关。可有哮喘、咳嗽、疲乏、胸痛等症状，体检可闻及哮鸣音，胸部 X 线检查可见节段性阴影，外周血及痰中嗜酸性粒细胞增加。

（2）过敏性曲霉鼻窦炎最为常见，好发于青壮年，常有反复发作的鼻窦炎、鼻息肉或哮喘史。表现为间歇性单侧或双侧鼻塞、头痛；鼻腔、鼻窦内存在呈黄绿色、极其黏稠的分泌物，含变应性黏蛋白；真菌涂片或培养阳性是该病的重要特征。

2. 腐生性（或慢性）曲霉病

包括慢性空洞型曲霉病和曲霉球。曲霉球也称真菌球，是本病的特有类型。以肺部最为常见，也见于鼻窦。症状有咳嗽、咳痰、咯血等，部分患者疲乏、消瘦，有的咳出菌块，其中有大量菌丝，偶见分生孢子头。此外，也可见于泌尿系统，尿中可排出絮状物或块状物，也可见到菌丝及分生孢子头。

3. IA

（1）侵袭性肺曲霉病：是 IA 最常见的类型，病情较为凶险。多为局限性肉芽肿或广泛化脓性肺炎，伴脓肿形成。症状以干咳、胸痛常见，部分患者有咯血，病变广泛时出现气急及呼吸困难，甚至呼吸衰竭。

（2）消化系统曲霉病：以肝脏受累为多见，其次是小肠、胃、食管、舌和胰脏。实质脏器表现为脓肿或慢性纤维化，胃肠道可见溃疡形成。

（3）心血管系统曲霉病：通过血液循环或直接蔓延累及心内膜、心肌或心包，引起化脓、坏死或肉芽肿病变。曲霉常侵犯中小动脉，导致血管壁坏死或血栓，很少侵犯大血管。

（4）脑曲霉病：较少见，多表现为脑脓肿，其他还可出现皮质及皮质下梗死。临床表现为癫痫发作或局灶性神经系统体征，预后极差。

（5）泌尿生殖系统曲霉病：以肾为主，发病率可达 40%，有时前列腺也可受累。生殖器曲霉病男女均可发生，但较少见。

（6）皮肤黏膜曲霉病：皮损表现为红斑、丘疹、结节、脓肿及肉芽肿，严重可致溃疡及坏死。曲霉败血症患者的皮损常表现为皮下脓肿、真皮内蜂窝织炎或脓肿。

（7）曲霉败血症：多继发于肺曲霉病，通过血行播散而累及全身各组织器官。临床表现与念珠菌或革兰氏阴性败血症极为相似，起病急骤，进展迅速，病死率高。

五、实验室及其他检查

（1）直接涂片镜检：是诊断侵袭性曲霉病最简单的方法之一。

（2）细菌培养：曲霉在 37℃的沙氏培养基上生长迅速，菌落呈毛状，黄绿色。

（3）组织病理：反应一般为化脓性或混合型炎症反应。

（4）血清学诊断：包括曲霉抗原检查、曲霉抗体检测。

（5）影像学检查：影像学检查尤其是 CT 检查可有助于曲霉感染的早期诊断。

六、曲霉病的预防

1. 减少高危患者曲霉菌的暴露

侵袭性曲霉病高危患者，需采取合理的防护措施，减少真菌暴露机会。住院的异体造血干细胞移植（HSCT）受者应该被安置于受保护的环境以减少霉菌的暴露。对其他严重免疫功能低下、易发生侵袭性曲霉病的高危患者亦应给予相应的防护措施。推荐在门诊曲霉感染高危人群中采取合理警示以减少霉菌暴露机会，包括避免修剪花园、播种施肥、避免近距离接触施工或翻修场所。

2. 严格消毒

病房空气定期消毒，规范无菌操作规程，手术器械必须严格消毒，防止被曲霉污染的器械接触人体。

3. 减少各种诱因及预防性治疗

在患者病情允许的情况下，医生可适当减停免疫抑制剂。合理使用抗菌药物、糖皮质激素等药物，对高危人群应定期做咽、鼻拭子及痰真菌培养以早期诊疗。

七、曲霉病的治疗

1. 一般治疗

去除各种感染诱因、治疗基础疾病、增强机体免疫功能。过敏性曲霉病治疗除抗真菌治疗外，需联合应用肾上腺皮质激素。局部曲霉球可手术摘除。

2. 抗病原治疗

伏立康唑、伊曲康唑、泊沙康唑、两性霉素 B、卡泊芬净及米卡芬净均可用于侵袭性曲霉菌病的治疗，其中伏立康唑为首选治疗药物，疗程至少 6 周。

（1）三唑类：可作为多数患者治疗和预防侵袭性曲霉病的首选。伏立康唑是第二代三唑类抗真菌药，是临床上治疗曲霉菌感染的经典药物，具有广谱、强效、高生物利用度和低毒性等优点。侵袭性曲霉病患者接受三唑类药物为基础的治疗，长期使用吡咯类抗真菌药（伊曲康唑、伏立康唑、泊沙康唑、艾沙康唑）预防或同时接受其他与吡咯类药物有相互作用的药物时，一旦药物达到稳态浓度后需要进行治疗药物浓度监测（TDM）。

（2）两性霉素 B：两性霉素 B 是多烯类抗真菌药物，当无法应用伏立康唑时，两性霉素 B 去氧胆酸盐及其含脂制剂是曲霉病初始治疗及补救治疗的适宜选择。然而，两性霉素 B 去氧胆酸盐应在没有其他可选药物的情况下使用。两性霉素 B 含脂制剂，可在患者使用吡咯类药物有禁忌证或不能耐受的情况下应用。

（3）棘白菌素类：棘白菌素类包括卡泊芬净及米卡芬净等，是侵袭性曲霉病补救治疗的有效药物（单用或联合用药）。

八、曲霉病的护理

1. 用药护理

（1）护理人员应遵医嘱按药物说明书配制要求现配现用抗真菌感染药物，如伏立康唑输注速度不宜过快，输注过程中需避免强光照射，输注过程中护理人员调节好滴数后，护理人员须告知患者及家属切勿私自调节液体滴数，如出现药物不良反应及时告知医护人员。

（2）护理人员在为患者输注药物过程中，应严密观察用药作用以及副作用，准确记录出入量，遵医嘱及时复查肝肾功。两性霉素 B 需缓慢避光滴注，每剂滴注时间至少 6 小时，药液静脉滴注时应避免外漏，因此护理人员需加强巡视。

2. 对症护理

（1）咳嗽、咳痰护理：曲霉病患者应及早正确留取痰标本送检，并留取咽拭子做细菌培养及鉴定。护理人员协助患者拍背排痰，鼓励患者将痰液咳出，遵医嘱给予雾化吸入，湿化气道，降低痰液黏稠度。当患者痰鸣音明显，咳痰无力时，给予辅助吸痰，吸痰过程中注意患者血氧饱和度，确保血氧饱和度＞90%。

（2）发热的护理：发热时，密切观察患者体温、脉搏、血压、呼吸的变化，高热时采取降温措施，密切监测患者体温变化并做好记录。出汗较多时及时更换衣裤及床单位，保持床单位清洁、整齐、干燥，并适量补液，避免机体消耗增加。

（3）口腔护理：肺曲霉菌是真菌感染的重要致病菌，应加强口腔护理，进食后可使用 3%~5% 的碳酸氢钠漱口液漱口，保持口腔清洁；如不能自理的患者，给予行口腔护理，并使用生理盐水前后漱口，也可减轻患者口臭，增进其食欲。

（4）皮肤护理：若曲霉病伴肝功能受损胆红素高的患者，临床上常出现皮肤瘙痒症状，可影响患者睡眠情况。护理人员指导患者剪短指甲，勿抓挠皮肤，每日用温水擦拭全身皮肤，勿用刺激性香皂，也可在医生指导下使用炉甘石或中药冷敷液涂抹止痒。

（郑　倩　鲁梦舒）

第四节　毛霉病

患者，男，62 岁，因"反复咳嗽、咳痰 3 年，心累、气促 2 月余，复发加重 2 天"入院。有慢性阻塞性肺部疾病、冠心病、糖尿病史。胸部 CT 提示左肺上叶大片高密度影，左侧肺组织部分实变，内见轻度支气管扩张。纤维支气管镜检查：见到左肺上叶支气管内较多分泌物，吸出分泌物后支气管管腔通畅，分泌物送培养。分泌物真菌培养提示毛霉菌生长。患者住院期间出现咯血，为鲜红色，总量约70 ml，伴有左侧胸部隐痛。诊断为"1. 毛霉病 2. 重症肺炎 3. Ⅱ型呼吸衰竭"。

　　什么是毛霉病？毛霉病的病因是什么？毛霉病的临床表现有哪些？如何治疗和护理毛霉病患者呢？接下来让我们带着这些问题一起来了解一下毛霉病。

一、什么是毛霉病

　　毛霉病（mucormycosis）是一类由毛霉目真菌引起的少见的条件致病性真菌病，又称接合菌病、藻菌病或丝状菌病。毛霉菌存在于人的鼻咽部中，当机体免疫力明显下降时，其最常见、最早感染的部位是肺和鼻窦。毛霉病是一种进展迅速的侵袭性真菌病，好发于中青年男性，多见于糖尿病酮症酸中毒、长期糖皮质激素治疗、器官移植、自身免疫性疾病、持续性中性粒细胞减少等的患者，而在正常人群中发病率极低。

二、毛霉病的分类

　　毛霉病根据感染部位可分为鼻眶脑型、肺型、皮肤型、胃肠型、播散型等。皮肤型最常见的病原菌是米根霉、小孢根霉和卷曲毛霉，多见于免疫缺陷患者。除了皮肤型和经典的鼻眶脑型，肺型毛霉病亦是较为常见的毛霉感染类型，通常见于接受化疗或者造血干细胞移植的免疫缺陷宿主，和直接吸入空气中悬浮的孢子囊孢子有关。

三、毛霉病的发病原因

　　毛霉菌为条件致病菌，在正常情况下存在于人的鼻咽部，免疫功能健全人群很少感染。当机体免疫低下时，机体通过吸入孢子或血源途径而感染。发病的诱因有糖尿病酮症酸中毒、营养不良、严重烧伤、白血病、淋巴瘤和免疫缺陷（如 AIDS）等，而应用免疫抑制剂、细胞毒药物、类固醇皮质激素、静脉插管、血液透析等也可并发本病。食入或随外伤接种也是常见的感染途径，人与人或人与动物间不会传播。

四、毛霉病的临床表现

（1）鼻脑毛霉病（rhinocerebral mucormycosis）：该型起病急、发展快且病情凶险，预后不良，多见于糖尿病酸中毒等患者。临床表现为疼痛、发热、眼眶蜂窝织炎、眼球突出、鼻腔脓性分泌物和鼻黏膜坏死。坏死灶进行性扩大可累及大脑，进而出现筛窦栓塞的体征、癫痫发作、失语或偏瘫等表现。本型病死率高达 80%。

（2）肺毛霉病（pulmonary mucormycosis）：肺毛霉病常见于肿瘤和器官移植患者。临床表现与侵袭性曲霉病相似，包括发热、咳嗽、咯血、呼吸困难、胸痛及白细胞升高等，累及肺动脉时可引起致命性大咯血。肺部毛霉病预后较差，患者会在 30 天内死亡。

（3）胃肠道毛霉病（gastrointestinal mucormycosis）：在成人中相对少见，而在婴幼儿，相对多见。是由于摄入污染了真菌孢子的食物所致。临床表现为腹痛、不典型的胃溃疡表现、腹泻、呕血和黑便等。严重者可发生肠穿孔，导致腹膜炎、脓毒血症或出血性休克。

（4）播散性毛霉病（disseminated mucormycosis）：病原菌常从皮肤外伤处经血流播散及其他器官，可广泛地播散至肺、肾、胃肠、心及脑等，脑部最常受累及，且较难诊断。

（5）皮肤毛霉病（cutaneous mucormycosis）：多见于免疫功能正常者。皮肤毛霉病是毛霉病中最轻的一种类型，常由外伤、手术等引起，胰岛素注射处或导管插入口处均可发生毛霉菌感染。皮损形态多样，可为脓疱、脓肿、结节、水疱等，临床上以坏死性皮损多见。

（6）其他类型毛霉病（miscellaneous mucormycosis）：文献报告了

多例无基础性疾病而发生单一器官感染者，包括心脏、腹膜、肾、膀胱等，临床表现均无特异性，诊断困难。

五、毛霉病的诊断与鉴别诊断

毛霉病需要与曲霉病、结核感染相互鉴别。鼻脑毛霉病应与细菌性眼眶蜂窝织炎、鼻脑曲霉病、筛窦血栓形成和无色丝孢霉病相鉴别。肺毛霉病应与细菌性肺炎、肺曲霉病和肺无色丝孢霉病鉴别。

六、毛霉病的治疗

毛霉病的治疗方法包括消除或控制基础疾病、手术治疗及药物治疗。有效的抗毛霉菌药物中可首选两性霉素 B。目前临床上常用其新型制剂两性霉素 B 脂质体治疗毛霉菌感染。泊沙康唑是目前治疗毛霉病的二线药物。对于药物治疗效果不佳患者，可考虑采取手术治疗。

七、毛霉病的护理

1. 毛霉病的用药护理

严格根据医嘱调整用药剂量，首先应从小剂量开始。按药品说明书两性霉素 B 或两性霉素 B 脂质体用 5% 葡萄糖注射液稀释，见光易氧化分解，护理人员必须现配现用，配置药液时严格无菌操作，使用专用避光输液袋及避光输液器，单独静脉通道避光缓慢静脉滴注，静脉滴注时间至少 6 小时。输液过程中护理人员要加强巡视，严密观察患者是否有不良反应，为防止过敏反应和减轻药物对血管刺激，在静脉滴注两性霉素 B 脂质体前护理人员可遵医嘱先给予异丙嗪肌内注射。患者及家属切勿私自调节液体滴速，有任何不适及时告知医护人员进行处理。

2. 药物不良反应护理

两性霉素 B 不良反应较多，最常见的是寒战、发热；也可能出现低血钾、静脉炎、肾脏损害等不良反应。严密监测生命体征，定期监测血常规、电解质和肝肾功能，发现异常及时报告医生。

3. 饮食护理

应根据患者基础疾病制定符合患者病情需要的个体化饮食方案。由于病程长，患者机体的消耗比较大，给予清淡、易消化的食物。

4. 皮肤护理

皮肤毛霉病皮损形态多样，应保持皮损清洁、干燥，及时擦干皮肤，更换湿衣物。有创面者，创面每日给予清创换药，同时保持床单整洁、干燥。渗液多时每日更换消毒患者服、床单、被套和枕套；渗液减少后每周更换 1 次或 2 次。

5. 心理护理

心理因素是许多身心疾病的主要致病因素。大多数患者对毛霉病认识不足，对治疗预后顾虑重重，容易产生恐惧、猜疑、焦虑、悲观等心理反应，做好心理护理尤为重要。护理人员也应建立行之有效的护患沟通，建立良好的护患关系，如向患者及家属介绍毛霉病的相关知识，毛霉病的治疗和预后。

八、出院康复指导

因为毛霉菌为条件致病菌，当机体免疫低下时，机体通过吸入孢子或血源途径而感染。所以毛霉病患者出院后需注意休息，避免受凉感冒，生活规律、加强锻炼，增加抵抗力，加强营养。此外，食入或随外伤接种也是常见的感染途径，所以出院后也需避免外伤、烧伤和劳累，养成良好的卫生习惯，勤洗手，外出时佩戴口罩。

指导患者出院后遵医嘱继续用药，不要擅自改动药物。告知定期复查血常规、尿常规、肝肾功能。如有任何不适，及时就医。

（郑　倩　鲁梦舒）

第五节　耶氏肺孢子菌病

患者，男性，48 岁，2 周前无明显诱因出现发热、乏力、胸闷、憋气，并逐渐加重，喘息明显并出现干咳入院。入院时神志清楚，精神差，发热最高体温 39.6℃，同时合并咳嗽、咳痰，伴呼吸困难，且呈进行性加重，未吸氧状态下血氧饱和度为 90%。给予面罩吸氧，心电监护，完善动脉血气分析等相关检查。胸部 CT 示"双肺弥漫性密度增高的呈均匀的毛玻璃样改变，同时合并双肺间质增粗"。HIV 初筛阳性。行纤维支气管镜检查发现：支气管镜下见左、右侧支气管开口通畅，黏膜光滑。灌洗液送肺孢子菌核酸结果阳性。降钙素原正常、血常规提示淋巴细胞计数减少。结合患者 HIV 初筛阳性，临床症状、影像学表现与病史均支持诊断为耶氏肺孢子菌肺炎。予复方磺胺甲恶唑（TMP/SMZ）联合卡泊芬净治疗。入院 3 周患者临床症状明显缓解：咳嗽、咳痰症状消失，复查胸部 CT 提示双肺毛玻璃改变较前明显好转。

耶氏肺孢子菌病到底是什么病？确诊耶氏肺孢子菌病又怎么治疗和护理呢？让我们带着这些问题一起了解耶氏肺孢子菌病吧！

一、什么是耶氏肺孢子菌病

耶氏肺孢子菌病是由肺孢子菌在机体免疫抑制或受损时大量繁殖，引起的间质性肺炎，即耶氏肺孢子菌肺炎，肺孢子菌肺炎发生于免疫功能低下者，尤其多见于 AIDS 患者。

二、耶氏肺孢子菌病的流行病学

1. 传染源

传染源为患者及健康带菌者。健康成人的呼吸道常有肺孢子菌存在，肺孢子菌主要感染人类肺部，当宿主出现免疫功能低下，处于潜伏状态的肺孢子菌大量繁殖，导致肺孢子菌肺炎发生。

2. 传播途径

通过空气、飞沫在人和人之间传播。

3. 人群易感性

肺孢子菌病主要发生在 CD4⁺T 细胞减少的患者，如艾滋病、淋巴瘤、白血病及长期应用大剂量的糖皮质激素或免疫抑制剂的患者，因此，细胞免疫功能低下是发生肺孢子菌病的主要危险因素。

4. 流行特征

耶氏肺孢子菌肺炎以散发为主，发病无季节性和性别差异。肺孢子菌呈世界性分布，广泛存于啮齿类动物和其他哺乳类动物，但宿主不同其基因有所不同，因此，肺孢子菌可能有多种亚型。

三、耶氏肺孢子菌病临床表现

1. 流行型或经典型

多发于早产儿、营养不良儿，年龄多在 2~6 个月之间，容易在育婴机构或居住拥挤环境中流行。起病隐匿，进展缓慢，病程一般 3~8 周。初期常有拒睡、食欲下降、低热、腹泻、体重减轻，逐渐出现气促、干咳，并出现进行性加重，出现呼吸困难、鼻翼扇动、发绀。有时可发生脾大。不及时治疗，可死于呼吸衰竭。

2. 散发型或现代型

多见于有免疫缺陷者，最常见于 AIDS 患者，偶见于健康人。化疗或器官移植患者并发肺孢子菌肺炎时病情进展迅速，而艾滋病感染并发肺孢子菌肺炎，发病常较隐匿，其潜伏期 4 周，起病较为平缓，多为逐渐加重的呼吸困难，干咳或痰少，低热和全身不适，肺部听诊常表现为正常，少数患者可无临床症状。急性呼吸困难伴有胸痛时，常提示合并气胸。也有严重的患者在 3~7 天即可出现病情加剧恶化的情况。

该病的典型特点是体征与严重程度往往不成比例，即症状重，肺部体征常缺如。少数患者可有数次复发，尤其多见于 AIDS 患者。

四、耶氏肺孢子菌病的实验室及其他检查

（1）血常规：白细胞计数多在正常范围或稍增高，通常为（15~20）×10^9/L。

（2）血气分析：表现为低氧血症。低氧血症是耶氏肺孢子菌病患者主要的临床特点。

（3）病原体的直接检查，具体如下。

①从患者痰液或支气管肺泡灌洗液中，检出肺孢子菌的滋养型或包囊是诊断本病的直接证据。

②支气管肺泡灌洗液检查和经支气管镜肺活检。

③经皮肺穿刺或开胸肺穿刺活检。

仅限于痰液及纤维支气管镜检查阴性而临床高度怀疑又必须进一步检查的患者，获取标本的阳性率较高。

（4）血清学检查主要有特异性抗原检测和血清特异性抗体检测。

（5）肺部影像学检查，具体如下。

① X 线检查可见从双肺门开始的弥漫性网状结节状阴影，呈毛玻璃样，以双下肺为主；病变晚期呈密度增高实变影。

②胸部 CT 可早期发现病变，可有斑片、磨玻璃样、间质型改变，或非典型表现纵隔淋巴结肿大、胸腔积液等。

五、耶氏肺孢子菌病的诊断与鉴别诊断

本病应与细菌（包括结核菌）、病毒、衣原体、真菌感染引起的肺部疾病进行鉴别。

六、耶氏肺孢子菌病的治疗

1. 一般治疗

患者卧床休息，给予吸氧、改善通气功能，如呼吸困难进行性加

重，可给予人工辅助呼吸，加强支持治疗，给予强心、护肝药物，以及胸腺肽等提高患者免疫抵抗力药物等，减少或停用免疫抑制剂以恢复患者的免疫功能，维持水和电解质平衡。对合并细胞感染者给予合适的抗菌药物治疗。

2. 病原治疗

有效抗病原治疗是耶氏肺孢子菌肺炎治疗的关键。比如复方磺胺甲恶唑片多联用克林霉素、糖皮质激素等药物治疗。目前临床首选药物为复方新诺明（即复方磺胺甲恶唑），肺孢子菌肺炎治疗药物除复方新诺明外，还包括喷他脒、伯氨喹、克林霉素、氨苯砜、卡泊芬净等。

3. 肾上腺皮质激素的使用

对中、重度患者，在抗肺孢子菌肺炎治疗的同时或诊断72小时内使用肾上腺皮质激素，改善低氧血症，减少肺纤维化，降低死亡率。

4. 高效抗反转录病毒治疗

AIDS患者尽早进行高效抗反转录病毒治疗，通常在抗肺孢子菌肺炎治疗的2周内进行。

七、耶氏肺孢子菌病患者的护理

1. 消毒隔离

肺孢子菌肺炎发生于免疫功能低下者，尤其是AIDS患者多见，艾滋病主要通过血液、性接触及母婴垂直传播等途径传播，需采取血液、体液隔离，护理人员为患者做护理时应加穿隔离衣、戴帽子、口罩、橡胶手套，为患者吸痰时为防止痰液溅到眼部需加戴防护眼罩。患者使用过的一次性治疗、护理器械必须放入指定的医疗垃圾容器内，统一消毒处理。病室使用空气消毒机进行消毒，

2. 症状护理

（1）发热的护理：定时测量患者的体温。对体温升高的患者，在医生指导下运用药物降温、物理降温，如遵医嘱肌内注射复方氨林巴

比妥、柴胡注射液等，效果不佳时可遵医嘱予亚低温治疗，畏寒寒战时遵医嘱及时抽取两套四瓶血培养，抽取完毕后及时送检，并做好护理记录。

（2）咳嗽及咳痰的护理：避免接触和进食刺激性强的气体和食物，定时为患者拍背排痰，在医生指导下，根据患者病情选用合适的止咳药物如复方甘草口服液，必要时给予吸痰，注意保持呼吸道通畅，及时清理呼吸道分泌物，确保患者呼吸道通畅。

（3）呼吸困难的护理：密切观察患者咳嗽性质、呼吸频率、节律、深浅及末梢循环的变化、有无紫绀等，评估其呼吸困难程度；教会患者采取缓解呼吸困难的卧位，监测血氧饱和度和血气分析的变化。针对呼吸困难症状，若患者表现有进行性严重缺氧的症状，口唇、指趾端明显或严重紫绀，临床需考虑进行氧疗干预。

3. 口腔护理和皮肤护理

55%的耶氏肺孢子菌肺炎患者并发有口腔念珠菌感染，用4%碳酸氢钠漱口，0.2%碘伏涂擦溃疡面，每天3次，以预防和控制口腔念珠菌感染。保持患者全身皮肤清洁、干燥，预防压疮和皮肤感染，卧床患者每2小时翻身1次，约20%耶氏肺孢子菌肺炎患者伴有皮肤细菌性感染，应进行对症处理和根据药敏试验结果，选用相应的抗生素治疗。

4. 用药护理

向患者介绍当前的药物使用方案，提高患者用药的依从性，注意抗病毒药物不良反应的观察和处理。嘱咐患者应多饮水，防止肾损害出现结晶尿、血尿，注意观察有无尿少、尿痛等症状；定期随访肾功能、尿常规，同时应注意有无皮疹出现，有过敏反应及时处理。

5. 饮食护理

对患者进行营养状况评估，根据患者病情制定适合患者的个体化饮食方案。对食欲不振者鼓励其进食喜爱的食物，少量多餐。对于重度消耗综合患者，不能进食者给予鼻饲或遵医嘱静脉补充高能量营养素，如脂肪乳、白蛋白、氨基酸等，加强支持治疗，补充营养和维持水电解质平衡，从而提高其抗病能力。

6. 心理护理

（1）运用心理评估量表对患者进行心理评估，根据评估结果，筛查高危人群进行重点预防，必要时请心理卫生中心会诊。

（2）护理人员需要尽量使用简单、通俗的语言向患者及家属介绍艾滋病以及耶氏肺孢子菌肺炎相关的发病机制、传播途径以及发展转归过程，让患者从心理上接受患病的事实，并树立正确对待疾病的观念。鼓励患者说出内心的感受，对其进行有针对性的心理疏导，帮助其树立治愈疾病的信心。

（3）主动与患者沟通，共情和体谅患者，缩短护患之间的距离，取得患者信任，并与患者家属取得联系，争取家属、亲友的密切配合，给患者以精神安慰和支持。

（4）重视患者需求，帮助患者解决问题。不说有损患者人格及尊严的话，不强迫、冷淡患者，保护患者隐私。

八、耶氏肺孢子菌病的预防

呼吸道隔离确诊的耶氏肺孢子菌肺炎患者，避免发生院内交叉感染，并做好病房的通风及消毒。维持性免疫抑制方案选择应个体化，避免免疫抑制过度。这是预防本病的关键。高危人群应预防性用药。首选复方磺胺甲恶唑（TMP/SMZ），对该药不能耐受者，可在医生指导下用氨苯砜替代。

（郑　倩　段　程）

第六节　组织胞浆菌病

陈某，男，32岁，6个月前有外出旅游史，3个半月前无明显诱因发热，最高39.7℃，间断发热，逐渐出现肝脾肿大，低蛋白血症，不同程度的消瘦、纳差、腹胀，血小板减少，轻度贫血。入院前2周患者出现肝硬化腹水、伴双下肢水肿、腹泻，外院检查真菌 G 试验阳性，曾考虑真菌感染，予氟康唑治疗。1周前出现急性肾功能衰竭表现。入院时神志清楚，懒言少语，急性面容，腹部膨隆，无压痛、反跳痛，双下肢轻度水肿。完善骨髓穿刺提示骨髓涂片可见吞噬细胞中大量荚膜组织胞浆菌。影像检查提示感染累及骨髓、肾、肝等多个器官。患者被诊断为"播散性荚膜组织胞浆菌病，急性肾功能衰竭"。

那么什么是组织胞浆菌病？它有哪些临床表现？组织胞浆菌病需要做哪些实验室检查？如何诊断和治疗组织胞浆菌病？此类患者该如何护理？让我们一起来认识一下组织胞浆菌病。

一、什么是组织胞浆菌病

组织胞浆菌病是一种由组织胞浆菌引起的传染性很强的真菌性疾病。组织胞浆菌是条件致病菌，大部分感染者不治而自愈，仅有少数人如细胞免疫功能缺陷者在感染后可致系统性组织胞浆菌病。组织胞浆菌属双相性真菌，人和动物可因吸入含菌的尘埃而感染。

组织胞浆菌主要是通过呼吸道进入人体，它在进入人体后，可先侵犯人的肺部，然后逐渐侵犯人的肝、脾、肾和中枢神经系统。本病临床表现多样，以发热、肝脾肿大、血细胞减少为多见，确诊需要病原学证据。

二、组织胞浆菌病的流行病学

组织胞浆菌病遍及全球，主要集中于北美洲和中美洲，欧洲、东南亚、非洲等世界许多地区都有病例分布。

（1）传染源：本病传染源为自然界带菌的禽鸟类如鸡、蝙蝠、鸽或其粪便污染的土壤、尘埃等，以及被感染的动物如猫、犬、牛、马等。

（2）传播途径：呼吸道传播是主要的传播途径。接触鸟、蝙蝠或污染的土壤，因吸入被鸟或蝙蝠粪便污染的泥土或尘埃中的真菌孢子而感染。如大量吸入空气中该真菌的孢子可引起肺以外脏器感染，儿童还可导致消化道感染。也可通过皮肤或黏膜侵入人体，借血行播散；也可产生局部病灶，并累及邻近的淋巴结。

（3）易感人群：去有蝙蝠的洞穴、通过遍布蝙蝠的大山隧道和矿井作业和旅游者等易被感染并引起暴发。

三、组织胞浆菌病有哪些临床表现

1. 无症状型

患者无任何症状及体征，而组织胞浆菌素皮肤试验或补体结合试验阳性证实有过感染，X 线检查可见肺部或其他内脏有钙化灶。流行区90%~95% 的患者无症状。

2. 急性肺型

此类患者多有明确疫源接触史，一次接触大量组织胞浆菌的患者可在 7~21 天后出现临床症状，平均潜伏期为 2 周。临床表现为急性流行性感冒样症状，常表现为发热、畏寒、疲劳、干咳、前胸不适及肌痛。患者还可表现出风湿免疫相关性，如关节痛、红斑结节、多形红斑等，急性肺组织胞浆菌病患者多无明显物理体征，少数患者可出现肺部水泡音及肝脾肿大。常规胸片可见斑片样阴影、钙化和肺门淋巴结肿大，6% 的患者可出现心包炎表现，该症状多出现在肺部症状 6 周后。

3. 慢性肺病型

慢性空洞性肺组织胞浆菌病为进展性和致命性，以慢性阻塞性肺病的老年患者最常见，慢性肺组织胞浆菌病肺部空洞是该病的主要特征。该病患者多表现为低热、咳嗽、呼吸困难和体重下降，少数患者还可表现为夜间盗汗、胸痛和咯血。早期症状包括胸痛、咳嗽、咳痰、发热、乏力，病程可达数周，其后患者胸痛和发热症状减轻，但会出现咯血。影像学表现可见肺部斑片状浸润影、纤维化、钙化灶和空洞，一般无纵隔和肺门淋巴结肿大。

4. 播散性组织胞浆菌病

（1）急性播散性组织胞浆菌病：AIDS、血液系统恶性肿瘤患者以及幼儿是急性播散性组织胞浆菌的易感人群。该病患者可表现为发热、乏力、体重减轻、咳嗽和腹泻。几乎所有的患者都存在肝脾肿大，大约 30% 的患者存在淋巴结肿大，特别是颈部淋巴结肿大。该病未经治疗死亡率可达 100%。

（2）慢性播散性组织胞浆菌病（chronic disseminated histoplasmosis）：该病多见于老年患者，慢性播散性组织胞浆菌病临床症状与急性播散型类似，临床症状包括发热、乏力、厌食和体重减轻。体征可见肝脾肿大、淋巴结肿大、瘀斑以及皮肤黏膜损害。实验室检查提示血常规三系降低、碱性磷酸酶、乳酸脱氢酶、铁蛋白、血沉和 C 反应蛋白升高等。超声可见肝脾肿大。患者病情严重时可出现脓毒血症，表现为低血压、弥漫性血管内凝血（DIC）、肾衰竭和呼吸窘迫。播散性感染常可累及胃肠道，尤以结肠受累多见，患者表现为间断性腹痛、腹部压痛和腹泻。内镜检查可见肠壁溃疡、息肉、肠道狭窄和穿孔。组织活检可见酵母样组织胞浆菌存在于巨噬细胞内或组织中。该病可累及双侧肾上腺，患者表现为肾上腺皮质功能不全。肾上腺受损是该病常见的致死原因。腹部 CT 检查可见肾上腺增生，中央可见坏死区。组织胞浆菌还可播散至皮肤和黏膜。皮肤受累时，皮疹表现多样，包括丘疹、脓疱、溃疡和皮下结节。黏膜病变表现为溃疡、结节状肿块和疣状增生。病灶多出现在舌、齿龈、颊黏膜、唇、咽和食管。

四、组织胞浆菌病的实验室检查

（1）直接镜检：血、脓液、痰、皮肤黏膜损害刮取物以及淋巴结、肝、脾、骨髓等抽吸物等均应 PAS 或 Wright 染色，油镜下可见 2~4 μm 直径卵圆形出芽细胞，常群聚于吞噬细胞内。但在痰或支气管肺泡灌洗液其阳性率较低。

（2）培养：标本接种于沙氏琼脂室温培养为真菌相，镜检见菌丝和形态特殊的齿轮状分生孢子。

（3）组织病理：组织反应视感染时间和病变程度而异。

（4）放射检查：CT 检查及 X 线检查，观察肺部感染情况及病灶。

（5）其他检查：血常规，观察血细胞情况。

五、如何诊断组织胞浆菌病

本病的诊断主要靠从痰液、周围血液、骨髓以及淋巴结穿刺、活检等标本中找到细胞内酵母型组织胞浆菌，再结合临床症状和培养结果。组织胞浆菌素皮肤试验有助于诊断。确诊主要依靠病原学检查及病理学确认的细胞内孢子，疑诊患者可做组织胞浆菌抗原测定；抗体测定有助于非流行区患者的诊断。

六、组织胞浆菌病的治疗原则

（1）严重的急性肺组织胞浆菌病患者可给予两性霉素 B 脂质体或两性霉素 B 脱氧胆酸盐治疗 1~2 周，继而改用伊曲康唑口服巩固治疗，治疗至肺部影像学检查明显好转可停药。

（2）慢性肺组织胞浆菌病患者可仅给予伊曲康唑口服治疗，但治疗时间需延长至 1 年，治疗结束后需接受随访，防止疾病复发。

（3）播散性组织胞浆菌病可给予两性霉素 B 脂质体或两性霉素 B 脱氧胆酸治疗 2 周，临床症状好转后改用伊曲康唑口服巩固治疗 1 年，部分患者需延长疗程。部分轻症或慢性播散性感染患者可仅给予伊曲康唑口服治疗。我国报道的组织胞浆菌患者多用氟康唑和伊曲康唑治疗，但统计发现氟康唑的疗效差于伊曲康唑，且用氟康唑治疗的患者复发率也高于用伊曲康唑治疗者，建议轻、中度患者首选伊曲康唑治疗，重症患者首选两性霉素 B。

七、组织胞浆菌病患者的护理

1. 基础护理

（1）保持病房环境舒适，安静，消除不良刺激，发热时卧床休息。

（2）加强口腔护理，保持口腔卫生，防治口腔真菌感染。

（3）做好皮肤护理：保持皮肤清洁干燥，长期高热卧床患者，预防压疮。

2. 发热护理

定时观察体温，采取降温措施，物理降温及药物降温，补充足够的营养及水分，保持皮肤干燥，及时更换衣物。

3. 用药护理

（1）在使用两性霉素 B 输注过程中应避光输注，输液器应使用避光输液器，输液袋应使用避光袋包裹，控制滴数为 20~25 滴 / 分，严密观察患者在滴注过程中出现的不良反应 。

（2）在用药过程中，护士加强巡视，密切观察患者的反应、局部皮肤的状况及尿量，有异常及时报告医生，并给患者及家属做好药物指导。

（3）在用药过程中不可随意调节药物滴速、注意保护输液部位，防止药物外漏，坚持口服氯化钾并进食高钾食物。定期进行血常规、肝肾功及电解质的监测。

（4）由于使用两性霉素 B 治疗疗程很长，静脉炎发生率高，因此应早期保护静脉血管，必要时经外周静脉穿刺中心静脉置管（PICC）输注药物。

4. 消毒隔离护理

护理人员需将患者安排在单独的病房，每次对其进行护理操作时都严格按照无菌操作的规定佩戴口罩、手套，穿隔离服。同时，护理人员每天对患者的病房进行 3 次消毒和 2 次通风换气，每天使用煮沸消毒的方法清洗患者使用的餐具和生活用品此外，护理人员严格禁止患者的家属随意进出其病房。

5. 饮食护理

加强营养，长期高热、腹胀、进食少、营养差、体质弱、可自行进食的患者，护士与家属共同鼓励并督促患者少食多餐，以保证患者营养充足。不能自行进食的患者，如气管插管患者无法进食，遵医嘱给予患者留置胃管，遵医嘱每日予鼻饲。

6. 口腔护理

若患者长期高热，应用大量抗菌药物和激素，体内菌群失调，口腔内正常菌群受到抑制，易引起真菌感染。遵医嘱嘱患者使用复方氯己定含漱液和 2% 碳酸氢钠进行口腔护理。

7. 心理护理

护理人员多与患者及家属沟通、交流，做好疾病知识的宣教，有利于减轻患者及家属的心理负担，增强患者战胜疾病的信心，从而积极配合治疗。

八、组织胞浆菌病随访及延续性护理

1. 预防组织胞浆病的发生

长期在疫源地进行旧屋拆迁、禽舍打扫和洞穴探险等活动容易引起组织胞浆菌的感染，因此预防上呼吸道感染，减少这些地方活动，对于家里有禽舍的人群应定期集中收集禽舍粪便，清扫后及时消毒；定期检测禽舍空气、器具表面病原菌的种类和数量；在有组织胞浆菌尘埃污染的场所工作的人群，可戴口罩或在可能有真菌孢子的地区洒水，定期实行疫情监测。

2. 患者出院后指导

（1）遵医嘱继续抗真菌治疗，定期复查，调整药量。

（2）每 1~2 个月门诊复查腰椎穿刺术，查脑脊液中有无真菌孢子。

（3）注意饮食，供给充足营养。

（4）服药期间若有不适，及时就诊。

（5）若有后遗症的患者应适当进行功能锻炼，预防并发症。

（廖钰婵 郑 倩）

第七节 毛孢子菌病

余某，男性，24岁，未婚，乙肝病毒携带者，因间断皮肤巩膜黄染、尿色深黄、全身红斑、结节、糜烂反复不愈3年来院。3年前因全身皮肤巩膜黄染伴全身浅表淋巴结肿大行淋巴结活检，病理示"真菌感染"，B超示胆道梗阻，予以两性霉素B抗真菌治疗后肝功正常出院。出院后患者未按医嘱口服伏立康唑，反复出现皮肤红斑、结节、糜烂反复不愈伴黄疸，发热伴畏寒、寒战，最高体温39.8℃，遂再次入院治疗。入院查体见全身皮肤大小不一的浸润性红斑、结节、糜烂、坏死、溃疡、结痂。肝功异常，白细胞显著升高，尿色持续深黄，经过医院全面细致的检查，诊断为"阿萨希毛孢子菌病"，病变范围波及皮肤、黏膜、肝、脾、肾、肠道。

这个病例提到了毛孢子菌病，这是什么病？有哪些临床表现？又是如何诊断和治疗呢？对于毛孢子菌病患者及家属，我们应该如何做好护理呢？让我们带着这一系列问题一起来认识毛孢子菌病。

一、什么是阿萨希毛孢子菌病

阿萨希毛孢子菌（*Trichosporonasahii*，*T.asahii*）是一种可引起免疫缺陷患者机会性感染的酵母样真菌。目前认为该菌是播散性毛孢子菌病的主要致病菌。认为该菌是一种条件致病菌，引起人类呼吸道、皮肤、免疫系统受损患者和新生儿的各种机会性感染，*T.asahii*是浅部感染和深部感染的主要致病原。深部感染是致命的机会性感染，常发生于免疫缺陷患者。

二、阿萨希毛孢子菌病有哪些临床表现

阿萨希毛孢子菌感染可引起皮肤、毛发、指甲、肝、肺以及全身播散性症状。临床表现可出现厌食、腹痛、腹胀、稀便、腹泻等。中枢神经系统感染可有脑膜炎或脑炎症状，出现头痛、脑膜刺激症状、失语、偏瘫等，其他可有心内膜炎等感染，约30%的患者可出现皮肤损害。

三、阿萨希毛孢子菌病的实验室检查

现有检测毛孢子菌的方法可分为培养法和非培养法。培养法是检测真菌感染的金标准，非培养方法检测时间短、敏感性和特异性相对较高的特点。非培养检测方法包括：血清学检测、PCR技术等，均具有各自的优势。培养法包括血、尿、痰、脑脊液和皮损组织培养，血清学、分子生物学检测。

四、如何诊断阿萨希毛孢子菌病

实验室诊断是阿萨希毛孢子菌防治的重要依据，特别是早期实验室诊断对于改善该病的预后至关重要。血清学检测具有简便快速的特点，但检测方法的敏感性和特异性尚需进一步研究与证实。相比之下，PCR及其相关技术更可快速、敏感、特异地检测出病原菌并鉴定菌种，是快速早期诊断的主流。

五、阿萨希毛孢子菌抗感染治疗

（1）两性霉素B：通过下调促炎性细胞因子的表达和活化单核细胞对免疫系统发挥调节作用。

（2）三唑类抗真菌药物：与两性霉素 B 比较，三唑类药物在体外表现出更好的活性，一些学者推荐将其与两性霉素 B 联合应用。

（3）棘白菌素类药物：棘白菌素类药物是一类全新的抗真菌药。

（4）抗真菌药物联合治疗：联合应用两性霉素 B 脂质体和氟康唑的疗法可以预防宿主被感染，并抑制感染的扩散。

（5）免疫因子治疗：巨噬细胞集落刺激因子，通过增强成熟巨噬细胞和单核细胞产生过氧化物和细胞因子以及其吞噬性能和趋化性能，来提高它们杀灭微生物的能力。

六、阿萨希毛孢子菌病的护理

（1）病情的观察：加强巡视，观察患者生命体征，密切监测体温变化及热型。

（2）隔离消毒：将患者置于单间隔离，房间保持通风，做好物表及地面的消毒管理。更换的被服卷起放入黄色塑料袋由洗衣房高温消毒清洗，伤口敷料焚烧处理。预防交叉感染，要求其家属做好个人卫生清洁，教会患者及家属正确手卫生。

（3）皮肤护理：患者宜穿透气、棉质衣服；注意保暖、防止受凉；勤剪指甲，避免抓伤皮肤。定期消毒皮肤破溃处，避免进一步感染。

（4）药物护理：密切观察药物使用过程中患者有无不良反应的发生，治疗中，还应注意结合药敏试验合理选择用药、早期、足量、联合用药以及足够疗程可以达到理想的治疗效果。在使用两性霉素 B 输注过程中应避光输注。

（5）高热护理：遵医嘱药物降温配合物理降温，注意热型变化，寻找发热规律、特点及伴随症状。在患者出汗时注意保暖，防止虚脱。注意口腔护理，督促患者早晚漱口，高热患者出汗较多，保持患者身体清洁，衣被干燥、整洁，体位舒适。

（6）静脉输液及血管的护理：两性霉素 B 脂质体对血管具有一定的刺激作用，从而引起患者局部皮肤红肿、疼痛及血管炎等不良反应。输液时尽量选择较大的血管，出现不良反应应及时对症处理。

（7）心理护理：做好心理护理，使患者积极面对病情，鼓励患者保持乐观情绪，坚定战胜疾病的信心

（8）出院指导：嘱按时服药，切勿擅自增减药、停药。定期复查，如有病情变化及时就诊。

（廖钰婵　郑　倩）

第八节　马尔尼菲篮状菌病

小李，男，35 岁，因全身泛发丘疹伴发热 35 天来院，皮损迅速增多累及颈部、前胸、后背、双侧上肢，并出现发热，体温最高达 39.9℃。患者有治游史。目前小李精神差，全身乏力，近 2 个月体重下降约 8 kg。入院检查：面部、颈部、前胸、后背、双下肢可见大量直径 3~8 mm 的圆形丘疹，部分丘疹中央可见脐凹样改变或痂屑。体温 39.3℃，予抽取血培养，HIV 抗体初筛试验阳性，血培养及皮损新鲜组织培养见马尔尼菲篮状菌生长。确诊"马尔尼菲篮状菌病"，确诊后转专科治疗。

那么什么是马尔尼菲篮状菌病？小李是如何感染的？又该如何治疗呢？我们如何预防马尔尼菲篮状菌病？让我们一起来认识它吧。

一、什么是篮状菌病

马尔尼菲篮状菌原名马尔尼菲青霉菌，可引起全身性真菌感染，即马尔尼菲篮状菌病。马尔尼菲篮状菌病属条件性致病菌，主要感染免疫缺陷人群，尤其是 AIDS 患者，但无基础疾病的非 AIDS 患者感染马尔尼菲篮状菌的情况近年来日益增多。感染可累及肝、脾、骨髓、皮

肤、淋巴及头颈部等多个器官，其中肺脏是最常见的部位。

二、马尔尼菲篮状菌病的流行病学

马尔尼菲篮状菌感染流行于大多数的东南亚国家、印度东北部、中国南方地区。前往流行地区后，HIV 感染者也会出现散播性马尔尼菲篮状菌感染。

马尔尼菲篮状菌的传播方式仍不明确，怀疑存在空气传播、直接接种。

三、马尔尼菲篮状菌病患者的临床表现

马尔尼菲篮状菌病发病隐匿，常引起全身广泛播散，治疗困难，病死率高。临床表现复杂，绝大多数患者以长期发热为初发表现，体温一般 38℃以上，持续时间大多 1 个月以上。皮肤受累常见于面部、躯干上部和上肢。皮损表现多样，如丘疹、结节、传染性软疣样丘疹、毛囊炎、脓疱疮及溃疡等。根据疾病的累及部位，可分为局限型及播散型。

1. 局限型

当患者免疫功能正常时，马尔尼菲篮状菌局限在入侵部位，引起个别器官损害。多见于皮肤及皮下组织感染，临床表现为皮下结节、脓肿或淋巴结肿大。

2. 播散型

患者出现全身中毒症状以及不同器官受累后的相应临床表现，多见于免疫功能受损者。

（1）早期表现：反复发热、咳嗽、咳痰、消瘦、贫血等。

（2）皮肤损害：丘疹、结节、脓肿及溃疡等多种皮损，皮损常见于面部、躯干及上肢。坏死性丘疹是篮状菌病最常见的皮肤损害，丘疹中央发生坏死，坏死处凹陷呈脐窝状。

（3）呼吸系统：表现为咳嗽、咳痰、咯血、胸痛，咳嗽、咳痰是

马尔尼菲篮状菌病患者早期的主要临床表现。

（4）消化系统：表现为腹痛、腹泻或脓血便，多见于儿童，尤其是患有艾滋病的儿童。

（5）骨关节：溶骨性破坏。

（6）肝大、脾大及淋巴结肿大，肝功受损。

（7）血液系统：贫血。

四、马尔尼菲篮状菌病的诊断

从组织标本、血液标本、痰标本、肺泡灌洗液标本中分离培养出具有双相型的马尔尼菲篮状菌是诊断马尔尼菲篮状菌病的金标准。

五、马尔尼菲篮状菌病与其他疾病的鉴别

皮疹需与下列疾病鉴别：组织胞浆菌病、隐球菌病、传染性软疣、痤疮等。

六、马尔尼菲篮状菌病患者通常需要做哪些检查

（1）普通检查：血常规生化检查结果异常无明显特异性。

（2）真菌镜检和真菌培养：患者的皮损刮取物、溃疡分泌物、脓液、支气管肺泡灌洗液、骨髓穿刺物及血液等标本进行直接镜检和真菌培养。

（3）组织病理学检查。

（4）免疫学检查：HIV 阳性对本病具有重要提示作用。

（5）影像学：胸部 CT 主要为两肺多发粟粒、结节、肿块或片状实变影，常伴小叶间隔增厚、厚壁小空洞、淋巴结肿大及浆膜腔积液；多伴骨质破坏，且破坏区可有骨质增生、修复改变。

（6）核酸检测。

七、马尔尼菲篮状菌病患者的治疗

马尔尼菲篮状菌病患者应尽早开始抗真菌治疗。马尔尼菲篮状菌病患者应先接受诱导治疗，随后是长期的维持治疗。治疗过程中需要定期监测，监测的类型取决于所用药物。

低 CD4 细胞计数的 HIV 感染者通常除抗真菌治疗外，还应接受抗HIV 治疗。

目前认为两性霉素 B 和伊曲康唑是马尔尼菲篮状菌感染的常用治疗药物。

（1）两性霉素 B 及脂质体：首选两性霉素 B 脂质体或脂质复合体。

（2）伊曲康唑：被推荐为治疗轻、中度马尔尼菲篮状菌病的首选用药。口服溶液优于胶囊，因为前者的吸收效果更好。

（3）其他药物：对于不能使用两性霉素 B 和伊曲康唑的患者，可使用伏立康唑，酮康唑、氟康唑、米卡芬净临床报道有效。

八、马尔尼菲篮状菌病患者的护理

（1）皮肤护理：患者出现皮肤不同程度的损害，如丘疹、脓肿时，嘱保持皮肤清洁干燥，当结节破溃时及时换药，勤剪指甲，避免抓挠皮肤，保持皮肤的完整性，避免加重局部感染，必要时行红外线治疗。

（2）用药护理：遵医嘱用药，合理使用抗菌药物，动态观察用药的疗效及副作用，定时复查肝功等各项指标。输注两性霉素 B 时注意避光、巡视病房，控制滴速 20~25 滴 / 分，关注有无过敏、恶心呕吐、头晕、乏力、幻视等副作用，必要时可给予地塞米松减少不良反应，并及时关注有无电解质紊乱情况。

（3）发热护理：发热时协助物理降温，指导温水擦拭，必要时遵医嘱予药物降温，并观察用药后的效果，及时抽取血培养。并指导患者多饮水，出汗后及时更换衣物，指导患者及家属正确监测体温的方法，并做好记录。

（4）饮食护理：鼓励患者进食高蛋白、高维生素、清淡、易消化食物，如蔬菜、水果、鱼肉等，忌食辛辣，戒烟酒等，保证营养。

（5）心理护理：马尔尼菲篮状菌病常合并 AIDS，应多向患者及家属讲解疾病相关知识、治疗以及预后，加强与患者的沟通和交流，减轻患者的焦虑和担忧，给予社会支持。

（6）建立多学科团队：医生、护士、营养、检验等其多学科团队合作，制定多学科团队工作方案，为马尔尼菲篮状菌病患者制定个案管理工作制度，有针对性地进行护理和治疗。

九、马尔尼菲篮状菌病的预防

（1）在马尔尼菲篮状菌病的高发地区向居民宣传普及篮状菌病的相关知识。

（2）预防马尔尼菲篮状菌病最有效的方法是通过 ART 改善免疫系统，对免疫力低下或者免疫功能缺陷患者，及时给予免疫增强剂及时纠正患者的免疫缺陷状态。

（3）对于来自流行地区的患者，在免疫功能恢复到一定程度（如 CD4 细胞 ≥ 100/μL）之前需要使用抗真菌治疗（初级预防）；其他人则应避免前往这些流行地区。

（4）生活在高流行地区（如泰国北部、越南、缅甸、老挝、柬埔寨和中国南部农村地区）且 CD4 细胞计数 < 100/μL 的患者使用伊曲康唑（1 日 1 次，1 次 200 mg）进行初级预防。对于正在接受 ART 的患者，当其 CD4 细胞计数 ≥ 100/μL 至少维持 6 个月时，可中止初级预防。

（5）加强自我保护，树立正确的价值观，正确预防艾滋病。

（6）加强锻炼，规律作息及饮食健康，提高机体自身的抵抗力。

（唐　琴　郑　倩）

第九节 尖端赛多孢子菌病

患者王阿姨，68 岁，退休人员，入院前 2 天掉入污水池后受凉出现发热，体温最高 39.2℃，伴咳嗽、咳痰、气促，可自行缓解，无胸闷、心累、胸痛等表现。入院时神志清楚，精神差，呼吸急促，查指尖血氧饱和度为 96%。医院查肺部 CT 提示左肺上叶空洞伴周围渗出灶，行电子气管镜检查，后肺泡灌洗液培养出尖端赛多孢子菌，诊断为尖端赛多孢子菌肺炎。

那么，什么是尖端赛多孢子菌病呢？它有哪些临床表现？该如何治疗和护理呢？让我们一起来认识一下赛多孢子菌病。

一、什么是尖端赛多孢子菌病

尖端赛多孢子菌是波氏假阿利什菌的无性型，是一种侵袭性和致病力较强的条件致病菌，常引起致死性感染。近年来研究发现在免疫抑制如血液肿瘤、实体器官移植术后或者慢性肺结构改变如肺囊性纤维化等的患者中，尖端赛多孢子菌可长期定植或引起严重感染。特别是实体器官移植术后的患者，尖端赛多孢子菌感染的死亡率高达 80%。

二、尖端赛多孢子菌病的流行病学

尖端赛多孢子菌广泛分布于各种环境中，如污水、湿地、腐生物等，是条件致病腐生真菌，尖端赛多孢子菌感染好发于器官移植、艾滋病、长期使用免疫抑制剂等各类免疫功能缺陷患者，但也发生于免疫功能正常者，具有较高的侵袭性，感染部位广泛，治疗相对困难。

三、尖端赛多孢子菌病的危险因素

尖端赛多孢子菌感染的危险因素包括免疫抑制疗法、人体免疫缺陷病毒感染、溺水、糖尿病或营养不良等。

四、尖端赛多孢子菌病有哪些临床表现

（1）肺部感染：尖端赛多孢子菌最常见损害部位是肺部，临床表现常为咳嗽、咳痰，白色黏痰、痰中带血，甚至咯血，伴持续性发热，呼吸困难，胸痛，肺部湿啰音，但无寒战、盗汗，不具有特异性。尖端赛多孢子菌引起的肺部受累可分为几类：暂时性局部定植、支气管肺损伤、真菌球形成和侵袭性感染。

（2）中枢神经系统感染：临床表现多样，常见的有发热、头痛、意识改变、癫痫和锥体束征等。

（3）骨、肌肉、关节感染：临床表现为水肿、红斑、疼痛、皮温升高、活动受限等化脓性关节炎的特征。

（4）皮肤及皮下组织感染：表现为脓肿、溃疡、瘀斑及坏死等。

（5）眼部感染：表现为眼部异物感、眼部疼痛、畏光、流泪、视力减退及视野缺损等。

（6）鼻窦：真菌在上颌窦定植引起临床症状，表现为鼻塞、流涕、头晕。鼻腔黏膜苍白，鼻腔内充填大量息肉样肿物，亦见分泌物，鼻道可见大量黏稠、混浊分泌物。

（7）其他：并发足菌肿，或手、足、耳、甲状腺等部位感染。

五、尖端赛多孢子菌病的诊断

根据患者有无免疫缺陷病史或外伤、污水淹溺史，临床发病特点，感染部位，影像学检查，真菌培养，病理检查可以诊断。

六、尖端赛多孢子菌病的实验室检查

（1）直接镜检：观察尖端赛多孢子菌的镜下形态。

（2）真菌学检查：溃疡刮片分别做直接染色涂片查真菌菌丝及真菌培养。

（3）影像学：肺部影像可见多发边缘模糊的结节性球形影，结节病灶周围有毛玻璃样稀薄液渗出，在已经存在的空腔或扩张的支气管中出现真菌团块，并最终形成球形或不规则形状真菌球，出现典型的"空气新月征"。尖端赛多孢子脑膜炎的头部影像提示脑膜强化灶，病灶外周可见脑水肿。

（4）分子鉴定：对感染组织行 PCR 检测是快速诊断尖端赛多孢子菌感染的有用方法，特别是在真菌培养出阳性之前。

七、尖端赛多孢子菌病的治疗

（1）手术治疗：尖端赛多孢子菌感染发展成局部病变时，应尽可能手术切除感染组织，清创引流。

（2）药物治疗：首选伏立康唑。目前认为尖端赛多孢子菌对两性霉素 B 普遍耐药。在唑类抗菌药物中，体外药物敏感试验表明，尖端赛多孢子菌对咪康唑、伏立康唑和泊沙康唑敏感，对氟康唑和氟胞嘧啶耐药，对酮康唑、伊曲康唑和两性霉素 B 的敏感性变化范围较大。伊曲康唑对于治疗尖端赛多孢子菌感染有一定的活性。各种体外研究表明卡泊芬净只对尖端赛多孢子菌体外有活性。

（3）联合治疗：由于尖端赛多孢子菌的高耐药性，大部分临床医生都会选择联合抗真菌治疗。如伊曲康唑联合特比萘芬，卡泊芬净联合伊曲康唑。

八、尖端赛多孢子菌病患者的护理

（1）一般护理：做好各项基础护理，协助生活护理。对免疫缺陷患者所住的病房空气、物体表面及地面应采取有效消毒，进行保护性隔离，提高免疫力。

（2）饮食护理：加强营养，指导患者进食高蛋白、维生素食物，多进食新鲜蔬菜水果等，必要时予胃肠外营养。

（3）发热的护理：发热时协助物理降温，必要时遵医嘱予药物降温，并观察用药后的效果，遵医嘱及时抽取血培养，指导患者及家属正确监测体温，并做好护理记录。

（4）用药护理：遵医嘱使用合适的抗真菌药物，药物现配现用，做好查对，注意药物配伍禁忌，在输注过程中控制好药物滴速，注意观察患者有无不良反应，及时动态地关注患者各项检查结果，如伏立康唑血药浓度、肝、肾功能、血常规等。

（5）对症护理：当患者出现肺部感染时，要遵医嘱使用化痰止咳药物，鼓励咳嗽、咳痰，并注意观察痰液的性质和颜色等，必要时行雾化吸入。当患者出现中枢神经系统症状时，观察患者的神志、瞳孔等，关注头痛及恶心呕吐情况，必要时遵医嘱使用镇痛镇静药物，行安全护理，必要时遵医嘱予约束带保护性约束患者。当出现水肿，四肢疼痛时，注意抬高制动，必要时中医辅助治疗。

（6）疼痛护理：当患者出现疼痛时，及时告知医生，并帮助分散注意力，减轻疼痛不适感，操作时动作轻柔；必要时遵医嘱使用镇痛药物，并做好疼痛评估及护理记录，动态观察与评估。

（7）皮肤护理：嘱患者保持皮肤清洁干燥，勿抓挠，必要时外涂软膏；穿着宽松棉质衣物。

（8）预防深静脉血栓的发生：对于长期卧床患者要预防深静脉血栓的发生，监测患者是否有突发性肢体肿胀、疼痛伴皮温升高。指导患者行踝泵运动，指导患者活动，多饮水，穿弹力袜等，动态评估，防止静脉血栓。

九、尖端赛多孢子菌病的预防

（1）向居民做好健康宣教，远离有污水、湿地及腐生物的环境，无法避免时，应做好自我防护，避免自己受伤。

（2）免疫缺陷患者所住病房应采取有效措施，如有效消毒，必要时行保护性隔离。

（3）遵医嘱使用免疫增强剂，及时纠正患者的免疫缺陷状态。

（4）提高患者自身防护意识，若有受伤，及时就医。

（5）加强锻炼，规律作息及饮食健康，提高机体自身的抵抗力。

（6）加强自我保护，树立正确的价值观，正确预防艾滋病。

（唐　琴　郑　倩）

第十节　孢子丝菌病

王先生，41岁，长期在某造纸厂内上班，两周前双上肢出现小结节，因其无痛，不影响日常生活，便一直未放在心上，之后结节破溃形成溃疡及脓肿，症状持续性加重，遂至当地医院就诊，经真菌培养，诊断为皮肤型孢子丝菌病。王先生很奇怪，这是个什么病，从来没有听过。那么，什么是孢子丝菌病呢？哪些因素容易导致孢子丝菌病的发生？它具有哪些临床表现？该如何进行治疗、护理和预防呢？让我们带着这些问题一起来认识一下孢子丝菌病。

一、什么是孢子丝菌病

孢子丝菌病（sporotrichosis）是指由申克孢子丝菌引起的皮肤、皮下组织和附近淋巴系统的亚急性和慢性感染，偶尔可播散至骨骼和其他器官，属于一种深部真菌性感染性疾病，大多预后良好。

二、孢子丝菌病的分类

孢子丝菌病的致病菌由多数隐性物种的复合体组成，既往研究认为至少由申克孢子丝菌、球形孢子丝菌、巴西孢子丝菌、墨西哥孢子丝菌、苍白孢子丝菌及卢艾里孢子丝菌6个菌种构成。

三、哪些因素容易导致孢子丝菌病的发生

（1）外伤史：患者常因被这些带菌的朽木、花草、柴草、芦苇等刺伤或外伤后接触带菌的泥土、污水等而受到感染。

（2）任何年龄都可发病，青壮年患者为多，男性多于女性。高危职业为农民、园艺师、矿工、木匠等。

（3）孢子丝菌病是一种人畜共患的真菌类疾病，动物和昆虫均有发现检疫报告。

四、孢子丝菌病的临床表现

（1）皮肤型孢子丝菌病是最常见的临床类型。常见于身体暴露部位，如上肢、面部和下肢等，多为单侧，潜伏期一般为7~30天，可长达半年或无法追溯外伤史。

（2）皮肤外型孢子丝菌病可由皮肤型直接蔓延累及或血型播散而致，主要包括肺部、骨、关节及脑膜等，此型比较少见。

（3）免疫低下或免疫缺陷患者，如酗酒者、糖尿病、结节病、结核病、恶性肿瘤、器官移植、长期应用免疫抑制剂和AIDS患者。患者多呈急性病容，若不及时治疗，多于数周或数月内死于恶病质。

五、孢子丝菌病的诊断标准

真菌培养仍是诊断孢子丝菌病的金标准。核酸检测已应用于孢子丝菌病的快速诊断。

六、孢子丝菌病通常需要做哪些检查

包括实验室常规检查、真菌培养、组织病理学检查。

七、孢子丝菌病与其他疾病的鉴别

（1）皮肤型孢子丝菌病的鉴别诊断包括梅毒、结核、利什曼病、足菌肿、脓皮病、恶性肿瘤等。

（2）淋巴管型应注意与皮肤球孢子菌病、皮肤着色芽生菌病、皮肤芽生菌病等鉴别。

（3）与其他分枝杆菌所引起的皮肤和软组织感染相鉴别。

八、孢子丝菌病的治疗

（1）局部皮肤损害一般不需处理，局限或者巨大型皮损可选择手术切除，若有溃疡可以外用新霉素软膏。

（2）局部湿热疗法。加热可使孢子丝菌细胞内部结构发生变化，从而抑制其生长，适用于皮损数目少者，对碘剂过敏或无效者。

（3）药物治疗。治疗药物可有各种选择。

①碘化钾：碘化钾价格便宜，疗效确切，以往为治疗皮肤型孢子丝菌病的首选。碘化钾对胃黏膜有刺激，患者可能会产生恶心、呕吐、腹泻等副反应，故应在饭后服用或与牛奶同服。对口服碘化钾不能耐受者，可用 5% 碘化钠替代。

②伊曲康唑：为治疗各种孢子丝菌病的首选，尤其是对碘化钾过

敏或有活动性肺结核的患者。

③氟康唑。

④特比萘芬，二线药物。

⑤两性霉素 B 或两性霉素 B 脂质体。适用于播散型、皮外型孢子丝菌病。

（4）火针联合中药熏蒸法：皮损处予以火针疗法，配合常规清痂换药，当创面明显缩小或未见脓性分泌物，周围组织触之无波动感时，停止火针治疗，继续予中药熏蒸 1 周至创面完全愈合。

九、孢子丝菌病的护理

（1）皮肤护理：患者皮肤损害，嘱保持皮肤清洁干燥，结节破溃时，及时换药，嘱勿抓挠，保持皮肤的完整性，避免加重局部感染。

（2）用药护理：遵医嘱用药，合理使用抗菌药物，观察用药的疗效及副作用，定时复查肝功等各项指标。碘化钾易引起胃肠道刺激或过敏，宜在饭后服用，小剂量开始逐渐增量，防止碘过敏，如有碘过敏或肺结核者禁用碘化钾，予碘化钠替代。

（3）饮食护理：鼓励患者进食高蛋白、高维生素、低脂肪、清淡易消化的食物，忌食辛辣，戒烟酒等，少量多餐，保证营养，并适度运动，增强抵抗力。

（4）健康宣教：及时向患者及家属讲解疾病及药物相关知识，指导患者正确护理皮肤，嘱按时用药，定期复查。

十、孢子丝菌病的预防

（1）在孢子丝菌病高发地区宣传普及孢子丝菌病的相关知识。

（2）农民、园艺师、矿工、木匠等高危人群工作时戴好手套，防止皮肤受外伤。皮肤一旦受伤，应及时清洗、消毒，并外涂碘酊等药物。

（3）对于患病的动物应给予治疗、隔离等处理。真菌实验室应当遵照制度严格管理，经常消毒灭菌。

（4）加强锻炼，规律作息及饮食健康，提高机体自身的抵抗力。

（唐　琴　郑　倩）

参考文献

[1] 胡风海.妊娠期外阴阴道念珠菌感染患者的临床护理分析[J].中西医结合心血管病电子杂志, 2019, 7（13）: 112.

[2] 王兴刚, 王陶陶, 王茂义, 等.尿路念珠菌感染流行病学特征及氟康唑治疗疗效的分析[J].中国抗菌药物杂志, 2019（10）: 1209–1213.

[3] 庞秋宇.外阴阴道念珠菌病病原菌和药物敏感性检测及基因型研究[D].成都:电子科技大学, 2019.

[4] 朱利平, 管向东, 黄晓军, 等.中国成人念珠菌病诊断与治疗专家共识[J].中国医学前沿杂志（电子版）, 2020, 12（1）: 35–50.

[5] 王莎, 李锐, 陈小强.不同疗法治疗念珠菌性包皮龟头炎[J].吉林中医药, 2018, 38（3）: 307–310.

[6] 秦卫娅, 韩同彬.氟康唑、伊曲康唑治疗男性念珠菌性尿道炎 68 例临床观察[J].中国实用医药, 2018, 13（23）: 119–121.

[7] 郭青良, 阎圣男, 时颖涛, 等.念珠菌性肾盂肾炎致上尿路梗阻的诊治体会（附 7 例报告）[J].微创医学, 2017, 12（1）: 123–124.

[8] 叶茂盛, 戴冬雪, 许小扬.老年人深部念珠菌感染诊断与治疗进展[J].实用老年医学, 2019, 33（4）: 320–323.

[9] 何玲娟.临床护理干预对念珠菌性外阴阴道炎治疗的影响[J].中国卫生产业, 2017, 5（12）: 191–192.

[10] 陈学辉.护理干预对治疗念珠菌性阴道炎的影响[J].中国保健营养（上旬刊）, 2018, 5（12）: 181–182.

[11] 葛建红.念珠菌性阴道炎治疗的临床护理观察[J].世界最新医学信息文摘, 2019, 19（83）: 268–269.

[12] 张文慧.综合护理在艾滋病合并口腔念珠菌感染患者中的应用效果分析[J].中国现代药物应用, 2019, 13（3）: 224–225.

[13] 赖锐, 邱玉芳, 刘惟优 . 隐球菌感染诊断的研究进展 [J]. 赣南医学院学报,
     2019, 39（2）: 208–212+216.

[14] 刘正印, 王贵强, 朱利平, 等 . 隐球菌性脑膜炎诊治专家共识 [J]. 中华内科杂
     志, 2018, 57（5）: 317–323.

[15] 黄耀, 隋昕, 宋兰, 等 . 肺隐球菌病影像学表现 [J]. 中国医学科学院学报, 2019,
     41（6）: 832–836.

[16] 张兴波, 李家斌 . 隐球菌性脑膜炎 24 例临床特点分析 [J]. 安徽医学, 2019, 40
     （9）: 1032–1034.

[17] 郑欢欢, 王慧慧, 江国英 .1 例两性霉素 B 治疗隐球菌性脑膜炎患者的护理 [J].
     当代护士（上旬刊）, 2018, 25（2）: 167–168.

[18] 曾秋琼, 王逢源, 张征, 等 . 曲霉病诊疗进展［J］. 皮肤科学通报, 2017, 34
     （5）: 594–603.

[19] 赵戊辰, 叶波, 陈达, 等 . 肺曲霉病患者 42 例临床分析［J］. 浙江中西医结合杂
     志, 2019, 29（7）: 570–573.

[20] 任杰, 黄怡 . 肺曲霉病诊断方法新进展［J］. 中国卫生检验杂志, 2018, 28（6）:
     766–768.

[21] 唐晓丹, 李光辉 .2016 年美国感染病学会曲霉病诊断处理实践指南［J］. 中国
     感染与化疗杂志, 2017, 17（4）: 456–462.

[22] 王建平, 徐铭辰 . 一例伏立康唑联合卡泊芬净治疗侵袭性肺曲霉病的病例分析
     ［J］. 中国处方药, 2019, 17（9）: 65–66.

[23] 张影影, 蔡静静, 马书梅, 等 . 肺曲霉菌病 19 例临床特征分析［J］. 现代医学与
     健康研究电子杂志, 2018, 2（19）: 70–72.

[24] 周新 . 侵袭性肺曲霉病诊治需要注意的几个问题［J］. 中国临床新医学, 2019,
     12（1）: 1–4.

[25] 徐文俊, 陆康生, 朱华, 等 . 临床药师参与 1 例侵袭性肺曲霉病个体化治疗分
     析 [J]. 中国药业, 2019, 28（23）: 85–87.

[26] 马小平, 孙爱华 .1 例侵袭性肺曲霉病合并纹带棒状杆菌感染患者的护理体会
     [J]. 中西医结合护理（中英文）, 2019, 5（3）: 247–249.

[27] 李文娟, 宋雪艾 . 一例乙型肝炎肝硬化失代偿期慢加急性肝衰竭合并侵袭性
     肺曲霉病的护理 [J]. 实用临床护理学电子杂志, 2017, 2（36）: 147–148.

[28] 吴江龙, 赵文 . 中西医结合治疗肺毛霉病 1 例 [J]. 世界最新医学信息文摘,
     2019, 19（92）: 314.

[29] 吕雪莲 . 毛霉与毛霉病的研究进展 [J]. 皮肤科学通报, 2017, 34（5）: 589–59.

[30] 李乐之, 路潜. 外科护理学 [M]. 第 6 版. 北京: 人民卫生出版社, 2017: 17–19.

[31] 李翌, 严敏. 肺部真菌感染的 CT 影像学表现 [J]. 现代医药卫生, 2018, 34
（2）: 224–227.

[32] 顾玉凤, 李新宇, 冷蓓峥. 伴嗜酸粒细胞升高的肺毛霉病 1 例 [J]. 中国感染与
化疗杂志, 2019, 19（4）: 431–434.

[33] 于晓佳, 周虹, 崔向丽. 注射用两性霉素 B 致肝损害的药学监护 [J]. 中国临床
药理学杂志, 2017, 33（15）: 1475–1476+1490.

[34] 杨戈, 江灏, 李薇, 等. 1 例肝移植术后耶氏肺孢子虫肺炎患者的药学监护 [J].
中国现代应用药学, 2019, 36（16）: 2084–2087.

[35] 张会云, 王勇强. 非艾滋病耶氏肺孢子菌肺炎患者治疗研究进展 [J]. 内科,
2018, 13（5）: 766–768.

[36] 姜辉, 张秋彬, 朱华栋. 非艾滋病耶氏肺孢子菌肺炎患者合并巨细胞病毒血症
的危险因素分析 [J]. 中华急诊医学杂志, 2018, 27（9）: 1004–1009.

[37] 吴菊意, 邹焱, 杨萱校, 等. 艾滋病合并肺孢子菌肺炎患者免疫功能变化及 CT
影像学分析 [J]. 中国 CT 和 MRI 杂志, 2019, 17（3）: 4–6.

[38] 吕燕. 对艾滋病合并肺孢子菌肺炎患者进行循证护理的效果观察 [J]. 当代医
药论丛, 2019, 17（17）: 240–242.

[39] 翁丽颜. 集束化护理在艾滋病并发肺孢子菌肺炎重症患者中的应用效果 [J].
临床医学工程, 2019, 26（7）: 999–1000.

[40] 戴艳, 杨朣舸. 1 例播散型组织胞浆菌病患者的护理体会 [J]. 医学食疗与健康,
2019（11）: 78–80.

[41] 蒙明瑜, 叶冬梅, 席加喜, 等. 播散性组织胞浆菌感染抗真菌治疗的药学监护
[J]. 医药导报, 2018, 37（10）: 1282–1285.

[42] 潘炜华. 我国组织胞浆菌病的流行特点及防治 [J]. 皮肤科学通报, 2017, 34
（5）: 571–580+6.

[43] 路德艳. 1 例阿萨希毛孢子菌胆道感染致播散性皮肤严重感染患者的护理 [J].
全科护理, 2018, 16（8）: 1016–1017.

[44] 于淑颖. 毛孢子菌研究进展 [J]. 中华检验医学杂志 , 2018 , 41（11）883–887.

[45] 滕元姬. 左小腿皮肤溃疡继发阿萨希毛孢子菌感染 1 例 [J]. 中国皮肤性病学杂
志, 2017, 31（9）1040–1041.

[46] 李巧飞, 彭丽丽, 沈静, 等. 马尔尼菲篮状菌病皮损的皮肤 CT 特征图像初探
[J]. 实用皮肤病学杂志, 2019, 12（1）: 21–22+25.

[47] 陈雨婷. 1 例非 HIV 播散型马尔尼菲篮状菌病护理体会 [C]. 上海市护理学

会.第四届上海国际护理大会论文汇编.上海市护理学会:上海市护理学会,
2019:143.

[48] 王澎,翟丽慧,范洪伟,等.9例非HIV感染患者马尔尼菲篮状菌播散感染的
回顾性分析报告[J].中国真菌学杂志,2016,11(5):261-264.

[49] 贺莉雅,覃静林,符淑莹,等.马尔尼菲篮状菌病研究现状[J].皮肤科学通报,
2017,34(5):581-588+7.

[50] 魏金瑛,欧阳沿音,蔡双启,等.伏立康唑治疗播散性马尔尼菲篮状菌病临床
分析[J].中国真菌学杂志,2017,12(2):92-97.

[51] 李仕雄,许超宇,吕日英,等.马尔尼菲篮状菌病预后模型的构建[J].实用医学
杂志,2019,35(16):2603-2606.

[52] 颜蝉,万秀兰,刘聪,等.多学科合作护理模式在艾滋病合并马尔尼菲篮状菌
病患者中是应用研究[J].护理管理杂志,2019,19(11):828-830.

[53] 都泓莲,邓存良,肖科,等.艾滋病合并播散性马尔尼菲篮状菌病10例临床分
析[J].四川医学,2018,39(9):1015-1018.

[54] 梁锐烘,刘艳雯,曾庆思.免疫功能正常者马尔尼菲篮状菌病的胸部CT及
PET-CT表现[J].放射学实践,2019,34(12):1313-1317.

[55] 王晓晨,赵娟,陈琳琳,等.伏立康唑治疗播散性马尔尼菲篮状菌病的临床疗
效观察与药学分析[J].饮食保健,2019,6(33):86.

[56] 周怡宏,鲁雁秋,陈耀凯.艾滋病合并马尔尼菲篮状菌病的诊治现状及研究进
展[J].中国真菌学杂志,2019,14(5):308-311.

[57] 桑岭,周静,陈强,等.肺移植术后赛多孢子菌感染一例并文献复习[J].中国呼
吸与危重监护杂志,2020,19(1):22-27.

[58] 何飞,汝触会,丁士标,等.免疫功能正常尖端赛多孢子菌肺炎1例[J].温州医
科大学学报,2018,48(1):70-71.

[59] 张炜,虞胜镭,王新宇,等.赛多胞菌脑膜炎一例[J].中华传染病杂志,2018,36
(12):757-758.

[60] 李小梦,蒋露晰,邵方淳,等.尖端赛多孢子菌引起的肺部感染一例[J].中华临
床感染病杂志,2019,12(4):288-290.

[61] 曾妮,曹小华,张青妹,等.预见性护理在结肠癌术后预防下肢深静脉血栓效果
[J].中国城乡企业卫生,2020,35(1):4-6.

[62] 吴永卓,刘晓明,张振颖.孢子丝菌病快速诊断方法的探究[J].中国真菌学杂
志,2020,15(1):22-25.

[63] 郭亚南,俞梦微,刘慧瑜.孢子丝菌病原学的研究进展[J].临床与病理杂志,

2019, 39（5）：1074-1079.

[64] 汪华阳. 孢子丝菌素皮试快速诊断孢子丝菌病的相关研究 [D]. 长春：吉林大学, 2018.

[65] 张明瑞. 我国部分地区孢子丝菌群体遗传学分析及分子诊断 [D]. 长春：吉林大学, 2019.

[66] 郭亚南, 俞梦微. 孢子丝菌病原学的研究进展 [J]. 临床与病理杂志, 2019, 39（5）：1074-1078.

[67] 王莎莉, 向丽萍, 刘宁. 火针联合中药熏蒸法治疗孢子丝菌病 1 例 [J]. 临床医药文献电子杂志, 2019, 6（34）：171-172.

第六章
寄生虫病——法定传染病

第一节 疟 疾

　　45 岁的李女士是江苏无锡人，去年年底，带着喜悦的心情，从非洲刚果旅游了一趟回国，年三十晚她突然寒战、高热，体温达到39℃，热退的时候全身大汗，本以为只是"小感冒"，也没有太在意，可是这种症状几天内一直反复出现，没有任何好转，而且发作挺有规律，脸色不知不觉也苍白了许多，整日浑身乏力。随后，李女士去当地医院检查，结果竟让她大吃一惊。李女士到底怎么了？她真的只是普通的"小感冒"吗？她的症状能得到解决吗？我们能为她做些什么呢？带着这些疑问，让我们一起来认识疟疾吧！

一、认识疟疾

　　疟疾（malaria）是因雌性按蚊叮咬而导致人类感染疟原虫所引起的寄生虫病，临床上以间歇性寒战、高热、出汗、脾肿大和贫血等为特征。疟原虫属（*Plasmodium*）中有五个种可以感染人类并借此散播，包括恶性疟（*P. falciparum*）、间日疟（*P. vivax*）、卵形疟（*P. ovale*）、三日疟（*P. malariae*）、猴疟虫（*P. knowlesi*，又称诺氏疟原虫）。其中三日疟产生的症状较轻微，而诺氏疟原虫则较少造成人类疾病。其中由恶性疟易造成疟疾凶险发作，可以引起头痛、黄疸、癫痫发作、昏迷，导致脑、肺、肾等脏器的严重损害，甚至死亡。

二、流行病学

（1）传染源：疟疾患者和无症状带虫者。

（2）传播途径：疟疾的自然传播媒介是按蚊，我国主要为中华按蚊。雌性按蚊叮咬了疟疾患者后，蚊子会受到感染，并在叮咬另一人时把疟疾传播出去。疟疾并不会在人与人之间传播，但却可通过输入受污染的血液或血液制品、器官移植或共用刺针或针筒传播。

（3）人群易感性：人群普遍易感。可因种族、性别、年龄、职业而存在易感程度的不同，感染程度也受工作性质、生活环境、免疫力和遗传因素的影响。感染后可产生一定的免疫力，但产生缓慢，维持时间不长。多次发作或感染后，再次感染则症状较轻或无症状。在高度流行区，成人发病率较低。5岁以下儿童、孕妇、HIV感染者和AIDS患者，以及免疫缺陷或低下的移民、流动人口和旅客发病率较高。

（4）流行特征：疟疾流行与传播媒介的生态环境因素关系密切，其中温度是影响疟疾流行的重要因素。孢子增殖的最适宜温度是22~28℃，所以疟疾发病以夏秋季较多，热带及亚热带地区常年都可发病。

三、得了疟疾身体会有哪些变化

1. 典型发作

（1）潜伏期：从人体感染疟原虫到发病，称为潜伏期。疟疾会在疟原虫感染后8~25天出现症状，预防性服药可能延迟发病。间日疟和卵形疟潜伏期为 13~15 天，长者可超 6 个月，三日疟为 24~30 天，恶性疟为 7~12 天。

（2）寒战期：多数患者突然发病，骤然畏寒，先为四肢末端发凉，迅觉背部、全身发冷。出现寒战、面色苍白、唇指发绀，持续 10 分钟至 2 小时。

（3）高热期：体温迅速上升至 40℃或更高，面色潮红、结膜充血、脉快而有力，伴头痛、全身酸痛、乏力、恶心、口渴、烦躁不安，严重者出现谵妄，持续 2~6 小时，个别有 10 余小时。发作数次后唇、鼻常见疱疹。

（4）大汗期：高热后期先是颜面和双手微汗，渐至全身大汗淋漓，衣服湿透，体温骤降至正常或正常以下。自觉症状明显缓解，但十分困倦，常安然入睡。一觉醒来，精神轻快，食欲恢复，又可照常工作。

2. 凶险发作

由疟原虫引起的严重而危险的临床表现，主要见于恶性疟，主要表现为急性高热、剧烈头痛、呕吐、谵妄和抽搐等。严重者可发生脑水肿、呼吸衰竭而死亡。

3. 并发症

（1）黑尿热：急性血管内溶血引起，表现为急起寒战、高热与腰痛、恶心、呕吐、尿量骤减、排酱油色小便。患者有进行性贫血、黄疸，严重者发生急性肾衰竭。

（2）急性肾衰竭：重症恶性疟成人常出现肾损伤，但在儿童中不太常见。

（3）脑型疟：表现为意识受损、谵妄和（或）癫痫发作的脑病，但不常见神经系统定位体征。脑型疟能快速进展至昏迷甚至死亡，因此出现脑型疟征象后应迅速评估和处理。

（4）非心源性肺水肿：重症恶性疟成人可能发生非心源性肺水肿，如急性呼吸窘迫综合征。其发病机制不确定，但可能涉及肺内发生被寄生的红细胞隔离和（或）细胞因子诱导的肺血管系统渗漏。

（5）血液系统异常：疟疾感染多次发作的疟区患儿可能发生慢性重度贫血。免疫缺陷者及不稳定传播地区的人群可能发生急性贫血。

（6）酸中毒：酸中毒是重症疟疾患者的重要死因，可由多种因素导致。

（7）低血糖：低血糖是重症疟疾的常见并发症，但难以区分其常见表现（发汗、心动过速和神经功能缺损）与重症疟疾的全身症状。

4. 体征

脾脏增大其程度与病程相关，部分病例同时见肝大。部分患者出现黄疸。脑疟疾的患者常产生神经系统疾病，包括姿态异常、眼球震颤、共轭凝视麻痹（眼球无法朝同一方向转动）、角弓反张、抽搐、昏迷。

5. 再燃与复发

疟疾的患者可能会在一段无症状期后发作，此种现象可分为再燃（recrudescence）、复发（relapse）、重复感染（reinfection）三种。再燃是由于血液中残存的疟原虫，可能是治疗不完全或疗效不佳所致。复发是指患者血液中的疟原虫虽已清除，但肝细胞中仍有疟原虫的休眠体（hypnozoites）存在；此类的患者无症状期约有8~24周，通常发生在间日疟和卵形疟患者，尤其温带地区的间日疟会以休眠体"越冬"，甚至在患者感染后的隔年年初才复发。重复感染是指患者在成功清除旧病原体后又感染了新病原体，重复感染在临床上很难与复发区分，但2周内再次出现的疟疾通常是治疗失败造成的复发而非重复感染。

四、如何确诊已患上疟疾

（1）流行病学资料：曾在疟疾流行地区居住、旅游，有疟疾发作史或有输血史。

（2）临床表现：间歇性定时发作，发作时有畏寒、寒战、发热、大汗等临床症状，发作多次可出现脾肿大和贫血，重症病例出现昏迷等症状。由于疟原虫的生理活动有明显周期，患者常常周期性发作。间日疟和卵形疟的活动周期为2天；三日疟为3天；恶性疟一般为36~48

小时，但也可能持续发热而无明显周期。

（3）实验室检查：血涂片找到疟原虫可明确诊断。

五、得了疟疾我们应该做哪些检查

1. 血常规

白细胞正常或减少，多次发作后红细胞和血红蛋白可下降，恶性疟尤重。

2. 疟原虫检查

血涂片染色查疟原虫是确诊的最可靠方法，并可鉴别疟原虫类型，应在寒战或发热初期采血。骨髓穿刺涂片阳性率高于外周血涂片。现在部分地区也开展了疟原虫抗原检测手段。

六、疟疾的治疗原则

1. 基础治疗

卧床休息，要注意水分的补给，入量不足且不能进食者给静脉输液；寒战时给予保暖，高热时给予物理及药物降温；严密观察病情变化。

2. 病原治疗

目的是既要杀灭红细胞内期（红内期）的疟原虫以控制发作，又要杀灭红细胞外期（红外期）的疟原虫以防止复发，并要杀灭配子体以防止传播。

（1）间日疟、三日疟和卵形疟治疗：包括现症病例和间日疟复发病例，须用血内裂殖体杀灭药如氯喹，杀灭红内期的原虫，迅速退热，并用组织期裂殖体杀灭药，亦称根治药或抗复发药，进行根治或称抗复发治疗，杀灭红外期的原虫。我国常用氯喹与伯氨喹联合治疗。需注意伯氨喹对葡萄糖 –6- 磷酸脱氢酶（glucose-6-phosphate dehydrogenase，G6PD）缺乏症患者有导致溶血的风险。

（2）恶性疟的治疗：推荐基于青蒿素的联合疗法（artemisinin-based combination therapy，ACT）用作一线治疗。

（3）凶险疟疾的治疗：凶险型疟疾需快速、足量应用有效的抗疟药物，尽快给予静脉滴注，维持水电解质平衡，必要时需使用激素。

七、得了疟疾我们该如何护理

（1）虫媒隔离：灭蚊。

（2）休息：急性发作期应卧床休息，以减轻患者体力消耗。

（3）饮食：给予高热量、高蛋白、易消化的流质、半流质饮食，注意补充水分。

（4）病情观察：注意观察患者神志、精神、生命体征、尿量以及尿液、呕吐物和大便的颜色（出现消化道出血时，会出血咖啡样呕吐物及黑便）。

（5）典型发作寒战期：应注意保暖，如加盖棉被、摄入热饮等。发热期由于高热可导致抽搐，故应给予积极的物理降温或药物降温，体温控制在38℃以下较为合适。出汗后，及时给予温水擦浴，更换衣服及床单，防止着凉，并应多饮水防止虚脱。缓解间歇期应保证患者安静休息，以恢复体力。

（6）凶险发作：有惊厥、昏迷时，应注意保持呼吸道通畅，并按惊厥、昏迷常规护理。

（7）黑尿热的护理：严格卧床休息至急性症状消失，注意监测生命体征的变化，记录24小时出入量甚至需严密监测每小时尿量，监测血生化指标的变化，及时发现肾功能异常。监测血红细胞、血红蛋白，及时发现并处理贫血，监测小便常规。

（8）用药护理：遵医嘱使用抗疟药物，观察药物疗效及不良反应。口服氯喹可引起头晕、食欲不振、恶心、呕吐、腹泻、皮肤瘙痒等症状，指导患者饭后服用，可减少对胃肠道的刺激。由于伯氨喹对G6PD缺乏症患者有导致溶血的风险，服用伯氨喹3~4日后，可能发生发绀和溶血反应，应注意观察，出现上述反应时，及时通知医生并停药。凶险发作应用静脉点滴药物时，应掌握药物浓度与滴速，并密切观察毒性反应。

八、疟疾的预防

（1）防蚊、灭蚊，避免蚊子的叮咬。

（2）避免在原始森林和河涧逗留。

（3）到疟疾肆虐地区之前应该先做好防疫措施，例如请医生开处预防类药物服用。

（4）在疟区黄昏后穿着浅色长袖衣服、长裤、戴帽子，减少皮肤外露。在暴露的皮肤上涂驱蚊剂，可减少被疟蚊叮咬的机会。有效的驱蚊剂包括：DEET（N，N 二乙基－间甲苯酰胺），以及源自柠檬桉的PMD（P- 薄荷烷 -3，8- 二醇）。其中 DEET 防止蚊虫叮咬的效果最好。

（5）挂蚊帐睡觉，房间喷洒杀虫剂及用纱窗来阻隔蚊虫的叮咬。

（6）对疟疾高发区人群及流行区的外来人群，进行预防性服药以防止发生疟疾。

（7）疟疾患者无症状满 3 年，才可输血给其他人。

（8）若到外地旅游，应详尽记录所到地方，以防当自己怀疑染疟疾时可向医护人员提供可靠资料。

（王树敏　黄丽蓉）

第二节　黑热病

41 岁的李先生是一名司机，长期往返于成都与九寨沟，1 月前出现不明原因的间断畏寒、不规则发热、咳嗽咳痰，伴全身乏力不适，胃口明显变差，全身皮肤也骤然变黑不少，1 个月下来发现自己竟然瘦了

5千克，还时不时出现牙龈出血的现象。李先生为此很担心，去医院检查，结果发现自己得了从来没有听说过的黑热病。

那么究竟什么是黑热病？为什么李先生会得这种病？就让我们带着这些疑问一起来认识一下黑热病吧。

一、认识黑热病

黑热病（kala-azar）又称内脏利什曼病（visceral leishmaniasis，VL），是由杜氏利什曼原虫引起，经白蛉传播的慢性地方性传染病。利什曼原虫可以引起三种疾病包括皮肤、黏膜及内脏的利什曼疾病。患者皮肤上常有色素沉着，并有发热，故又称 kala-azar（印地语），即黑热的意思。

二、流行病学

（1）传染源：主要是患者与感染动物，少数野生动物亦可为传染源，不同地区传染源不同。狗也可患此病，是我国山丘地区黑热病的主要动物宿主和重要传染源。一般城市平原地区以患者为主要传染源；乡村丘陵山区以病犬为主要传染源；在边远荒漠地区，野生动物为主要传染源。

（2）传播途径：以白蛉叮咬为主，偶可经破损皮肤和黏膜、胎盘或输血传播。

（3）人群易感性：人群普遍易感，病后有持久免疫力。

（4）流行特点：本病为地方性传染病，我国主要分布在新疆、甘肃、四川等地区。各年龄组均可发病，各地患者在年龄分布上具有显著差别，一般患者为传染源时，大龄儿童及青壮年发病多，病犬为传染源时，儿童发病多。成人患者男性略多于女性，儿童发病率无明显性别差别。

三、黑热病的病因

人体感染杜氏利什曼原虫后，因其在单核巨噬细胞内分裂繁殖而导致单核巨噬细胞系统细胞大量破坏和增生，进而引起肝、脾、淋巴结肿大及骨髓增生，其中以脾脏肿大最为明显，由于脾功能亢进及细胞毒性变态反应所致免疫性溶血，可引起全血细胞减少，血小板显著降低；患者易发生鼻衄、齿龈出血。肝功能受损和浆细胞大量增生，使合成白蛋白减少同时球蛋白升高明显，致使血浆白蛋白／球蛋白比值倒置。

四、得了黑热病身体会有哪些变化

1. 典型症状

（1）发病：多缓慢，不规则发热，中毒症状轻，初起可有胃肠道症状如食欲减退、腹痛腹泻等；可有类似感冒样症状。病程较长，可达数月，全身中毒症状不明显。

（2）贫血及营养不良：在病程晚期可出现，有精神萎靡、头发稀疏、心悸、气短、面色苍白、水肿及皮肤粗糙，皮肤颜色可加深，故称之为黑热病。可因血小板减少而有鼻出血、牙龈出血及皮肤出血点等。

2. 体征

脾、肝及淋巴结肿大，脾肿大明显，起病后半个月即可触及、质软，以后逐渐增大，半年后可达脐部甚至盆腔，质地硬。肝为轻至中度肿大，质地软；偶有黄疸、腹水。淋巴结为轻至中度肿大。

3. 特殊类型

（1）皮肤型黑热病：皮损主要是结节、丘疹和红斑，偶见褪色斑，表面光滑，不破溃很少自愈，结节可连成片类似瘤型麻风。结节、丘疹的组织液或组织刮取物的涂片镜检或培养查见利什曼原虫可确诊。

（2）淋巴结型黑热病：患者颈、耳后、腋窝、腹股沟或滑车上的淋巴结肿大如花生米至蚕豆般大小，较浅，可移动。肝、脾不肿大，嗜酸性细胞增多。于无菌条件下从肿大的淋巴结吸取组织涂片镜检或培养或从淋巴结的组织切片上查见利什曼原虫可确诊。

五、如何确认已患上黑热病

凡黑热病流行区内的居民，或在白蛉季节内（5—9月）有流行区居住史的人员，有长期不规则发热，脾脏呈进行性肿大等上述临床表现者，需进行病原学检查。骨髓、脾或淋巴结穿刺物涂片查见利什曼原虫，或将穿刺物接种于 3N 培养基内培养出利什曼原虫的前鞭毛体均可确诊。

六、得了黑热病我们应该做哪些检查

（1）一般检查：全血细胞减少。

（2）病原学检查：包括涂片检查、培养检查、分子生物学检查。

（3）免疫学检查：①测特异性抗体，用间接免疫荧光抗体试验（IFAT）、ELISA、补体结合试验等方法检测特异性抗体，阳性率及特异性均较高，但可有假阳性。②单克隆抗体 – 抗原斑点实验（McAb–AST）及单克隆抗体斑点 ELISA 法（Dot–ELISA）检测循环抗原，特异性及敏感性高，可用于早期诊断。

七、黑热病的治疗原则

（1）一般治疗：患者应给予营养丰富的食物。防止继发感染。对严重贫血和血小板减少者给予少量多次输入新鲜血，若合并细菌感染给予相应的抗菌药物。

（2）病原治疗：①锑剂，常用五价锑制剂葡萄糖酸锑钠，对杜氏利什曼原虫有很强的杀虫作用，疗效迅速而显著。②非锑剂，包括米替福新、两性霉素 B 脂质体、二脒替、戊烷脒等。我国黑热病患者对葡萄糖酸锑钠敏感，故将其作为首选治疗药物。对葡萄糖酸锑钠疗效欠佳者可用两性霉素 B 治疗。

（3）手术治疗：脾切除适用于多种治疗无效，病原体仍可查到，脾明显肿大并伴脾功能亢进者，术后再用锑剂治疗，以期根治。

（4）并发症治疗：继发感染者及时用抗菌药物治疗。粒细胞减少者适当应用升白细胞药物。

八、得了黑热病我们该如何护理

（1）隔离：安排患者住单间，按虫媒隔离，搞好病室卫生，保持通风和地面干燥，防止成蛉躲藏和幼蛉孳生，夜间睡眠可用细纱蚊帐防止白蛉叮咬，做好个人防护。

（2）饮食护理：主要是营养和水分的补充。家属应对患者加强营养，早期给予高维生素、易消化、清淡的汤、粥类饮食，后期可给予高热量、高蛋白饮食，以增强抵抗力。高热会导致水分大量丢失，应鼓励患者多饮水，可选用糖盐水、各种水果汁如西瓜汁、梨汁等，忌酒、浓茶、咖啡。

（3）高热护理：应注意卧床休息，以减少能量的消耗，有利于机体的康复。密切观察患者用药后的体温、血压的变化，防止体温骤降引起虚脱，因患者体温波动大、体液丢失多，还要注意保暖和补充水和电解质。冰块降温时要经常更换部位，防止冻伤。

（4）口腔护理：鼻和牙龈出血与脾功能亢进引起的血小板显著降低有关。由于患者血小板减少，极易牙龈出血，因此护理人员应指导患者刷牙时尽量使用柔软的牙刷，以防牙龈出血。牙龈渗血时，可用凝血酶或 0.1% 肾上腺素棉球、吸收性明胶海绵片贴敷牙龈或局部压迫止血，并及时用生理盐水或 1% 过氧化氢清除口腔陈旧血块，以免引起口臭而影响患者的食欲。发热时由于唾液分泌减少，口腔黏膜干燥，且抵抗力下降，有利于病原体生长、繁殖，易出现口腔感染。应在晨起、餐后、睡前指导并协助患者用生理盐水漱口，保持口腔清洁。

（5）皮肤护理：患者因长期卧床、高热、身体虚弱、消瘦，要保持床单位整洁、干燥。及时清扫皮屑，用温水清洗皮肤，定时协助患者改变其体位，防止压疮的发生。

（6）锑剂治疗的护理：使用锑剂者用药前要仔细检查药品，凡有沉淀变质或过期则不宜使用，因过期药由五价锑变三价锑，其毒性大增。抽取药液时严格执行无菌操作，掌握药物的剂量，确保用药效果，静脉滴注药物宜缓慢进行，并防止药液外漏，如已外漏宜用0.25%的普鲁卡因进行局部封闭。注意观察药物的作用及副作用，及时报告医生，及时处理。

（7）并发症护理：粒细胞缺乏症、肺部感染、牙龈炎、坏死性口腔炎等是黑热病的主要并发症。出现并发症应遵医嘱及时对症处理。

（8）心理护理：护理人员要做好相关的解释、安抚工作，及时解答患者的疑虑。同时，认真倾听患者诉说，鼓励患者配合治疗，给予情感支持帮助患者缓解疾病带来的压力。

九、预后

患者经特效药物治疗后痊愈率较高，一般不会再次感染，可获得终身免疫。但免疫力低下患者如合并艾滋病等治疗效果差，易复发。

（王树敏　黄丽蓉）

第三节　包虫病

患者，男，48岁，牧民，养狗20余年，喜欢食生肉，喜欢用手直接吃糌粑，一直身体健壮的他在8个月前无诱因开始出现乏力、腹胀、食欲减退，伴有双肩疼痛、恶心、反酸、腹胀，以餐后为重，1个月前乏力、腹胀加重。去当地医院检查，医生告诉他得了肝包虫病。

那么什么是包虫病呢？这些症状能得到控制吗？患者能好起来吗？带着这些疑问让我们一起来认识一下包虫病吧！

一、认识包虫病

包虫病又称棘球蚴病（echinococcosis），是人体感染棘球绦虫的幼虫（棘球蚴）所致的慢性寄生虫病。在我国人体棘球蚴病有两种：细粒棘球蚴病（囊型包虫病）和泡型棘球蚴病（泡型包虫病）。本病的临床表现视包虫囊部位、大小和有无并发症而不同。临床上以肝棘球蚴病最多见，肺棘球蚴病次之。

（一）流行病学

1. 传染源

食用和饮用含有寄生虫卵的食物和水，与受感染的动物亲密接触，能导致棘球蚴病。感染了寄生虫的食肉动物在排便时，夹杂在粪便中的寄生虫卵便得到扩散。常见的受感染动物有狗、狐狸、和狼。

2. 传播途径

（1）与病犬密切接触，虫卵污染手后，经口感染。

（2）食用或饮用虫卵污染的蔬菜或水源造成间接感染。

（3）也可能经呼吸道感染。

3. 易感人群

人群普遍易感。

4. 流行特征

本病是一种人畜共患病，广泛分布于世界各地，主要流行于牧区和半牧区。在我国新疆、内蒙古、甘肃、宁夏、青海、西藏、四川、陕西多见，河北与东北等省亦有散发。农、牧民为多，男女发病率无明显差别。

（二）包虫病的病因

虫卵进入人体后，在消化液作用下，在十二指肠内孵出六钩蚴。六钩蚴钻入肠壁，部分被局部免疫细胞包围消灭，未被消灭的六钩蚴经肠系膜小静脉到达门静脉系统，大多数幼虫被阻于肝脏，少数经肝静脉、下腔静脉、右心房而到达肺部。因此，棘球蚴主要寄生于肝脏，其次是肺。

（三）得了包虫病身体会有哪些变化

潜伏期可长达20年，甚至更长。早期多无自觉症状。

1. 肝棘球蚴病（肝包虫病）

最常见，多位于肝右叶，接近于肝表面，可有肝区不适、隐痛或胀痛，肝脏肿大，肝脏表面隆起，并可触及无痛性囊性肿块。肝门附近的棘球蚴可压迫胆管而出现黄疸，也可压迫门静脉而发生门静脉高压症。在合并感染时，临床上与肝脓肿或膈下脓肿症状相似。肝下部的棘球蚴可破入腹腔而引起弥漫性腹膜炎及过敏反应，重者可发生过敏性休克，并使其囊液中头节脱落播散移植至腹腔或胸腔内产生多发性继发腹腔和胸腔棘球蚴。

2. 肺棘球蚴病（肺包虫病）

以右肺多见，好发于下中肺叶。常无明显的自觉症状，而在体检或胸透时发现，可出现胸部隐痛、刺激性咳嗽。在与支气管相通时可咳出大量液体，并带有粉皮样囊壁和包虫沙。在继发感染时可有高热、胸痛、咳嗽及咳脓痰。偶尔可因大量囊液溢出与堵塞而引起窒息。

3. 脑棘球蚴病（脑包虫病）

发病率低（1%~2%），多见于儿童，以顶叶为常见，临床表现为癫痫发作与颅内压增高症状。

4. 其他部位包虫病

囊型包虫病可发生在腹腔和盆腔、脾、肾、脑、骨、纵隔、心脏、肌肉和皮肤、膀胱、卵巢、睾丸、眼等部位，泡型包虫病可发生肺、脑等部位的转移，并出现相应部位的占位性局部压迫、刺激或过敏反应等临床症状和体征。

二、包虫病的治疗原则及护理

（一）得了包虫病我们该做哪些检查

（1）血常规：白细胞计数多正常，嗜酸粒细胞通常正常。

（2）痰液检查：肺棘球蚴患者可咳出粉皮样囊壁，痰中可检出头节或小钩。

（3）免疫学检查：人体包虫病免疫学诊断方法有间接红细胞凝集试验（IHA）、酶联免疫吸附试验（ELISA）、PVC 薄膜快速 ELISA等。其中，以 ELISA 法最为常用且较敏感。

（4）B 型超声波检查：肝脏超声波检查对肝棘球蚴病具有重要诊断价值，可确定包囊的大小、位置、数目。

（5）CT、MRI 对肺、肝棘球蚴病均有诊断价值，较 B 超更为清晰。

（二）包虫病的治疗原则

（1）手术治疗：肝、肺等棘球蚴病目前仍采用手术摘除为主，尤其是巨大包虫囊的患者。术中注意防止囊液外溢，以免引起过敏反应。术前 2 周至术后长期服用阿苯达唑以减少术中并发症及术后复发。

（2）药物治疗：手术禁忌或术后复发无法手术者，可进行药物治疗。常用药物为阿苯达唑，其疗程长，有效率 80% 以上。该药有致畸作用，孕妇禁用。

（三）得了包虫病我们该如何护理

（1）休息与活动：多休息，减少活动，留家属陪护。

（2）饮食护理：避免再进食生肉及有可能携带寄生虫病原体的生食，养成良好的手卫生习惯。

（3）药物护理：服用阿苯达唑应早期、足量、足疗程，告知患者用药的目的及有可能出现的不良反应。

（4）病情观察：①注意观察腹部包块的部位、大小、有无触痛、质地及表面情况等；②观察患者有无发热、肝区疼痛等继发感染的表现；③观察患者有无肺棘球蚴病的表现，以及肺部体征的变化等；④观察患者有无包囊破裂导致呼吸困难、血压下降等过敏性休克表现。

（5）心理护理：护士和家属多与患者沟通交流，耐心听取患者的倾诉，安慰和疏导患者，以缓解患者恐惧心理。

三、包虫病的预防

（1）管理传染源：有效管理病犬。给流行区的犬只定期预防服用投药驱虫。病畜的尸体应深埋或焚毁。

（2）切断传播途径：注意饮食、饮水卫生，不喝生水、生奶，不吃生菜，饭前洗手。避免与病犬密切接触。

（王树敏　黄丽蓉）

第四节　丝虫病

张先生，男，41 岁，为某公司企业高管，因工作需要去印度出差了 30 天，回来半年后无诱因开始出现发热、畏寒、咳嗽、双下肢淋巴结肿大伴疼痛。去当地医院检查，医生告诉他得了丝虫病。

那么什么是丝虫病呢？张先生的这些症状能得到控制吗？他能好起来吗？带着这些疑问让我们一起来认识一下丝虫病吧！

一、认识丝虫病

（一）什么是丝虫病

丝虫病（filariasis）为丝虫寄生于淋巴组织、皮下组织或浆膜腔所致的寄生虫病。急性期为反复发作的淋巴管炎、淋巴结炎和发热，慢性期为淋巴水肿和象皮肿。丝虫病主要感染成年人，以男性较为多见。我国的丝虫病最常见者为淋巴丝虫病，主要由班氏丝虫、马来丝虫两种所致，前者主要由库蚊传播，后者由中华按蚊传播。

（二）流行病学

（1）传染源：血中有微丝蚴患者和无症状的带虫者是主要传染源。班氏丝虫主要感染人，马来丝虫除感染人体外，还可有猴、猫等哺乳动物的自然感染，故已感染马来丝虫的动物也可成为传染源。

（2）传播途径：丝虫病系通过蚊虫叮咬传播，多种蚊虫均可成为班氏丝虫和马来丝虫的传播媒介。

（3）易感人群：进入流行区的人普遍易感，男女老幼均易感，但以男性常见。病后可获得一定程度的免疫力，但不能阻断再次感染。

（4）感染季节：蚊虫孳生季节发病率较高，气温在 20~30℃，相对湿度在 75%~90% 最有利于微丝蚴在蚊体内发育成为感染期幼虫，故一般多在 5—10 月为丝虫病高发季节。热带和亚热带常年均可发病。

（三）得了丝虫病身体会有哪些变化

丝虫病潜伏期一般 4 个月至 1 年，感染后有半数不出现症状而血中有微丝蚴，成为"无症状"的感染者，但具有传染性。马来丝虫主要寄生于浅表淋巴系统，以四肢淋巴结或淋巴管炎及象皮肿最为常见。班氏丝虫除淋巴系统外，还能寄生于深部淋巴系统，故腹部症状及精索、附睾、阴囊等的炎症和结节较多见。

1. 早期

早期以淋巴系统炎性病变为主。

（1）淋巴管和淋巴结炎：是班氏和马来丝虫病急性期的临床表现之一。好发于四肢，下肢最为常见。表现为受累淋巴结肿大、疼痛、淋巴管也有肿胀和疼痛，自近端向远端呈离心性发展。继之患肢皮肤呈弥漫性红肿、发亮，有灼热感和压痛，称"丹毒样皮炎"。约 1 周后病变部位脱屑，患肢疼痛逐渐消退。

（2）丝虫热：是指急性发作性发热，表现为畏寒、寒战和发热，体温常为 38℃~39℃，伴淋巴系统（深部为主）的炎症和短暂的局部水肿。

（3）精索炎、附睾炎和睾丸炎：表现为发热和一侧自腹股沟向下蔓延的阴囊疼痛，并放射至大腿内侧。睾丸和附睾肿大，有压痛。精索上有一个或多个结节性肿块，压痛明显，持续数天后可自行消退，肿块变小、较硬。

（4）肺嗜酸性粒细胞浸润综合征：又称丝虫病嗜酸性粒细胞增多症（filarialhypereosinophilia），表现为畏寒、发热、咳嗽、哮喘和淋巴结肿大等。

2. 晚期

晚期以淋巴系统增生、阻塞引起的表现为主。

（1）淋巴结肿大和淋巴管曲张：肿大的淋巴结及其周围呈向心性淋巴管曲张，常于腹股沟处形成肿块，为海绵样囊性，中心有硬核感觉，穿刺为淋巴液，偶可找到微丝蚴。

（2）睾丸鞘膜腔积液：多发生于班氏丝虫病。积液少时常无症状。严重者阴囊体积增大皱褶消失，有下坠感而无疼痛，透光试验阳性。

（3）乳糜尿：突然出现乳白色尿，也可因混有血液而呈粉红色。静置后尿液分三层：上层为脂肪，中层为较清的尿液，下层为粉红色沉淀。沉淀中有时可找到微丝蚴。乳糜尿为班氏丝虫病常见的晚期表现之一。

（4）淋巴水肿和象皮肿：丝虫病早期即可有水肿，可因侧支或吻合支形成而消退。代偿平衡破坏，形成永久性水肿，发生皮下组织增厚和表皮角化病。

（四）如何确诊得了丝虫病

（1）流行病学资料：流行区居住史。

（2）临床表现：周期性发热，反复发作的淋巴结炎与逆行性淋巴管炎、象皮肿、乳糜尿为本病的特征。

（3）实验室检查：分为病原诊断和免疫诊断。前者包括从外周血液、乳糜尿、抽出液中查及微丝蚴和成虫；后者为检测血清中的丝虫抗体和抗原。

二、丝虫病的治疗原则及护理

（一）得了丝虫病我们该做哪些检查

（1）血常规：白细胞、嗜酸粒细胞增高，合并细菌感染者中性粒细胞显著增高。

（2）乳糜尿检查：尿液为乳白色，乳糜定性实验阳性。

（3）病原学检查：包括微丝蚴检查（是诊断丝虫病最可靠的方法）、成虫检查、免疫学检查、分子生物学检测。

（二）丝虫病的治疗原则

（1）病原治疗：①乙胺嗪对微丝蚴和丝虫成虫均有作用，是目前治疗丝虫病的首选药物，对马来丝虫病的疗效好而迅速。②伊维菌素对微丝蚴有与乙胺嗪同样的效果，但不良反应明显较轻，对微丝蚴效果显著，但杀成虫的效果差。该药为大环内酯类药物，对班氏及马来丝虫均有相当的疗效。③其他：左旋咪唑、呋喃嘧酮、阿苯达唑、多西环素等也可作为治疗丝虫病的药物，前者与乙胺嗪联合可提高疗效，后者可作为补充替换药物。

（2）对症治疗：淋巴水肿和象皮肿早期有一定的可逆性。在病原治疗的基础上，注意局部护理，预防感染的发生和适当的手术治疗，可达到很好的疗效。乳糜尿患者应注意休息，避免重体力劳动，可能引起继发性营养不良，可补充含有中链甘油三酯的低脂、高蛋白饮食。可应用中医药治疗，必要时可外科手术治疗。

（三）得了丝虫病我们该如何护理

（1）休息与活动：急性期卧床休息，减少活动，避免重体力劳动。

（2）饮食护理：乳糜尿患者发作期不宜高脂饮食，应多饮水。

（3）药物护理：服用抗丝虫病药物前，告知患者用药的目的及有可能出现的不良反应。

（4）心理护理：护士和家属多与患者沟通交流，耐心听取患者的倾诉，安慰和疏导患者，以缓解患者恐惧心理。需手术治疗者应说明手术的目的和必要性，以减轻患者焦虑和恐惧心理。

三、丝虫病的预防

（1）控制传染源：血中有微丝蚴的患者和无症状的带虫者是丝虫病的主要传染源，因此对流行区进行普查、普治是控制传染源，预防丝虫病的重要措施。

（2）消灭传播媒介：在流行区开展群众性防蚊、灭蚊工作，消灭丝虫病传播的媒介。

（3）积极开展丝虫病防治的监测工作：我国已成功消灭了丝虫病，在消灭丝虫病后很少发现新发病例，但仍需密切监测，警惕输入性病例。

（4）外出旅游加强个人防护，提高卫生意识。

（王树敏　黄丽蓉）

第七章

寄生虫病——普通感染病

第一节　弓形虫病

王先生，男，41 岁，爱养猫，两年前确诊艾滋病，近来总觉疲乏无力、间断低热，还抽搐，抽搐时意识丧失，四肢僵硬，口吐白沫，持续 2~3 分钟后自行缓解，2 个月下来瘦了 10 多斤。去当地医院检查，医生却告诉他得了弓形虫病。

那么什么是弓形虫病呢？王先生的这些症状能得到控制吗？他能好起来吗？带着这些疑问让我们一起来认识一下弓形虫病吧！

一、认识弓形虫病

1. 什么是弓形虫病

弓形虫病（toxoplasmosis）是由刚地弓形虫感染所致的疾病，因最初是从刚地鼠的单核细胞内发现，故名。弓形虫病是全球性的人兽共患寄生虫病。免疫功能正常的人感染弓形虫后，多为隐形感染，一般无症状。部分患者会伴随持续几周或几个月之久的类似于流感的症状，例如肌肉疼痛、淋巴结触痛。一小部分人群中可能会出现眼睛问题。免疫系统低下者如 AIDS 患者可能会表现出癫痫、协调不良等中枢神经系统严重的症状。孕妇若受感染，其胎儿可能染上先天性弓形虫病。

2. 流行病学

（1）传染源：弓形虫只会在猫科动物中有性繁殖，但可以感染包括人类在内的大部分恒温动物。各种动物在流行病学上的作用不同，其中以猫最重要，因其粪便中有卵囊，且卵囊可在外界生存时间较长。急性期患者的尿、粪、唾液和痰内虽可有弓形虫存在，但不能在外界久存，故除感染的孕妇可经胎盘传染给胎儿外，患者作为传染源的意义甚小。

（2）传播途径：①先天弓形虫病系通过胎盘传染，孕妇在妊娠期初次感染，无论显性还是隐性，均可传染胎儿。②后天获得性弓形虫病主要经口感染，传染的途径主要是摄取被猫科动物的体液或粪便污染过的食物，此外，尚可通过输血及器官移植而传播。

（3）易感人群：人群普遍易感，但动物饲养员、屠宰场工作人员以及医护人员感染率较高。严重疾病患者，如恶性肿瘤、淋巴肉芽肿、长期免疫抑制剂使用者以及免疫缺陷如艾滋病等患者多易显性感染弓形虫病。

（4）流行情况：弓形虫病呈世界性分布，世界各地的弓形虫感染率有很大差别。人群感染极为普遍。全球至少半数人口曾感染弓形虫，但毫无症状。

3. 得了弓形虫病身体会有哪些变化

（1）先天性弓形虫病：主要发生在初次急性感染的早孕妇女，感染孕妇可传给胎儿，引起流产、死胎或先天性弓形虫病。胎儿出生后，可见各种先天性畸形，包括小头畸形、脑积水、脊椎裂、无眼、小眼等，以脑部和眼部病变最多；也可表现为典型四联征，即脉络膜视网膜炎、精神运动障碍（智力障碍、痉挛、肌肉强直、麻痹）、脑钙化灶和脑积水；眼部病变可表现为眼肌麻痹、虹膜睫状体炎、白内障、视神经炎等；新生儿期可出现发热、多形性皮疹、肺炎、黄疸、肝脾肿大和消化道症状等临床表现。

（2）后天获得性弓形虫病：临床表现多变，多因宿主的免疫功能下降，与艾滋病及恶性肿瘤关系密切。轻型病例主要为淋巴结肿大，通常是孤立的无触痛和非化脓性或无症状（头颈部最常见）。重型患者常有中枢神经系统病变，表现为脑炎、脑膜炎脑炎等。

二、弓形虫病的治疗原则及护理

1.患了弓形虫病我们该做哪些检查

（1）病原体检查：主要通过直接涂片或组织切片、动物接种、细胞培养检查弓形虫速殖子或包囊。

（2）免疫学检查：首先检测血清中的抗虫体表膜的抗体，而血清或体液中的弓形虫循环抗原检测具有较高的特异性，是急性感染的可靠指标。

（3）其他检查：血常规白细胞略有增高，淋巴细胞或嗜酸性粒细胞比例增高，有时可见异型淋巴细胞。

2.弓形虫病的治疗原则

（1）病原治疗：常用药物有磺胺嘧啶、乙胺嘧啶、磺胺二甲嘧啶、乙酰螺旋霉素、阿奇霉素和克林霉素等。先天性弓形虫病需要乙胺嘧啶 – 磺胺嘧啶 – 亚叶酸（甲酰四氢叶酸）联合治疗。对于孕妇、先天性弓形虫病患儿，虽无症状亦应治疗，选药时注意药物的致畸性。

（2）对症支持治疗：可采用加强免疫功能的措施，如给予胸腺肽等药物。对眼弓形虫病和弓形虫脑炎等，可应用肾上腺皮质激素以防止脑水肿等。

3.弓形虫病该如何护理

（1）休息与活动：症状严重者严格卧床休息，协助床上活动身体，活动时以不感到疲劳为度。

（2）饮食护理：进食高热量、营养丰富、易消化的流质或半流质饮食，根据患者情况，遵医嘱给予静脉营养支持或鼻饲。

（3）病情观察：观察患者神志、生命体征；有无肢体运动和感觉障碍，有无呼吸困难及窒息、视力改变等。

（4）常见症状护理：①发热：患者发热时多饮水，遵医嘱物理或药物降温，加强口腔及皮肤的护理。②头痛：观察疼痛的性质、部位、持续时间、伴随症状，遵医嘱给予脱水剂或止痛药物，并观察疗效。③意识障碍：观察神志、瞳孔及对刺激的反应，评估意识障碍程度，嘱24小时留陪护，预防跌倒坠床、窒息的发生。④呼吸困难：保持呼吸道通畅，给予氧疗，必要时机械辅助通气等。

（5）药物护理：如使用磺胺类药物时应多喝水，观察尿液有无磺胺结晶，并定期检查尿液 pH、避免同时服用酸性药物如维生素 C 泡腾片。服用乙胺嘧啶期间还要注意观察是否出现叶酸代谢障碍的副作用，使用时注意药物的浓度，定期复查血常规及肝功能。

（6）心理护理：护士多与患者沟通交流，讲解疾病相关知识，耐心听取患者的倾诉，安慰和疏导患者，以减轻患者焦虑和恐惧心理。

三、弓形虫病的预防

（1）控制传染源：控制病猫；加强对家畜、家禽和可疑动物的监测和隔离；妊娠期间首次感染弓形虫需到专科就诊评估对胎儿的影响及是否能继续妊娠。供血者血清学检查弓形虫抗体阳性者不宜供血；器官移植者血清抗体阳性者亦不宜使用。

（2）切断传播途径：一般家猫如果没有食用过生肉、没有打猎过、都关在室内，是不会受感染，只有卫生习惯不好的饲养方式才会增加饲主的感染率。但孕妇尽量不养猫，不要让猫舔手、脸及食具；勿与猫狗等密切接触，防止猫粪污染食物、饮用水和饲料；不吃生的或不熟的肉类和生乳、生蛋等；加强卫生宣传教育、搞好环境卫生和个人卫生。

免疫力低下患者如 AIDS 患者弓形虫 IgG 阳性且 $CD4^+T$ 淋巴细胞计数小于 $100/\mu L$ 需要长期服药进行一级预防，降低再激活疾病发生的风险。

（王树敏　黄丽蓉）

第二节　肺吸虫病

李某，女，19 岁，湖北十堰人。1 个月前她和同学一起去野外野炊，烧烤吃了小溪里面的螃蟹，玩得非常开心。但健康活泼的她最近老是出现发热、咳嗽、咯痰、胸闷、胸痛的症状，去医院检查，医生根据她的生活环境和饮食习惯考虑诊断为肺吸虫病。

李某的症状能得到控制吗？到底什么是肺吸虫病？她为什么会得这种病呢？带着这些疑问，我们一起来认识这种少见的疾病吧！

一、认识肺吸虫病

（一）什么是肺吸虫病

肺吸虫病又称肺并殖吸虫病，肺部症状是最常见的临床表现。肺吸虫是一种扁平似咖啡豆的寄生虫，呈世界性分布，但东亚、东南亚为主要感染盛行区域。在我国流行的肺吸虫主要有卫氏并殖吸虫和斯氏狸殖吸虫两种。本病的传播需通过中间宿主。第一中间宿主有 20 多种螺类，第二中间宿主为溪蟹和蝲蛄，溪蟹和蝲蛄死后肢体碎裂，囊蚴可污染水源。

（二）患了肺吸虫病身体有哪些不适

摄入囊蚴后，潜伏期一般为 2~20 日。临床症状主要以咳嗽、咳痰、发热、胸闷、胸痛、腹痛为主。其他症状如咯血、气促、头痛、盗汗、乏力、皮下囊肿、惊厥、颈部包块相对少见。肺吸虫病临床表现多样，影像学检查无特异性，临床上易误诊为结核或恶性肿瘤。

二、肺吸虫病需要做哪些检查

（1）外周血白细胞明显增高，嗜酸性粒细胞比例及绝对值计数均增高，血清免疫球蛋白检测发现血 IgE 明显升高。

（2）虫卵检查：卫氏并殖吸虫感染患者痰、大便可查见虫卵，斯氏狸殖吸虫感染者痰液虫卵检查常为阴性。

（3）肺吸虫血清抗体检测为阳性。

（4）影像学检查：胸部 CT 显示异常表现，头颅 MRI、膝关节 MRI 可发现头部、膝关节等处有不同程度的病理改变。

（5）胸腔积液、脑脊液及骨髓检查：胸腔穿刺取得的胸腔积液常规化验常为黄色稍混浊液体，胸腔积液中细胞数明显增多，嗜酸性粒细胞比例增高；卫氏并殖吸虫病患者脑脊液中偶可找到虫卵；骨髓穿刺检查提示骨髓增生活跃，嗜酸性粒细胞增多。

三、如何诊断肺吸虫病

（1）有生食或半生食溪蟹或蝲蛄，或饮用生水史。

（2）有长期咳嗽、咯铁锈色痰或癫痫、头痛、瘫痪等情况。或有持续的嗜酸性粒细胞增多并排除其他寄生虫病；或有游走性皮下结节或包块等。

（3）痰、粪或各种体液内找到虫卵，或皮下结节等活检找到虫卵、童虫或成虫是确诊的依据。

（4）免疫学检测的特异性和敏感性高，有助于诊断（对病原学诊断比较困难的斯氏狸殖吸虫病尤为重要）。

四、治疗原则

（一）病原治疗

（1）吡喹酮，对卫氏并殖吸虫和斯氏狸殖吸虫均有良好作用。治疗后，患者血痰消失，痰中虫卵转阴，肺部病变吸收好转，皮下包块消退，胸腔积液消失。

（2）阿苯达唑，其口服制剂亦是治疗肺吸虫病的常用药。该药有致畸作用，孕妇禁用。

（二）对症支持治疗

皮肤病变有时可能需要作外科切除，在极罕见的情况下脑囊肿也可能需手术摘除。

五、护理

（一）一般护理

休息与活动：急性症状明显时，需卧床休息。症状减轻以后可适度下床活动。

（二）对症护理

①咳嗽、咯痰、胸闷、胸痛者需吸氧，学会有效咳嗽、咯痰，如咯痰不易，可遵医嘱使用化痰药物，正确留取痰标本；胸痛者可采取转移注意力的方法减轻疼痛，如果疼痛明显不能缓解，可遵医嘱适量使用止痛药物。②发热患者应学会正确监测体温，采用温水擦浴或冰袋降温的方式降温，体温高于38.5℃，可遵医嘱使用药物降温。

（三）用药护理

1. 吡喹酮副作用

①常见的副作用有头昏、头痛、恶心、腹痛、腹泻、乏力、四肢酸痛等，一般程度较轻，持续时间较短，不影响治疗，不需处理。②少数病例出现心悸、胸闷等症状，心电图显示异常。③少数病例可出现一过性转氨酶升高。④偶可诱发精神失常或出现消化道出血。

2. 阿苯达唑副作用

①极少情况下可引起脑炎综合征，多为迟发性反应。②少数病例有口干、乏力、思睡、头晕、头痛以及恶心、上腹不适等症状。但均较轻微，不需处理可自行缓解。③少数患者可出现药疹，甚至剥脱性皮炎

等严重皮肤损害；可出现白细胞（特别是粒细胞）、血小板减少。了解药物的不良反应，当发生这些情况时，我们才不会惊慌失措，采取正确的应对措施，防患于未然。

（四）心理护理

了解肺吸虫病的发病原理、治疗过程及预后，对我们树立战胜疾病的信心很有帮助。

六、如何预防肺吸虫病

在流行区域的居民应注意不生饮溪水，不吃生的或半生的溪蟹和蝲蛄，改变吃醉蟹、腌蟹的习惯。积极治疗患者，对家犬也应治疗。加强粪便管理，避免虫卵随雨水冲入溪流。

（胡敬梅　黄丽蓉）

第三节　猪囊尾蚴病

患者，女，24 岁，身体一直很健康，最近 1 个月反复出现头晕、头痛，伴恶心、呕吐等症状，严重时突然失去意识，口吐白沫，四肢抖动，似癫痫发作。家人带她就医，医生根据检查结果和她的生活习惯（手卫生差而且爱吃生肉）考虑诊断为猪囊尾蚴病。

一、什么是猪囊尾蚴病

（一）什么是猪囊尾蚴病

猪囊尾蚴病是链状带绦虫（猪肉绦虫）的幼虫（囊尾蚴）寄生人体各组织所引起的疾病。囊尾蚴可侵犯人体各种脏器，引起相应症状，其中以侵犯脑部最为严重。本病呈世界性分布，特别是在有吃生猪肉习惯的地区或人群中流行。

（二）导致猪囊尾蚴病发生的因素

猪囊尾蚴病通常由进食含有绦虫虫卵的食物或水引起，最常见为未煮食过的蔬菜。绦虫卵来自感染了成虫的患者（即绦虫病患者）的粪便。

传染源：链状带绦虫者是猪囊尾蚴病的唯一传染源。

传播途径：食入虫卵。分为自体感染（患者手指污染本人粪便中虫卵再经口感染）和异体感染（食用被虫卵污染的蔬菜、生水、食物等）。

（三）患了猪囊尾蚴病身体有哪些不适

猪囊尾蚴病的临床表现视囊尾蚴寄生部位、数量及人体反应而不同，可分为以下几种。

（1）脑型：癫痫发作、颅内压增高、精神症状、脊髓受压征（可表现为截瘫、感觉障碍、大小便潴留等）。

（2）眼型：视力减退、眼前黑影、失明。

（3）皮肌型：皮下和肌肉结节肿块，皮下结节可自由移动，与皮肤组织不粘连，不痛不痒，也无炎症反应及色素沉着。

（4）混合型：具备上述两型及以上者。

二、猪囊尾蚴病的治疗原则

（一）猪囊尾蚴病需要做哪些检查

常见的辅助检查有免疫学检查、影像学检查、皮下结节活检、血常规、大便检查。

（二）如何诊断猪囊尾蚴病

结合流行病学资料，有皮下结节或不明原因癫痫尤其是表现为多灶性及不稳定型的癫痫，颅脑 MRI 或 CT 多发性低密度影及免疫学检查阳性，可临床诊断本病；皮下结节或脑手术病理组织检查找到囊尾蚴可明确诊断。

（三）治疗原则

1. 病原治疗

（1）阿苯达唑：疗效好、不良反应较轻，可用于治疗各型囊尾蚴病，是目前首选药物。

（2）吡喹酮：本药可穿过囊尾蚴的囊壁，具有强烈杀死囊尾蚴的作用，疗效较阿苯达唑强而迅速。脑囊尾蚴病患者于治疗后，因虫体死亡释放出各种物质会引起不良反应，如头痛、呕吐等颅内高压表现或发热等过敏反应，故应谨慎用药。

2. 手术治疗

对眼囊尾蚴病患者或脑室囊尾蚴病患者，应先行手术摘除囊尾蚴，再给予驱虫药治疗，以防止驱虫后局部炎症反应加重导致视力障碍或脑室孔堵塞。

3. 对症治疗

病原治疗前可使用 20% 甘露醇、地塞米松静脉滴注减轻颅内高压症状。癫痫发作频繁或颅内压增高者，必须先降颅内压后进行病原治疗，可酌情选用抗癫痫药物，如地西泮、苯妥英钠等。

三、护理

（一）一般护理

脑囊尾蚴病患者癫痫发作频繁时，需卧床休息，必要时吸氧治疗，症状减轻以后可适度下床活动。眼囊尾蚴患者，如果出现视力减退，需要专人陪护，以防止患者出现意外。

（二）对症护理

（1）癫痫发作：首先应保持患者呼吸道的通畅，避免窒息，观察患者生命体征、神志、意识的变化，癫痫发作的频率和持续时间，观察发作停止后有无意识恢复及行为异常等情况。做好保护患者安全的护理工作，专人守护，癫痫发作时加床档防坠床；必要时，可使用棉垫、软枕等对患者容易受伤的部位进行保护。

（2）颅内高压：及早发现颅内高压，如出现剧烈头痛、频繁呕吐、视力减退、复视等征象，应立即配合脱水治疗、降低颅内高压。

（3）用药护理：遵医嘱使用驱虫药，观察用药后的反应，阿苯达唑的不良反应轻微，主要有头痛、低热，部分患者可有视力障碍、癫痫等，个别患者可出现过敏性休克及脑疝等严重反应。吡喹酮的不良反应同阿苯达唑，但发生率高，且相对较重。

（4）心理护理：由于驱虫治疗需要反复数个疗程，有癫痫发作者对病情更为担心，因此需要安慰、鼓励患者建立起战胜疾病的信心。

四、如何预防猪囊尾蚴病

（1）管理传染源：在流行区开展普查，彻底治疗猪肉绦虫病患者。

（2）宣传教育：宣传的重点是改变不良的饮食习惯，不吃生猪肉或生牛肉，处理生、熟食物的刀具和砧板应分开。改善养猪和养牛方式，建立圈养。将人厕和猪（牛）圈分开。除卫生防疫部门加强肉类检疫，防止"米猪肉"上市外，群众应提高识别"米猪肉"的能力。

（胡敬梅　黄丽蓉）

第四节　粪类圆线虫病

陈大爷今年60岁，务农，因长期腹部疼痛、腹泻伴营养不良，消瘦、发热、恶心、呕吐，粪便呈黏液稀便。血常规中嗜酸性粒细胞29%，肠镜检查提示黏膜充血，肠壁增厚，水肿严重，局部出现溃疡。粪便涂片镜检见粪类圆线虫，卢戈氏碘液染色后可见明显棕黄色幼虫。

陈大爷怎么了？他的状况能改善吗？我们能为他做点什么？带着这些疑问，让我们一起去认识粪类圆线虫病。

一、什么是粪类圆线虫病

类圆线虫病是粪类圆线虫感染所致。粪类圆线虫是一种兼性寄生虫。生活史包括自生世代和寄生世代，自生世代在土壤中进行；寄生世代在人体内进行。在寄生世代中，成虫主要在宿主（如人、狗、猫等）小肠内寄生，该生活阶段包括成虫、虫卵、杆状蚴和丝状蚴，幼虫可侵入肺、脑、肝、肾等组织器官，引起粪类圆线虫病。类圆线虫病流行于整个热带和亚热带，流行地区存在裸露的皮肤接触污染的土壤的生活习惯和其他不良卫生习惯。

二、粪类圆线虫病的病因

粪类圆线虫的丝状蚴经皮肤侵入人体，虫体本身及其运动给机体造成刺激而出现症状。幼虫在人体寄生时还有自身感染情况，此类自身感染常有 3 种类型：

（1）直接体内自身感染：在肠黏膜内自虫卵逸出杆状蚴后，杆状蚴就在肠黏膜内侵入血液循环继续发育。

（2）间接体内自身感染：杆状蚴自肠黏膜逸出后，在肠腔内迅速蜕皮 2 次发育为丝状蚴，再自小肠下段或结肠黏膜侵入血液循环。

（3）体外自身感染：丝状蚴随粪便排出后，又自肛门周围皮肤侵入人体。

三、临床表现

人体感染粪类圆线虫后可表现出三类病型：第一类由于有效的免疫应答，轻度感染可被清除，无临床症状出现；第二类持续存在的慢性感染（可长达数十年）；第三类为播散性超度感染，幼虫可进入脑、肝、肺、肾等器官，导致弥漫性组织损伤，甚至因严重衰竭而死亡，多见于长期激素治疗、免疫抑制或 AIDS 患者等。

（1）皮肤：丝状蚴侵入皮肤时，可引起局部瘙痒、刺痛，出现皮疹、荨麻疹，抓破后可致继发性感染。有报道称感染粪类圆线虫后可出现过敏性紫癜，其主要表现为双下肢大小不等的紫癜，有腹泻等胃肠道症状。

（2）肺部：当幼虫移行于肺、支气管时，可使肺泡出血、细支气管炎性浸润，通常表现为过敏性支气管炎、小叶性肺炎或哮喘，临床上常有不同程度的发热、咳嗽、多痰、咯血、气促。

（3）消化道：大多数本病患者是以消化道症状为主。由于成虫及幼虫不断在肠壁黏膜进出，故可引起腹痛、腹胀、恶心、呕吐、纳差、腹泻或便秘等症状。若寄生于胆道或肝内，则可引起肝肿大、右上腹痛、发热等类似胆道感染表现。粪类圆线虫病肠道损害重型表现为水肿性肠炎，黏膜水肿、增厚、皱襞减少，大量蛋白性黏液渗出致低蛋白血症，病变可波及胃，主要表现为恶心、腹痛等。还有报道称粪类圆线虫感染可引起肥厚性幽门狭窄，引起幽门狭窄的症状及粪类圆线虫感染的症状。也有研究发现杆状蚴从小肠胆胰管开口进入胰管内黏膜表面，可引起胰管狭窄，导致胰管梗阻，胰液排泌障碍引起胰腺炎。

（4）弥漫性粪类圆线虫病：弥漫性粪类圆线虫病为肠粪类圆线虫病导致的一种罕见但严重的并发症。主要发生于免疫抑制患者，有着很高的死亡率。主要发生在恶性肿瘤患者或用免疫抑制剂（尤其是类固醇）治疗的患者。

（5）其他表现：粪类圆线虫可引起泌尿系统感染，表现为尿频、尿急、尿道灼痛，嗜酸性粒细胞增高，无发烧、腰痛、血尿等，经抗菌治疗无效。该虫还有引起颅脑感染的相关报道，其主要引起颅内高压的症状，在脑脊液中可检出粪类圆线虫丝状蚴。在非洲有一例粪类圆线虫关节炎的病例报道。

四、诊断

粪类圆线虫病由于缺乏特有的临床表现，故常致临床误诊。首先应询问患者有无与泥土的接触史。一般而言，凡同时出现有消化道和呼吸系统症状的病例，应考虑本病的可能，并做进一步的有关检查，以明确诊断。病原诊断：在新鲜粪便或痰液中查见杆状蚴或丝状蚴即可诊断本病。直接涂片法的检出率较低，可用离心测定法或沉淀法检验粪便或痰液中的病原体。在涂片标本中滴加少量碘液，使幼虫着色，效果较好。在水泻或导泻情况下，可能查见虫卵。

五、需做哪些检查

（1）病原检查：主要依靠从粪便、痰、尿或脑积液中检获幼虫或培养出丝状蚴为确诊依据。

（2）免疫学检查：用 ELISA 法检测患者血清中特异性抗体，对轻、中度感染者，具有较好的辅助诊断价值。

（3）其他检查：行胃和十二指肠液引流查病原体，对胃肠粪类圆线虫病诊断的价值大于粪检。

六、治疗

对于确诊病例，应立即驱虫治疗，并保持大便通畅，注意肛门周围洁净，防止自身感染。伊维菌素或阿苯达唑是治疗粪类圆线虫感染的药物。与其他蠕虫感染的治疗相比，粪类圆线虫病的治疗更为困难，因为很难将体内虫体完全清除，而且仅依赖于随访粪便检查阴性结果来判定感染治愈是不可靠的，还需要结合血清学检测才更加可靠。免疫抑制患者可能需要延长疗程或进行多个疗程治疗，可选择联用阿苯达唑和伊维菌素。病情严重无法口服药物的患者可选择伊维菌素直肠内给药。

七、护理

（1）饮食护理：给予营养丰富易消化的流质或半流质食物，且忌烟酒等辛辣刺激性的饮食，做好口腔护理和皮肤护理。

（2）发热护理：护士应及时准确地监测体温变化；遵医嘱给予物理降温或药物降温，并做好记录。嘱患者进食清淡易消化、高维生素的流质或半流质饮食，并多饮水，及时更换被服并保持床单清洁、平整、干燥，使患者舒适。

（3）疼痛护理：在护理中应重视患者的疼痛主诉，认真评估患者的疼痛程度，为患者提供安静舒适的康复环境，尽力让患者转移对疼痛的注意力，如深呼吸进行放松等，同时遵医嘱正确给予降颅压药物及止痛措施，协助患者得到最佳的疼痛控制。注意观察用药后患者疼痛的缓解情况。

（4）药物护理：按医嘱给予静脉补液，服杀虫药期间需送药到床旁看患者服药到口，如服药后将药物吐出则重新补服。第一疗程服药中常有因虫体死亡产生异性蛋白反应而致体温升高，故每4小时测量体温1次，高热者给予物理降温，头部置冰袋或用温水酒精擦身，必要时采用退热药口服。

（5）心理护理：粪类圆线虫患者由于长期高热，经抗菌药物激素等药物治疗无效时易导致紧张焦虑不安心理在护理时应给予精神上的安慰和鼓励，并讲解有关粪类圆线虫病的知识，取得患者的配合，争取早日恢复健康。

（6）健康指导：在患者痊愈出院时嘱其注意不再接触有粪类圆线虫生长环境的泥土，3个月后复查大便是否有粪类圆线虫，如有重复感染者则再次给予系统治疗。

八、预防

避免皮肤直接接触含丝状蚴的土壤可以预防感染。高危人群，尤其是儿童在疫区活动时应穿鞋。对可能接触过（甚至很久前接触过）类圆线虫、有不明原因嗜酸性粒细胞增多和症状提示类圆线虫病的患者，在接受皮质类固醇或其他免疫抑制治疗前，均应进行多次粪便及血清学检查。如果确诊感染，应立即治疗。

（贺晓娇　黄丽蓉）

第五节 钩虫病

张婆婆，61岁，农民，因间歇性脐周腹痛4月余，加重伴腹泻、血便20天入院。胃镜检查示胃、十二指肠均未见异常，结肠镜检查发现：结肠各段见众多寄生虫吸附在肠壁上，虫体呈线形，大小约0.2 cm×1.0 cm，吸附处黏膜有活动性出血及充血水肿。虫体经医院检验鉴定为十二指肠钩虫。

张婆婆她怎么了？她的状况能改善吗？我们能为她做点什么？带着这些疑问，让我们一起去认识钩虫病。

一、什么是钩虫病

钩虫病（ancylistomiasis）是由十二指肠钩口线虫或美洲板口线虫寄生于人体小肠所致的肠道寄生虫病。钩虫感染分布于全世界，以热带及亚热带地区尤为多见且严重。其发病是由于丝状蚴经皮肤或黏膜侵入人体而引起皮肤损伤及肺部病变，沿呼吸道爬至会厌被吞入消化道，而引起消化道症状；成虫吸血并损伤小肠黏膜而引起贫血。

二、流行病学知识

钩虫病是一种热带和亚热带的高发病，估计全球感染人数达5.76亿，我国3 900万。钩虫病在全国分布范围非常广泛，尤其在长江流域及其以南的广大农村地区更为普遍而严重，是农村中最常见的肠道寄生虫病之一。

（1）传染源：钩虫感染者是本病唯一的传染源。

（2）传播途径：使用新鲜粪便施肥或随地大便，使钩虫卵污染周围环境，并在适宜的环境条件下很快发育为感染期幼虫。人因赤足下地生产劳动，脚或手部皮肤与感染期幼虫接触，或因生食含有感染期幼虫的不洁蔬菜、瓜果而受到感染。钩虫幼虫也可经母乳传给婴幼儿，或经胎盘侵入胎儿，但比较少见。

（3）易感人群：人对钩虫普遍易感。

三、临床表现

（一）钩蚴引起的症状

（1）钩蚴性皮炎：感染期幼虫侵入皮肤后，患者可感到局部皮肤有烧灼、针刺或奇痒等感觉。继之出现红色点状丘疹或小泡疹，有的1~2天变为含淡黄色液体的小水泡，如搔破可继发感染出现脓疱，并可有腹股沟和腋窝部淋巴结肿大及疼痛。

（2）呼吸道症状：幼虫移行至肺泡后，患者可出现咽痒、咳嗽、痰中带有血丝等症状，并常伴有畏寒、发热等全身症状，有的患者可出现荨麻疹。严重感染者可出现剧烈干咳、大咯血及类哮喘样发作症状。上述症状一般经数日或1~2个月消失。

（3）幼虫亦偶可移行至其他组织器官如肝、眼等处，引起局部炎症反应，产生相应的临床症状。

（二）成虫引起的症状

（1）消化道症状：成虫寄生于小肠可引起消化、吸收等功能障碍。持续性、弥散性腹痛为常见症状，以上腹部和脐周最为剧烈。少数钩虫患者有喜食常人不能吃的东西，如生米、生豆、泥土、粉笔、炉灰、煤灰、木炭、破布等，这种喜食异物的现象称"异嗜症"。

（2）贫血：钩虫对人体产生的严重危害主要是引起患者慢性失血所导致的不同程度的贫血。

（三）其他

儿童期严重感染可有生长发育障碍，或并发心功能不全，周围血可呈类白血病反应，孕妇严重感染可导致流产或死胎。

四、诊断及诊断标准

（一）临床诊断

在钩虫病流行区，有接触史、钩蚴性皮炎和轻重不一的贫血、营养不良、胃肠功能紊乱、上腹隐痛等可考虑本病的可能性。

（二）病原学诊断

从粪便中查到钩虫卵或孵出钩蚴即可确诊。

（1）虫卵检查：取大便用直涂法在显微镜下找虫卵，检出率较低，可多做几次。

（2）成虫鉴定：如发现虫体可放在70%的乙醇中送检鉴定。

五、检查

（1）粪便虫卵检查

（2）便隐血检查：可呈阳性。

（3）血常规：常有不同程度的贫血，属于小细胞低色素性贫血。嗜酸性粒细胞可有增高。

（4）胃肠镜检查偶可发现活的成虫虫体。

六、治疗原则

（1）一般治疗：贫血和低蛋白血症是本病的主要表现，故给予足量的铁剂，补充高蛋白饮食对改善贫血与消除贫血症状尤为重要。一般患者宜于驱虫治疗后补充铁剂，但重度感染伴严重贫血者，宜先予纠正贫血。

（2）驱虫治疗：驱钩虫药物种类很多，常需多次反复治疗才能根治。治疗钩虫病患者常用的驱虫药物有阿苯达唑和甲苯咪唑。及时治疗者预后良好。

七、护理

（1）心理护理：钩虫病的临床特征一般不具特异性，容易出现误漏诊，患者往往因此出现比较明显的心理负担，部分患者容易怀疑患严重病症而过度担忧，容易导致病情的加重，并增加临床的诊断以及治疗难度；同时，由于该病多发于农村，部分患者因家庭经济条件的原因，而过于担心检查和治疗费用，拒绝进行全面的检查；对此，应向患者耐心讲解疾病的相关知识，告知患者全面进行检查的重要性，并尽量减少患者的检查项目，以利于患者检查和治疗费用的降低。

（2）用药指导：该病的治疗不仅需要进行驱虫，对于严重贫血者还需要同时进行充分的补铁，部分患者对补铁的认识不清，由于需要长时间用药，往往在驱虫效果明显使病情改善后，在补铁药物的使用上不能坚持，应嘱患者坚持使用补铁药物，并对患者进行适当的监督，以利于患者病情的彻底改善。

（3）饮食护理：发生贫血症状后，患者需要补食含铁量高的蔬菜以及食物等，为患者制定合适的每日饮食表，多食纤维类食物，适当使用猪肉、牛肉等含铁相对较丰富的肉类，并多食豆类食物；同时多食菠菜、番茄、油菜等含铁量丰富的蔬菜，以及樱桃、大枣等水果。

八、预防

避免不卫生的排便方式并避免皮肤直接与土壤接触（如穿鞋、蹲在地上时采取一些防护措施）是有效的预防感染的措施。有条件的还可在裸露的皮肤处涂抹 1.5% 的右旋咪唑硼酸酒精或 15% 的噻苯咪唑软膏，对预防十二指肠钩虫幼虫的感染有一定的效果。

在高危地区，对疑似人群每隔 3~4 个月定期进行群体性驱虫治疗可能见效。

（贺晓娇　黄丽蓉）

第六节　蛔虫病

李女士，30岁，因食欲不振、失眠半年，加重1个月就诊。半年前无明显诱因出现恶心、胃脘胀闷，晨轻暮重，失眠，白天萎靡不振，严重影响工作。上消化道造影示：胃、十二指肠未见异常。

李女士她怎么了？她的状况能改善吗？我们能为她做点什么？带着这些疑问，让我们一起去认识蛔虫病吧。

一、什么是蛔虫病

蛔虫病（ascariasis），是一种经线虫动物门的寄生虫蛔虫所导致的疾病，是一种寄生于人体小肠或其他器官所引起的最常见的反复发作的肠道寄生虫病。蛔虫病是经由食用或饮用存有从粪便而来的蛔虫卵之食物或水而感染。常见的感染途径为生吃蔬菜、瓜果。在春夏季节，气候温暖潮湿，适于蛔虫繁殖发育，人更容易感染蛔虫病。蛔虫的卵会在肠道孵化，孵化的幼虫会穿过肠壁，经由血液而迁移到肺部。这些幼虫会侵入肺泡，往上通过气管，感染者气管受到刺激而产生咳嗽反射，将这些幼虫咳至咽喉，随后吞入这些幼虫，此即构成蛔蚴移行症。被吞入的幼虫会经由胃部，再次进入肠道成长为成虫。

二、蛔虫病的流行病学史

蛔虫感染在我国仍然广泛存在，但流行情况较21世纪初已呈现持续且大幅下降态势。目前国内暂无权威的该疾病2015年后感染率的相关数据。人群对蛔虫普遍易感。人群感染的特点是农村高于城市，儿童高于成人。农村地区的学龄前和低龄学童感染尤为明显。

三、传播途径

蛔虫病主要通过粪口传播。在外界发育至感染期的含蚴卵可通过多种途径感染人：通过接触被蛔虫卵污染的土壤和农田、庭院地面等，经口吞入感染期蛔虫卵，或者误食被虫卵污染的食物而感染；猪、犬、鸡等动物，蝇、蟑等昆虫可机械性播散蛔虫卵。

四、蛔虫病的病因

（1）摄入：蛔虫卵与土壤接触后在适宜环境条件下发育为含杆状蚴虫卵，此时被人吞食后即可感染。

（2）移行：感染期卵在小肠内孵出幼虫，然后穿透肠壁，通过血液或淋巴系统进入肺部。在肺部发育 1 周后，幼虫闯入呼吸道，上行至喉咙，并随着宿主的咳嗽、吞咽进入消化道。

（3）成熟：一旦回到肠道，幼虫就会长成成虫。雌虫的长度可超过 40 cm，直径略小于 6 mm，雄虫通常较小。

（4）繁殖：雄虫和雌虫在小肠中交配。雌虫每天产卵可多达 20 万个，蛔虫卵可随粪便排出体外。受精卵在土壤中至少发育 18 天才具感染性。

五、临床表现

患者发病体征因虫体的寄生部位和发育阶段不同而异。

（一）蛔蚴移行症

蛔蚴在寄生宿主体内移行时引起发热、全身不适、荨麻疹等。抵达肺脏后引起咳嗽、哮喘、痰中带血丝等症状，重者可有胸痛、呼吸困难和发绀。肺部 X 射线检查可见迁徙性浸润性阴影，临床上称为过敏性肺炎或勒夫勒氏综合征。末梢血液嗜酸性粒细胞明显增多，约 10% 的患者痰中可查到蛔蚴。

（二）肠蛔虫病

常见症状有脐周疼痛、食欲不振、善饥、腹泻、便秘、荨麻疹等，儿童有流涎、磨牙、烦躁不安等，重者出现营养不良。一旦寄生环境发生变化如高热时，蛔虫可在肠腔内扭结成团，阻塞肠腔而形成蛔虫性肠梗阻，患者出现剧烈的阵发性腹部绞痛，以脐部为甚，伴有恶心、呕吐，甚至可吐出蛔虫，腹部可触及能移动的腊肠样肿物。有时蛔虫性肠梗阻可发展成绞窄性肠梗阻、肠扭转或套叠，必须及时手术治疗。蛔虫也可穿过肠壁，引起肠穿孔及腹膜炎，若不及时手术可致死亡。

（三）异位蛔虫病

蛔虫有钻孔的习性，肠道寄生环境改变时可离开肠道进入其他带孔的脏器，引起异位蛔虫症，常见以下几种。

（1）胆道蛔虫病：此病发病骤然，右上腹偏中有剧烈阵发性绞痛，钻凿样感，患者辗转不安、恶心、呕吐，可吐出蛔虫。若蛔虫钻入肝脏可引起蛔虫性肝脓肿，必须及早手术治疗。

（2）胰管蛔虫病：多并发于胆道蛔虫病，临床征象似急性胰腺炎。

（3）阑尾蛔虫病：多见于幼儿，因幼儿阑尾根部的口径较宽，易为蛔虫钻入。其临床征象似急性阑尾炎，但腹痛性质为绞痛，并呕吐频繁，易发生穿孔，宜及早手术治疗。

六、诊断标准

粪便检查发现蛔虫卵，胃肠钡餐透视发现蛔虫阴影或有粪便排出或吐出蛔虫史者，均可明确蛔虫病的诊断。蛔虫性肠梗阻以儿童为多见，腹部的条索状肿块结合放射学检查有助于诊断。对粪便中查不到虫卵，而临床表现疑似蛔虫病者，可用驱虫治疗性诊断，根据患者排出虫体的形态进行鉴别。疑为肺蛔症或蛔虫幼虫引起的过敏性肺炎的患者，可检查痰中蛔蚴确诊。

（1）病原学检查：粪便涂片法或盐水浮聚法可较容易查到虫卵。近年来常用改良加藤法，该法虫卵检出率较高。

（2）血常规：幼虫移行时引起的异位蛔虫病及并发感染时血液白细胞与嗜酸性粒细胞计数增多。

（3）辅助检查：B超和逆行胰胆管造影有助于异位蛔虫病的诊断。

七、治疗原则

常用的驱虫药物有丙硫咪唑、甲苯咪唑、左旋咪唑和枸橼酸哌嗪等，驱虫效果都较好，并且副作用少。如同时存在别的肠道蠕虫，则应先驱蛔虫以防成虫异位移行。为缓解梗阻并发症，必要时可作手术或内镜处理。

八、护理措施

（一）腹痛的护理

（1）密切观察疼痛的性质、部位，安慰患者，解释疼痛原因。

（2）床边守候保证患者安全，可给予阿托品、山莨菪碱（654-2）肌内注射，疼痛剧烈时可用阿托品加哌替啶肌内注射。

（3）静息期指导患者卧床休息，可饮水或静脉补充液体。及时更换潮湿衣服、被褥。

（二）心理护理

应关心、体贴、同情患者，引导患者和家属说出心理不适的原因及要求；耐心解释疾病相关知识，满足患者和家属合理要求；做好疼痛时的护理，增加患者的舒适感。

（三）驱虫护理

（1）指导患者口服驱虫药。

（2）指导患者定期复查，通过服药治疗后胆管内仍有蛔虫，必要时遵医嘱行内镜治疗。

（四）病情观察

（1）腹痛症状是否缓解或加重。

（2）监测体温、血压、脉搏变化，对高热者按高热护理。

（3）观察有无黄疸出现。

（4）观察呕吐物及粪便性质、颜色，观察有无出血征象。

（5）及时完成各种检查，监测血淀粉酶变化。

（五）健康教育

（1）指导患者定期来院复查，必要时定期行驱虫治疗。

（2）指导患者当出现恶心、呕吐、腹痛等症状时，及时就诊。

（3）告诉患者良好的饮食及卫生习惯有利于疾病的康复，不喝生水，蔬菜要洗净煮熟，水果应洗净或削皮后吃，饭前便后要洗手。

九、预防

对蛔虫病的防治，应采取综合性措施，包括查治患者和带虫者、处理粪便、管好水源和预防感染几个方面。加强宣传教育，普及卫生知识，注意饮食卫生和个人卫生。使用无害化人粪做肥料，防止粪便污染环境是切断蛔虫传播途径的重要措施。加大健康教育和宣传，提高对蛔虫感染防治知识的认识，保证驱蛔药的科学服用等。

（贺晓娇 黄丽蓉）

第七节 隐孢子虫病

丹丹今年 7 岁，近日爸爸常带她学习游泳，有一天晚上，丹丹突发腹痛、腹泻，丹丹爸爸送她到急诊。医生取大便样本化验结果是丹丹感染了隐孢子虫病。丹丹爸爸很困惑，为什么丹丹会感染这种病？

一、什么是隐孢子虫病

隐孢子虫病是由单细胞寄生虫隐孢子虫引起的脊椎动物肠道疾病，是导致人腹泻的主要原因之一。这是一类通过粪—口途径传播的疾病。隐孢子虫病是一种水源性疾病，病原体在水中以卵囊形式存在并得以传播，对自然水中环境有较好的耐受性，因此饮用不洁净的水成为该病的主要患病原因。

二、隐孢子虫病流行病学

（1）传染源：已经感染的动物和人是主要传染源，其粪便中包含感染性的卵囊，卵囊会污染水源和食物导致疾病的流行。

（2）传播途径：隐孢子虫的传播方式以粪—口、手—口途径为主。传播类型为动物—人、人—人间传播。污染的水源、空气也能传染（卵囊很微小，尘埃足以携带其飞扬）。

（3）易感人群：人群对隐孢子虫普遍易感，各年龄段都可感染隐孢子虫，但是，在低年龄（1~2岁）和营养不良的儿童，以及刚出生数周内的动物更易感染。动物饲养和屠宰加工场工作者、医务人员、从事食品加工（尤其是水产品加工）、水处理和游泳池管理人员等感染机会较多。免疫功能低下人群：各种先天免疫缺陷性疾病、医疗行为（药物化疗、放射治疗、移植后）、疾病（慢性疾病、重要脏器疾患）、感染（如HIV）、肿瘤导致机体免疫功能受抑制人群对隐孢子虫易感，且感染后不易清除。

三、隐孢子虫病的症状

（一）免疫功能正常者的隐孢子虫病

潜伏期一般为7~10天（5~28天）。隐孢子虫感染最常见的症状是胃肠道炎症，主要表现为：轻微至中等程度、自限性腹泻，以水样便为多见，或为黏液稀便，一般无血液和白细胞。

（二）免疫功能缺损者的隐孢子虫病

在免疫功能低下人群可引起严重且迁延难愈的腹泻，大多数患者腹泻时间超过 30 天。潜伏期难以确定。症状多而重。CD4$^+$T 淋巴细胞计数极低的艾滋患者，腹泻类似霍乱样大量的水泻，日腹泻次数可有数十次，伴有血容量减少及吸收不良。对治疗药物常不敏感，患者常有水电解质紊乱及体重下降，甚至呈恶病质或死亡。

四、隐孢子虫病的检查

（1）病原学检查：①取材，可取腹泻患者粪便。②播散性隐孢子虫病则用十二指肠引流法或肠检胶囊取胆汁、十二指肠液。③病理样本，用内窥镜进入小肠直接检查肠壁病变情况，发现可疑病变直接夹取病变组织检查病理变化和病原体；甚至可考虑肝脏活检检查胆管上皮细胞，以及支气管肺泡灌洗，在上皮细胞内找到隐孢子虫，即可确诊。

（2）检查方法：直接涂片、特殊染色、免疫荧光方法检查隐孢子虫。

（3）免疫学方法检查血清中特异性隐孢子虫抗体。

（4）PCR 检测隐孢子虫 DNA。

五、隐孢子虫病的治疗

目前尚无治疗隐孢子虫病的特效药，对隐孢子虫肠炎的治疗主要是对症治疗。如止泻、补液，提高机体抵抗力等。目前使用的治疗药物主要是巴龙霉素，该药可减轻症状。临床观察口服大蒜素有效。免疫功能低下的隐孢子虫感染者，应加强基础疾病的治疗以提升免疫功能，如 HIV 感染可用抗逆转录病毒治疗恢复免疫功能。

六、隐孢子虫病患者的护理

（1）缓解躯体不适，在急性期和病情严重时，绝对卧床休息，病情较轻者，也应该适当休息，劳逸结合。

（2）对症处理：① 腹泻严重者，遵医嘱运用止泻药及补液治疗，防止脱水。保持肛周皮肤清洁干燥，护理时动作轻柔。② 腹痛严重者，通过音乐等分散注意力的方法来缓解患者的不适，必要时用止痛药。

（3）饮食：富含营养、少渣食物，丰富维生素及矿物质的补充，如出现急腹症，必要时禁食，或静脉高营养输入。

（4）心理护理：深入地与患者交谈，从思想上消除他们的顾虑，生活上给予照顾，保持稳定的情绪，树立战胜疾病的信心。

七、隐孢子虫病的预防

（1）养成良好的卫生习惯，如饭前便后洗手和正确地处理污染后的物品。

（2）保护好水源，隐孢子虫腹泻患者 2 周内禁止在公共游泳池游泳。患者应及时隔离治疗。

（3）加强体育锻炼，增强抵抗力。

（4）禁食生水、生食。提倡熟食，动物、水产品一定要煮熟，尤其要避免生食贝类食品。

（5）处理宠物粪便时带上手套，处理后要记得洗手。

（6）安全性行为，隐孢子虫病患者在肛门—生殖器周围、股部黏附有卵囊，同性恋者应当告知性伴侣以采取安全的措施。

（彭　瑶　黄丽蓉）

第八节 锥虫病

一、非洲锥虫病

欧阳先生是一位摄影爱好者，2月前突然发热，最高体温38℃，并逐渐出现腋下、颈部及腹股沟淋巴结肿大，其中腋下淋巴结最大直径约3 cm，并伴随四肢关节疼痛等症状，于5月18日收入急诊科，经过抽血化验检查后确诊为非洲锥虫病。医生详细询问病史后，得知欧阳先生刚去过非洲刚果采景。欧阳先生很困惑，那锥虫病和自己去非洲有什么关系呢？

（一）什么是非洲锥虫病

人类非洲锥虫病也称昏睡病。通过采采蝇传播至人类。该病可分为2类：急性感染，主要发生在东非，由布氏罗得西亚锥虫（*Trypanosoma brucei rhodesiense*）引起；慢性感染，主要发生在西非和中非，由布氏冈比亚锥虫（*Trypanosoma brucei gambiense*）引起。这两种锥虫形态特征相同，均由舌蝇属（*Glossina*）传播，也称为采采蝇。

（二）非洲锥虫病流行病学

（1）传染源：为患者和带虫者，以及多种家畜和野生动物可以成为保虫宿主。

（2）传播途径：采采蝇吸入含锥鞭毛体的血液，在中肠内粗短型进行繁殖，并转变为细长的锥鞭毛体，以二分裂法繁殖。约在感染10天后，锥鞭毛体从中肠（中肠期）经胃反流到咽部，然后混入唾液腺。在唾液腺内，锥鞭毛体眠附着于细胞壁上，并转变为后膜型鞭毛体的锥虫，经过增殖最后转变为循环的锥鞭毛体对人具感染性。当采采蝇在叮咬人体过程中，分泌唾液防止宿主血液凝固，并将后循环锥虫体皮下注入至宿主。

（3）易感人群：人群对锥虫普遍易感。

（三）感染了锥虫病有哪些表现

第一阶段称为血液或淋巴液循环阶段，表现为：间歇性发热、锥虫下疳、头痛、瘙痒、淋巴结肿大、肝和脾肿大。锥虫下疳是采采蝇咬伤部位出现的一个柔软的、略带紫色的、硬化的区域性病灶，病变在5~15天发展，可溃疡，常伴发淋巴结肿大，几周之内下疳消失。锥虫性皮疹是在第1次发热后的任何时间可出现，一般为直径3~10 cm的无瘙痒斑点状不规则红斑，大部分的斑疹围绕正常肤色的中心区域，使皮疹呈星环状或锯齿状。淋巴结肿大可分为局限性和全身性，多见于颈部，特别是颈后三角区，淋巴结肿大直径1~2 cm，质软、活动、无压痛。肝和脾肿大经常在移民和旅行者中多见。

第二阶段称为脑膜脑病阶段。症状主要有头痛、注意力很难集中、很难完成复杂的操作、人格变化、精神病症状、感觉障碍、震颤、共济失调。不能自主定位，轻者白天嗜睡，重者昏睡或昏迷。进食困难导致严重营养不良。

（四）非洲锥虫病需要做哪些检查

血常规、血清学抗体抗原检测、血清分子学检测、淋巴结穿刺术、腰椎穿刺术、骨髓穿刺术、影像学检查（CT/MRI）。

（五）非洲锥虫病的诊断

金标准是在血液、淋巴结抽吸液、下疳抽吸液或脑脊液中查见锥虫。一旦确诊非洲锥虫病，即使没有神经系统症状，也必须通过脑脊液检查来确定疾病分期和制定治疗方案。

（六）非洲锥虫病的治疗

非洲锥虫病分为两个治疗阶段。

第一阶段治疗由戊脒（pentacainat）和苏拉明（suramin）组成，主要用于疾病早期。戊脒是治疗冈比亚锥虫感染的非洲锥虫病的首选药物。苏拉明用于治疗罗得西亚锥虫感染的非洲锥虫病。

第二阶段治疗包括美拉肿醇（melarsoprol）、依氟鸟氨酸和最近开发的依氟鸟氨酸/硝呋替莫联合治疗（NECT）。美拉肿醇可用于治疗两种锥虫病。美拉肿醇的主要缺点是毒性作用，包括脑病综合征、治疗时间长、治疗失败率高。依氟鸟氨酸的主要缺点是半衰期短和对单一疗法的耐药率增加。

（七）非洲锥虫病的护理

（1）护理人员协助患者进行降温治疗，协助物理降温或遵医嘱药物降温，并且嘱患者多饮水。保持口腔、皮肤清洁干燥，勿抓挠皮肤。饮食宜清淡、易消化、营养丰富饮食。

（2）用药观察与护理：①根据药物药理要求合理给药，用药过程中严密观察患者。如第一次输注时，前15分钟速度缓慢，护士密切观察患者有无胸闷、气喘、皮疹等不适症状的出现。15分钟后，患者主诉无不适时，按照药物要求给药。②密切观察用药后的不良反应，戊脒用药后关注患者有无低血糖、恶心呕吐和注射部位疼痛等，苏拉明用药后关注患者有无过敏反应、肾毒性、血尿或周围神经病变等。③向患者家属解释药物的作用及可能出现的不良反应，如贫血、癫痫、恶心、呕吐、腹泻等，以获得家属更好的理解与配合。④每天给予病情评估，定期复查检验指标，患者出现病情加重或不良反应严重时，通知医生，协助医生用药处理减轻患者痛苦。

（3）保证充足的营养，必要时选择鼻饲、静脉营养支持等。

（4）心理护理，深入地与患者交谈，了解他们的心理活动，从思想上消除他们的顾虑，生活上给予照顾，保持稳定的情绪，树立战胜疾病的信心。

（八）出院指导

（1）嘱患者出院后积极参加体育锻炼，增强体质，提高免疫力。

（2）每 6 个月定期复查腰椎穿刺术，持续 2 年。如果脑脊液白细胞计数增加，血液或淋巴液中查见锥虫，表示复发，需及时复诊。

（九）非洲锥虫病的预防

非洲锥虫病最有效的预防措施是防止采采蝇叮咬。采采蝇喜欢鲜艳或对比色，尤其是蓝色，也喜欢灰尘和车辆的运动。可以咬穿薄衣服，驱蚊剂液也不能确保不被叮咬。作为常规预防措施，旅行者应避开已知的采采蝇区，乘坐装有纱窗或紧闭窗户的交通工具，在流行疫源地旅行，使用驱蝇剂，并穿长及手腕和脚踝的服装。

二、美洲锥虫病

王先生是一位探险爱好者，近日小腿突然出现一红肿硬结，随后就出现了全身水肿、腹泻、颈部及腹股沟处淋巴结肿大，高热。他家属立即将他送到某三甲医院急诊科，经化验确诊为美洲锥虫病。王先生回忆说自己在巴西露宿时曾被蚊虫叮咬，会不会与这有关系呢？

（一）认识美洲锥虫病

美洲锥虫病又称为查加斯病，是原生生物克氏锥虫引起的人兽共患病。

（二）美洲锥虫病流行病学

（1）传染源：外周血中含有锥鞭毛体的人或哺乳动物，污染的食品和饮料。

（2）传播途径：本病的传播有两种途径，一是通过患者或储存宿主—锥蝽（俗称"臭虫"）—人的方式传播；另一是通过输血传播、母婴垂直传播或在器官移植及实验室意外等情况下发生传播。

（3）易感人群：人群对美洲锥虫病普遍易感。

（三）感染了锥虫病有哪些表现

本病潜伏期不明，可能在 1 周以上，临床表现如下。

（1）急性期：此虫侵入部位可形成红斑和硬结，称为恰加斯结节，若侵入部位在结膜，则可见单侧眼睑肿胀，同时可见同侧睑结膜炎与耳前淋巴结炎，称为罗曼尼亚征，是本病早期的特征性表现。其他急性症状还包括发热、皮疹、肌肉关节痛、嗜睡、腹泻、水肿、全身淋巴结肿大、肝脾肿大、呼吸紊乱、发绀、昏迷等。

（2）隐匿期：绝大多数急性期症状和体征在数周至数月时间内自发逐渐消退。此期无任何临床症状和体征，显微镜检查外周血涂片亦难以发现克氏锥虫，但特异性抗体存在。

（3）慢性期：约 1/3 患者经历隐匿期后逐渐进入慢性期，常发生于感染后 10~20 年。其中约 94.5% 患者可累及心脏，称为恰加斯心脏病。表现为心悸、眩晕、心前区不适，甚至晕厥等，多由心律不齐，包括室外早搏、心动过速、传导阻滞等所致。查体可见不规则脉，心音遥远，偶可闻及奔马律。而后可逐渐发展至心肌肥大或心力衰竭（多为右心衰）。部分患者可见食管和结肠扩张，继而形成巨食管和巨结肠。

（4）并发症：急性期可伴有心肌炎、脑膜脑炎等，多发于低龄患者；若发生室性心动过速可导致猝死；慢性期见恰加斯心脏病者可有附壁血栓形成，继发肺、脑等器官栓塞；巨食管患者可有继发性肺炎、唾液腺肥大和食管癌等；巨结肠患者可伴肠扭转、肠梗阻和肠穿孔等。

（四）美洲锥虫病需要做哪些检查

血常规、血清学抗体抗原检测、血清分子学检测、淋巴结穿刺术、腰椎穿刺术、骨髓穿刺术、影像学检查（CT/MRI）及分子生物学技术。

（五）锥虫病的诊断

急性期的患者，检测血液中的克氏锥虫是关键，将血涂片染色后直接在显微镜下观察是否有克氏锥虫，同时结合临床症状即可诊断。慢性期，可用血液接种动物或试用接种诊断法，即用人工饲养的未受感染的锥蝽幼虫饲食受检者血液，10~30 天后检查锥蝽幼虫肠道内有无锥虫。也可采用分子生物学方法（如 PCR）。

（六）美洲锥虫病的治疗

（1）病原治疗：急性期患者应及早进行抗锥虫治疗。有效药物为硝呋莫司或苯硝唑。

（2）对症治疗：频发室早的患者可给予抗心律失常药物，如胺碘酮；完全心脏传导阻滞可安置心脏起搏器，病情严重者可行心脏移植；巨食管早期可行气囊扩张术，病情较重患者可能会对肿大的食管进行手术切除；巨结肠早期可使用缓泻药或灌肠，病情严重者可行结肠部分切除术。

（七）美洲锥虫病的护理

（1）将患者安置在紧邻护士站处，以便及时观察患者的病情变化和保证患者的安全，并加强巡视，必要时安排人员 24 小时专人看护。

（2）用药观察与护理：根据药物药理要求合理给药，用药过程中严密观察患者。密切观察用药后的不良反应，如用硝呋莫司治疗时，关注患者有无厌食、体重下降、知觉异常、嗜睡及胃肠道症状等副作用。

（3）每天给予病情评估，定期复查检验指标，患者出现病情加重或不良反应严重时，通知医生，协助医生用药处理减轻患者痛苦。

（4）保证充足的营养，可通过药物、饮食变化或手术解决患者消化问题，必要时鼻饲、静脉营养支持等。

（八）美洲锥虫病的预防

在流行疫区应做到：改善居住条件和房屋结构，如在建筑物的墙面涂敷石灰等涂料、修复和更换屋顶等，或室内喷洒杀虫剂，可防止锥蝽在室内孳生和栖息；尽可能消灭动物储存宿主。旅游者应避免在简陋居所睡眠，可使用蚊帐或杀虫剂；为避免输血传播，血库应进行血液的克氏锥虫血清学检查。另外对献血者、器官提供者及孕妇应及时行血清学检查。

（彭　瑶　黄丽蓉）

参考文献

[1] 诸欣平, 苏川. 人体寄生虫学 [M]. 第 9 版. 北京: 人民卫生出版社, 2018.

[2] 吴光煜. 传染病护理学 [M]. 北京: 北京大学医学出版, 2010.

[3] 魏来, 李太生. 内科感染科分册 [M]. 北京: 人民卫生出版社, 2016.

[4] 茅范贞, 徐祥珍, 金小林, 等. 江苏省慢性丝虫病现状调查 [J]. 中国血吸虫病防治杂志, 2018, 30 (5): 563–566.

[5] 姚贵哲, 李玥, 孟庆峰. 弓形虫病诊断方法研究进展 [J]. 中国动物检疫, 2020, 37 (5): 75–79.

[6] 姚娜, 龚静芝, 范益敏, 等. 弓形虫病治疗药物的研究进展 [J]. 中国畜牧兽, 2020, 47 (4): 1250–1257.

[7] 胡杨红, 詹学. 肺吸虫病的诊治进展 [J]. 中华临床医师杂志 (电子版). 2017 (5): 6.

[8] 吕海涛, 沈腾腾, 郑吉善. 宁波地区儿童肺吸虫病 36 例临床分析 [J]. 中国人兽共患病学报, 2018, 34 (3): 286–288.

[9] 杨进波, 孙莉, 曹琳, 等. 粪类圆线虫病 1 例 [J]. 实用医学杂志, 2015, 31 (11): 1873.

[10] 付锦娴, 陈友鹏. 粪类圆线虫病两例报告 [J]. 新医学, 2019, 3: 226–228.

[11] 张东行, 吴方伟 . 中国钩虫病防治进展 [J]. 中国热带医学, 2019, 2: 188–191.

[12] 张晴晴 . 钩虫病致贫血 1 例 [J]. 中国血吸虫病防治杂志, 2018, 3: 357–358.

[13] 王俊 . 非洲锥虫病的研究进展 [J]. 中国临床神经科学, 2019, 27（5）: 547–554.

[14] 林果为 . 实用内科学 [M]. 上海: 人民卫生出版社, 2017.

第三篇

预防感染病

第一章

行为预防

第一节 手卫生的规范

手部是人体与外界接触最多的部位,也是接触微生物最多的人体部位,如果不经常洗手,就会非常容易造成微生物的传播,从而严重威胁到人的身体健康。所以,必须要采用正确的洗手方法定期洗手,从而保持手部干净,远离各种致病菌。养成良好的洗手习惯,才能有效保持身体的健康。

一、 认识手卫生

(一)手卫生的含义与概念

手卫生,是手部清洁行为的统称,主要包括洗手、卫生手消毒以及外科手部消毒等。洗手指的是通过使用抗菌肥皂、普通肥皂、洗手液或者是流动水等,将手部皮肤上的暂驻微生物、皮肤污垢进行清除的一个过程。而卫生手消毒指的是医护人员在为患者进行治疗前后,对手部进行快速消毒与揉擦的一个过程,主要就是对手部的致病菌进行消除。外科手部消毒最为严格,是指术前医务人员用肥皂(皂液)和流动水洗手,再用手消毒剂清除或杀灭手部暂驻菌和减少常驻菌的过程。

（二）不洗手的害处

俗话说，"病从口入"，分析其实质，罪魁祸首就是手，换而言之，手是口部和病菌之间进行传输的一种工具。很多疾病都是通过手来传播病菌的，如常见细菌性痢疾、伤寒、霍乱、甲肝、出血热、轮状病毒腹泻等消化道疾病；SARS、流感、禽流感、新型冠状病毒感染等呼吸道疾病；皮肤病、泌尿生殖道感染，以及多重耐药菌的医院内感染等都与洗手与否息息相关，因此，洗手的重要性不言而喻。

（三）手部皮肤的微生物学

1. 手部皮肤的表皮结构

人体手部皮肤主要由皮下组织、真皮和表皮三层组织构成，其中与手部卫生联系密切的是手部的表皮。手部的表皮属于保护手部皮肤的保护层，其特点为角质层细胞干硬、胞质内充满角蛋白、胞膜增厚，也正因如此，它所具有的保护作用更加明显，此为第一道屏障。而在棘层至角质层的细胞间隙中，布满脂类，从而形成第二道屏障，这样一来就能够起到保护作用，从而有效地防止病原的侵入。

2. 手部皮肤的主要菌群类型

手部皮肤的主要菌群可以分为两大类型，分别为暂驻菌群与常驻菌群。

暂驻菌群，也可以将其称作为过路菌群，一般情况下，大部分暂驻菌群和人体手部皮肤的黏合程度不够紧密，可以使用化学消毒剂、机械方法清洗等方法对其进行消除。

常驻菌群则是由固定的微生物在特定位置构成的一类病原体。常驻菌群一般无法使用机械的方法进行彻底清除，即使用流动水或者肥皂不能对其彻底清除。

二、手卫生的目的及方法

（一）做好手卫生的目的

不卫生的手是疾病传播的源头。经常洗手，通过物理冲洗作用去除病原微生物，可以有助于切断手部传染细菌的途径，也是最简单、最直接的方法，从而预防感染的发生和传播。

（二）洗手的正确方法

从感染预防和控制的角度，美国疾病控制中心对洗手的正确方法进行了以下定义，具体为：将手部涂满肥皂泡沫，并对手部表面进行有力、短时的搓、揉，而后再使用流动水将肥皂泡沫冲洗的过程。如果使用清水或者是普通的肥皂洗手，应搓揉手部 1~2 分钟，这样就能够降低与清除手部暂驻菌群的密度，通常情况下，使用这种洗手方法，可以使手部表面的暂驻菌群减少到原来的 1/1 000。

（三）洗手的正确步骤

洗手并不是一项简单的事情，需要采用规范、正确的方法进行洗手，具体见图 3-1-1。

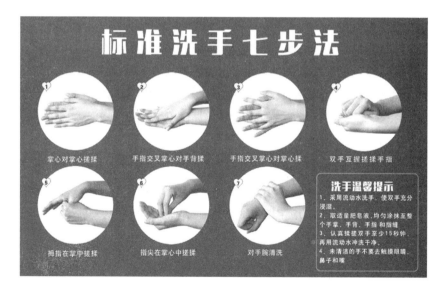

图 3-1-1　七步洗手法

洗手时，应先使用流动水将双手润湿，并浸润，而后使用适量皂液或肥皂，将皂液或肥皂均匀地涂抹到整个手背、手掌、手缝与手指中，细致地揉搓双手，整个揉搓的过程应该持续 15 ~ 20 秒，具体步骤如下。

（1）双手掌心相对，且手指互相并拢，并互相揉搓。

（2）手心与手背沿着指缝进行互相揉搓，并互相交换进行。

（3）双手掌心相对，沿指缝进行互相揉搓。

（4）双手手指互相相扣，而后互相揉搓。

（5）一只手与另外一只手的大拇指进行旋转揉搓，双手交换进行。

（6）将五个手指共同并拢在另一只手的掌心进行旋转揉搓，双手交换进行。

（7）对手腕进行螺旋式擦洗，双手交换进行。

（四）手部卫生的其他有关问题

1. 人工指甲、指甲油与指甲

人手部的指甲下会藏有大量的细菌，主要为凝固酶阴性葡萄球菌、革兰氏阴性杆菌和酵母菌，这部分细菌通常藏匿于距离指甲皮肤的 1 mm 处，指甲下微生物的具体数量也与指甲的长度有直接的关系。如果指甲比较短，则新涂的指甲油不会影响周围皮肤细菌的数量，但是脱落不完全的指甲油则会导致指甲上繁衍出新的细菌。同时，也有相关的研究结果表明，在指甲上的硬化剂如人工指甲与涂漆都有可能会引发指甲松离而导致假单胞菌属和念珠菌属的继发感染。

2. 佩戴手部饰物

相关的研究表明，手戴戒指后所形成的细菌菌落的数量，在经过洗手后，与不戴戒指的手无明显的差异，但是戒指下皮肤会更容易形成严重的细菌定植，所以，应定期将手部的饰物摘除，对整个手进行清洁。同时，在照顾患者、婴幼儿时，尽量不要佩戴饰物，以免划伤皮肤。

三、 正确配备手卫生设备

（一）肥皂

肥皂是洗手时主要使用到的卫生设备，在选择肥皂时，应选择刺激小、质量佳且干燥的肥皂，因为潮湿的肥皂会给微生物更好的生存空间，同时因为多种因素的影响，非常容易导致肥皂被污染。相关的报道表明，长期存放肥皂的密闭皂盒中，其带菌率高达100%，其中大约42.9%为致病菌。所以，必须要确保肥皂的干燥程度。

（二）洗手液

洗手液总共分为三类，分别为普通洗手液、消毒产品与重油污洗手液。普通洗手液具有清洁去污的作用；消毒产品则具有抑菌和杀菌的作用；而对于重油污洗手液来说，其多用于顽固污渍、工业类油污的清洗，比如汽油、机油以及柴油等。通常情况下，每一种不同类型的洗手液，在包装上就会显示出区别，普通类型的洗手液基本上为"准字号"，消毒类型的洗手液则大多数为"消字号"。洗手液一般比较温和，皮肤接受起来也比较容易，但是部分体质特殊，容易过敏，在使用洗手液时，可能会因为洗手液中含有的化学物质而刺激到手部的皮肤，所以，在使用后可以采用涂抹护手霜的方法来缓解。

（三）擦手用品

使用一次性的擦手纸巾，同时确保其干燥，或利用烘干机使用热风将手部吹干。

四、 探视患者预防交叉感染注意事项

医院属于致病性微生物高度聚集的地方，如果接触到患者周围的环境或者患者，有可能导致各种致病微生物转移到手上，从而导致交叉感染，所以，应做好接触隔离，做好手部的卫生，具体如下。

（1）应注意放置在腕带、床头设置醒目的标识，是否为携带多重耐药的患者，此类患者尽量避免探视。

（2）与患者或者周围环境接触前后，都应进行手卫生，将手心向上、手掌向下凹陷，取出消毒液，完成手卫生，整个过程不得低于15 s，避免将病原体传播给患者或者被患者携带的病原体感染。

（3）注意医疗垃圾的分类，医院的垃圾由专门的护士或者保洁进行更换，探视时不可以擅自带出病区。

（4）告知患者不要随意走动，避免致病菌扩散；探视患者期间不要随意串门，无故去其他患者的房间走动。

（5）尽量不要触碰病床旁的医疗物资，比如听诊器、手套等。

（江　雪　罗云婷）

第二节　外出旅游时传染病的预防

近年来，随着社会的进步、交通的改善、人民生活水平的不断提高，外出旅游成为人们缓解生活、工作压力的首选方式之一。旅游业的蓬勃发展，加速了全球性的人口流动，同时也增加了旅游者感染各种疾病的风险。那么到底外出旅游可能会引发哪些传染病呢？我们该如何预防呢？万一不幸被感染又该如何处理呢？让我们一起来了解一下。

一、外出旅游需要注意的传染病

（1）经呼吸道飞沫、气溶胶传播：流感、肺结核、中东呼吸综合征（MERS）、麻疹、COVID-19。

（2）经消化道传播：各种旅行者腹泻、霍乱、细菌性痢疾、伤寒、甲肝、肺吸虫等。

（3）经虫媒传播（蚊子、螨等）：登革热、黑热病、疟疾、乙型脑炎、黄热病、丝虫病、寨卡病毒病、基孔肯雅热等。

（4）经皮肤接触疫水传播：钩端螺旋体病、血吸虫病等。

（5）经血液、体液接触传播：埃博拉出血热。

（6）经性接触传播：淋病、疥疮、尖锐湿疣、滴虫病等。

（7）一些特殊的人畜共患疾病：布鲁菌病、禽流感、包虫病。

（8）其他：流行性出血热。

二、各类传染病的主要特点

（一）经呼吸道飞沫及气溶胶传播的疾病

（1）流感：季节性流行主要发生在冬季，症状包括突然发热，常在39℃以上，伴有头痛、肌肉酸痛、疲倦乏力、胸部不适、咳嗽等症状，咳嗽可持续2周或更长时间。潜伏期一般为1~7天，多数为2~4天。

大多数人在1周内恢复，不需要进行处理。然而，流感可导致高危群体病情严重甚至死亡，高危群体包括：5岁以下的儿童、65岁以上的老年人、HIV/AIDS患者、哮喘、心脏和肺部疾病以及糖尿病等慢性病患者、肥胖患者等。

（2）肺结核：是我国曾经较为常见的一种慢性传染病，表现为疲倦乏力、失眠盗汗、食欲下降、逐渐消瘦；长时间咳嗽或咳痰，痰中带血丝或咯血，甚至产生呼吸困难。

（3）中东呼吸综合征（MERS）：最常见的临床表现是高热伴寒战、咳嗽、气短、肌肉酸痛。腹泻、恶心呕吐、腹痛等胃肠道表现也较为常见。

病例多集中在沙特阿拉伯、阿联酋等中东地区，该地区以外国家的确诊病例发病前多有中东地区工作或旅游史。

（4）麻疹：是一种呼吸道传染病，典型的症状通常包括高热、咳嗽、流鼻涕、流眼泪、口腔麻疹黏膜斑，首发症状出现3~5天后出现全身斑丘疹，出疹期间发热更高。出疹3天后热退，皮肤开始出现典型的米糠样脱屑，病后大多可获得终生免疫。易感人群为没有接种过疫苗的人。麻疹一年四季均可发生，3—5月是发病高峰期。

（5）COVID-19：患者初始症状多为发热、咽干、咽痛、咳嗽等，并可能逐渐出现呼吸困难等其他表现。根据2023年新型冠状病毒感染诊疗方案，新型冠状病毒的潜伏期多为2~4天。随着病毒毒株不断发生变异，传播能力不断变化。由于病毒在潜伏期也具有传染性，所以无症状感染者也可能成为传染源，人群普遍易感。经呼吸道飞沫和密切接触传播是主要的传播途径，在相对封闭的环境中长时间暴露于高浓度气溶胶情况下也存在气溶胶传播的可能。

（二）经消化道传播的疾病

（1）旅行者腹泻：旅行者腹泻是指在旅行期间或旅行后，每天有3次或3次以上未成形粪，或未成形粪次数不定，但伴有发热、腹痛或呕吐的症状。

（2）霍乱：以吐泻大量米汤样排泄物、严重失水、肌肉痉挛及少尿无尿为特征，多因休克及酸中毒死亡。

（3）细菌性痢疾：其亦称为志贺菌病（shigellosis），是志贺菌属（痢疾杆菌）引起的肠道传染病。临床表现主要有发热、腹痛、腹泻、里急后重、黏液脓血便，同时伴有全身毒血症症状，严重者可引发感染性休克和（或）中毒性脑病。菌痢常年散发，夏秋多见，是我国的常见病、多发病。儿童和青壮年是高发人群。本病经抗菌药治疗后，治愈率高。

（4）伤寒：其为伤寒沙门氏菌所导致的感染病。症状可轻可重，通常在暴露病原后6~30天发病。临床表现：发热、腹痛、便秘，以及头痛。偶见腹泻或呕吐症状，但通常不严重。偶有皮肤玫瑰色红疹。严重病例会有意识混乱的现象。本病一般经由摄入受粪便污染的食物或饮水而传染。

（5）甲型病毒性肝炎：其是由甲型肝炎病毒（HAV）引起的，以肝脏炎症病变为主的传染病，主要通过粪—口途径传播，临床上以疲乏、食欲减退、肝肿大、肝功能异常为主要表现，部分病例出现黄疸，主要表现为急性肝炎，无症状感染者常见。任何年龄均可患本病，但主要为儿童和青少年。成人甲肝的临床症状一般较儿童重。冬春季节常是甲肝发病的高峰期。本病病程呈自限性，无慢性化，引起急性重型肝炎者极为少见，随着灭活疫苗在全世界的使用，甲型肝炎的流行已得到有效的控制。甲肝主要是通过消化道传播，与甲肝患者密切接触，共享餐具、茶杯、牙具等，吃了甲型肝炎病毒污染的食物和水，都可以引起传染。如果水源被甲肝患者的大便或其他排泄物污染，往往还可能引发甲肝暴发流行。

（6）肺吸虫：肺吸虫病又称肺并殖吸虫病，肺部症状是最常见的临床表现。摄入囊蚴后，潜伏期一般为 2~20 日。临床症状主要以咳嗽、咳痰、发热、胸闷、胸痛、腹痛为主。其他症状如咯血、气促、头痛、盗汗、乏力、皮下囊肿、惊厥、颈部包块相对少见。肺吸虫是一种扁平似咖啡豆的寄生虫，呈世界性分布，但东亚、东南亚为主要感染盛行区域。

（三）经虫媒传播的传染病

（1）登革热：登革热是当今人类中流行最广的虫媒病毒病之一，是外出旅游尤需注意预防的疾病之一，特别是前往东南亚的旅行者更加要小心，5—11 月为发病高峰期。登革病毒的主要媒介是伊蚊（花斑蚊）。登革热的传染源是登革热患者、隐性感染者和低等灵长类动物。登革热的潜伏期是 3~14 天，主要症状为突发高热，一般持续 3~7 天，体温可超 39℃。出现"三痛"，主要为剧烈头痛、眼眶痛、关节肌肉疼痛。皮肤可有麻疹样、猩红热样、白斑样、荨麻疹样等皮疹。

（2）黑热病：以白蛉为传播媒介的地方性丙类传染病。临床上以长期不规则发热、肝脾和淋巴结肿大、全血细胞减少及血浆球蛋白明显增高等为主要临床特征。该病传染源是患者和病犬（癞皮狗），中华白蛉是我国黑热病主要传播媒介，主要通过白蛉叮咬传播，偶可经破损皮肤和黏膜、胎盘或输血传播。每年 5~8 月为白蛉活动季节。

（3）疟疾：疟疾的传播媒介为按蚊，经蚊虫叮咬皮肤为主要传播途径。本病主要表现为周期性发作，全身发冷、发热、多汗，长期多次发作后，可引起贫血和脾肿大。疟疾是严重危害人类健康的重要寄生虫病之一，疟原虫属（*Plasmodium*）中有五个种可以感染人类并借此散播，包括恶性疟（*P. falciparum*）、间日疟（*P. vivax*）、三日疟（*P. malariae*）、卵形疟（*P. ovale*）及诺氏疟原虫（*P. knowlesi*），其中三日疟产生的症状较轻微。

（4）乙型脑炎：乙型脑炎病毒是通过蚊叮咬而传播的一种黄病毒，流行于夏秋季，多见于儿童。感染后可获持久免疫力。最常见的临床表现为急性脑炎。也可出现程度较轻的疾病，如无菌性脑膜炎或非特异性发热性疾病伴头痛。经过 5~15 日的潜伏期后，初始症状通常为非特异性的，可能包括发热、腹泻和寒战，随后出现头痛、呕吐和全身无力。在接下来的数日会出现精神状态改变、局灶性神经功能障碍（包括轻瘫、偏瘫、四肢瘫或脑神经麻痹）和（或）运动障碍。亚洲大部分地区和西太平洋部分地区呈地方性流行。对于留居流行地区的外籍人士、旅行时间较长的旅行者或旅行计划中包含在农村地区广泛户外活动的旅行者，其感染风险可能更高。

（5）黄热病：为国际检疫传染病，预防主要靠疫苗，安哥拉、刚果、巴西等国家暴发过疫情，建议前往高危地区的国际旅行者提前 10 天接种黄热疫苗。该病主要是通过伊蚊叮咬传播的急性传染病。疾病的初步症状通常在感染之后 3~6 天出现。第一期也称急性期，特征是发热、肌肉疼痛、头痛、寒战、食欲不振、恶心和呕吐。在 3 天之后，多数患者好转，症状消失。但是，在少数病例中，疾病进入"毒性"期，即重新出现发热，患者形成黄疸并有时出血，在呕吐物中出现血液（典型的"黑色呕吐物"）。进入毒性期的患者约有 50% 在 14 天之内死亡。

（6）丝虫病：丝虫病是由丝虫（由吸血节肢动物传播的一类寄生性线虫）寄生在脊椎动物终宿主的淋巴系统、皮下组织、腹腔、胸腔等处所引起。目前已知寄生在人体的丝虫共 8 种，但在我国流行的只有班氏丝虫（Wuchereria bancrofti）和马来丝虫（Brugia malayi）两种，前者主要由库蚊传播；后者由中华按蚊传播。两者生活史基本相似。叮咬是传播的主要途径，人群普遍易感，男女发病率无明显差别。病后可获得一定程度的免疫力，但不能阻断再次感染。5—10 月为丝虫病的高发季节。热带和亚热带常年均可发病。

（7）寨卡病毒病：寨卡病毒病主要通过伊蚊传播的一种病毒引起。主要在野生灵长类动物和栖息在树上的蚊子，如非洲伊蚊中循环。疾病症状通常较为轻微，包括发热、皮疹、结膜炎、肌肉和关节疼痛、不适或头痛。症状通常持续 2~7 天。但大多数寨卡病毒感染者并没有症状。怀孕期间发生寨卡病毒感染的患者可能使出生婴儿患有小头症和其他先天性畸形，统称为先天性寨卡综合征。迄今为止，共有 86 个国家和地区报告出现了经由蚊子传播的寨卡病毒感染证据。

（8）基孔肯雅热："chikungunya"源自非洲语言，意指"身体弯曲"或"弯腰走路"，是由疾病所致失能性关节痛引起的。通过雌性埃及伊蚊或白纹伊蚊叮咬在人际传播。它引起发热和严重关节痛。其他症状包括肌肉疼痛、头痛、恶心、疲劳和皮疹。关节疼痛通常使患者虚弱，且持续时间不同。此病的一些临床症状与登革热和寨卡相同，在这些疾病的常见地区会被误诊。对此病没有特效治疗方法。治疗主要是为减轻症状。

（四）经皮肤传染病

钩端螺旋体病：拉丁语 Leptospirosis，简称钩体病，是一种人畜共患传染病，是钩端螺旋体类细菌引起的感染。患者可能无症状或表现为轻度头痛、肌肉疼痛、发热，严重时可表现为肺出血或脑膜炎。肺弥漫性出血是无黄疸型钩体病的主要死因，肾衰竭是黄疸出血型钩体病主要死因。钩端螺旋体中共有 10 种能感染人类。例如牛、猪、犬等家畜与猫、狗、鼠等野生动物都可能传染钩端螺旋体病，最常见的宿主是啮齿目动物，特别是野鼠类（黑线姬鼠、黄毛鼠、黄胸鼠、褐家鼠等）。本病流行于中国、日本、菲律宾等地。其中，我国见于长江流域和长江以南的 13 个省、自治区、直辖市的 333 个县市，以洞庭湖、太湖周围的湖区最为多见。

（五）经血液、体液接触传播的传染病

埃博拉出血热：是由丝状病毒科的埃博拉病毒导致的一种严重且致命的疾病，死亡率高达90%。多出现于灵长动物身上的人畜共患传染病，因在埃博拉河附近发现，因此得名。罹患此病的人会在2天至3周内陆续出现发烧、头痛、肌肉疼痛、呕吐、腹泻以及出疹等症状。病情之后会进一步恶化为肝衰竭、肾衰竭，出现体内、体外出血现象。埃博拉病毒感染者只有在出现症状后才具有传染性。人们通过接触（通常在屠宰、烹饪或食用时接触）被感染的动物或通过接触被感染人的体液而遭到感染。多数病例是人际传播造成的。感染者的血液、其他体液或分泌物（粪便、尿液、唾液和精液）通过破损皮肤或黏膜进入健康人体，即会造成人际感染。最严重的一次流行，为2014年肆虐西非的疫情，几内亚、利比里亚、塞拉利昂和尼日利亚遭受重创。

（六）经性接触传播的传染病

性接触传播疾病又称性病，描述因性行为（指阴道性行为、肛交和口交）而传播的疾病。大多数的性接触传播疾病一开始没有症状，造成不知情的带病者有极大的风险会传染给他人。性病的症状包含：阴道分泌物、阴茎分泌物、性器官或其周边溃疡，以及骨盆疼痛。超过30种不同的细菌、病毒和寄生物可能造成性接触传播的传染病。主要包括细菌性的性传播疾病，包括衣原体感染、淋病、梅毒等等。病毒性性传播疾病包括性器疱疹、艾滋病以及尖锐湿疣。寄生病原性性传播疾病有阴道滴虫炎等。尽管一般是经由性行为而散播感染，但是非性接触，例如污染的血液和组织也可能引起一部分性传播疾病。预防性传播疾病最有效方式是避免不安全性行为。使用保险套，拥有较少的性伴侣或固定性伴侣等较安全的性行为可以减少感染危险。另外，外出旅游时应尽量不用公共浴巾，注意个人卫生。

（七）一些特殊的人畜共患疾病

（1）布鲁菌病：布鲁氏菌病是一种动物源性感染疾病，人类通过接触感染动物（绵羊、牛、山羊、猪或其他动物）的体液或摄入源自这些动物的食品（如未经巴氏消毒的奶和奶酪）而被感染。布鲁氏菌感染的潜伏期通常为 1~4 周，偶可有数月之久。典型症状包括发热，可在数月乃至数年内反复出现，其他早期症状包括寒战、盗汗、重度疼痛、下腰部疼痛、骨和关节痛，有时也有腹泻。后期症状包括食欲下降、体重减轻、重度便秘、睡眠障碍和抑郁。有时，感染会累及脑部、脑和脊髓的包膜（脑脊膜）、脊柱（椎骨）、长骨（如大腿骨）、关节或心脏瓣膜。近年来该病发病率在我国有增高趋势，主要流行于西北、东北、青藏高原及内蒙古等牧区。

（2）禽流感：禽流感是由流感病毒 A 型病毒株感染野生鸟类及家禽引起的传染病。最近发现这种病毒株也会感染人类。人与人之间的传播是有限的，大多数病例的感染是通过动物（尤其是家禽）获得的。引起人类感染的禽流感亚型多为 H5、H7 和 H9 型病毒。感染了这些病毒的野生鸟类通常没有症状，但在家禽中可能引起高度致命性疾病。虽然有一些证据表明可能存在有限的人际传播，但是并没有出现持续的人传人现象。人类感染似乎是因为在活（湿）家禽市场直接接触受感染的禽类造成的，包括在那里购买禽鸟随后在家中食用。因此外出旅游时合理避开活禽市场是关键。

（3）包虫病：包虫病又称棘球蚴病（echinococcosis），是人体感染棘球绦虫的幼虫（棘球蚴）所致的慢性寄生虫病。在我国人体棘球蚴病有两种：细粒棘球蚴病（囊型包虫病）和泡型棘球蚴病（泡型包虫病）。本病的临床表现视包虫囊部位、大小和有无并发症而不同。临床上以肝棘球蚴病最多见，肺棘球蚴病次之。肝脏发生病变后，患者的临床体征可能包括腹痛、体重减轻和黄疸等。肺部病变可能导致胸口疼痛、气短和咳嗽。食用和饮用含有寄生虫卵的食物和水，与受感染的动物亲密接触，能导致棘球蚴病感染。本病是一种人畜共患病，广泛分布于世界各地，主要流行于牧区和半牧区。在我国新疆、内蒙古、甘肃、宁夏、青海、西藏、四川、陕西为多见，河北与东北等省亦有散发。农、牧民为多，男女发病率无明显差别。

（八）其他

流行性出血热：国际又称肾综合征出血热，是一种经鼠传播、由汉坦病毒引起的，临床上以发热、出血和肾损害为主要特征的严重的急性传染病。起病急，进展快，若救治不及时可引起死亡，尤其是姬鼠所携带的汉滩病毒感染，住院患者病死率可超 10%。人感染汉坦病毒后潜伏期通常为 7~14 天，也偶见短至 4 天或长至 2 个月者。典型临床表现具有三大主征，即发热、出血和肾损害。患者起病急，早期有发冷、发热等症状，全身酸痛、乏力，呈衰竭状；可有头痛、眼眶痛、腰痛（三痛）和面、颈、上胸部充血潮红（三红），呈酒醉貌；可出现眼睑水肿、结膜充血、水肿、有点状或片状出血；典型病例病程经过有发热期、低血压休克期、少尿期、多尿期和恢复期五期。在我国，流行的致病性汉坦病毒主要为黑线姬鼠所携带的汉滩型病毒和褐家鼠所携带的首尔型病毒。春季和秋冬季为两个发病高峰期，病例分布高度分散，又相对集中，除青海外，其他省份均有病例报告，东北三省、山东、陕西、河北、湖北等省发病率较高。

三、该如何预防这些旅游可能出现的传染病

（一）了解传染病的流行情况，提前制订旅游计划，做好各种准备

当旅游地发生某种传染病暴发流行时，如非必要，应终止旅行。就季节性来说，冬春易发生呼吸道传染病，如麻疹、水痘、流感和流行性腮腺炎等，而夏秋则易发生消化道传染病，如伤寒、痢疾和霍乱等。就地方性来说，在热带和亚热带，登革热、黄热病、疟疾、乙型脑炎等疾病较多，而且一年四季都可发生；在水源缺乏、卫生状况

差的地方，消化道传染病较多，如印度恒河三角洲历来是霍乱的疫源地；在畜牧业发达地区，布鲁菌病较多；在野外溪流区，可能存在血吸虫、肺吸虫病感染风险，在高原地区，包虫病较多；在中东，需注意中东呼吸综合征；在西非，需警惕埃博拉出血热；在白蛉肆虐地区，需注意黑热病等等。

（二）进行必要的疫苗接种或预防性服药

旅游者在出游前应根据上述传染病的流行特点采取相应的预防措施，其最有效、最简单的方法是注射疫苗。目前能够通过疫苗来预防的传染病有20多种，但究竟应注射何种疫苗应视目的地疫区情况而定，而且由于疫苗起效需一定时间，所以疫苗注射一般应在出游前提前完成。

（三）注意饮食卫生及个人卫生习惯

霍乱、伤寒、痢疾、甲型肝炎和戊型肝炎等传染病都是通过消化道传播。预防病从口入，应做到饭前便后洗手，不喝生水，少吃冷饮，吃水果应洗净削皮，在宴席上尽量少吃或不吃凉拌菜，不要食用变质的蔬菜瓜果。到高原地区旅行时，避免密切接触病犬，不吃生牛肉、风干牛肉等；到畜牧业发达地区旅行时，不要因为好奇密切接触病牛病羊，或进食未充分煮熟的肉类；到野外旅行时，避免赤脚下田、涉水等，避免食用未充分煮熟的螃蟹、蝲蛄等。还需注意旅行期间不要接触、购买和食用野生动物（即野味），避免在未加防护的情况下接触野生动物和家禽家畜；注意手卫生，勤洗手，使用洗手液或肥皂，流动水洗手。

（四）防止昆虫叮咬

白蛉、蚊子、跳蚤、虱子和蜱螨等吸血昆虫可传播多种疾病，除了上述提及的疟疾、黄热病、登革热、乙型脑炎、流行性出血热、黑热病等等之外，还包括斑疹伤寒、恙虫病等。因此，在旅游途中应避免昆虫的叮咬，尽量不要在野外宿营，如确实需要，应有防蚊帐篷；身上涂抹有芳香气味的驱虫剂并穿着长袖衣服及长裤睡觉，并在外露的皮肤及衣服上涂蚊虫驱避药物；在蚊子较多的地方，入住的房间应有纱门、纱窗，晚上睡觉应挂蚊帐或点蚊香。避免在蚊虫容易出没频繁时段在树荫、草丛、凉亭等户外阴暗处逗留；要特别注意检查卧具是否卫生，有无跳蚤、虱子，若卫生状况不好，应改换卫生条件好的宾馆入住。

（五）注重性卫生

淋病、尖锐湿疣和梅毒等性病是由不洁的性行为所致，乙型肝炎、丙型肝炎和艾滋病也可由性生活传播。

（六）常备口服药品

（1）抗感染药：常用抗菌药有红霉素、复方新诺明、阿莫西林（青霉素过敏者禁用）、头孢克肟等，但应在医生指导下使用，不可随意滥用抗菌药物；抗病毒药可备用奥司他韦、阿昔洛韦或国产中成药如连花清瘟胶囊，亦需在医生指导下服用，切忌滥用；抗疟药可备用氯喹、伯氨喹、青蒿类药物等，到疟疾疫区旅游者务必备用抗疟药。

（2）解痉镇痛药：阿托品、普鲁本辛或颠茄片用于胆绞痛、肾绞痛和胃肠痛的治疗。

（3）解热镇痛药：阿司匹林、扑热息痛或布洛芬等，用于发热、头痛、四肢关节痛或牙痛的治疗。

（4）止咳化痰药：咳必清、必嗽平、氨溴索等

（5）其他：皮肤消毒剂（碘酒、酒精）、局部及全身抗过敏药物、驱蚊药（清凉油或风油精等）、体温计。

（七）特别提醒

外出旅游一定做好意外保险及医疗保险准备，身在异国他乡，一旦染上患病，自己又无力解决时，可拨打当地的报警电话，请求国际SOS救援。

（鲁梦舒　罗云婷）

第三节　流感高峰期易感人群如何防护

很多人时常搞不清楚感冒与流感（即季节性流行性感冒）的区别，因为感冒与流感有很多类似的症状，不容易直接从症状来判断。但流感与一般感冒较不同的是，通常流感症状是突然出现的，而且多数患者会直接出现高热、畏寒、头痛、肌肉关节疼痛、极度疲倦等症状。至于普通感冒则是一种比较轻微的上呼吸道感染，可由细菌或病毒感染造成症状。然而，能引起普通感冒的病毒超过数百种，其中以鼻病毒（Rhinovirus）为最常见（30%~50%），因为病毒完全不同，所以流感疫苗是无法预防普通感冒。目前并无有效治疗普通感冒的方法，一般采用对症治疗来舒缓患者的症状，大部分患者在 7~10 天可以自行康复。

流感最常由甲型或乙型流感病毒引起。季节性流行主要发生在冬季，北半球从 10 月到次年 3 月，南半球从 4 到 9 月。在热带和亚热带国家，季节性流感可以全年发生。

（一）传染源

流感病毒分为甲、乙、丙、丁 4 型。甲型和乙型流感病毒可传播并引起季节性流行性疾病。可感染人类的流感病毒主要有甲、乙 2 型，主要传染源是感染了流感病毒的患者本身。

（二）传播途径

病毒通常由咳嗽，打喷嚏和说话产生的飞沫传播，近距离接触时尤其容易发生。此外，病毒也可借由接触到受污染的物体表面、再碰触口或眼睛后传播。有相关研究特意针对温度、湿度对传播途径的影响作了报道，所得到的结论也很简单：低温、低湿度，是让流感病毒更容易传播的有利条件。可能是由于在湿度、温度较低的情况下，更易于保证病毒颗粒的稳定性，这样一来病毒颗粒便可以传播到更远的距离、侵及更广的范围。

（三）易感人群

季节性流感病毒在全球范围内传播，可感染任何年龄段的人群。

（四）冬春季节流感高发的原因

春冬季或是季节交替时，人们更喜欢在门窗紧闭室内取暖，不喜欢开窗通风，这便直接导致室内外空气流通严重受阻。若有传染源，那么其排出的流感病毒便会在如此密闭的环境当中大量积聚，加大易感人群的感染概率。寒冷自身是并不会造成感冒的。但是寒冷，依然是间接影响到人体对流感病毒易感性的重要因素。

（1）由于寒冷会影响到呼吸道重要的抵御屏障，也就是黏液运输。具体而言，当受到冷空气的刺激之后，呼吸道黏液就会变厚，也就会直接影响到黏膜正常纤毛功能的发挥，使得病原体不容易被及时清除掉。

（2）由于受到冷空气的刺激，会使鼻部功能无法有效发挥。鼻腔有着一项非常重要的工作：对吸入空气的湿度、温度进行调节。当鼻腔吸入了冷空气之后，鼻腔黏膜毛细血管便会通过扩张而充盈更多的血液，毛细血管扩张的同时，会诱发鼻塞，如果鼻腔当中此时有大量的黏液分泌，那么呼吸道本身存在的病原体清除能力就会减弱。

（3）冷空气对于人体肺部有很直接的影响，会直接增加大量的组胺分泌量，是诱发哮喘的一个重要原因。

（五）患流感后容易重症化的人群

（1）年龄低于5岁的儿童：免疫系统还没有完全发育成熟，流感病毒便有了很充足的繁殖时间，让儿童的患病时间持续的愈久。

（2）年龄超过65岁的老年人：随着年龄的增长，免疫力下降，更易成为流感侵袭的对象。病情发展的速度也会很快、症状表现比较严重。

（3）有基础疾病患者：慢性呼吸系统病症、心血管系统疾病、肾病、肝病、血液系统疾病、代谢和内分泌系统疾病、免疫功能抑制等。

（4）肥胖者：肥胖者的赘肉会造成对肺部的压迫，也难以抵抗病毒侵袭，不仅如此，肥胖也可能会降低流感疫苗的效果。

（5）孕妇：孕妇感染流感之后，会有发热、头痛、咳嗽和全身痛等症状表现，多易伴发肺炎，有可能出现呼吸困难、急性呼吸窘迫综合征，引发流产、早产、胎儿死亡。

（六）流感易感人群的防护

1. 接种疫苗

避免感染流感病毒的最好办法是每年接种流感疫苗。流感病毒不断演变，所以世卫组织每年两次提出更新疫苗成分的建议。最好在流感季节即将开始之前接种疫苗，以获得最有效的保护，但在流感季节期间的任何时候接种疫苗仍能帮助预防感染流感病毒。

2. 日常预防

易感人群的日常预防也很重要，可采用以下方式预防。

（1）开窗通风：注意每天开窗通风，保证室内空气新鲜。

（2）合理运动和充足的睡眠：根据自己的体能和健康情况选择合理的锻炼方式并保证充足的睡眠。

（3）合理饮食：规律饮食，多吃新鲜的水果和蔬菜。

（4）勤洗手：注意个人卫生，勤洗手可有效阻断细菌、病毒的传播途径。

（5）咳嗽礼仪：咳嗽或是打喷嚏时要避开人的正面，并用纸巾捂住口鼻。

（6）保暖：注意保暖、以免受凉。

（7）远离传染源：远离有呼吸道症状的人群，避免在人群密集地逗留。

（江　雪　罗云婷）

第四节　常用物品的消毒灭菌方法

一、医院常用的物品消毒与灭菌方法

消毒，是指用物理或化学方法消除或杀灭芽孢以外的所有病原微生物。灭菌，是指用物理或化学的方法杀灭全部微生物，包括致病和非致病微生物以及芽孢。相比而言，灭菌是比消毒更彻底地清除微生物的方式。医院是较为特殊的场所，大量患者的聚集导致医院内的致病微生物含量较高，应通过有效的消毒灭菌方法降低致病微生物的含量，同时保证患者健康。

（一）拖把

医院的拖把在使用后用清水冲洗干净，悬挂晾干备用；若地面清洁时发现存在少量排泄物、血液、分泌物，采用先吸干、再消毒的方法。如果量多应用 2 000 mg/L 含氯消毒剂浸泡拖把 30 分钟，清洗晾干备用。我国疾病预防控制中心建议，一间病房应更换拖地布；清洁大量体液、血液等污染物后应及时更换；使用后要按标准化程序实施去污与清洁；分类存放，有效封口；转运及处理过程中减少抖动，清洁与污染织物运送路线需区分；清洗宜选用前进后出式，并进行消毒；重复使用前应完全干燥。

（二）体温计消毒方法

先用清水把体温计冲洗干净，擦干后浸泡在 500 mg/L 消毒剂内浸泡至少 30 分钟，再存放于清洁的容器内备用。肛表、口表要分别清洗与消毒。体温计及盛放的容器应每周进行 1 次彻底清洁和消毒。需要注意的是，切忌将体温计放在 40℃以上的温水中清洗，以免爆破。

（三）血压计消毒方法

已经污染的血压计袖带应使用浓度为 500 mg/L 有效氯消毒，消毒

30 分钟，使用清水洗净，晾干备用，或者用浓度 75% 的酒精擦拭消毒，再晾干。血压计被血渍、污渍污染时使用浓度为 2 000 mg/L 的有效氯消毒剂对血压计全身进行擦拭。如果血压计为传染病患者使用，应有固定的血压计，每周定时进行 1 次消毒。常规血压计袖带应每周进行 1 次消毒。

（四）简易呼吸器消毒

使用 500 mg/L 有效氯对面罩与接口进行擦拭，球囊污染后应使用清水清洗，再用含氯试剂擦拭。人工呼吸器使用后应清洁，最后送消毒供应中心统一处理。注意：气管插管导丝使用后应及时灭菌，按照相应保存方法进行保存。

（五）便器消毒

便器应定期使用消毒液浸泡，浸泡 30 分钟后，清洗晾干备用。

（六）体液、排泄物消毒

通常情况下，普通患者、一般传染病患者的体液或排泄物会分别进入医院不同的污水处理系统完成消毒，特殊传染病患者的液体、排泄物需按照规定使用消毒液混合消毒，消毒完成后才能够排入到下水道中。伤寒患者：10 000 mg/L 有效氯，搅匀，2 小时。结核患者：5 000 mg/L 有效氯，2~4 小时。炭疽患者：5 000 mg/L 有效氯，2~6 小时，患者粪便的消毒浓度增加。

（七）氧气瓶消毒

若患者长期吸氧，管道、湿化瓶均需定期消毒，通常每周更换 2 次，如遇污染及时更换。换下后送消毒供应中心集中消毒。鼻吸氧管接头在保存时应注意避免污染，可装入氧气管包装内。

（八）病床消毒

患者出院后，应使用消毒液擦拭病床，及时将被体液、血液污染的床单、被褥进行更换，再用空气消毒机进行消毒。

二、 医院环境及物品表面消毒方法

通常情况下，紫外线消毒方法在医院中常应用于物体表面、室内空气及其他液体的消毒，常使用的仪器为紫外线消毒灯和紫外线消毒器。

（1）物品表面消毒：对物品表面消毒通常选择直接照射法，该种方法适用于便携式紫外线消毒器，可移动完成近距离照射，也可采取紫外线灯悬吊式照射较小的物品，可放置于紫外线消毒箱内完成照射。因微生物的种类繁多，每一种微生物对紫外线的敏感性也有所差异，使用紫外线消毒时照射剂量应达到将其消灭的目的，根据不同微生物目标选择不同的照射剂量和照射时间。

（2）室内空气消毒：对室内空气消毒可采用间接照射法和直接照射法两种，间接照射法应选择较高强度的紫外线空气消毒器，该种方法可达到较强的消毒效果，并且在室内有人活动时仍然可以使用，通常使用30分钟即可达到消毒标准。直接照射法需在室内无人的条件下进行，通常采取移动式直接照射或紫外线悬吊照射，采用室内悬吊式紫外线消毒，室内应安装紫外线消毒灯，数据值为 30 W，1 m 处的强度超过 70 uW/cm^2，每次照射的时间不低于 30 分钟。

（3）液体消毒：对水和其他液体消毒，针对水可以采用水内、外照射法进行，水内照射法紫外线灯光应选择玻璃保护罩，水外直接照射即可，但无论采用何种照射方式，水层厚度应低于 2 cm，若为流动的液体采用紫外线消毒，应确定水流速度，消毒后水必须应符合国家标准。

使用注意事项：在使用紫外线消毒过程中，应将紫外线灯表面进行清洁，每周使用酒精棉球擦拭即可，若发现灯管表面存在污染时，及时擦拭，采用紫外线等完成室内空气消毒时，房间内保持干燥、清洁，降低水雾和尘埃，室内温度应在 20~40℃，相对湿度大于 60% 时，需要延长照射时间。紫外线消毒物品表面，应对其表面直接照射，保证照射剂量符合标准，不准使用紫外线光源对人进行照射，避免引起不必要的损伤。

三、居家清洁与消毒

家庭中同样存在致病微生物污染，尤其是经常接触的食品与物品，要对家居用品进行有效的杀毒、灭菌。

（一）清洁

清洁是一种有效的除菌方法，也是各物品消毒的第一步，家居生活中常使用水对各物体表面进行冲洗以达到去污除尘的目的，使室内用具以及物体表面始终保持清洁。用水清洁能够有效降低微生物的数量，同时可进一步防止尘灰扩散，但并不能够将全部细菌彻底清除。在家居生活中，针对电话、浴缸、桌面、马桶坐垫、牙刷等微环境，采取冲洗除菌方法并不理想，上述物品应进行相关消毒液清洗。

（二）煮沸消毒法

煮沸消毒法通常适用于儿童玩具、食具、毛巾等物品消毒，煮沸可使细菌中的蛋白质凝固变性，通常煮沸 15~20 分钟即可，水面需漫过被煮物品，该种消毒方法具有安全简单的特点，但也存在使用麻烦，适用范围较窄的缺点。

（三）消毒剂消毒法

消毒剂杀菌具有快速、种类多的特点，具有较强的选择性，应对不同环境的不同消毒物品，但消毒剂对使用者有较高的要求，使用消毒剂需根据其说明应用，否则不仅达不到消毒的效果，还会对使用人员造成一定伤害，各种微生物对消毒剂均具有较强的敏感性，消毒剂因其消毒能力较强，具有一定氧化性，容易刺激皮肤、损伤黏膜、腐蚀物品。

（江　雪　罗云婷）

第五节　抗菌药物的合理使用

抗菌药物是指具有杀菌或抑菌活性的药物，包括各种抗菌药物，如磺胺类、咪唑类、硝基咪唑类、喹诺酮类、呋喃类、抗结核、抗真菌等化学药物。自人类发现青霉素以来，人类用于抵御疾病的抗菌药物已有几百种，抗菌药物挽救了无数患者的生命，但是，这些20世纪所取得的医学突破可能由于病原微生物对抗菌药物耐药性的广泛传播而丧失。抗微生物药物耐药性指微生物（如细菌、真菌、病毒和某些寄生虫）阻止抗微生物药物（如抗菌药物、抗病毒药物和抗疟药物）对其产生作用的能力，致使标准治疗方法失去效力，感染持续存在并可能传播给他人。不合理的抗菌药物使用，是造成细菌耐药性出现和传播的重要原因之一，此外，不合理使用还可能造成药物不良反应、二重感染等，对患者的健康乃至生命造成重大威胁，也为全球公共卫生带来沉重的医疗负担。抗微生物药物耐药性是通常随着基因变化而逐渐发生的一种自然现象。但抗微生物药物的误用和滥用会加快形成耐药性。

在医疗保健体系层面，抗菌药物的不合理应用表现在诸多方面：无指征的预防用药，无指征的治疗用药，抗菌药物品种、剂量的选择错误，给药途径、给药次数及疗程不合理等，例如使用抗菌药物治疗流感和普通感冒等病毒性感染。

与此同时，一些地区的公众由于缺乏相关的知识，存在不同程度的抗菌药物滥用行为，如一感觉生病就立即使用抗菌药物、向生病的家人提供自己使用的抗菌药物、没有处方就能买到人用或动物用抗菌药物，或将其用作动物的生长促进剂，或用于健康动物预防感染病。

因此，向公众普及抗菌药物合理使用的知识非常重要。

一、抗菌药物的作用机制及细菌耐药机制

（一）抗菌药物的作用机制

抗菌药物对病原微生物具有较高的"选择性毒性作用"，一般情况下对人体细胞不造成危害。其作用机制主要包括以下几点。

（1）干扰细菌细胞壁合成。

（2）干扰蛋白质的合成。

（3）抑制细菌核酸的合成：如喹诺酮类抗菌药物主要作用于 DNA 复制中的 DNA 旋转酶，抑制其复制。

（4）损伤细胞膜：抗真菌类药物如咪唑类等抑制真菌细胞膜中固醇类的生物合成而影响其通透性。

（二）细菌耐药机制

细菌的耐药性分为天然耐药和获得性耐药两大类。

（1）天然耐药：一些细菌能天然耐受某些抗菌药物。这主要与它们缺乏药物的作用靶位或药物不能通过细胞壁、细胞膜而到达相应的活性部位有关。

（2）获得性耐药：当微生物接触抗菌药物后，遗传基因变化改变代谢途径，使其能避免被药物抑制或杀灭。

（三）抗菌药物耐药带来的严重后果

抗菌药物耐药性是生物（像细菌、真菌、病毒与寄生虫）阻止抗微生物药物（如抗菌药物、抗病毒药物、抗寄生虫药）对其产生作用的能力。这样一来，标准的治疗方法就会失去效力，感染持续存在并会传播给他人，由此造成的耐药病原体感染常难以治疗。如果没有预防和治

疗感染的有效抗微生物药物，器官移植、癌症化疗、糖尿病管理和重大手术（如剖腹产或髋关节置换术）等医疗技术会具有极高风险。过去几年中，抗微生物药物的使用和误用使耐药微生物的数量和种类增加。其后果是，多种感染病可能会再次变得不可控。抗菌药物耐药性会导致住院时间延长、医疗费用增加和死亡率上升。随着全球贸易和旅行的增加，耐药微生物可能会快速蔓延到世界每一角落。因此抗微生物药物耐药性值得全球高度关注。合理使用抗菌药物是预防和控制耐药性产生、传播的重要措施之一。

二、社会大众对抗菌药物的合理使用原则

为防控抗菌药物耐药性的蔓延，社会大众必须做到以下几点：

（1）仅使用由有资质的卫生专业人员开具的抗菌药物。

（2）当卫生工作人员告知不需要抗菌药物时不要主动要求使用。

（3）总是按照卫生工作人员的建议使用抗菌药物，在使用抗菌药物期间尽量不进食生食，避免筛选出耐药病原菌定植于肠道。

（4）不与他人共用或使用剩余的抗菌药物。

（5）通过实施规范的洗手、准备食物时保持清洁卫生、避免与患者密切接触、采取安全性行为、及时更新疫苗接种等方法预防感染。

（6）遵循WHO《食品安全五大要点》（保持清洁、生熟分开、安全煮熟、在安全的温度下保存食物、使用安全的水和食物原料）安全处理和制备食品。对于畜牧养殖业人员，不建议给健康动物预防性使用抗菌药物。

（李佳霖　李　欢）

第六节　多重耐药细菌感染的预防和管理

马克，是生活在海边的美国人，他热爱户外活动、散步，海上运动，因此四肢皮肤的磕碰和刮擦都是常有的事。某日他发现脚部遭到蚊虫叮咬。起初他并未在意，但是第二天，他的脚部开始疼痛、肿胀，被叮咬处也开始变色。马克立即前往医院，在等待细菌培养结果的前几天，医生开出几种抗菌药物给他服用，但是病情并未好转。最终的实验室结果显示，马克被确诊为耐甲氧西林金黄色葡萄球菌感染，这种耐药菌感染导致最初的抗菌药物并没有发挥效用。如果马克没有得到及时的救治，病情恶化后很有可能会失去他的腿。

什么是多重耐药菌？为什么感染多重耐药菌后某些常规的抗菌药物会不起作用？哪些人群容易受到多重耐药菌的感染？我们应该如何预防多重耐药菌的感染？发生多重耐药菌感染后我们应该如何管理呢？让我们一起认识多重耐药菌。

一、认识多重耐药菌

（一）什么是多重耐药菌

当细菌、病毒、真菌和寄生虫等微生物发生改变，导致常规治疗感染效果降低或无效，称为耐药。对多种抗菌药物耐药的细菌我们俗称为"超级细菌"。这些耐药性菌的出现，导致患者需要花费额外高昂的费用治疗疾病，甚至无药可救，造成死亡，它还可以传播给他人，为全球卫生保健系统带来了带来沉重的负担。

细菌耐药已经成为全球公共卫生领域的重大挑战。世界卫生组织提出警告，必须高度重视抗菌药物耐药性的蔓延，随之产生的多重耐药菌可能导致临床无药可用。多重耐药菌是指对通常敏感的、常用的

3 类或 3 类以上抗菌药物同时呈现耐药的细菌，常见多重耐药菌包括耐甲氧西林金黄色葡萄球菌、耐万古霉素肠球菌、产超广谱β–内酰胺酶细菌、耐碳青霉烯类肠杆菌科细菌、耐碳青霉烯类鲍曼不动杆菌、多重耐药 / 泛耐药铜绿假单胞菌（MDR/PDR–PA）和多重耐药结核分枝杆菌等。近年来甚至出现了广泛耐药菌，指细菌对常用抗菌药物几乎全部耐药，革兰氏阴性杆菌仅对黏菌素和替加环素敏感，革兰氏阳性球菌仅对糖肽类和利奈唑胺敏感）以及全耐药菌，是指对目前所做的所有体外药敏试验药物全部耐药的细菌）。

（二）多重耐药细菌是如何产生并传播的

目前认为，细菌耐药主要有两种机制，一是天然耐药，二是获得性耐药。天然耐药是细菌与生俱来，通过基因代代相传的，性质较为稳定。而获得性耐药则是细菌与抗菌药物接触过后，通过改变自身的代谢途径防止不被药物杀灭而产生的耐药性，这种耐药性可能会随着不再接触抗菌药物消失，也可能通过质粒将耐药基因转移到染色体。携带耐药基因的质粒容易导致水平传播，从而导致医院内感染的暴发流行。

多重耐药细菌感染患者及携带者是主要的传播源。其他传播源包括被多重耐药菌污染的物品、环境等。多重耐细菌传播的最重要途径是接触传播，咳嗽能使口咽部及呼吸道的多重耐药菌通过飞沫或气溶胶形式传播，通风设备或者空调出气口被多重耐药细菌污染时也可发生空气传播。

（三）哪些人容易感染多重耐药细菌

目前的研究发现，有一些特定人群感染多重耐药细菌的概率会比普通人群更高，需要特别注意，主要包括老年人、患有糖尿病、慢性阻塞性肺疾病、肝硬化、尿毒症的免疫力低下人群，使用免疫抑制剂或放化疗的肿瘤患者，以往多次住院或者定植、感染过多重耐药细菌的人也需要非常警惕，对于已经在住院的患者，有静脉置管、机械通气、保留尿管等管路患者也较普通的患者会有更高的感染风险。

（四）多重耐药细菌感染将造成哪些危害

多重耐药细菌感染可引起全身各种类型的感染。一些研究证实，多重耐药细菌感染的患者病死率会高于未感染患者，感染患者的住院时长和重症监护室时间都会延长，相应的也增加了患者的医疗费用和治疗负担，患者使用抗菌药物发生不良反应的风险也会提高，感染者作为传播源，在接触免疫力低下的其他人群时，可能导致多重耐药细菌感染的继续传播，威胁其他人群特别是免疫力低下人群的安全。

（五）多重耐药菌快速增加的原因有哪些

1. 不合理使用和滥用广谱抗菌药物

中国是抗菌药物的使用和生产大国，不合理使用和滥用抗菌药物的形势非常严峻。中国科学院广州地球化学研究所应光国课题组2015年发布的中国第一份抗菌药物使用量和排放量清单指出，2013年中国抗菌药物使用总量达到16.2万吨，其中人用抗菌药物达到48%，而2013年中国千人日平均使用抗菌药物剂量为157 g，远远超过了同期欧美国家显示的20~30 g，抗菌药物的排放造成了土壤和流域污染，其来源主要包括医用抗菌药物和畜牧养殖业使用抗菌药物，并可能通过饮水和食物的摄入继续将耐药基因传递给人类，进一步将耐药范围扩大，形成人类、动物和环境中恶性循环式的全球性耐药问题。

2. 全球范围内细菌耐药快速蔓延

多重耐药细菌感染微观层面可以在不同细菌之间通过质粒传播耐药基因，在医疗活动甚至日常生活中可以通过手的接触造成人与人之间的传播。随着全球化经济和贸易往来的高速发展，人际交往密切，多重耐药细菌跨地区传播频繁发生，也加速了细菌耐药的全球性蔓延。

3. 全球对耐药菌系统监测水平不均衡

多重耐药细菌感染是全球性的公共卫生威胁与挑战，需要国际性的监测。世界卫生组织呼吁全球范围内采取系统监测手段，并落实控制措施，对耐药趋势进行追踪和控制，从而预防和治疗多重耐药引起的感染性疾病。世界各国均采用了相应的行动。但是，还是存在一些国家和地区缺乏耐药监测网络的控制措施，一些经济落后地区和基层医院也仍然需要更多的政策指导和人才物力方面的系统支持实施耐药监测。耐药监测水平不均衡导致阻止耐药菌的全球蔓延难以有效实施。

4. 全球抗菌药物新药开发不足

与细菌耐药性迅速增加和扩散形成鲜明对比的是，抗菌药物的新药开发却越来越少。抗菌药物的研制与生产周期较长，需要消耗大量的时间和资源，与此同时，抗菌药物的应用疗程较短，不断增加的耐药性也可能导致药品使用寿命缩短，因此抗菌药物的新药开发，对于一些制药企业属于"高投入低回报"的领域。新抗菌药物的开发受阻，最终限制了临床治疗用药的选择，甚至造成特殊情况下"无药可用"的困境。

5. 易感人群的增加

随着医学技术的不断发展和进步，人类预期寿命延长，老年人和慢性病患者群体不断扩大，随之伴随的免疫力低下人群也迅速增加，成为多重耐药细菌医院内感染的主要易感者，也加速了多重耐药细菌的蔓延和传播。

6. 公众的卫生知识和健康行为

多重耐药细菌感染容易在环境卫生条件差、个人卫生习惯不良的情况下发生，即使开发了新药，如果不提高公众的卫生知识，不遵从相应的健康行为，多重耐药性仍会是公众健康的巨大威胁。这些卫生知识和健康行为包括按照卫生工作人员的建议使用抗菌药物、定期接种疫苗、洗手、采取安全性行为、保持食品卫生、戒烟、戒酒等方面，从而降低感染发生和传播的风险。

二、 如何预防和管理多重耐药细菌感染

（一）手卫生

手卫生是切断病原体传播途径的最有效措施之一，能有效降低多重耐药细菌感染传播和发生的可能性。

对于医护人员，WHO 提出了实施手卫生的 5 个时刻：医务人员在接触患者前、实施清洁 / 无菌操作前、接触患者后、接触患者血液 / 体液后以及接触患者环境后均应进行手卫生。

对于一般公众，手卫生同样重要。在公共场所返回家中、饭前便后、咳嗽喷嚏前后，均应该用洗手液或香皂流水洗手，在没有流动水的情况下可以先使用含有酒精的免洗洗手液，但是不能完全替代流动水洗手。

（二）普通人接触多重耐药细菌感染患者的注意事项

对多重耐药菌感染的患者，医院会采取措施进行接触隔离，因此多重耐药菌感染患者最好不要探视或减少探视，且同时在房间内不应该超过 3 人，照顾和探视者需要配合注意以下事项。

（1）不要自行触摸或移除床头、腕带上的接触隔离标识。

（2）接触患者及周边环境后要进行手卫生，手心向上，手掌下凹，取床尾手消毒液，按压 1 次，进行手卫生，总过程不得少于 15 秒。

（3）所有生活垃圾均视为医疗垃圾，需用黄色专用医疗废物垃圾袋进行盛装。

（4）患者尽量不要外出活动，防止耐药菌扩散。

（5）如床旁有医疗物资，如手套、听诊器等，尽量不要碰触（图

3-1-2）。

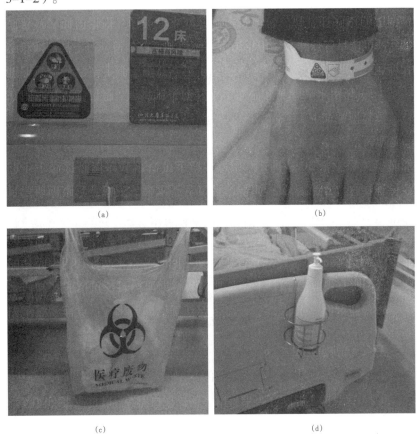

（a）

（b）

（c）

（d）

图 3-1-2　部分医疗标识和物资

（罗云婷　李　欢）

第七节　蛇咬、蜂蜇、虫咬等伤口的紧急处置

一、蛇咬伤

夏季是蛇频繁出动的季节，也是蛇咬伤人最多的时候。你以为市区没有蛇？那么你就大错特错了！新闻报道一名老年人因为市区踏青

时候为了走捷径，踏进草丛，遭到蛇的攻击。本来靠近人行道的草丛一般不会有蛇，但是在夏季，尤其是傍晚，蛇的活动力会比较强，有的时候就出没在脚边，稍有不慎或者忽视，就容易被攻击。蛇身的颜色隐藏性特别好，只要不慎踩到蛇尾，就会立刻遭到攻击。蛇的感应不是依靠视力，而是靠红外线，只要感觉到有温度的物体经过眼前，它们就很容易会误以为是猎物，进而攻击。

（一）认识蛇咬伤

现今我国常见蛇种 165 种，其中有毒蛇类 47 种，剧毒 10 种。每年 4—11 月为蛇咬伤高发，被毒蛇咬伤后的死亡率是 5%~10%，大约 25% 的患者因为被毒蛇咬伤而失去了劳动的能力。病情特点是病程较短且发病急骤，如果患者不能得到及时有效的施救则可能造成严重的后果。毒蛇咬人后，会将毒液注入咬伤的伤口，经淋巴液和血液循环扩散，引起局部和全身中毒，乃至威胁生命。蛇毒液的毒作用机制复杂，主要有神经毒、血液毒、肌肉毒等，不同毒蛇咬伤后临床表现不同。局部体征包括 ≥ 1 个毒牙牙印或咬痕。若有蛇毒螫入，一般在 30~60 分钟内在咬伤部位及邻近组织出现水肿和红肿。水肿进展迅速并在数小时内累及整个肢体。全身症状包括恶心、呕吐、出汗、焦虑、意识障碍、自发性出血、发热、胸痛、呼吸困难、感觉异常、低血压和休克。在被蛇咬伤后，尤其是毒蛇咬伤后，如果能够掌握一些急救的措施方法，就能缓解中毒症状，并赢得治疗的时间，那么被蛇咬伤怎么急救呢？

（1）镇静原地不动：被蛇咬伤后，一定要镇静，不可心慌急躁，待在原地不要动，更不可奔跑，呼喊，因为呼喊奔跑都会加快血液循环，加快蛇毒的毒发，第一时间抓紧时间打 120 急救电话。同时应注意远离蛇的再次侵袭区域。在前往医院或等待救护车时不要活动身体。心率越快，血液就会更快地流入咬伤部位，促进毒液在身体内的蔓延。让伤口处于心脏以下部位，避免毒液快速蔓延。

（2）区分无毒或有毒：被蛇咬伤后，如果情况允许，可以用手机拍一张蛇照片特别是蛇头，就诊时拿给医生看，便于医生辨别有毒无毒。在无法确定有毒的情况下，一律以毒蛇咬伤处理。

（3）不要给伤口止血：被毒蛇咬伤初期，由于毒液中含有抗凝血物质，血液可能会从伤口中源源不断的流出。让伤口流半分钟的血，可以让部分蛇毒排出体外，再盖住伤口等待救援。不要试图吸出毒液；不要割去伤口附近的皮肤；不要绑止血带，它会让血液循环停滞导致并发症；不要用冰块敷伤口。

（4）去除伤口附近的衣物或首饰：被毒蛇咬伤的部位可能会出现严重的肿胀，因此要及时褪去咬伤部位附近的衣物和首饰。

（5）及时注射抗毒血清：被蛇咬伤后，在进行简单处理急救后，一定要到具备抗蛇毒血清的医院，注射抗毒血清及伤口进一步清创处理。

（6）在无法联系急救人员的情况下考虑自救方法：现在的手机都配备有 GPS 定位系统，请及时联系医务人员咨询急救方法。如果你无法联系到急救员，尽快到一个安全的地方求救，但不要活动太过剧烈。如果上述选项无法完成，你可以用清水和肥皂清洗伤口，降低感染的可能性。在伤口以上 5~10 cm 缠上绷带，减缓血液循环，但不要彻底切断循环。以绷带下插进能一指的松紧程度为宜，这样可以减少毒液扩散。安静休息，保持镇定。让伤口处于心脏以下部位，避免蛇毒快速蔓延。

（二）如何避免蛇咬伤

（1）尽量避免去野外草丛，到野外应穿上长裤和棉质的长袜。

（2）见到蛇转身就走，不要试图抓住或攻击它。

（3）家里或公共场所发现蛇，确保安全的情况下，尽量不要让蛇逃跑。然后拨打 110 指挥中心。

（4）野外旅行的时候，最好带上一根树枝或者竹竿，在不确定的路段用力敲打地面或者草丛，把蛇先吓退，减少被咬风险。

二、蜂蜇伤

我国蜂种类有 200 种左右，会蜇伤人主要包括蜜蜂、马蜂、黄胡蜂、大黄蜂。蜂蜇伤好发于 7—11 月，近年来随着全球气温的升高和生态环境的破坏，蜂蜇伤呈逐年增多趋势。毒蜂蜇伤，局部发生痛、红、肿症状重，全身表现为毒素作用和过敏反应，出现荨麻疹、恶心、呕吐、发热、胸痛，较重者，可有呼吸困难、哮喘、肌肉抽疼；严重者可引起脑水肿、肺水肿、过敏性休克、急性肾功能衰竭等多器官功能衰竭导致死亡。我们可以采取以下急救措施。

（1）仔细检查伤处，若有蜇针，不管用何种方法应尽速将其清除。如用钝边片刮去蜇刺（例如：信用卡卡片、小刀的钝边、餐刀等）。

（2）有明显痛痒和烧灼感者可尽早将用布包裹的冰块置于蜇刺部位，同时可单药或联合口服 H_1 阻滞剂及 NSAIDs 等药物。其他局部治疗方法包括：外涂抗组胺软膏（苯海拉明、扑敏宁），利多卡因敷贴，复方局部麻醉软膏，皮内注射 1% 利多卡因（可联合 1∶10 万肾上腺素同时注入），以及中效皮质激素软膏（0.1% 去炎松）。

（3）过敏反应者给予静注抗组胺药，严重过敏反应者给予注射肾上腺素、静脉补液治疗，必要时使用血管活性药物。

（4）如果患者是被蜜蜂叮咬，蜜蜂的毒液是酸性的，则可以通过向伤口施加碱性液体（例如肥皂水或苏打水）来中和毒素。如果是受到黄蜂或土蜂的攻击导致受伤，它们的毒液是碱性的，即可以将诸如醋的酸性液体施用于伤口。如果未知毒液酸碱性时，可用大量流动清水冲洗，减弱毒液的酸碱性，且不能包扎伤口，并收紧伤口上方（靠近心脏的位置）的止血带，来防止毒素进一步扩散。

蜂蜇伤，首先要注意预防，防重于治，平时不要招惹各种蜂类，看见要远离，不要去扑打、捣毁蜂巢。有对蜇刺过敏病史者，应备一个预装有肾上腺素针筒的药包。全身症状刚出现时立即使用，并及时寻求专业医疗救助。有昆虫叮咬过敏史应佩戴特别标记（如警示腕带等）。

三、蜈蚣咬伤

蜈蚣俗称"百足虫"，见于气候潮湿并且通常温暖的地区，人类被蜈蚣蜇伤的报道通常来自于亚洲、印度尼西亚、印度、夏威夷、南美洲和澳大利亚。蜈蚣通过腭牙注射毒液，腭牙是从其头部伸出的钳状附件，用来固定猎物。蜈蚣主要是夜间活动，因而大多数人体蜇伤发生在夜间。蜇伤常见于四肢，可见 2 个微小的穿刺痕迹。蜇伤一般会疼痛，常见红斑和水肿。在多数情况下，症状是暂时的，不需要治疗。一项病例系列研究纳入了巴西圣保罗的 98 例急诊患者，1/3 的患者因持续性或重度症状（通常是疼痛）而需治疗。大多数蜈蚣蜇伤无并发症，但有报道极少伤者出现后遗症，包括局部感染和坏死、心肌梗死、横纹肌溶解伴肾衰竭和全身性过敏反应。

急救措施如下。

（1）立即用肥皂水或 3% 氨水、或 5%~10% 小苏打溶液冲洗伤口，忌用碘酊或酸性药物冲洗或涂擦伤口。

（2）口服季德胜蛇药，或将蛇药调成糊状，涂擦在伤口周围。

四、蝎子咬伤

蝎子又称"全虫"，世界上至少有 1 500 种蝎子，但是只有 25 种会分泌毒素，对人体造成危害。被它蜇伤后，局部可出现一片红肿，有烧灼痛，中心可见蜇伤痕迹，轻者一般无症状。如中毒严重，有头痛、头晕、流涎、流泪、畏光、嗜睡、恶心呕吐、口舌强直、呼吸急促，大汗淋漓及肌肉痉挛等症状。

急救措施如下。

（1）找到蜇伤的位置。任何一种蝎子的蜇伤都会在伤口处引起剧烈的疼痛或烧伤感，紧随其后的便是刺痛和麻木。

（2）在蜇伤部位进行冰敷。这个方法在被蜇伤的 2 小时内最有效果。

（3）可服用非处方止痛药来减少疼痛。使用布洛芬、阿司匹林、对乙酰氨基酚来缓解不适和疼痛。如果疼痛很剧烈，需要立即就医。

（4）如果符合下面任何一种情况，需要就医：儿童、婴儿、老人和心脏或肺有损伤的人被蝎子咬伤；呕吐、出汗、流口水或者口吐白沫；无意识排尿或排泄；肌肉打扑或抽搐，包括无意识的头部、脖子或眼睛移动，或者行走困难；心率加速或不规则；呼吸、吞咽、讲话困难；严重肿胀。

用肥皂和清水清洗蜇伤部分。轻轻地掀开蜇伤部位的衣服再用水清洗。

（5）这有助于清除残余毒素以及保持伤口清洁，降低感染的风险。

五、 蚂蟥咬伤

蚂蟥原名叫"水蛭"， 一般生活在潮湿的灌木丛、草地和淡水沼泽。它们附在温血动物身上吸食血液，吸饱血后身体可以胀大到原来的 10 倍。水蛭叮咬人后在皮肤上吸血，同时分泌水蛭素和组织胺样的物质，使血管扩张、流血不止，它们刺破你的皮肤后分泌的一种麻醉物质会让你感觉不到疼痛。发现身上有水蛭时，不要慌，它们通常不会传播疾病或引起疼痛。如果你可以忍受水蛭，不妨等它吸饱血后自动脱落（差不多 20 分钟）。当然，你也可以想办法摆脱这些小小的"吸血鬼"。

急救措施如下。

（1）找出水蛭的头和吸盘。水蛭的头比较窄，吸盘则是让它附在其他生物上的器官。如果水蛭附在手臂、双腿、躯干或容易够着的部位，你可以自己移除它。用指甲隔开吸盘和皮肤，另一只手轻轻地将吸盘周围的皮肤往外拉，另一只手则放在水蛭旁边，把指甲伸入吸盘底下，立刻将水蛭弹走，否则它很快会重新附着在皮肤上。不要强行拔出水蛭，以免把它拉断，导致吸盘留在体内。也可用信用卡、坚固的纸张或其他薄物伸进吸盘底下。

（2）治疗开放性伤口。水蛭咬破皮肤后，会释放一种抗凝血剂，以便能一直吸血吸到饱。弄走水蛭后，在接下来数小时甚至数天内，伤口可能会继续流血，直到体内的抗凝血剂被清除干净。做好心理准备，移除水蛭后，你可能会看到伤口大出血。用外用酒精或其他急救清洗液清洁伤口，然后用绷带包扎，保护伤口。

（3）可考虑等水蛭吸饱血后自动脱落。水蛭吸饱血后会自动从皮肤脱落，这个过程大概需要 20 分钟。别担心，不会因此而失血过多，也不会造成任何伤害。

（4）别用其他方法移除水蛭，如往水蛭身上撒盐、喷驱虫剂、用洗发露淹死水蛭等。你可能听说过上述方法能让水蛭松开吸盘，自行脱落。但是在这之前，水蛭会先把血吐回伤口。这可能造成严重感染。所以，最好还是坚持比较安全的做法，用指甲或直尺隔开吸盘和皮肤。

（5）如果你在有水蛭的淡水里游泳，水蛭可能会钻进鼻孔、耳道和嘴巴等。尽量先尝试简单的方法，没有效的话才使用其他方法。如果水蛭附在你的嘴里，不妨用烈酒漱口，让水蛭脱落。漱口 30 秒再把酒吐出，查看水蛭是否已经去除。

（6）很少有人对水蛭过敏，但如果出现头晕、皮疹、呼吸短促或水肿时，服用一片抗组胺剂，并且就医。

六、毛毛虫蜇伤

毛毛虫是飞蛾和蝴蝶的幼虫，它们通常长有刺状纤维和细毛，用来抵御天敌，其中某些种类还含有渗透性毒素。非常轻微地触碰到毛毛虫，就足以导致接触性皮炎，并伴随痛、痒的症状。如若被毛毛虫主动攻击蜇伤，疼痛是非常剧烈的，程度因毛毛虫种类而异。临床表现可以多种多样，如毛毛虫皮炎：皮肤瘙痒、接触性皮炎、水疱、鞭痕、小红包、疼痛；如果毛毛虫细毛刺入眼，可能导致急性结膜炎；

鳞翅目皮炎、荨麻疹；上呼吸道感染；恶心、呕吐、头痛、支气管痉挛。

急救措施如下。

（1）使用镊子或其他工具移除毛毛虫，千万不要直接用手抓。用透明胶带在伤口处反复粘贴，可以清除毛毛虫体刺、细毛及毒素。

（2）用肥皂和水清洗伤口。

（3）洗完伤口后，可以将冰袋置于伤口处进行冰敷。

（4）当刺痛感减弱后（15~20分钟），可以在伤口处涂抹小苏打和水混合成的膏剂。

（5）可以使用一些非处方止痛药，比如对乙酰氨基酚或者扑热息痛。按照说明书使用即可。

（6）时刻注意蜇伤局部情况。留意分泌物、皮疹、肿胀及颜色的变化。如果症状加剧，或者出现极少见的全身过敏情况，需要及时就医。

（7）记录下蜇伤你的毛毛虫。如果你手头上没有照相机，可以记下其特征——颜色、相对长度、结构、体刺的大概数目。

七、蜱虫咬伤

蜱虫栖息在户外，喜欢温暖、黑暗的环境。和其他虫类不同，它们咬人后不会离开，而是钻入皮肤，继续以宿主的血液为生。它们喜欢毛发茂密和隐蔽的部位，如头发、耳朵后面、腋下或腹股沟、手指和脚趾缝。一定要检查全身，但是可以先从这些部位开始找起。如果发现被蜱虫咬伤后应该注意以下细节。

（1）取出蜱虫：不要徒手触碰，最好是用镊子夹住蜱虫的嘴巴或头。夹的时候，镊子要尽量贴近皮肤，不要挤压蜱虫，轻柔缓慢地拔出蜱虫，保持平直，不要扭动或改变方向。如果蜱虫被拔断了，一定要把它残留在皮肤内的身体部分清理干净。

（2）留住蜱虫：可以将蜱虫装进塑料袋或空药瓶容器中送检。

（3）就医治疗：如果蜱虫钻进皮肤深处，或者只能取出蜱虫一部分的身体部位，你需要让医生帮忙取出残留的蜱虫。如果出现认知功能受损、神经系统功能紊乱、关节炎症状和（或）心律不正常一定要到医院就诊。

（4）清洗皮肤：被蜱虫咬到的部位可以用肥皂和水清洗患处。涂一些杀菌剂来消毒，比如酒精、免洗洗手液等。完成这一步后，一定要把双手洗干净。

在生活中会遇到很多的昆虫，我们可以注意一些细节来避免昆虫的叮咬。首先在户外活动时，不要使用有香味的东西；可使用驱虫剂；选择穿长袖和长裤，包括戴有薄纱的帽子，可以遮盖脸、脖子和肩膀；清除积水，积在坑洼和沟渠里的水或者没有流动的水，都会成为蚊虫繁殖的温床，所以尽量避开有积水的地方。

（李蓉竞　罗云婷）

第二章

相关检查

第一节　送检标本的基本要求和流程

检验标本的保存和运送是保证检验质量的重要环节之一。由于采集的标本受各种因素的影响，可能使检验结果产生或大或小的误差，因此必须正确掌握送检标本的基本要求和流程。

一、基本要求

所有标本采集后都应尽快送往实验室，多数标本应在 2 小时内送达，有些样本量小的标本应在采样后 15~30 分钟送达。实验室应与临床共同设计标本采样和送检的流程，在人力、物力上保证标本可按要求送达实验室。

不同种类的标本因检测的目标、致病微生物不同，对标本保存和运送的环境条件有不同的要求，对温度敏感的细菌如脑膜炎奈瑟菌、淋病奈瑟菌和流感嗜血杆菌等应保温并立即送检。

二、特殊要求

对标本离体后的保存有特殊要求。如：温度、湿度、光照、时间等，负责标本采集和运送的人员应熟练掌握相关知识，在运送工具的选择、标本的保存、环境等方面严格按规定执行，检验标本采集后应尽快送检，确保在规定的时间内送到检验科，并注意标本的隔离、封装，特别是对怀疑有高生物危险的标本，应严密包装，防止泄漏。检验标本经过由培训上岗的送检人员运送，所有标本加盖密封，避免倒出、污染，外套塑料袋，扎好口；所有标本竖着运送，不能随意颠倒、震荡；各种检验申请单与标本同时送检，不能分开。血液标本的运送必须保证运送过程中的安全，防止溢出，溢出后应立即对环境进行消毒处理，对有传染性的标本以确保不污染环境和保护人员的安全为原则。

三、具体要求

（1）标本运送要注意防止标本外溢、蒸发和污染，用有盖容器采集、运送检验标本。

（2）严格控制温度，如遗传系列检测标本需要置于18~25℃环境运输，不可冷藏和冰冻。

（3）运输过程中对于所有感染性物质（包括血液标本）的溢出物进行清除。可采用以下清除程序。

①戴好手套。

②用布或纸巾覆盖并吸收溢出物。

③向布或纸巾上倾倒消毒剂，包括其溢出物周围区（通常可用含氯消毒剂）。

④使用消毒剂时，从溢出区域的外围开始，朝向中心进行处理。

⑤约30分钟后，清除这些物质。如果现场有碎玻璃或其他锐器，则用簸箕或硬质纸板收集并将其存放于防刺穿容器内以待处理。

⑥对溢出区进行清洁和消毒（如有必要，重复第2~5步）。

⑦将受污染的材料置于防漏、防刺穿的废弃物处理容器内。

⑧经有效的消毒后，向相关科室报告溢出事件，并说明已经完成现场清除污染等处置工作。

四、微生物实验室对标本的拒收标准

（1）标本采集至实验室接收过程间隔过长，或无标本采集时间，或保存的温度不当。

（2）标本运送条件不正确：如厌氧培养标本却在有氧培养瓶内。

（3）容器不规范：如容器有裂缝或被打破导致标本泄漏、容器非无菌等。

（4）未贴标签或贴错标签：标本与检验目的不符合，如痰培养送检尿标本；患者信息与标本不符，如女性患者送检前列腺标本。

（5）标本明显被污染，如痰标本中混有食物残渣等。

（6）拭子上的标本已经干涸。

（7）标本不符合检验要求，如痰标本以唾液为主。

（8）标本使用了固定剂或防腐剂。

（9）标本量太少。

（10）一支拭子要求检验项目太多。

（11）24小时内重复送检的标本（血培养除外）。

实施标本拒收标准过程中与临床沟通的方法：标本拒收不应轻易将标本丢弃，应电话联系临床医生再决定标本的处置方式，如医生坚持继续检测，则应在报告中说明标本质量情况，并注明"应临床要求，完成检测"。

五、实验室标本质量管理基本原则

实验室应拒收质量不合格的标本，实验室要建立标本质量管理要求，制定拒收标准，建立退检机制。实验室有责任及严格执行标本验收和拒收标准，并通过沟通、培训使临床充分掌握标本拒收标准和退检机制。

六、流程

医生下医嘱并打印标本条码→将条码交给护士→护士将条码粘贴于试管上并核对→医嘱核对无误后进行采集→采样完毕后在 PDA 上进行扫描，执行医嘱，确认采集（大小便标本未采集勿扫描确认）→放置固定位置存放标本（急诊标本需做好标识）→电话通知中央运输收送→中央运输取标本送至检验科→在标本接收登记本上登记，双方逐项核对标本信息无误后验收签字。

（贺晓娇　黄秋如）

第二节　血培养

一、 血培养简介

（一）血培养的定义

将新鲜离体的血液标本接种于营养培养基上，在一定温度、湿度等条件下，使对营养要求较高的细菌生长繁殖并对其进行鉴别，从而确定病原菌的一种人工培养法，用于血流感染病因学诊断。

（二）血培养的临床意义

血培养是目前国际通行的诊断血流感染的唯一标准。它能为血流感染的诊断和治疗提供重要的线索，避免了抗菌药物的滥用。血培养的主要目的如下。

（1）证实有感染性的病原体。

（2）鉴定病原体。

（3）指导抗菌药物的治疗。快速确定病因，减少耐药菌株的出现，以及减少医疗费用和住院时间。

（三）血培养采集指征

当怀疑血流感染或脓毒症时，应常规行血培养。怀疑患者血流感染的症状有以下几种。

（1）出现不明原因的发热（体温＞38℃）或体温过低（＜36℃）；其血细胞分析示：白细胞增多（＞10 000/μl），粒细胞减少（＜1 000/μl）；或者出现休克、寒战、僵直。

（2）严重的局部感染（脑膜炎、心内膜炎、肺炎、肾盂肾炎等）；心率异常加快、低血压或高血压、呼吸频率加快等。

（四）特殊人群的血培养采集时机

1. 老年患者

随着年龄增长，老年患者机体各器官功能趋于老化、衰退，机体免疫功能，尤其是细胞免疫功能逐渐低下，抵抗外源性或内源性致病菌侵袭的能力也大为减弱，且感染不易局限，血流感染易扩散，可导致严重的多器官功能衰竭，甚至死亡。造成高死亡率的重要原因是老年患者在抵御感染过程中，全身炎症反应较年轻患者弱，临床表现常不突出，大多不伴有明显的体温升高，因此易于误诊、漏诊而延误临床诊断和早期治疗。有文献报道，约50%的老年患者在临床确诊为菌血症时体温正常或升高不明显。当该类人群出现非特异性临床表现，如嗜睡、意识模糊、腹痛、恶心、呕吐、大小便失禁等，尽管体温正常，亦需引起临床高度重视，立即留取血培养，积极寻找病原学证据。

2. 粒细胞减少或缺乏患者

患者在病程中可由于本病进展或药物副作用出现粒细胞减少症，甚至粒细胞缺乏症。该类患者抵御感染的能力大大下降，病原体可通过各种途径进入体内，引起全身炎症反应，导致功能紊乱。粒细胞缺乏症持续时间越长，感染的风险也越大。因此，对于这类患者需要立即采集血培养标本，进行细菌、真菌培养。因此，建议临床上应连续3d抽取血培养，以提高病原学的检出率。美国感染病学会（Infectious Disease Society of America，IDSA）关于粒细胞缺乏症伴发热的指南建议血培养宜每天抽取 2 次，连续 3 天。

3. 感染性心内膜炎患者

感染性心内膜炎发病率约为 2~6/10 万，死亡率为 10%~30%。具体取决于病原学、基础疾病、受累瓣膜类型。血培养阳性是依据修改的 Duke 感染性心内膜炎的主要诊断标准：

（1）至少有 2 次血培养阳性，且为感染性心内膜炎常见菌。

（2）持续血培养阳性 [2 套血培养采集时间间隔 > 12 小时；所有（3 套或 ≥ 4 套）血培养大多数阳性，且第一次和最后一次时间间隔 ≥ 1 小时]。对于该类患者，仅抽取 1 套血培养是不够的，因为血培养最常见的污染菌来自于皮肤凝固酶阴性葡萄球菌。研究表明，2 套血培养可获得 90% 的阳性率，而 3 套血培养能使血培养检出率达 98%。因感染性心内膜炎菌血症呈持续性，因此血培养无须在体温升高时采集。对于未经治疗，临床怀疑亚急性感染性心内膜炎患者，应在入院当天间隔 1 小时采血 1 次，共 3 次，必要时次日重复 3 次，再开始抗菌药物治疗。对于临床已使用抗菌药物的患者，宜停药 7 天后采集血培养标本，以提高病原菌检出率。对急性感染性心内膜炎患者应在入院后 3 小时内，每隔 1 小时采血 1 次，共 3 次，随后开始抗菌药物治疗。

（五）血培养标本采集的最佳时间

（1）一般原则：只要怀疑患者有血流感染的可能，在考虑使用抗菌药物之前，都应立即采集血培养标本。若患者已行抗菌药物治疗，则应选择含有抗菌药物吸附物的培养瓶，并在下一次抗菌药物使用前采集血培养。

（2）不明原因发热：可在发热周期内多次采集血培养，应在寒战和发热前 1 小时采集血培养，可提高血培养的阳性率。如果 24 小时培养结果为阴性，应继续采血 2~3 份或更多。

（3）肺炎链球菌肺炎：最佳时机是在寒战、高热、休克时，此时采集的标本阳性率最高。

（4）急性败血症：脑膜炎、骨髓炎、关节炎、急性细菌性肺炎和肾盂肾炎引起的败血症，除了在发热期采血外，应在治疗前短时间内于身体不同部位采血，分别做需氧和厌氧血液培养。

（5）感染性心内膜炎：急性心内膜炎，治疗前 1~2 小时分别在 3 个不同部位抽血，分别进行培养；亚急性心内膜炎，除在发热期采血外，应多次采血，第 1 天做 3 次培养，如果 24 小时培养为阴性，应继续抽血 3 份或更多次进行培养。

（六）血培养标本的采集套数

成人"1 套"血培养包括需氧瓶和厌氧瓶各 1 个。一次穿刺采血，算"1 套"，采集第 2 套应从另一个穿刺点获得。儿童一般只需要采集需氧瓶，但仍需要从多个部位采集多次。儿童只有特殊患者才考虑厌氧培养。每位患者每次采集血培养至少 2 套，3 套更好。有研究表明，采集 1 套血培养时它的阳性检出率仅为 65%，2 套的阳性检出率可为 80%，3 套的阳性检出率高达 96%。因此对于初发患者，绝不能只采 1 套标本。采集较多的血培养套数能提高标本的阳性率，有利于疾病的诊断和治疗。

（七）血标本的采集容量

血培养物每增加 1 ml，真性菌血症微生物的检测率增加 3%。所以采血量是影响灵敏度最关键的因素之一。成人 1 份标本 2 个培养瓶（需氧＋厌氧），每瓶 8~10 ml，共 20 ml；要求至少采 2 份标本，即 40 ml。儿童一般只需采集需氧瓶，在保证采集血量＜1% 总血量下，一般为 1~3 ml。因临床上 90% 以上的感染为需氧菌或兼性需氧菌感染，采血量不足时应优先保证需氧瓶。

（八）血培养标本的采集次数

应在寒战和发热前 1 小时，同时或短时间内采集 2~3 套血培养（如考虑一过性或间歇性菌血症故每份血培养间隔应不超过 5 分钟，因为免疫正常患者体内巨噬细胞系统会在 15~30 分钟内清除掉进入人体内的细菌）；不建议 3 天内重复采集。当可疑急性心内膜炎时，应立即采集血培养，30 分钟内完成 3 套血培养的采集，采集后立即进行抗菌药物的经验治疗。当可疑亚急性心内膜炎时，需要每间隔 30 分钟至 1 小时采集 1 套，连续采集 3 套血培养。如果 24 小时内报告阴性，则继续采集 2 套。

（九）血培养标本的培养周期

美国临床实验室标准化协会推荐应用全自动血培养仪周期为 5 天。有研究表明，自动化血培养系统一般能在 3~4 天内检测出 95%~97% 有临床价值的细菌和真菌，但目前仍推荐 5 天的培养周期，5 天后阴性血培养标本无须常规进行转种。特殊情况下可延长培养时间。包括流感嗜血杆菌、布鲁氏菌、放线杆菌、心杆菌、侵蚀艾肯菌等的培养周期都是 5 天。对怀疑为感染性心内膜炎患者的血培养也不必延长培养时间。

二、导管相关血流感染

导管相关血流感染（catheter related blood stream infection，CRBSI）是指带有血管内导管或者拔除血管内导管 48 小时内的患者出现菌血症或真菌血症，并伴有发热（> 38℃）、寒战或低血压等至少其中之一感染表现，除血管导管外没有其他明确的感染源。CRBSI 血培养采集方法：若保留导管，至少需要采集 2 套血培养，1 套来自外周静脉，另外 1 套则从导管中心。或 VAP 隔膜无菌采集，两个来源的采血时间必须接近（≤ 5 分钟）。若无须保留导管，则从 2 个不同位置的外周静脉采集 2 套血培养，并在无菌状态下取出导管并剪下 5cm 导管尖端或进心端，进行细菌培养，以此来确定菌血症的发生是否由安置导管引起以便采取相应的措施。

（黄秋如　黄丽蓉）

第三节　尿培养

尿培养是指对尿液里的微生物进行培养，是泌尿系统感染的一种诊断方法。若尿常规出现异常，怀疑泌尿系统感染时，尿培养是必查检验项目。做尿培养应无菌留取清洁中段尿液，排除外界细菌干扰，准确地检测尿液是否存在致病微生物及微生物定量结果。

一、采集指征

（1）有典型的尿路感染症状。

（2）肉眼脓尿或血尿。

（3）尿常规检查表现为白细胞或亚硝酸盐阳性。

（4）不明原因的发热，无其他局部症状。

（5）留置导尿管的患者出现发热。

（6）膀胱排空功能受损。

（7）泌尿系统疾病手术前。

二、采集时间

在抗菌药物使用之前或停药 1~2 天再采集标本，宜采集晨尿（尿液浓度高），标本量 10~30 ml。采集后应及时送检，室温下保存时间不得超过 2 小时，否则大量细菌繁殖，容易出现假阳性。

三、采集方法

（一）中段尿液采集

女性采样前应先用肥皂水或 0.1% 高锰酸钾水溶液冲洗外阴部及尿道口；男性需翻转包皮冲洗，用 0.1% 新洁尔灭消毒尿道口。均用灭菌的纱布或无菌纸巾擦干。最好采集早晨第一次尿液，弃去开始的尿液，以冲刷尿道口的细菌，留取能代表膀胱部分病原菌的中段尿液10~30 ml，直接排入专用的无菌广口容器中送检。

（二）导尿管采集

方法一：有留置导尿管的患者，首先夹闭导尿管，消毒导尿管采样部位，按无菌操作方法用无菌注射器穿刺导尿管吸取尿液。注意：尿液标本不能从收集袋下端的引流管口处直接采集。长期留置导尿管的患者需更换新导尿管后再留取标本。

方法二：采用无菌操作对会阴局部进行消毒后，用导尿管直接经尿道插入膀胱，采集膀胱尿液，此方法可减少尿液标本污染，准确地反映膀胱感染情况。但有可能将下尿道细菌引入膀胱，导致继发感染，一般不提倡。

（三）耻骨上膀胱穿刺

该法虽是评估膀胱内细菌感染的"金标准"，但是临床中较少使用。操作时消毒脐部至尿道皮肤，对穿刺部位皮肤进行局麻。在耻骨联合的脐中线部位将针头插入充盈的膀胱，将膀胱尿液注入无菌容器。

四、尿培养指标

外尿道寄居有正常菌群，故尿培养的病原体需要达到一定的数量才有临床意义。尿培养一般采用半定量方式。晨尿中段尿培养中革兰氏阴性杆菌菌数 $\geq 1 \times 10^5$ CFU/mL 或尿培养中革兰氏阳性球菌菌数 $\geq 1 \times 10^4$ CFU/mL 为阳性，若检测中发现 2 种以上杂菌生长则可能为样本污染，应重新送检并对菌株进行鉴定。

五、尿培养结果影响因素

（1）尿液收集要新鲜，放置时间不宜超过 1 小时，否则细菌大增，出现假阳性。

（2）膀胱内尿液停留时间短（不到 6 小时），或饮水太多，稀释了尿中细菌，影响了结果的正确性。

（3）中段尿收集不合标准，外阴消毒对尿培养影响很大，如收集的为初段尿则可能消毒液过多而混入尿标本，抑制了细菌生长，出现假阴性结果。

（4）尿培养前曾使用抗菌药物，可出现假阴性。

（5）尿路感染的排菌可呈间歇性，如慢性肾盂肾炎没有急性症状时，尿培养可为阴性，但在其急性发作时，尿培养则常为阳性。

（6）检验科接种技术上的错误，也可影响结果。

（7）血源性急性肾盂肾炎、肾实质内小脓肿形成，慢性肾盂肾炎黏膜病变趋向痊愈，而肾实质病变依然存在；或尿路梗阻并存感染灶和尿路不相通，则尿中细菌往往呈阴性。

（8）菌种不同，对菌落计数有影响。

六、标本采集注意事项

（1）清洁中段尿容易受到会阴部细菌污染，应在医护人员指导下正确留取样本。

（2）尽量不采用导尿管采集样本，以防医源性感染。

（3）尿液中不得加防腐剂或消毒剂。

（4）多次收集或 24 小时尿不能用作培养，以免污染菌误导临床。

（5）集尿袋内和尿管末端的尿液也不能用于培养，因为很难避免尿道定植菌的污染。

（6）除非是流行病学调查，长期留置导管的患者无发热及泌尿系统感染症状进行常规尿培养没有临床意义。

（7）未能及时送检的样本应于 4℃保存待送。

（黄丽蓉　黄秋如）

第四节　痰培养

一、什么是痰

痰主要是指喉部以下部位各级气管的一种分泌物，分泌物在临床上的定性主要存在两种类型：一是生理性，二是病理性的，基于病原微生物感染后易出现大量痰液。一般而言，通过痰液可传播呼吸系统疾病，主要包括肺结核、麻疹、SARS、流行性感冒等。

二、什么是痰培养

痰培养是把受检者咳出的痰标本，进行定量培养，痰培养常与药物敏感试验一起进行。做药敏试验时，可提醒医师对该细菌的抗菌药物敏感情况进行分析，有助于选取敏感抗菌药物。痰标本的留取规范是影响培养结果准确性的重要因素之一。留取标本时一般以晨痰为佳，痰标本采集前，要判断患者是否有能力配合完成深部咳痰。要向患者充分说明口腔清洁、深咳、避免口咽部菌群污染的意义，指导患者如何正确留取痰标本。对于昏迷或无力咳痰的患者必要的时候用吸痰器取痰。

三、正确采集痰标本的意义

由于气道与外界相通，人体喉以上呼吸道黏膜表面及其分泌物含有众多微生物，唾液含菌量非常多，老年、重症或住院患者的上呼吸道定植致病菌更多，致使途经口咽部的咳痰经常受到污染，影响结果判定。因此正确采集痰培养标本十分关键。

四、痰培养中可能存在的细菌

（1）球菌：球菌中革兰氏阳性的有葡萄球菌、链球菌（需氧、厌氧的）、肺炎链球菌、四链球菌；革兰氏阴性的有脑膜炎奈瑟菌、卡他布来汉菌、黄色球菌。

（2）杆菌：杆菌中革兰氏阳性的有白喉棒状杆菌、类白喉棒状杆菌、假白喉棒状杆菌、结核分枝杆菌、炭疽芽孢杆菌；革兰氏阴性的有流感嗜血杆菌、百日咳鲍特菌、变形杆菌、绿脓杆菌、大肠埃希菌、鼠疫耶尔森菌、沙雷菌、肺炎克雷伯菌、类杆菌。

（3）酵母菌：白色假丝酵母菌、熏烟色曲霉菌、以色列放线菌、奋森氏螺旋体、梭形杆菌。

（4）流感嗜血杆菌：是呼吸道感染常见菌种。该菌生长条件要求苛刻，对理化因素敏感，在干燥环境下极易死亡，因此从标本中分离该菌的阳性率往往很低。本菌自身产生自溶菌，在短时间内亦易死亡，故标本宜迅速送检。普通培养基不能生长，需要巧克力培养基培养。

（5）厌氧菌：严格讲，咽、鼻、痰标本不宜做厌氧培养，深部组织脓肿如肺脓肿、脓胸的标本可以。如怀疑下呼吸道厌氧菌感染，应在厌氧条件下以特殊的厌氧罐取标本。普通培养基厌氧菌不生长，但因多为混合感染，故用改良布氏培养基的同时也做普通培养基接种。

（6）军团菌：此菌感染并不罕见。但培养阳性率低。

（7）衣原体：是一种专性细胞内寄生的小球菌。至今仍无人工培养基可供检出衣原体。

（8）支原体：病原体培养需要 10% ~20% 的人或动物血清，分离要 3 周以上，所以多用在流行病调研而非临床医疗活动中。

（9）真菌：检验真菌（结核菌也如此）如标本不能立即送检，应存放冰箱，以免杂菌生长过剩，影响检验效果。

（10）病毒：在急性上呼吸道感染和体内多脏器感染中病毒是最常见的病原体，需要特殊设备以及连续不断的细胞学传代培养才行。

（11）分枝杆菌：结核杆菌的涂片检查在低于 5 000 个 /mL 时难以检出。培养需时较长，一般在 6 周左右。非典型分枝杆菌的分离培养则需要用罗氏培养基等特殊培养基。

五、痰标本什么时候采集最好

最好在应用抗菌药物之前，以晨痰为佳，对于普通细菌性肺炎，痰标本送检每天 1 次，连续 2~3 天，不建议 24 小时内多次采样送检，除非痰液外观性状出现改变。

六、正确采集痰标本的方法

（1）留取痰标本时使用一次性无菌痰杯。

（2）留取痰标本前用清水漱口至少 3 次以去除口腔暂居菌。必要时可通过预先使用复方氯己定漱口的方法，减少咽喉部寄殖菌，可显著提高痰培养标本的合格率，但需注意留取痰标本前仍需彻底清除口腔内残留的复方氯己定，避免其影响标本阳性率。

（3）因清晨第一口痰的痰量相对较多、含菌量高，因此一般需留取清晨起床后（7：00~8：00）的第一口痰。

（4）咳痰技巧：深呼吸，屏气、收腹用力咳出来自支气管深部的脓样或黏液样痰液，痰量不少于 3 mL，留取于痰杯内。避免混入唾液或鼻咽部分泌物，尽可能地缩短容器开盖时间并立即送检以减少杂菌生长。

（5）痰液留取完毕后请勿将痰杯盖再次打开，以免影响检查结果。

（6）排痰不畅或无痰时，请告之医生和护士，可给予叩背帮助排痰，必要时给予雾化吸入治疗后再排痰。

（7）有人工气道或抢救、昏迷患者的痰标本由护士专业操作留取。

（8）标本留取后，及时送至本科室指定的标本柜或交给主管护士，然后由中央运输人员送至检验科。

（9）需连续 3 天留取痰标本者，不要一次性留取，避免影响结果。

（10）结核杆菌或真菌培养的痰液如不能立即送检，应放入冰箱 4℃贮存，以减少杂菌生长。

（11）痰查脱落细胞应立即送检。

七、昏迷或咳痰无力患者采集痰培养的方法

采用一次性吸痰装置吸取痰液后置入无菌标本盒内送检。

八、痰液具备送检的要求

合格痰多呈黄色、灰色、铁锈色、浑浊稠厚、有团块。不合格痰多无色透明、有灰白片状物、有食物残渣或有纸屑灰尘。若发现痰标本留取错误，联系医生或主管护士，用新的痰杯重新留取。实验室要建立痰标本的质量控制流程，对于被口咽部菌群污染的标本，要予以拒收，并建议临床再次采集合格标本送检。

（黎思浓　黄秋如）

第五节　脑脊液培养

一、什么是脑脊液

脑的外面有一层骨性脑壳包裹着，在脑和脑壳之间有一层"水"存在，这层"水"就是"脑脊液"，起着保护脑的作用。脑脊液不仅保护脑，而且对脊髓同样有保护作用。

脑脊液是透明而稍带黄色的液体，发源于大脑左右两个侧室。在婴儿期有 40~60 mL，在幼儿期有 60~100 mL，少年期有 80~120 mL，成人则为 150~200 mL。脑脊液是活水，可以带给大脑必需的营养，还

能把大脑不需要的、有害的废物带到血液里去。此外，脑脊液还有"屏障作用"，可防止细菌、病毒或有害物质侵犯大脑和脊髓。正常人的脑脊液是无菌的，在脑脊液中如培养检测出细菌都应看作是致病菌。

二、脑脊液培养的临床意义

脑脊液培养检查的意义在于检查脑脊液本身是否是无菌。如有病原微生物应确定它的种类，特别是以下几种细菌感染可导致疾病的发生。

（1）结核菌感染可导致结核性脑膜炎。

（2）金黄色葡萄球菌、链球菌感染可导致化脓性脑膜炎。

（3）脑膜炎双球菌、流感嗜血杆菌等细菌感染可导致流行性脑膜炎。

（4）新型隐球菌、念珠菌等感染可导致真菌性脑膜炎。

三、腰椎穿刺术

腰椎穿刺术（lumbar puncture）是脑脊液临床常用的检查方法之一，对神经系统疾病的诊断和治疗有重要价值，简便易行，操作也较为安全。

四、脑脊液常规及生化检查

（一）脑脊液常规及生化检查

脑脊液常规及生化检查表现分为4种类型。

（1）Ⅰ型，就是典型化脓性脑膜炎表现，表现为高颅压，脑脊液常规显示细胞数增多，早期以中性粒细胞增多显著，低糖、低氯、高蛋白。

（2）Ⅱ型，不典型脑脊液异常，表现为脑脊液指标单项或多项轻微异常，需进一步结合临床其他检查确诊。

（3）Ⅲ型，仅表现为颅压升高，而脑脊液各项指标未见明显异常。

（4）Ⅳ型，脑脊液常规、生化及颅内压指标均未见异常。

（二）一般性状检查

1. 颜色

正常脑脊液是无色透明的液体。在病理情况下，脑脊液可呈不同颜色改变。

（1）红色：常由于各种出血引起的，脑脊液中出现多量的红细胞，主要由于穿刺损伤出血、蛛网膜下腔出血引起。

（2）黄色：可因出血、梗阻、黄疸等引起。陈旧性蛛网膜下腔或脑室出血，由于红细胞缺乏蛋白质和脂类对膜稳定性的保护，很易破坏、溶解，血红蛋白被分解为含铁血黄素，而呈黄色。出血 4~8 小时即可出现黄色。停止出血后，这种黄色仍可持续 3 周左右。

（3）白色或灰白色：多因白细胞增加所致常见于化脓性脑膜炎。

（4）褐色或黑色：常见于脑膜黑色素瘤。

2. 透明度

正常脑脊液应清晰透明。病毒性脑炎、神经梅毒等疾病的脑脊液也可呈透明外观。脑脊液中白细胞如超过 300×10^6/L 时可变为混浊；蛋白质含量增加或含有大量细菌、真菌等也可使其混浊；结核性脑膜炎常呈毛玻璃样微混；化脓性脑膜炎常呈明显混浊。

3. 凝块或薄膜

收集脑脊液与试管内，静置 12~24 小时，正常脑脊液不形成薄膜、凝块和沉淀物。若脑脊液内蛋白质包括纤维蛋白质多于 10 g/L 即可出现凝块或沉淀物，结核性脑膜炎的脑脊液静置 12~24 小时后，可见表面有纤维的网膜形成，取此膜涂片检查结核杆菌，阳性率较高。

（三）化学检查

1. 酸碱度

正常脑脊液 pH 值为 7.13~7.34，pH 值比较恒定，即使全身酸碱失衡对它的影响也甚小。

2. 蛋白质

脑脊液中蛋白质的正常值参考范围因年龄和标本来源不同而有差异，成人腰大池的蛋白质为 200~400 mg/L，脑池蛋白质为 100~250 mg/L，脑室内的蛋白质为 50~150 mg/L。新生儿由于血脑屏障尚不完善。因此脑脊液蛋白质含量相对高些，6 个月后小儿脑脊液中的蛋白质相当于成人水平。

脑脊液蛋白质含量增加，提示患者血脑屏障受破坏，当脑脊液中蛋白质在 10 g/L 以上时，流出后可呈黄色胶冻状凝固，而且还有蛋白—细胞分离现象，这是蛛网膜下腔梗阻性脑脊液的特征。

3. 葡萄糖

正常参考值为 2.5~4.4 mmol/L。脑脊液中葡萄糖和血糖有密切关系，脑脊液葡萄糖约为血糖的 60%，也可以在 30%~90% 范围内变化，当中枢神经系统受细菌或真菌感染时，这些病原体或被破坏的细胞都能释放出葡萄糖分解酶使葡萄糖消耗，引起脑脊液中葡萄糖降低，尤其以化脓性脑膜炎早期降低最为明显，甚至测定不出来。结核性、隐球菌性脑膜炎的脑脊液中葡萄糖降低多发生在中、晚期，且葡萄糖含量越低，预后越差。病毒性脑膜炎时脑脊液中葡萄糖多为正常。

4. 氯化物

正常参考值为 120~130 mmol/L。正常脑脊液氯化物比血浆高，脑脊液中氯化物也随血浆氯化物的改变而变化。当脑脊液中蛋白质增多时，为维持脑脊液渗透压平衡，氯化物一般减少，如化脓性脑膜炎，尤其以结核性脑膜炎是最为明显的，在低氯血症时呕吐、脱水等脑脊液氯化物也会减少。而病毒性脑炎时无显著变化。脑脊液中氯化物含量低于 85 mmol/L 时，有可能导致呼吸中枢抑制而出现呼吸停止。脑脊液氯化物增加也见于尿毒症患者。

（四）显微镜检查

（1）细胞计数：包括细胞总数及白细胞计数。成人脑脊液中无红细胞，白细胞极少。其参考值因部位或人群不同而存在差异，在腰大池中为 $(0\sim10)\times10^6$/L，脑室内为 $(0\sim5)\times10^6$/L，儿童为 $(0\sim15)\times10^6$/L，新生儿为 $(0\sim30)\times10^6$/L。如白细胞 $(10\sim50)\times10^6$/L 为轻度增加，$(50\sim100)\times10^6$/L 为中度增加，200×10^6/L 以上为显著增加。

（2）白细胞分类：正常脑脊液中白细胞主要为单核细胞，多为淋巴细胞及单核细胞。偶可见到软脑膜和蛛网膜细胞、室管膜细胞、脉络膜细胞等。

（五）显微镜检查的临床意义

1. 中枢神经系统感染性疾病

此时脑脊液细胞病理学变化分三个不同时期。

（1）急性炎症渗出期，呈粒细胞反应。

（2）亚急性增殖期，呈激活淋巴细胞或单核—巨噬细胞反应。

（3）修复期呈淋巴细胞反应。

2. 中枢神经系统肿瘤

脑脊液细胞数可正常或稍高，以淋巴细胞为主。脑脊液找到白血病细胞是白血病脑膜转移的证据。

五、脑脊液培养常见菌群

（1）革兰氏阳性菌，其中包括金黄色葡萄球菌、A 组和 B 组链球菌、肺炎链球菌、消化链球菌、炭疽芽孢杆菌、结核分枝杆菌和产单核细胞李斯特菌等。

（2）革兰氏阴性菌，其中包括脑膜炎奈瑟菌、卡他莫拉菌、流感嗜血杆菌、肠杆菌科菌种、脑膜败血性黄杆菌、铜绿假单胞菌、不动杆菌和拟杆菌等。

（3）脑部外伤、神经外科手术和脊髓麻醉等引起的脑膜炎，脑脊液中常可培养出大肠埃希菌、变形杆菌、肺炎克雷伯菌、枸橼酸杆菌、不动杆菌和肠球菌等。铜绿假单胞菌常见为接种性脑膜炎的病原菌，多发生在腰椎穿刺、小脑延池穿刺等情况下细菌经医疗器械进髓腔所致。

其他病原微生物主要为新型隐球菌、白色念珠菌和钩端螺旋体。

六、脑脊液标本的保存

脑脊液标本最好在疾病早期，应用抗菌药物治疗前采集，穿刺过程要严格无菌操作防止污染。脑膜炎奈瑟菌能产生自溶酶，离体后迅速自溶，对寒冷和干燥敏感，肺炎链球菌及流感嗜血杆菌对外界环境抵抗力低。故采集标本后必须立即保温送检（25~37℃），或进行床边接种，不可置冰箱保存，以免病原菌死亡，影响阳性检出率。

（黎思浓　黄秋如）

第六节　腰椎穿刺术

腰椎穿刺（腰穿）是一种临床辅助检查方法，用于测量脑脊液压力，收集供化验用的脑脊液标本，放出脑脊液以达到减压及引流的目的，也可通过它进行造影及注入治疗药物，因此是一种兼有诊断与治疗意义的医疗措施。

一、适应证

（1）需取脑脊液检查，检查脑脊液的性质成分，用于中枢神经系统脑血管病、感染、肿瘤等疾病的诊断；

（2）测量颅内压，了解颅内压力有无增高或减低。

（3）了解蛛网膜下腔梗阻情况。

（4）用于鞘内给药或脊髓造影。

二、禁忌证

（1）脑疝、可疑后颅窝占位病变。

（2）穿刺部位皮肤及皮下组织有感染时不宜穿刺。

（3）穿刺时如患者突然出现呼吸、脉搏或面色异常，应立即停止操作，并进行抢救。

（4）有严重的凝血功能障碍患者，如血友病患者。

三、腰穿的部位

穿刺点一般选择第 3 或第 4 腰椎间隙。两侧髂嵴连线与脊棘线交点为第 3 腰椎间隙。

四、腰穿的体位

患者侧卧于硬床，背面与床面垂直；头尽量前屈，双膝尽量靠近腹壁，使躯干呈弓形。

五、穿刺前护理

1. 心理护理

向患者及家属解释穿刺的必要性，穿刺的作用和可能出现的并发症，并讲述同类疾病的穿刺效果，减轻患者对穿刺的紧张和焦虑情绪。

2. 穿刺前准备

（1）询问患者病史，特别是注意有无出血性疾病。观察生命体征是否平稳。

（2）检查血常规、出凝血时间及肝、肾功能情况。

（3）穿刺前嘱患者排空大小便，在床上静卧 15~30 min。

（4）向患者说明穿刺目的，消除顾虑；帮助患者摆好体位，儿童或不能合作者由其他人帮助固定体位。

六、穿刺中护理

术中配合协助患者摆好体位，屈膝侧卧位，背与床面垂直，屈颈抱膝。或助手在术者对面用一手挽患者头部，另一手挽双下肢腘窝处并用力抱紧。

七、穿刺后的护理

（1）体位：术后去枕平卧 4~6 小时，不可抬高头部，以防穿刺后反应，如头痛、恶心、呕吐、眩晕等。

（2）病情观察：观察有无头痛、腰痛等穿刺后并发症。关注颅内压高、低表现。腰穿后要注意观察血压、脉搏和呼吸变化，警惕脑疝的发生。

（3）防感染：保持穿刺部位的纱布干燥，观察穿刺处有无渗血及渗液。

八、常见并发症

（1）低颅压综合征：指侧卧位脑脊液压力在 0.58~0.78 kPa（60~80 mmH$_2$O）以下，较为常见。多因穿刺针过粗、穿刺技术不熟练或术后起床过早，使脑脊液自脊膜穿刺孔不断外流导致患者于坐起后头痛明显加剧，严重者伴有恶心呕吐或眩晕、昏厥、平卧或头低位时头痛等即可减轻或缓解。少数尚可出现意识障碍、精神症状、脑膜刺激征等，约持续一至数日。故应使用细针穿刺，术后去枕平卧（最好俯卧）4~6 小时，并多饮开水（忌饮浓茶、糖水）常可预防之。

（2）脑疝形成：在颅内压增高（特别是后颅凹和颞叶占位性病

变）时，当腰穿放液过多过快时，可在穿刺当时或术后数小时内发生脑疝，故应严加注意和预防。必要时，可在穿刺前先快速静脉输入20%甘露醇液250 ml等脱水剂后，以细针穿刺，缓慢滴出数滴脑脊液进行实验室检查。

（3）原有的脊髓、脊神经根症状突然加重：多见于脊髓压迫症，因腰穿放液后由于压力的改变，导致椎管内脊髓、神经根、脑脊液和病变之间的压力平衡改变所致。

（4）创伤性穿刺导致局部出血压迫：穿刺针误入椎内静脉丛引发出血。血凝块紧压脊神经根或脊神经而出现神经系统症状，往往是由于进针过于向脊柱两旁倾斜或过多向前而引起。为避免此并发症，需熟悉局部解剖、掌握操作技能和摆好正确体位。

（黄丽蓉　黎思浓）

第七节　骨髓穿刺术

骨髓穿刺术是采取骨髓液的一种常用诊断技术，临床上骨髓穿刺液常用于血细胞形态学检查，也可用于造血干细胞培养、细胞遗传学分析及病原生物学检查等，以协助临床诊断、观察疗效和判断预后等。

一、适应证

（1）各类血液病的诊断、鉴别及治疗随访。如白血病、再生障碍性贫血障等。

（2）某些传染病或寄生虫病需要骨髓细菌培养，或涂片寻找病原虫者。

（3）发热待诊患者。

（4）证实骨髓中是否有异常细胞浸润，如恶性肿瘤骨髓转移等。

二、禁忌证

（1）血友病患者。

（2）弥漫性血管内凝血患者，禁止做骨髓穿刺。

三、注意事项

（1）术前应做出血常规及凝血时间检查，有出血倾向患者操作时应特别注意，拔针后须压迫针孔片刻。

（2）注射器及穿刺针必须干燥，以免发生溶血。

（3）用力钻进时，勿左右摆动过大，以免针头折断。交接注射器时，注意垂直，以免折断注射器头。胸骨穿刺用力不可过猛，以防穿透对侧骨板。

（4）吸出骨髓液后，应立即涂片，否则会很快发生凝固，使涂片失败。

四、常见骨髓穿刺部位

（1）髂前上棘：以髂前上棘后 1~2 cm 为穿刺点。

（2）髂后上棘：位于骶椎两侧、臀部上方骨性突出部位。

五、骨髓穿刺体位

髂前上棘穿刺时取仰卧位，髂后上棘穿刺时取侧卧位。

六、穿刺前护理

（1）穿刺检查应避免在患者空腹下进行，需排空大小便。术前完善凝血功能检查，询问患者有无麻醉药物过敏史，介绍操作过程及注意事项，使患者有充分的心理准备。

（2）术前应对患者讲解穿刺的必要性、安全性、穿刺步骤及注意事项，加深患者对穿刺的了解，消除患者的各种错误认识，以减轻其恐惧心理，积极主动配合穿刺。

七、穿刺中护理

（1）协助操作：穿刺过程中，术者可与患者谈论轻松的话题，使穿刺在轻松和谐的气氛中进行，同时告知患者操作进行到哪一步，会有何种感觉，应如何配合，并随时询问患者的感受，使其感觉到术者的关心而减轻心理压力。如患者为儿童时，应协助患儿取抱膝卧位并固定，用手将患儿膝部顶住，以免操作中向前退缩，影响操作，护士应熟悉操作步骤，与医生默契配合，协助操作。

（2）注意观察生命体征：因患者对疼痛的敏感程度不同，术前可适当予追加利多卡因麻醉，给药后观察患者有无面色苍白、大汗、心率加快等症状出现。若患者血小板偏低，可能有出血倾向，注意观察有无鼻腔出血、牙龈出血等，一旦发现，及时给予适当处理，如暂停操作、平卧位、止血等。

（3）防止感染：操作过程中要严格遵守无菌操作原则，术毕予碘伏溶液消毒穿刺处皮肤 2 次，避免发生感染。

八、穿刺后的护理

穿刺后应局部加压，需按压 5~10 分钟，并观察穿刺部位有无出血，穿刺后 72 小时内不宜洗澡，保持局部干燥，勿用手搔抓伤口，敷料被汗水浸湿或脱落后，及时消毒伤口更换敷料，以免污染伤口引起局部感染。

（黄丽蓉　黎思浓）

第八节　淋巴结活检术

浅表淋巴结肿大是临床最为常见的可自我触及的病理体征，其发病年龄涵盖所有年龄阶段，患者可以此为主诉就诊。

但是，由于淋巴结病变的多样性和复杂性，为了明确诊断，我们时常需要进行淋巴结活检。

一、什么是淋巴结活检术

淋巴结活检是采取有创伤的方法取到淋巴结组织做病理检查。取到淋巴结组织的方法主要有两种：①淋巴结穿刺术；②淋巴结切除术。

二、淋巴结活检术禁忌证

淋巴结活检术无绝对禁忌证。其相对禁忌证主要有：①出血性疾病及接受抗凝治疗的患者，必要时对这些患者可用细针进行穿刺采取细胞学标本；②有精神疾病或不合作的患者；③局部皮肤感染的患者，应在感染控制后进行活组织检查。

三、术前准备

（1）术前检查：进行淋巴结活检前应完成全面而仔细的体格检查和复习其他检查的结果，以确定最佳切口部位。对有出血倾向的患者应检查血小板计数、出血时间、凝血时间等。

（2）取得患者的同意：应让患者了解淋巴结活检术的目的和必要性，消除其顾虑，征得患者及其家属的同意和配合，并在手术同意书上签字。

（3）患者的准备：淋巴结活检术为一种简便、安全的检查方法，不需要使用特别的术前用药。

（4）检查室的准备：淋巴结活检必须在无菌条件下进行，最好在固定消毒的检查室内进行。

四、淋巴结活检的方法

（一）患者体位的选择

对于颈部淋巴结活检，患者应采取平卧体位，术侧肩部稍垫高，头转向对侧。对于腋窝淋巴结活检，患者可采取健侧卧位或半卧位，嘱患者将患侧前臂上举抱于枕部。

（二）具体操作

对于颈部淋巴结活检，于肿大淋巴结表面的皮肤作 3~5 cm（根据淋巴结的大小）切口；取前斜角肌脂肪垫淋巴结时，于距锁骨上缘约 2 cm，以胸锁乳突肌后缘为中点，作长约 5 cm 的平行切口，切开颈阔肌并稍进行分离，向内牵拉胸锁乳突肌，使前斜角肌脂肪垫得以充分暴露。以手指触摸淋巴结，触及后摘取淋巴结，对未触及淋巴结者则切取脂肪垫。

对于腋窝淋巴结活检，应避开大血管和神经，作皮肤切口后，触摸淋巴结，进行摘取。

活检完毕，仔细止血后，缝合切口皮肤，局部涂布酒精消毒，覆盖无菌纱布，以胶布固定。将所取得的标本及时送检。

五、淋巴结活检术的并发症

淋巴结活检是一种相对安全的操作方法，但由于颈部及腋窝部位的解剖结构均较复杂，亦会出现一些并发症。其中最主要的并发症为出血或血肿，以及乳糜瘘、气胸、神经损伤或局部感染等。值得注意的是应强调正规和仔细的操作，则可最大程度地避免发生这类并发症。

（一）出血或血肿

术中损伤血管可引起出血，当颈外静脉、颈横静脉或腋窝动、静脉受损时，可发生较大量的出血；对少量出血者，可进行局部压迫止血，对较大量的出血，应仔细检查伤口，进行彻底止血；有休克表现者，尚应注意纠正休克。预防措施包括手术者应熟悉局部解剖结构，术中应做到解剖层次分明，操作轻柔准确，边切边止血，做到止血彻底，缝合伤口前应检查有无活动性出血。

（二）乳糜瘘

在操作过程中，损伤胸导管或淋巴管可导致乳糜瘘。应注意分离皮下组织时不宜过深，对切口部位进行适当的结扎。

（三）气胸

摘取颈根部较深的淋巴结时，有时可因向锁骨下分离过深，损伤胸膜顶部而发生气胸。因此，应注意手术不宜分离过深，并注意动作轻柔。少量气胸、无症状者可不作特殊处理，但对于肺组织压缩在 20% 以上的患者，可考虑抽气治疗，必要时进行胸腔闭式引流术。

六、淋巴结活检术后注意事项

（1）观察切口有无出血。

（2）避免大量运动，以防切口区域肿胀。

（3）观察疼痛情况，淋巴结活检术后有轻度疼痛感，如果疼痛剧烈，需要及时就诊。

（4）如果手术区域或包扎纱布干燥，身体无不适，在手术后第 3 天换药以后视具体情况决定继续包扎还是敞开干燥。

（5）根据情况判断是否需要预防性使用抗菌药物。

（6）拆线时间为术后 7 天以后。

七、淋巴结活检术后的活动

（1）一般青年及中年人，身体素质较好的，手术当日就可以活动，活动量以不引起手术区域肿胀或疼痛为准。

（2）老年人，特别是70岁以上的，是否进行活动需要咨询手术医生，医生会根据患者的体质、体重、血压、血糖等条件分别开出医嘱。

（3）小儿及少年儿童，身体活动情况应顺应患儿自身的反应。儿童时期对生理变化比较敏感，身体恢复到一定程度，儿童会不自主增加运动量，只需正确引导，稍加约束就可。

八、淋巴结活检术患者的饮食

实施淋巴结活检术的患者，不禁食，饮食成分也没有特殊限制。普通清淡饮食既可。可多进食蔬菜水果，多饮水，不饮酒，忌烟。

九、淋巴结活检术患者的随访

（1）有水肿、出血、感染的情况的，遵手术医生的安排复诊。

（2）恢复良好，没有不适的，注意拆线时机，手术后满1个月可来院复诊。

（王海艳　黄秋如）

第九节　肝穿刺活检术

肝脏是我们身体重要器官之一，发现肝脏有问题应立即就诊。而肝脏穿刺活检术是明确肝脏疾病性质的重要检查手段，那么什么是肝脏穿刺活检术以及肝穿刺活组织检查术后要注意什么呢？下面就为大家作简单的介绍。

一、为什么要做肝穿刺活检术

对于一些肝病患者，经过病史询问和体格检查，或者再辅以必要实验室和影像学检查，就可确诊。但是，有些患者只有通过肝穿刺活检，进行病理学检查才能明确诊断。

肝穿刺活检全称为肝穿刺活体组织检查法，是肝脏病病理诊断的唯一方法。指应用穿刺针刺入活体的肝组织，取出少量肝组织，进行病理学分析。经皮肝穿刺活体组织检查（简称肝穿活检，liver biopsy），自从 1880 年由 Ehrlich 首先应用于糖尿病肝糖原含量研究以来，因其准确、安全，成为临床医生诊断肝病疾病常用手段。患者通常要局部麻醉，运用负压吸引一秒钟穿刺技术，在 B 超、CT 的定位和引导下经皮肤穿刺，或在腹腔镜的监视下直接穿刺。穿刺获取的肝脏标本一般为 10~25 mg。经过处理后作病理组织学、免疫组化等染色，在显微镜下观察肝脏组织和细胞形态。尤其在确定肝纤维化严重程度上，肝穿活检是国际公认的"金标准"。

二、肝穿刺活检术的安全性

了解了肝穿刺活检的重要性，依然有患者会担心：穿刺安全吗？其实临床上采用经皮肝穿刺活检已有 100 余年的历史，近年来，由于穿刺器械和操作方法的改进，并制定了严格的适应证和禁忌证，安全性也得到提高。另外，为了确保检查安全，医生会在术前对患者进行肝脏生化、凝血功能检测、血常规和腹部超声检查，要用超声定位穿刺点，并了解周围有无较大血管或肿大的胆囊，术前常规给予肌注维生素 K_1 等措施。并且向患者说明配合穿刺的注意事项，练习送气以及消除患者的恐惧和紧张。肝穿刺后严密观察血压、脉搏等，术后卧床观察。

肝穿刺后出血的发生率在十万分之一左右，且绝大多数经过积极处理都能够转危为安。因此，只要掌握好适应证、禁忌证，在肝穿刺前做好充分的准备，可在最大程度上保证肝穿刺活检的安全性。

三、肝穿刺的临床意义

（一）有利于多种肝病的鉴别诊断

许多临床诊断比较困难的慢性肝病，如各型病毒性肝炎、酒精性肝炎、肝结核、肝肉芽肿、血吸虫病、肝肿瘤、脂肪肝、肝脓肿、原发性胆汁性肝硬化及各种代谢性肝病（肝豆状核变性、肝糖原累积病、肝脏淀粉样变性）等，往往需要通过肝穿刺来了解患者的肝脏病变情况，为明确诊断提供重要的依据。

（二）了解肝脏病变的程度和活动性

肝穿刺活组织检查是一种能直接了解肝组织的病理变化，并可以作出较客观、精确诊断的检查方法。

（三）提供各型病毒性肝炎的病原学诊断

目前仍有一些病毒性肝炎，临床化验显示血清肝病病毒标志物全部是阴性，难以确定其病原。但是通过肝穿刺，用超敏感免疫组织化学和原位分子杂交技术，可检测出肝组织中的肝炎病毒。

（四）发现早期、静止或尚在代偿期的肝硬化

在肝病早期，通过血液化验、B超检查一般难以发现患者是否存在肝硬化。但是通过肝脏穿刺检查，可以对肝脏纤维化和早期、静止或尚在代偿期的肝硬化进行精确诊断，并能够鉴别肝硬化临床类型，区分是酒精性肝硬化，还是肝炎后肝硬化，以及是否伴有活动性肝炎。

（五）有利于药物的选择和药物的疗效判断

治疗前后肝活检组织病理变化是评判药物治疗效果的可靠指标，为临床药物治疗提供客观的评价依据。治疗前如能进行肝穿刺，根据

肝组织炎症活动程度，有选择性和针对性地应用抗病毒药物，将明显提高疗效。

（六）鉴别黄疸的性质和原因

肝活检可以确定黄疸是胆红素代谢障碍引起，或是肝细胞性黄疸，还是胆汁淤积所致，是病毒还是药物引起。不同的病因，预后和治疗是完全不同的，只有诊断清楚，才能制定正确的诊疗方案。

（七）作为慢性肝炎病情、预后的评判指标

肝穿刺可发现肝组织的病变情况，为病情变化、预后的判断提供客观依据。重型肝炎如以肝细胞水肿为主，则病情较轻，预后较好，病死率较低；如以肝细胞坏死为主，且正常肝细胞残存率较低，则病情严重，预后较差，病死率高。

四、适应证

（1）不明原因的肝功能异常、肝脏肿大及黄疸。

（2）全身性疾病疑有肝脏受累。

（3）为确定肝脏占位性病变的性质，如肝结核、系统性红斑狼疮肝脏累及等。

（4）对肝炎进行诊断、分型及判断治疗效果。

五、禁忌证

（1）凝血功能障碍。

（2）中等量以上腹水。

（3）右侧胸腔感染。

（4）肝包虫病、肝海绵状血管瘤、肝脏浊音界明显缩小者。

（5）位于肝脏表面的肿瘤穿刺宜慎重。

（6）不能合作者。

六、并发症

（1）出血：为最危险的并发症，是引起死亡的主要原因。

（2）局部疼痛：是肝穿的最常见合并症，但大多轻微。疼痛部位多在穿刺局部，亦有放射到右肩者，持续时间较短，很少需要用止痛药。

（3）胆汁性腹膜炎：是较少见但严重的并发症，多因划破高度胆汁淤积的肝脏，或刺中因肝脏萎缩变形而移位的胆囊。

七、术前准备

（1）测定出血时间、凝血时间、凝血酶原时间及血小板计数。

（2）教会患者深呼吸及屏息，使患者能做到术中配合。

（3）告知患者需练习床上大小便，以免发生尿潴留。

八、心理护理

（1）向患者解释穿刺的目的、意义、方法，以消除患者顾虑，缓解患者的紧张情绪。

（2）向患者讲述检查的全部过程，告诉患者如何配合。

（3）认真倾听患者主诉，耐心解答患者提出的问题。

（4）告知患者术后会因长时间卧床引起周身酸痛等不适感及穿刺部位疼痛，均为可耐受程度，使其做好充分的心理准备。

（5）术前遵医嘱使用小剂量镇静剂。准备好穿刺针、穿刺消毒包、术后压迫止血沙袋，消毒超声耦合剂和组织固定剂（如4%甲醛、组织化学液等）。

九、术后护理

不同医疗协会对肝脏穿刺术后护理都进行了深入探讨。

2009 年美国肝病研究协会（AASLD）提供了关于肝活检术后护理的建议，如下所示。

（1）肝脏活检后必须经常监测生命体征（至少每 15 分钟 1 次）。

（2）活检后推荐的观察时间为 2~4 小时，建议患者在安静舒适的环境中康复。肝活检后的最佳观察时间尚未确定。观察时间从 1 小时到 6 小时不等，研究表明大多数并发症发生在第 1 个小时内。

（3）患者活检后通常右侧卧位，以便让肝脏按住腹壁，施加压力，并可能限制出血。

2011 年加州大学圣地亚哥分校（UCSD）国际肝病计划发布了一份指南，护理建议如下所示。

（1）根据医嘱，患者术后体位为仰卧位或右侧卧位。

（2）观察患者是否出现呼吸困难、疼痛加重、腹围增大、虚弱或头晕、出血、红斑或伤口部位有脓液流出等并发症。

（3）出院后若出现以上并发症，应及时就医。

最佳做法建议总结如下。

（1）肝活检后，严格右侧卧位 30 分钟，30 分钟后平卧 6~8 小时，绝对卧床 24 小时后下床活动，第 1 个小时至少每 15 分钟监测生命体征 1 次。

（2）术后要严密观察患者临床状况和症状至少 2 小时。

（3）应积极为患者提供舒适的环境；没有足够的证据表明患者的体位（例如在他们的右侧）对出血或其他并发症有任何影响。

（4）严密观察患者是否出现呼吸困难、疼痛加剧、腹围增加、头晕、出血、伤口渗出脓性液体等并发症。

（5）患者在活检后的第 1 天晚上应该留陪伴。

十、出院指导

出院 1 周内防止剧烈运动和干重体力活。生活规律，适当锻炼，运动量宜循序渐进逐渐增加。宜进食高蛋白、富含维生素清淡易消化饮食，忌烟、酒、辛辣刺激食物。注意穿刺点及个人卫生，有问题及时咨询医生。

（王海艳　黄秋如）

第十节　X 线检查

X 线是一种波长很短穿透能力很强的电磁波，在穿透人体时，骨、水分（血液等）、软组织（肌肉）吸收而减弱，不同组织吸收率不同从而产生浓淡不一的影像。伴随后期的科学技术水平的提升以及多种 X 线相关影像学技术的应用，X 线成像技术为临床疾病的有效诊断和治疗提供重要的参考依据，且价格低廉经济实用。

医学上常将 X 线检查作为辅助检查方法之一。临床上常用的 X 线检查方法有透视和摄片两种。

透视较经济、方便，并可随意变动受检部位作多方面的观察，但不能留下客观的记录，也不易分辨细节。

摄片能使受检部位结构清晰地显示于 X 线片上，并可作为客观记录长期保存，以便在需要时随时加以研究或在复查时作比较。必要时还可做 X 线特殊检查，如断层摄影、记波摄影以及造影检查等。选择何种 X 线检查方法，必须根据受检查的具体情况，从解决疾病（尤其是骨科疾病）的要求和临床需要而定。

一、X 线临床应用范围

疾病诊断中已成为不可缺少的工具，下面列举几项最为常用的 X 线检查方法。

（一）胸片

胸片就是胸部的 X 片，临床上称为胸片。受检者取站立位，一般在平静吸气状态下屏气投照。心血管的常规胸片检查包括后前正位（焦—片距离 200 cm）、左前斜位（60°~65°）、右前斜位（45°~55°）和左侧位照片。正位胸片能显示出心脏大血管的大小、形态、位置和轮廓，能观察心脏与毗邻器官的关系和肺内血管的变化，可用于心脏及其径线的测量。左前斜位片显示主动脉的全貌和左、右心室及右心房增大的情况。右前斜位片有助于观察左心房增大、肺动脉段突出和右心室漏斗部增大的变化。左侧位片能观察心、胸的前后径和胸廓畸形等情况，对主动脉瘤与纵隔肿物的鉴别及定位尤为重要。

（1）胸片作用：胸片经常用于检查胸廓（包括肋骨、胸椎、软组织等）、胸腔、肺组织、纵隔、心脏等的疾病。如肺炎、肿瘤、骨折、气胸、肺心病、心脏病。

（2）检查内容：胸片能够观察肺部、胸膜、纵隔及心脏、大血管病变、四肢骨折和关节脱位。可用于四肢软组织、食管及胃肠道的不透光异物的诊断。腹部平片可以了解胃肠道穿孔后有无气腹、肠梗阻存在。

（3）注意事项：①特殊人群包括婴幼儿、孕妇（尤其怀孕初期3个月内），应谨慎 X 线检查，做好必要的防护。②除检查者外，其他人员不宜在检查室内久留。③检查者胸口口袋内勿放硬币、手机；颈部除去项链等饰品；女性患者请脱去带金属托的胸罩及有子母扣的衣裙。④复诊时带好最近的影像资料，便于医生结合病情诊治。

（二）钡餐

钡餐造影即消化道钡剂造影，是指用硫酸钡作为造影剂，在 X 线照射下显示消化道有无病变的一种检查方法。与钡灌肠不同，钡餐造影是用口服的途径摄入造影剂，可对整个消化道，尤其是上消化道进行更清晰的放射性检查。用于消化道检查的钡餐是药用硫酸钡（即硫酸钡的悬浊液），因为它不溶于水和脂质，所以不会被胃肠道黏膜吸收，因此对人基本无毒性。根据临床诊治的需要，可将胃肠钡餐造影分为上消化道钡餐、全消化道钡餐、结肠钡灌肠以及小肠钡灌肠检查。

（1）原理：X线造影检查时，由于人体各种器官、组织的密度和厚度不同，所以显示出黑白的自然层次对比。但在人体的某些部位，尤其是腹部，因为内部好几种器官、组织的密度大体相似，必须导入对人体无害的造影剂，对于钡、碘等元素，原子系数大，与X线作用发生光电效应，会辐射出特征X射线可以穿过人体组织到达胶片形成灰雾，人为地提高显示对比度，才能达到理想的检查效果。这种检查方法临床上叫作X线钡餐造影检查。

（2）适应证：①观察食管、胃、十二指肠先天性畸形、慢性炎症、异物、肿瘤并了解其功能状态。②了解门静脉高压患者有无食管静脉曲张及其程度。③了解颈部或纵隔病变与食管的关系。④胃、十二指肠溃疡。⑤胰头或壶腹部肿瘤。⑥消化道不明原因的出血。⑦消化道手术后复查或放化疗后随访复查。

（3）禁忌证：①食管、胃肠道穿孔或食管气管瘘、食管纵隔瘘。此时造影剂需用泛影葡胺液作造影剂，而不用钡剂。②严重的吞咽困难及肠梗阻。③食管镜下活检后5天内宜慎重。④消化道急性炎症、急性出血。⑤不能合作者或体质差难以接受检查者。⑥对抗胆碱药物山莨菪碱有禁忌证者，如脑出血急性期及青光眼患者。此时不适宜用低张法。

（4）注意事项：①检查前1日起禁服含有金属元素的药物（如钙片等）。②一般检查需要数小时，需耐心等待，未征得医生同意不要吃任何东西，也不要离开。少数患者当日下午还需复查。③检查时最好穿没有纽扣的内衣。④临床怀疑或者确诊有肠梗阻时，严禁使用硫酸钡造影。⑤检查前1日开始饮食应以半流质为主，晚上10点以后不宜进食。⑥检查完毕后可能会排出白色粪便，属正常情况。检查完毕后应大量饮水，好尽快排出钡餐。

（三）胸透

胸透称荧光透视，为常用 X 线检查方法。其目的为检查心、肝、肺有无异常，最主要是发现结核。胸透的最大优点是可以观察器官的运动和功能，另一特点是可任意改变体位、方向和角度，从而获得立体概念。胸透主要用于检查诊断肺部疾病、心脏的大小、肋骨、胸膜、胸壁、纵隔、支气管。为减少 X 线的损害，患者做胸透检查不宜过多。

注意：随着 X 光仪器不断改进，其放射剂量越来越小，加上胸透检查一般也在十几秒以内，对人体的危害非常微小，基本可忽略。

（黄秋如　唐　琴）

第十一节　CT检查

CT 检查是现代一种较先进的医学影像检查技术。CT 检查一般包括平扫 CT、增强 CT 扫描和脑池造影 CT。CT 是用 X 线束对人体某部位一定厚度的层面进行扫描，由探测器接收透过该层面的 X 线，转变为可见光后，由光电转换变为电信号，再经模拟／数字转换器转为数字，输入计算机处理。

一、CT的优势

（1）密度分辨率高，可直接显示 X 线检查无法显示的器官和病变。

（2）检查方便、迅速而安全，只需患者不动，即可顺利完成检查，易为患者接受，且随诊方便，尤其是对于急诊患者能较快作出诊断，对争取时间抢救患者起到重要作用。此外，CT 还可以对急症在短期内重复检查，有利于观察病变的演变。

（3）克服了传统 X 线平片影像重叠，相邻器官组织密度差异不大而不能形成对比图像、软组织构成器官不能显影或显影不佳等缺点。

和核素扫描及超声图像相比，CT 图像清晰，解剖关系明确，病变显示好，因此，病变的检查率和诊断准确率高。

（4）可获得各种正常组织与病变组织的 X 线吸收系数（或衰减系数），以行定量分析，即不仅显示出不同密度的器官、组织或病变的影像，且直接得到各自对 X 线吸收多少的数值即吸收系数。

（5）由于图像是来自吸收系数的转换，因此，可进行图像处理，使图像的密度或灰度调节到适合观察某种组织或病变，而 X 线照片各部影像密度是不能调节的。

（6）必要时还可以加做增强扫描，使图像更为清晰，并对某些病变进行鉴别诊断，提高病变的诊断准确率及显示率。目前使用的非离子型碘对比剂，安全性高。

二、适应证

（1）神经系统病变：包括颅脑外伤、脑梗死、脑肿瘤、颅内炎症、变性病变、先天畸形等，为最早应用 CT 来检查的人体系统，尤其是创伤性颅脑急症诊断中，CT 属于常规和首选检查方法，可清楚显示脑挫裂伤、急性脑内血肿、硬膜外及硬膜下血肿、颅面骨骨折、颅内金属异物等，而且比其他任何方法都要敏感。

（2）心血管系统：可用于心包肿瘤、心包积液等的诊断，急性主动脉夹层动脉瘤 CT 有肯定的诊断意义，特别是增强扫描具有特征性表现，并可作定性诊断。

（3）胸部病变：对于显示肺部病变有非常满意的效果，对肺部创伤、感染性病变、肿瘤等均有很高的诊断价值。

（4）腹部器官：对于实质性器官，如肝脏、胆囊、脾脏、胰腺、肾脏、肾上腺等组织器官显示清晰，对于肿瘤、感染及创伤能清晰地显示解剖的准确部位及病变程度，对病变分期等有较高价值，有助于临床制定治疗方案，尤其对于手术科室的手术定位有重要意义，对腹内肿块的诊断与鉴别诊断价值较大。

（5）盆腔脏器：盆腔器官之间有丰富的脂肪间隔，能准确地显示肿瘤对邻近组织的侵犯，因此 CT 已成为卵巢、宫颈和子宫、膀胱、精囊、前列腺和直肠肿瘤的诊断、临床分期和放射治疗方案设计的重要手段。

（6）骨与关节：①骨、肌肉内细小病变，X 线平片常因骨皮质被遮盖不能显示。②结构复杂的骨、关节，如脊椎、胸锁关节等。③ X 线可疑病变，如关节面细小骨折、软组织脓肿、髓内骨肿瘤造成的骨皮质破坏，观察肿瘤向软组织浸润的情况等。④对骨破坏区内部及周围结构的显示：如破坏区内的死骨、钙化、骨化以及破坏区周围骨质增生、软组织脓肿、肿物显示明显优于常规 X 线平片。

（7）肝脏病变：CT 检查对于肝内占位性病变、原发性肝癌或转移性肝癌的形态、轮廓、坏死、出血及生长方式等都可以显示，还可以了解胆、胰、肾等脏器的情况，所以慢性肝炎、肝硬化并存在可疑病变或肝癌的患者，则有做 CT 检查的必要。

三、增强CT与平扫CT

CT 造影增强扫描系静脉内注射一定剂量的含碘水溶性造影剂同时或紧接的 CT 扫描检查方法，虽然平扫 CT 比普通 X 线检查的密度分辨率高的多，但是仍有某些病变在 CT 平扫上呈等密度改变，或者已显示在平扫 CT 上的病灶，而不能明确其血供是否丰富，则有必要借助于造影增强病变。造影剂进入体内后在各部位的数量和分布，常依各不同组织器官及其病变的内部结构（主要为血管结构）的特点呈现一定的密度和形态差异，临床实践充分证明，增强扫描显著地改善了某些器官 CT 检查的分辨率和诊断准确率。以颅脑 CT 检查为例，平扫 CT 的准确率为82%，增强扫描的准确率可上升到95%。

四、增强CT禁忌证

为了增加病变组织与正常组织显示密度的差别，明确诊断，在 CT

检查中常使用对比剂作增强扫描，目前所用非离子型碘对比剂，安全性好，但以下为禁忌证。

（1）碘对比剂过敏。

（2）严重肝、肾功能损害。

（3）重症甲状腺疾患（甲亢）。

五、PET-CT

PET-CT 是反映病变的基因、分子、代谢及功能状态的显像设备。它是利用正电子核素标记葡萄糖等人体代谢物作为显像剂，通过病灶对显像剂的摄取来反映其代谢变化，从而为临床提供疾病的生物代谢信息。是当今生命科学、医学影像技术发展的新里程碑。

（一）CT 与 PET-CT 对比

CT 可以清楚的获得病变的解剖结构信息，但是仅靠结构特点诊断疾病有局限性，有些病变的性质比如肿瘤的良恶性、手术后肿瘤有无复发，CT 均难以作出准确的判断。不能准确地反映疾病的生理代谢状态。PET-CT 是将 PET 和 CT 整合在一台仪器上，组成一个完整的显像系统，被称作 PET-CT 系统（integrated PET-CT system），患者在检查时经过快速的全身扫描，可以同时获得 CT 解剖图像和 PET 功能代谢图像，两种图像优势互补，使医生在了解生物代谢信息的同时获得精准的解剖定位，从而对疾病作出全面、准确的判断。

PET 的出现使得医学影像技术达到了一个崭新的水平，使无创伤性、动态、定量评价活体组织或器官在生理状态下及疾病过程中细胞代谢活动的生理、生化改变，获得分子水平的信息成为可能，这是目前其他任何方法所无法实现的。因此，在发达国家，PET 广泛应用于临床，已成为肿瘤、冠心病和脑部疾病这三大威胁人类生命疾病诊断和指导治疗的最有效手段。

（二）显像剂

目前最常用的 PET 显像剂为 ^{18}F 标记的 FDG（^{18}F-FDG 氟化脱氧葡萄糖），是一种葡萄糖的类似物。其机制是，人体不同组织的代谢状态不同，在高代谢的恶性肿瘤组织中葡萄糖代谢旺盛，聚集较多，这些特点能通过图像反映出来，从而可对病变进行诊断和分析。

（三）具体应用

目前在临床上，PET-CT 主要应用于全身肿瘤诊断、疗效评价、复发和转移监测。

1.PET-CT 在肿瘤中的应用

（1）恶性肿瘤的诊断，良恶性病变的鉴别诊断。近 10 年来，PET-CT 将肿瘤 ^{18}F-FDG PET 显像的诊断正确性由 85% 左右提高为 95%，甚至 100%。

（2）探测恶性肿瘤转移灶，进行术前分期和再分期。

（3）当发现转移灶或出现副肿瘤综合征或肿瘤标志物升高时，寻找肿瘤原发灶。

（4）监测恶性肿瘤的疗效，包括判断治疗响应率和治疗效果。判断肿瘤对放、化疗的敏感性，指导选择合理的治疗方案，减少医疗资源浪费。

（5）探测肿瘤复发征象，特别是肿瘤标志物升高时。

（6）治疗后体检或其他影像检查发现有残留异常，决定是肿瘤或是治疗后的纤维化或坏死。

（7）选择肿瘤内最可能获得肿瘤诊断信息的活检区域。

（8）指导放疗计划，肿瘤放疗前生物靶区的勾画。

2.PET-CT 在脑部疾病的应用

（1）癫痫定位：对脑癫痫病灶准确定位，为外科手术或伽玛刀切除癫痫病灶提供依据。

（2）脑肿瘤定性和复发判断：脑肿瘤的良恶性定性、恶性胶质瘤边界的确定、肿瘤治疗后放射性坏死与复发的鉴别、肿瘤活检部位的选择等。

（3）痴呆早期诊断：老年性痴呆的早期诊断、分期并与其他类型痴呆如血管性痴呆进行鉴别。

（4）脑受体研究：帕金森病的脑受体分析，进行疾病的诊断和指导治疗。

（5）脑血管疾病：PET 可以敏感地捕捉到脑缺血发作引起的脑代谢变化，因此可以对一过性脑缺血发作（TIA）和脑梗死进行早期诊断和定位，并进行疗效评估和预后判断。

（6）药物研究：进行神经精神药物的药理学评价和指导用药，观察强迫症等患者脑葡萄糖代谢的变化情况，为立体定向手术治疗提供术前的依据和术后疗效随访等。

（7）高级健康体检：早期肿瘤是可以得到治愈的，但大部分肿瘤发现时已经是中晚期了，故肿瘤的常规筛查不可忽视，PET-CT 简便、安全、全面、准确，是人群健康体检的最佳手段。

（四）优势

PET 采用正电子核素作为示踪剂，通过病灶部位对示踪剂的摄取了解病灶功能代谢状态，可以宏观地显示全身各脏器功能、代谢等病理生理特征，更容易发现病灶。

CT 可以精确定位病灶及显示病灶细微结构变化；PET-CT 融合图像可以全面发现病灶，精确定位及判断病灶良恶性，故能早期、快速、准确、全面发现病灶。

PET 犹如大海中的航标，CT 犹如航行图，从而能准确、迅速找到目标。

（五）PET-CT 检查注意事项

PET-CT 检查前 1~2 天可以多饮水，禁做剧烈运动。糖尿病患者可以正常服用降糖药。如果近期做过钡餐检查或钡灌肠，要求肠道钡剂排清才可接受检查。停服影响检查结果的相关食物或药物。检查当天禁食 4~6 小时，预约在上午检查者不吃早餐，预约在下午检查的不吃午餐。禁食前要求吃高蛋白、低碳水化合物的食物。可饮白开水，禁饮含酒精、含糖类、咖啡类饮料，避免高强度锻炼，以限制局部肌肉过度摄取药物。若疑腹部病变，则应禁食 12 小时。脑部检查至少禁食 6 小时，并停服一切不必要药物（请咨询临床医师）。心脏检查可进清淡饮食，但须在前 2 天禁饮咖啡、茶及酒精类饮料，停服氨茶碱类及其他扩血管类药物（特殊情况请遵医嘱）。

糖尿病患者，既往空腹血糖 > 8.3 mmol/L（150 mg / dL）者，在检查前要尽可能调整好血糖。提醒糖尿病患者检查前晚照常使用降糖药，检查日早晨停止用药，并随身携带降糖药、糖果及点心，予以备用。合理安排检查时间，既要保证显像要求，又要节约药物成本，最大限度减少辐射损害及低血糖发生。对既往无糖尿病，但检查前发现血糖异常升高者，要耐心做好解释工作，延长其检查前等待时间，使其血糖自然下降，必要时遵医嘱应用降糖药或注射胰岛素，定时检测血糖，观察血糖下降情况。

此外，还会有接诊医师会对患者进行问诊，请详细介绍诊疗经过，并尽量提供全面的病历、化验单、其他影像学检查结果及图像资料，如 B 超、X 线、CT、MR。如有以下情况请向医生主动说明：糖尿病、排尿困难、二便失禁、体内金属异物、妊娠及哺乳、不能平卧、行动不便、意识障碍、近期是否做过钡餐检查等。如病情严重不能停药者，请临床医生在申请单上注明。注射药物后须安静休息 50 分钟或以上，不得使用手机。显像前需排空小便，切勿将尿液滴到衣物或皮肤上，以免影响诊断结果，如不慎发生上述情况，请及时向医生说明。

　　另外，还应去除身上一切金属和密度较大的物品；有活动假牙应取下；女性受检者还应去除带有金属垫圈的内衣。机器扫描期间一般需仰卧，举双臂过头 30 分钟，并固定肢体，避免身体移动。检查耗时较长，要求检查者要有一定的耐受力，对有幽闭恐惧症、焦虑症者或小儿患者，必要时使用松弛药物、精神镇静药物，需要家属和医护人员陪同。部分患者视情况可能需接受延时显像，检查结束后请在指定休息区继续等候，得到工作人员明确通知后方可离开，请勿自行离开。

（黄秋如　唐　琴）

第十二节　MRI

　　MRI 也就是磁共振成像，英文全称是：magnetic resonance imaging。经常为人们所利用的原子核有：^{1}H、^{11}B、^{13}C、^{17}O、^{19}F、^{31}P。在这项技术诞生之初曾被称为核磁共振成像，到了 20 世纪 80 年代初，作为医学新技术的核磁共振（NMR）成像一词越来越为公众所熟悉。随着大磁体的安装，有人开始担心字母"N"（nulear，原子能的，核能的）可能会对磁共振成像的发展产生负面影响。另外，"nuclear"一词还容易使医院工作人员对磁共振室产生另一个核医学科的联想。因此，为了突出这一检查技术不产生电离辐射的优点，同时与使用放射性元素的核医学相区别，放射学家和设备制造商均同意把"核磁共振成像术"简称为"磁共振成像"（MRI）。

一、常用检查方式

　　（1）平扫：不注射对比剂直接进行的扫描。

　　（2）MRI 增强扫描：通过注射 MRI 造影剂，缩短组织在外磁场作用下的共振时间、增大对比信号的差异、提高成像对比度和清晰度的一类诊断试剂。它能有效改变生物体内组织中局部的水质子弛豫速率，缩短水分子中质子的弛豫时间，准确地检测出正常组织与患病部位之间的差异的一种检查方式。

（3）MRA：MR 血管成像，分为使用造影剂和不使用造影剂，相对数字减影技术（DSA），是一种无创的血管造影技术。

（4）MRCP：MR 胆管成像，显示肝内外胆管及胆囊，确定有无结石及胆道扩张。

（5）MRU：MR 泌尿成像，显示输尿管及膀胱，确定有无尿路扩张及畸形等疾病。

（6）MRM：MR 脊髓水成像，磁共振脊髓水能充分显示椎管内脑脊液形态，是判断椎管内外病变性质的新型可靠的检查方法。

二、检查适应证

（1）神经系统病变：脑梗死、脑肿瘤、颅内炎症、变性病变、先天畸形、外伤等，为最早应用检查的人体系统，对病变的定位、定性诊断较为准确、及时，可发现早期病变。

（2）心血管系统：可用于心脏病、心肌病、心包肿瘤、心包积液以及附壁血栓、内膜片的剥离等的诊断。

（3）胸部病变：纵隔内的肿物、淋巴结以及胸膜病变等，可以显示肺内团块与较大气管和血管的关系等。

（4）腹部器官：肝癌、肝血管瘤及肝囊肿的诊断与鉴别诊断，腹内肿块的诊断与鉴别诊断，尤其是腹膜后的病变。

（5）盆腔脏器：子宫肌瘤、子宫其他肿瘤、卵巢肿瘤，盆腔内包块的定性定位，直肠、前列腺和膀胱的肿物等。

（6）骨与关节：骨内感染、肿瘤、外伤的诊断与病变范围，尤其对一些细微的改变如骨挫伤等有较大价值，对关节内软骨、韧带、半月板、滑膜、滑液囊等病变及骨髓病变有较高诊断价值。

（7）全身软组织病变：无论来源于神经、血管、淋巴管、肌肉、结缔组织的肿瘤、感染、变性病变等，皆可做出较为准确的定位、定性的诊断。

三、优点

（1）MRI 对人体没有电离辐射损伤。

（2）MRI 能获得原生三维断面成像而无须重建就可获得多方位的图像。

（3）软组织结构显示清晰，对中枢神经系统、膀胱、直肠、子宫、阴道、关节、肌肉等检查优于 CT。

（4）多序列成像、多种图像类型，为明确病变性质提供更丰富的影像信息。

四、缺点

（1）和 CT 一样，MRI 也是影像诊断，很多病变单凭 MRI 仍难以确诊。

（2）对肺部的检查不优于 X 线或 CT 检查，对肝脏、胰腺、肾上腺、前列腺的检查比 CT 优越，但费用要高昂得多。

（3）对胃肠道病变的检查不如内窥镜。

（4）对骨折的诊断的敏感性不如 CT 及 X 线平片。

（5）体内留有金属物品者不宜接受 MRI。

（6）危重患者不宜做。

（7）妊娠 3 个月内者除非必须，不推荐进行 MRI 检查。

（8）带有心脏起搏器者不能进行 MRI 检查，也不能靠近 MRI 设备。

（9）多数 MRI 设备检查空间较为封闭，部分患者因恐惧不能配合完成检查。

（10）检查所需时间较长。

五、注意事项

由于在核磁共振机器及核磁共振检查室内存在非常强大的磁场，因此，装有心脏起搏器者，以及血管手术后留有金属夹、金属支架者，或其他的冠状动脉、食管、前列腺、胆道进行金属支架手术者，绝对严禁做核磁共振检查，否则，由于金属受强大磁场的吸引而移动，将可能产生严重后果以致生命危险。

（黄秋如　唐　琴）

第十三节　超声检查

医学超声检查（超声检查、超声诊断学）是一种基于超声波（超声）的医学影像学诊断技术，使肌肉和内脏器官，包括其大小、结构和病理学病灶的可视化呈现。现在超声检查在医学中广泛应用，可起诊断作用，在治疗过程中起引导作用（例如活检或积液引流）。通常使用手持式探头放置于患者身上并移动扫查，一种水基凝胶被涂在患者身体和探头之间起耦合作用。

一、优势

（1）对肌肉和软组织显像良好，对于显示固体和液体腔隙之间的界面有特别用处。

（2）实时生成图像，检查操作者可动态选择对诊断最有用的部分观察并记录，利于快速诊断。

（3）显示脏器的结构。

（4）目前未知是否有长期副作用，一般不会造成患者不适。

（5）设备广泛分布并相对灵活。

（6）有小型的、便携式扫描仪，可在患者床边进行检查。

（7）相对于其他检查价格便宜（例如 CT 成像，双向 X 射线吸收成像或者核磁共振成像）。

二、劣势

（1）超声设备对骨的穿透性差。

（2）因为声阻抗的差异过大，当探头与要探查的组织之间有气体时超声显像质量很差。

（3）即使没有骨骼或气体的干扰，超声的探查深度也是有限的，使得远离体表的结构成像困难，特别是肥胖体型的患者。

（4）操作者的手法十分重要。

三、超声检查前的准备

（1）需空腹检查：如肝脏、胆管、胆囊、上腹部肿块等，需要空腹后检查，通常前 1 日晚饭后开始禁食，次日上午空腹检查，以保证胆囊、胆管内胆汁充盈，并减少胃肠道食物和气体的干扰。

（2）需要膀胱充盈的检查：检查膀胱、盆腔、前列腺、子宫、附件等可在检查前 1~2 小时喝水，使膀胱充盈以利于检查。

（黄秋如　唐　琴）

第十四节　人类基因组测序

随着生命科学技术的迅猛发展，现在已经能从人体血液或唾液中分析测定基因全序列，预测罹患多种疾病的可能性，甚至个体的行为特征。

20 世纪 90 年代初，学界开始涉足"人类基因组计划"。

一、主要功能

目前应用广泛的是针对唐氏综合征筛查的无创产前基因检测。只需要采集孕妇的外周血，通过对血液中游离 DNA（包括胎儿游离 DNA）进行测序，并将测序结果进行生物学分析，从而得出胎儿是否患有染色体数目异常的疾病。

近年间，基因测序从实验室走入临床，甚至逐渐成为全球医学界热门的话题。

二、人类基因组测序是把双刃剑

从应用的角度来说，科学家只确定了部分的基因位点与疾病的确切关系，也就是说真正可以用于临床诊断和指导治疗的基因检测并不多。要想真正用基因来诊病，还需要时间。

基因测序就像一把双刃剑，如果运用得不得法，它也有消极的一面。若全基因的检测普及，含有基因缺陷的人的信息，一旦落入被测者雇主的手中，将对他的生活产生不良影响。

（黄秋如　唐　琴）

第十五节　药物敏感性试验

药物敏感性试验是针对药物对病原体是否敏感的实验，以指导临床针对性选用敏感药物，以免乱用抗菌药物。

一、药物敏感性试验的意义

药物敏感性试验可以检测细菌对于抗细菌药物的敏感性，为临床用药、新药研究、监测耐药变迁、发现耐药机制等提供客观证据，临床需要分析不同感染的病原谱和常见病原对不同药物的敏感性；对于目标治疗，特定分离株的具体药敏试验结果可以用于判断经验治疗选药合理性、经验治疗效果分析、调整治疗选药依据等。

二、开展药敏试验的前提条件

从细菌的种属特征不能准确推测其对某类抗菌药物的敏感性时，或细菌对抗菌药物的敏感性容易改变时，必须做药敏试验。如肠杆菌科细菌对 β–内酰胺类药物的敏感性是不确定的，需要做药敏试验；反之，肠杆菌科细菌对万古霉素天然耐药，其敏感性是确定的，则不需要做药敏试验。某些细菌对治疗用的抗菌药物最初是敏感的，但在治疗过程中容易转变为耐药，如肠杆菌属、枸橼酸杆菌属和沙雷菌属细菌感染使用三代头孢菌素治疗时，葡萄球菌感染使用喹诺酮、万古霉素治疗时，铜绿假单胞菌感染使用各类抗菌药物治疗时，均应在治疗3天后，对来自身体相同感染部位重新分离的细菌做药敏试验。

注意鉴别感染菌、污染菌和定植菌，仅针对明确引起患者感染的病原菌进行药敏试验，污染菌或定植菌不做药敏试验。血培养中常见的污染菌有表皮葡萄球菌、微球菌、气球菌、棒状杆菌和丙酸杆菌等。若在2套血培养标本中仅有1瓶培养出上述细菌，一般判断为污染。人体痰标本中的定植菌，随年龄、人群、环境的不同而有所不同，一般认为痰液中分离出的草绿色链球菌、奈瑟菌、血浆凝固酶阴性葡萄球菌、白念珠菌等为定植菌，不需进行药敏试验。

三、基本原则

（1）药敏试验检测获得性耐药，不必测试天然耐药：天然耐药是细菌菌种固有的特征，耐药基因一般位于染色体，可以长期稳定遗传，表现为对某类或某种药物的天然耐药。

（2）药敏试验测试的实验室应具备相应检测的人员能力、客观条件、结果解释依据。标本处理、菌株分离鉴定、药敏试验操作等环节规范、标准、结果可信；具备对结果的解释能力，能够提供临床会诊服务。临床常规工作，分离株（可能）有临床意义而非定植或污染时，才可进行药敏试验。

（3）注意挑取纯培养菌落，细菌不纯是药敏试验结果错误的主要原因之一。药敏结果可能表现为罕见的耐药表型，如葡萄球菌中混有革兰氏阴性菌，可表现为对万古霉素耐药。所以，细菌的混合培养物必须分纯以后方可进行药敏试验。应避免直接用临床标本做药敏试验，除非在临床紧急情况下、革兰染色提示为单一细菌时可以直接做，但其结果仅作初步报告，随后必须用标准方法重复做药敏试验。

（黄秋如　唐　琴）

第十六节　结核菌素试验

结核菌素试验，是指通过皮内注射结核菌素，并根据注射部位的皮肤状况诊断结核杆菌感染所致Ⅳ型超敏反应的皮内试验。该试验对诊断结核病和测定机体非特异性细胞免疫功能有参考意义。

一、结核菌素种类

（1）旧结素（OT）：为结核杆菌在液体培养基中生长和溶解的可溶性物质的浓缩液，目前已经很少使用。

（2）结核菌素纯蛋白衍生物（PPD）：是结核杆菌经提纯、沉淀、脱水后的纯结核蛋白，虽仍有少量多糖、核酸等成分，但比 OT 纯得多，所以目前全球及我国均推行使用 PPD。

（3）卡介菌结素（BCG-PPD）：用卡介菌制成的纯蛋白衍生物，

主要用于考核卡介苗接种的质量。

（4）非结核分枝杆菌结素（NTM-PPD）：主要用于相应的非结核分枝杆菌感染情况的调查，目前临床很少开展。

二、结素试验方法

结素试验历经皮下注射法、皮上法、刺皮法到皮内注射法的过程，因皮下注射法反应较重很快被放弃，目前皮上法、刺皮法也很少应用，主要推行皮内注射法。

皮内注射法具体为：如使用 PPD，第 1 次试验液为每 0.1 mL 中含有 0.000 1 mg；如使用 OT，一般第 1 次使用 1∶10 万倍稀释液，以防发生严重的皮肤及全身反应。常规消毒后将试验液注射于前臂屈侧皮内，呈直径约为 6~10 mm 大小的白色凸泡。

注射后 48~72 小时观察结果，如 48 小时结果不能判断，应以 72 小时的结果为准，注意局部有无硬结，不可单独以红晕为标准。

三、结果解读

受试部位无红晕硬结为（-）；受试部位有针眼大小的红点或稍有红肿，硬结直径 < 0.5 cm 为（±）；受试部位红晕及硬结直径为 0.5~0.9 cm（+）；受试部位红晕及硬结直径为 1.0~1.9 cm 为（++）；受试部位红晕及硬结直径 ≥ 2 cm 为（+++）；除出现红晕硬结外，局部出现水疱及坏死为（++++）。

四、临床意义

（1）用于诊断与鉴别诊断：结核菌素试验对儿童、青少年及老年人结核病的诊断和鉴别有重要作用，是较为重要的辅助检查方法。

（2）为接种卡介苗提供依据：如结核菌素试验阳性时，表明体内已感染过结核菌，无须再接种卡介苗。结核菌素试验阴性者为卡介苗的接种对象。

（3）为测定免疫效果提供依据：一般在接种卡介苗 3 个月以后做结核菌素试验，了解机体对卡介苗是否产生免疫力。如结核菌素试验阳性，提示卡介苗接种成功，反之需重新再进行卡介苗接种。

（黄秋如　胡思靓）

第十七节　肺结核-Xpert检测

结核病是由结核分枝杆菌（*M.tuberculosis*，MTB）感染所引起的慢性传染性疾病，是全球公共卫生面临的巨大威胁。根据 WHO 的 2016 年全球结核病年度报显示，我国新发结核病例数位居全球第 3 位，也是耐多药结核病（MDR-TB）及广泛耐药结核病（XDR-TB）中，全球最高负担国家之一。

结核病很有可能因耐多药甚至广泛耐药成为不治之症，早发现、早诊治成为有效控制结核病的关键。目前肺结核的诊断主要依靠痰涂片抗酸染色及痰结核培养，痰涂片抗酸染色法阳性率低、敏感性差，而痰结核分枝杆菌培养所需周期长，所以上述方法不能满足早期诊断的需要甚至可能延误诊疗，导致结核病播散，防碍结核病的控制。

随着分子生物学发展，WHO 重点推荐一种新型分子检测 GeneXpert MTB/RIF（结核分歧杆菌 / 利福平）（简称 Xpert）。

一、Xpert MTB／RIF试验方法

Xpert MTB/RIF 试验中操作较为简单，将标本与含氢氧化钠及异丙醇的处理液常规按 1：2 比例混合，若痰中含脓则为 1：3，震荡，室温静置 15 分钟，使 MTB 生物危险度降至 1/1 000 000，再将混合液转移至一次性多室塑料反应盒中，置于 GeneXpert 仪器进行全自动检测。约 2 小时即可读取结果。

二、Xpert MTB／RIF试验结果判断

结果判断依照探针的循环阈值（C_t 值），当内对照探针 C_t 值≤ 38 时为阳性，反之则为无效，提示标本的 DNA 提取不合格或含有 PCR 抑制物。5 个探针中至少 2 个探针 C_t 值≤ 38 即为检测到 MTB，可进一步按照 C_t 值对 MTB 进行半定量，C_t 值＜ 16 为高含量。C_t 值为 16~22 为中等含量，C_t 值为 22~28 为低含量，Q 值＞ 28 为极低含量。检测利福平耐药的基础在于 MTB 特异性分子信标早期 C_t 值和晚期 C_t 值之差。即△ C_t 值。系统设置的结果判断标准为 C_t ＞ 3.5 提示对利福平耐药，C_t ＜ 3.5 提示对利福平敏感。由于终止循环数为 38 个循环，因此当早期探针 C_t 值＞ 34.5 或晚期探针 C_t 值＞ 38 时，利福平耐药结果为不确定。

研究表明，Xpert MTB/RIF 试验对肺结核的诊断价值已经逐步得到证实，其中痰标本敏感度最高可达 97.50％，特异度在 95.00％ ~ 99.00％；但对肺外结核诊断研究尚不一致，敏感度欠佳，但是具有较高的特异度，即在确诊肺外结核方面具有较高的价值。

三、Xpert的意义

目前，世界上许多国家已经开展了 Xpert MTB/RIF 试验。该方法具有高度敏感性和特异性、快速简单、交叉污染少、能同时检测利福平耐药菌株等优点，使之有望在全球范围内得到广泛应用。有助于临床上早期快速诊断结核病，更早撤除阴性患者的空气传播隔离，快速识别真正需要隔离的患者，医院可以锁定目标、集中资源，最有效地控制感染。

（黄秋如　胡思靓）

第十八节   降钙素原检测

降钙素原（procalcitonin, PCT）是一种蛋白质，当严重细菌、真菌、寄生虫感染以及脓毒症和多器官功能障碍综合征时它在血浆中的水平升高。PCT 反映了全身炎症反应的活跃程度。影响 PCT 水平的因素包括被感染器官的大小和类型、细菌的种类、炎症的程度和免疫反应的状况。另外，PCT 在少数患者的大型外科术后 1~4 天可以测到升高，但持续时间很短。PCT 是诊断和监测细菌感染的一个参数，参考范围为 < 0.5 ug/L。

一、降钙素原的意义

（1）作为急性的参数鉴别诊断细菌性和非细菌性感染和炎症。

（2）对于有感染危险的患者（如外科术后和器官移植后免疫抑制期，多处创伤后）以及需要重症监护患者，可用来监测细菌感染的全身反应程度。

（3）根据降钙素原动态变化评价严重炎症性疾病临床进程及预后，如腹膜炎、脓毒症、全身炎性反应综合征和多器官功能障碍综合征。

二、降钙素原的应用

降钙素原应用非常广泛，在不同科室应用价值不同。

（一）血液肿瘤科

对因接受化疗或骨髓移植而引起的免疫抑制和中性粒细胞减少的患者来说，严重的感染是致命的并发症，化疗期间有多种原因引起发热。发热通常是细菌、病毒或真菌感染的症状，但有时是治疗过程中对药物的反应。PCT 有助于对细菌和真菌引起的系统性感染作出明确的诊断。即使是化疗患者，PCT 对是否有败血症感染也能作出可靠的检测和评估。

（二）麻醉科及监护室

术后感染诱发多器官功能衰竭仍然是现在重症监护病房中最常见的死亡原因。中小手术血浆 PCT 浓度通常在正常范围内，大手术如大的腹部手术或胸部手术，术后 1~2 天内 PCT 浓度常有升高，通常为 0.5~2.0 ng/L，偶尔超过 5 ng/L，这种情况常以 24 小时的半衰期速度几天内降至正常水平。因此术后因感染造成的 PCT 高浓度或持续高水平很容易鉴别。

（三）内科

内科特别是感染科医疗中的问题常围绕着感染的诊断是否成立、炎症严重程度的判断及其治疗结果的评估进行。

PCT 选择性地对系统性细菌感染有反应，而对无菌性炎症和病毒感染无反应或仅有轻度反应。因此，PCT 能很方便地运用于内科医疗中常见的疾病和综合征的鉴别诊断。

（四）移植外科

器官移植常受到像严重感染这类并发症的挑战。31% 的患者器官移植后第一年内发生感染，感染症状可被急、慢性排斥反应所掩盖，因此对排斥反应期出现的感染不能作出早期和可靠的诊断。器官移植患者使用 PCT 检测，可早期干预治疗从而提高生存率以及缩短住院时间。

PCT 可应用于器官移植患者感染的诊断。免疫抑制疗法严重削弱了器官移植患者的抗感染能力，PCT 可早在感染发生仅 2 小时即可提示有系统性感染的存在。

PCT 可应用于器官排斥反应的鉴别。器官移植后监测的主要任务之一就是能明确区分感染与器官排斥。因为 PCT 的释放不是由急性或慢性器官排斥反应刺激引起的，所以高浓度的 PCT 即可认为有感染存在。如果 PCT 浓度超过 10 ng/L，98% 的可能是感染而非器官排斥反应。

（五）新生儿科

许多疾病在早产儿和新生儿中无特异性表现。血液学检查和传统的实验室指标和急性期蛋白对新生儿败血症均不能作出可靠的诊断。PCT 是一种改进的实验室指标，它对新生儿出生后败血症的诊断具有高度的灵敏度和特异性。PCT 也可用于对治疗结果的评价。

（六）儿科

小儿高热用临床手段常常难以区分不同的感染源，这一问题尤其会影响到因患血液、肿瘤疾病而给予免疫抑制疗法的患者的准确诊断。而且许多疾病伴有继发性免疫病理改变，如风湿性发热等，因此对患儿很难将其与原发性细菌感染相区别。而 PCT 对细菌和病毒感染的鉴别诊断有很高的灵敏度和特异性。

（黄秋如　龚燕婷）

第十九节　TB-IGRA检测

近年来，新发展的一种以 T 细胞检测为基础的结核杆菌 γ- 干扰素体外释放试验（TB-IGRA），被美国、欧洲等多国的临床诊疗指南所推荐。

IGRA 利用结核菌特异抗原在体外刺激淋巴细胞产生 γ- 干扰素，加以定量判定是否感染结核菌，其相较于皮肤结核菌素测验，不受接种卡介苗及非典型分枝杆菌的影响

一、TB-IGRA检测原理

机体第一次被结核杆菌感染后会诱发 T 淋巴细胞致敏，当机体再

次被结核杆菌感染时，致敏 T 淋巴细胞就会快速进行免疫应答转变为效应性 T 淋巴细胞，释放较高水平的细胞因子，其中最重要的为 γ-干扰素（IFN-γ）。应用酶联免疫的方法能定量检测 IFN-γ 的含量。

TB-IGRA 即体外释放酶联免疫法 ELISA，是利用结核患者体内的 T 淋巴细胞受到相应特异性抗原刺激时分泌 IFN-γ 的特性建立的结核病诊断新技术，其对诊断肺结核和肺外结核具有较高的敏感度和准确性，通过 IFN-γ 含量可判断患者病程进展和体内细菌数量：在治疗开始后，结核患者中 TB-IGRA 的敏感性和反应强度均有明显的下降趋势，提示体内细菌数同 TB-IGRA 反应呈正相关。

二、优势

TB-IGRA 在判断肺 MTB 感染上具有较好的灵敏性和特异性，有利于及时、准确地诊断肺结核。

（黄秋如　段　程）

参考文献

[1] 尹维佳, 黄文治, 乔甫. 等. 大型医院提高医务人员手卫生依从性和正确性研究 [J]. 中国医院感染控制杂志, 2015, 9: 622-625.

[2] 丰俊, 夏志贵. 2004—2013 年中国疟疾发病情况及趋势分析 [J]. 中国病原生物学杂志, 2014, 5: 442-446.

[3] 张锦珊. 医院供应室消毒及其灭菌的效果分析 [J]. 医药界, 2019, 17: 186.

[4] 刘瑛, 陈秋香, 陈蓉美. 基层医院消毒灭菌现状调查与分析 [J]. 中国继续医学教育, 2018, 10(29): 75-77.

[5] 姚惠. 医院供应室消毒及其灭菌质量管理分析 [J]. 饮食保健, 2018, 5(4): 263.

[6] 黄勋, 邓子德, 倪语星, 等. 多重耐药菌医院感染预防与控制中国专家共识 [J].

中国感染控制杂志, 2015, 14（1）: 1-9.

[7] 蔡虬, 刘聚源. 多重耐药菌医院感染防控策略与思考 [J]. 中国护理管理, 2018, 18（12）: 1590-1594.

[8] 胡秋燕. 急救护理路径在毒蛇咬伤患者中的应用价值研究 [J]. 现代养生（下半月版）, 2017（9）: 222.

[9] 席秋萍, 谢席胜. 蜂蜇伤中毒急性肾损伤研究进展 [J]. 中国中西医结合肾病杂志, 2017, 18（1）: 92-94.

[10] 中华预防医学会医院感染控制分会. 临床微生物标本采集和送检指南 [J]. 中华医院感染学杂志, 2018, 28（20）: 3192-3200.

[11] 温小云, 方先松, 席徐翔. 尿路感染诊断中尿常规检验的临床意义与结果分析 [J]. 当代医学, 2017, 23（24）: 117-119.

[12] 史大宝. 不同痰标本留取方法对痰培养结果的影响 [J]. 中外医学研究, 2015, 13（1）: 163-164.

[13] 杨林杰, 李素云, 王慧华. 提高痰培养标本质量的护理进展 [J]. 护理学杂志, 2016, 31（9）: 107-109.

[14] 何伋, 鹿衡理, 成义仁, 等. 内科诊疗学 [M]. 济南: 山东科学技术出版社, 2018.

[15] 孙晓明, 张彩云, 白艳. 临床常见疾病护理指南: [M]. 兰州: 甘肃科学技术出版社, 2019.

[16] 林燕敏, 门振华, 陈业强, 等. 基因测序技术发展及生物医学应用 [J]. 齐鲁工业大学学报（自然科学版）, 2016, 30（5）: 24-28.

[17] 杜敬华, 刘建春, 王爱民, 等. 药物敏感性试验在耐药结核病治疗中的效果分析 [J]. 中国医药刊, 2016, 18（12）: 1274-1275+1277.

[18] 李卫彬, 侯琰, 程新征. 结核菌素试验的临床应用进展 [J]. 临床肺科杂志, 2014, 19（4）: 737-739.

[19] 林永通, 麦世康. GeneXpert Mtb/RIF 检测技术在结核病诊断中的应用评价 [J]. 中国热带医学, 2018, 18（1）: 93-95.

[20] 樊海燕. 降钙素原在感染性疾病中的应用价值 [J]. 现代中西医结合杂志, 2015, 24（1）: 89-91.

[21] 夏海兰, 赵文花, 刘英燕, 等. 降钙素原在急性细菌感染中的诊断价值 [J]. 中华医院感染学杂志, 2016, 26（9）: 1946-1948.

[22] 刘爱梅, 刘存旭. γ-干扰素释放试验在我国应用的现状与进展 [J]. 结核病与肺部健康杂志, 2016（1）: 62-68.

[23] 宁静, 于莉, 陈军 .TB–IGRA 定量试验诊断肺结核感染的临床应用分析 [J]. 军事医学, 2017, 41（1）: 77–78.

[24] 付沛文, 李世宝, 李洪春, 等 . Xpert MTB/RIF 试验快速诊断结核病的研究进展 [J]. 中国感染控制杂志, 2017, 16（8）: 779–783.

[25] 贾明, 王虹, 宋春利, 等 . 新型冠状病毒肺炎文献整理及研究概述 [J]. 陕西医学杂志, 2020, 49（3）: 259–263+266.

[26] 钟慧钰, 赵珍珍, 宋兴勃, 等 . 新型冠状病毒核酸临床检测要点及经验 [J]. 国际检验医学杂志, 2020, 41（5）: 523–526.